Simon
**Das Gesundheitssystem
in Deutschland**

Verlag Hans Huber
Programmbereich Gesundheit

Michael Simon

Das Gesundheitssystem in Deutschland

Eine Einführung in Struktur und Funktionsweise

4., vollständig überarbeitete und erweiterte Auflage

Verlag Hans Huber

Anschrift des Autors:
Prof. Dr. Michael Simon
Hochschule Hannover, Fakultät V – Diakonie, Gesundheit und Soziales
Blumhardtstr. 2
D-30625 Hannover

Lektorat: Dr. Klaus Reinhardt
Herstellung: Daniel Berger
Umschlag: Claude Borer, Basel
Druckvorstufe: punktgenau gmbh, Bühl
Druck und buchbinderische Verarbeitung: Hubert & Co., Göttingen
Printed in Germany

Bibliografische Information der Deutschen Nationalbibliothek
Die Deutsche Nationalbibliothek verzeichnet diese Publikation in der Deutschen
Nationalbibliografie; detaillierte bibliografische Daten sind im Internet über http://
dnb.d-nb.de abrufbar.

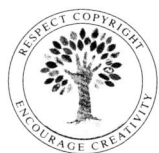

Anregungen und Zuschriften bitte an:
Verlag Hans Huber
Hogrefe AG
Lektorat Medizin/Gesundheit
Länggass-Strasse 76
CH-3000 Bern 9
Tel: 0041 (0)31 300 45 00
Fax: 0041 (0)31 300 45 93
verlag@hanshuber.com
http://www.verlag-hanshuber.com/

4., vollst. überarb. Auflage 2013
© 2005/2007/2010/2013 by Verlag Hans Huber, Hogrefe AG, Bern
(E-Book-ISBN [PDF] 978-3-456-94990-1)
(E-Book-ISBN [EPUB] 978-3-456-74990-7)
ISBN 978-3-456-84990-4

Inhalt

1 Vorwort
zur vierten Auflage

Die Arbeiten an der dritten Auflage dieses Buches waren im Sommer 2009 abgeschlossen worden, und das Buch erschien Anfang 2010. Seitdem gab es zahlreiche Änderungen relevanter Rechtsvorschriften, sodass eine Aktualisierung des Buches dringend erforderlich wurde. Die im Herbst 2009 gewählte neue Regierungskoalition aus CDU/CSU und FDP war mit dem Anspruch grundlegender Reformen des Gesundheitsbereiches, vor allem der gesetzlichen Krankenversicherung, angetreten und musste – wie auch frühere Regierungskoalitionen – auf nicht vorhergesehene Entwicklungen gesetzgeberisch reagieren. Daraus resultierten mehrere kleinere und größere *Gesundheitsreformen*. Um nur die wichtigsten zu nennen:

- das Sozialversicherungs-Stabilisierungsgesetz (SozVersStabG) (Inkrafttreten: 1. April 2010)
- das GKV-Änderungsgesetz (GKV-ÄndG) (Inkrafttreten: 30. Juli 2010)
- das Arzneimittelmarktneuordnungsgesetz (AMNOG) (Inkrafttreten: 1. Januar 2011)
- das GKV-Finanzierungsgesetz (GKV-FinG) (Inkrafttreten: 1. Januar 2011)
- das GKV-Versorgungsstrukturgesetz (GKV-VStG) (Inkrafttreten: 1. Januar 2012)
- das Psychiatrie-Entgeltgesetz (PsychEntgG) (Inkrafttreten: 1. Januar 2013)
- das Pflege-Neuausrichtungs-Gesetz (PNG) (Inkrafttreten: 1. Januar 2013).

Die vorliegende vierte Auflage berücksichtigt nun den Stand der Gesetzgebung bis einschließlich des im Herbst 2012 verabschiedeten Pflege-Neuausrichtungs-Gesetzes. Die Grundstruktur des Buches wurde beibehalten und die Neubearbeitung beschränkt sich weitgehend darauf, die Darstellung dem veränderten Stand der Gesetzgebung anzupassen sowie die Daten zu aktualisieren.

Darüber hinaus wurden kleinere Änderungen an der Gliederung vorgenommen. So wurde beispielsweise bei der historischen Darstellung die Zeit der Weimarer Republik und des *Nationalsozialismus* in zwei Unterkapitel getrennt, um die grundlegenden Unterschiede beider politischer Systeme auch durch die Trennung in zwei Abschnitte erkennbar werden zu lassen. Zudem wurde versucht, deutlich zu machen, dass der verbrecherische Charakter der Nazidiktatur auch im Gesundheitswesen zu Tage trat. Als Beispiel sei hier auf die Zwangssterilisation und Ermordung Tausender Behinderter hingewiesen, die unter aktiver Mitwirkung zahlreicher Ärzte und Pflegekräfte erfolgte.

Eine deutliche Erweiterung hat das Kapitel zur *privaten Krankenversicherung* erfahren. Dies erfolgte vor allem vor dem Hintergrund einer in den letzten Jahren zunehmend kritischeren öffentlichen Berichterstattung und Diskussion über die PKV und mit Blick auf eine voraussichtlich nach der nächsten Bundestagswahl anstehende Entscheidung über die zukünftige Entwicklung von GKV und PKV. Die umfangreichere und detailliertere Darstellung des Geschäftsmodells der PKV kann vielleicht dazu beitragen, die anstehenden Diskussionen auf einer besseren Wissensbasis zu führen.

Für hilfreiche Hinweise auf kleinere Fehler in der dritten Auflage danke ich an dieser Stelle Kai Mosebach, Holger Pressel und Benjamin Spieß. Auch für diese Auflage gilt, dass ich für Rückmeldungen jeglicher Art, insbesondere Hinweise auf Mängel in der Darstellung oder sachliche Fehler, dankbar bin (E-Mail: michael.simon@hs-hannover.de).

Hannover, im November 2012   Michael Simon

Vorwort
zur dritten Auflage

Nachdem auch die zweite Auflage dieses Buches auf eine erfreulich positive Resonanz und starke Nachfrage stieß, kann nun zwei Jahre nach ihrem Erscheinen eine dritte, überarbeitete und aktualisierte Auflage vorgelegt werden. Die Grundstruktur des Buches wurde beibehalten, einige Passagen aktualisiert und die Daten auf den Anfang 2009 verfügbaren Stand gebracht. Die inhaltlichen Arbeiten an diesem Buch wurden im Sommer 2009 abgeschlossen. Es wurden die Neuregelungen durch das Mitte 2008 in Kraft getretene Pflege-Weiterentwicklungsgesetz (PfWG), das GKV-OrgWG, das Krankenhausfinanzierungsreformgesetz (KHRG), das Zweite Konjunkturpaket und die im Juli beschlossene 15. AMG-Novelle sowie eine teilweise Neufassung des Heimgesetzes berücksichtigt. Die erfreuliche Nachfrage, nicht nur im Bereich der beruflichen Bildung und Hochschulausbildung, sondern auch bis in den Verbandsbereich und die Gesundheitspolitik hinein, bestätigt die Notwendigkeit einer allgemeinverständlichen und zugleich fundierten Einführung in das deutsche Gesundheitssystem. Denn: Gesundheit ist in der subjektiven und öffentlichen Wahrnehmung ein hohes, wenn nicht sogar das höchste menschliche Gut. Dem gesellschaftlichen Teilsystem, das sich mit der Erhaltung und Wiederherstellung von Gesundheit, dem Erkennen, Heilen oder Lindern von Krankheit und Leiden beschäftigt, gilt von daher auch eine hohe gesellschaftliche Aufmerksamkeit. Dennoch aber ist und bleibt das Gesundheitssystem für viele ein «Buch mit sieben Siegeln», das sich – wenn überhaupt – nur wenigen Experten erschließt.

Um als Patient das Gesundheitssystem zu nutzen, reichen in der Regel gewisse Grundkenntnisse aus, die man als Mitglied einer Gesellschaft im Verlauf des Hineinwachsens in diese Gesellschaft quasi «nebenbei» erwirbt. Wer jedoch im Gesundheitssystem Verantwortung für Patienten übernimmt oder an leitender Stelle im Gesundheitswesen tätig sein will, von dem wird zu Recht erwartet, dass er über mehr als nur Alltagswissen zur Struktur und Funktionsweise des Gesundheitswesens verfügt. Es reicht auch zunehmend nicht mehr aus, sich nur in dem Bereich des Gesundheitssystems auszukennen, in dem man tätig ist. An die Einrichtungen und Beschäftigten des Gesundheitssystems wird zunehmend die Anforderung gestellt, die gegenwärtige Fragmentierung und das häufig isolierte Nebeneinander der verschiedenen Versorgungsinstitutionen zu überwinden, um mit dem Ziel einer stärkeren Patientenorientierung Versorgungsabläufe sektor-, institutions- und einrichtungsübergreifend zu organisieren. Verbesserte Kooperation und Koordination im Gesundheitswesen erfordern aber vor allem auch verbessertes Wissen über die Strukturen und Funktionsweise nicht nur des eigenen, sondern auch der anderen Bereiche. Wer die Struktur- und Funktionslogik des anderen Teilsystems kennt, kann die Handlungslogik seiner Interaktionspartner des anderen Teilsystems auch besser verstehen.

Steigende Anforderungen an das Wissen über die Struktur und Funktionsweise des deutschen Gesundheitssystems sind aber nicht nur in Bezug auf die Beschäftigten des Gesundheitssystems zu verzeichnen. Auch Politik und Medien sind damit konfrontiert beziehungsweise müssen sich dieser Anforderung stellen. Wer in der Gesundheitspolitik aktiv ist, sei es innerhalb einer Partei in gesundheitspolitischen Arbeitskreisen oder als gesundheitspolitisch engagierter Abgeordneter eines Kommunal- oder Landesparlaments oder des Bundestages, wird ohne Kenntnisse der Struktur und Funktionsweise des Gesundheitssystems nicht kompetent mitdiskutieren und sachadäquate Entscheidungen treffen können. Wer das Gesundheitssystem politisch umgestalten will, muss zunächst einmal wissen, wie es gegenwärtig funktioniert.

Und für die Medien gilt Ähnliches. Wer über Ereignisse und Entwicklungen im Gesundheitswesen kompetent berichten will, braucht Wissen über Hintergründe und Zusammenhänge des jeweiligen Teilsystems, aber auch des Gesundheitssystems insgesamt. Auch eine kompetente Berichterstattung über aktuelle gesundheitspolitische Debatten und Entscheidungen kommt ohne Hintergrundwissen über das Gesundheitssystem nicht aus. Sowohl Politiker als auch Journalisten stehen aber häufig vor dem Problem, dass es schwierig ist, interessenunabhängige Informationen zu erhalten. Nicht nur der Rückgriff auf Verbandsinformationen ist problematisch, in der Berichterstattung über gesundheitspolitische Debatten können auch Informationen von Ministerien und Politikern interessengeleitet sein. Zudem steht der interessierte NichtExperte häufig vor dem Problem, dass, wenn Informationen gefunden wurden, diese häufig Kenntnisse voraussetzen und Fachbegriffe enthalten, die für Laien letztlich nur begrenzt verständlich sind.

Auch verschiedene Wissenschaftsdisziplinen, die sich mit dem Gegenstand «Gesundheitssystem» beschäftigen, sind auf eine systematische und fundierte Darstellung des Gegenstandes und seiner Teilaspekte angewiesen – nicht nur, um sie für die Lehre zu nutzen, sondern auch um darauf aufbauend empirische Forschungsprojekte richtig konzipieren und Theorien dem Gegenstand angemessen entwickeln zu können. Dies betrifft insbesondere die Gesundheitswissenschaften, Gesundheitsökonomie, Politikwissenschaft und Soziologie.

Es bedarf also für zahlreiche Akteure in diesem Feld einer unabhängigen und zuverlässigen Quelle, die zudem möglichst schnell und ohne größeren Suchaufwand in allgemeinverständlicher Sprache und auch ohne Vorwissen, Grundkenntnisse über die Struktur und Funktionsweise des deutschen Gesundheitssystems und seiner Teilsysteme bietet. Das vorliegende Buch versucht diesen Bedarf zu decken. Es ist in erster Linie als systematische Einführung in das deutsche Gesundheitssystem konzipiert, soll aber auch als Nachschlagewerk nutzbar sein.

Das Buch beginnt mit einem historischen Rückblick auf die Entstehungsgeschichte des deutschen Gesundheitswesens, dessen Wurzeln bis zu den mittelalterlichen Handwerkerzünften und Hospitälern zurückverfolgt werden. Für die Zeit zwischen 1945 und 1989 erfolgt eine getrennte Darstellung des Gesundheitssystems der alten BRD und der DDR. Darin unterscheidet sich diese Einführung von den übrigen gängigen Einführungen und Lehrbüchern zum Gesundheitswesen, die sich leider in der Regel auf eine Darstellung der alten BRD beschränken.

An die Darstellung der historischen Entwicklung schließt sich je ein Kapitel zu den Grundprinzipien der sozialen Sicherung im Krankheitsfall sowie den Grundstrukturen und Basisdaten des deutschen Gesundheitssystems an. Das deutsche Gesundheitssystem wird getragen von grundlegenden Überzeugungen, die über Jahrhunderte entstanden sind und auch die zahlreichen Gesundheitsreformen bislang weitgehend unbeschadet überstanden haben. Diese Grundprinzipien bilden das normative Fundament sowohl des deutschen Gesundheitswesens als auch weiter Teile der deutschen Gesundheitspolitik. Ähnlich wie die Grundprinzipien das normative Fundament bilden, geben die Grundstrukturen eine Art Grundgerüst oder Bauplan für die verschiedenen Teilsysteme vor. Natürlich ist nicht jedes Teilsystem identisch strukturiert, allein schon aufgrund der unterschiedlichen Aufgabenstellungen und Ressourcen, wohl aber lassen sich allgemeine Konstruktionselemente zum Teil in allen, zumindest aber in den meisten Teilsystemen finden.

Die Darstellung der Teilsysteme des deutschen Gesundheitssystems beschränkt sich auf die wichtigsten Bereiche: die Kranken- und Pflegeversicherung, die ambulante ärztliche Versorgung, die Arzneimittelversorgung, die Krankenhausversorgung sowie die ambulante und die stationäre Pflege. Der Aufbau der einzelnen Kapitel folgt einer weitgehend einheitlichen Systematik, vor allem um Komplexität zu reduzieren und gemeinsame Grundstrukturen der Teilsysteme deutlicher werden zu lassen. Am Schluss der Kapitel erfolgt jeweils eine kurze Zusammenfassung. Die Zusammenfassungen wiederholen das Vorhergehende in geraffter Form und ermöglichen Lesern, die das Buch selektiv nutzen wollen und nur an einem kurzen Einblick interessiert sind, sich kurz und schnell einen Einblick in das jeweilige Teilsystem zu verschaffen. Wer also nur ein Teilsystem vertiefend studieren will und von den anderen nur ungefähres Wissen braucht, kann hierzu die jeweiligen Zusammenfassungen nutzen.

Zwar ist das vorliegende Buch primär als systematische Einführung konzipiert, es kann aber auch als Nachschlagewerk zur schnellen und selektiven Recherche einzelner Themen oder Begriffe genutzt werden. Hierzu befindet sich am Ende des Buches ein umfangreiches Schlagwortverzeichnis, in das alle zentralen Begriffe aufgenommen wurden. Zum schnellen Auffinden der Begriffe und besseren Orientierung beim selektiven Nachlesen sind die Schlagworte sowie alle zentralen Begriffe im laufenden Text durch Fettdruck hervorgehoben. Gegenüber einem typischen Schlagwörterbuch bietet dieser Aufbau den Vorteil, dass der System- und Sinnzusammenhang der recherchierten Schlagwörter durch die Einbettung in den laufenden Text erkennbar wird.

Ein zentrales Anliegen des vorliegenden Buches ist es, eine allgemeinverständliche Einführung in das deutsche Gesundheitssystem zu bieten, die keine Vorkenntnisse erfordert. Zugleich soll die Einführung aber natürlich sachlich richtig sein und nicht durch zu starke Vereinfachung in die Irre führen. Das setzt einer vereinfachenden Darstellung gelegentlich Grenzen, da die Nichterwähnung von Ausnahmen, Besonderheiten oder Einschränkungen einer Rechtsvorschrift leicht zu einem falschen Bild führen kann. Da der Gegenstand «Gesundheitssystem» mittlerweile außerordentlich komplex ist, kann und darf die Sprache das eine oder andere Mal nicht in dem Maße vereinfachen, wie dies für eine Einführung wünschenswert wäre, die sich vor allem an Nichteingeweihte und Nichtexperten richtet. Es bleibt in diesen Fällen nur die Bitte um Verständnis, dass im Zweifelsfall der sachlichen Richtigkeit Vorrang eingeräumt werden muss.

Die Beschreibung des Gesundheitssystems erfolgt auf dem Stand der Gesetzgebung von Juli 2009. Dabei handelt es sich um ein grundsätzliches Problem der Beschreibung des deutschen Gesundheitswesens, vor dem jede Darstellung steht. Wohl kaum ein gesellschaftlicher Teilbereich wurde in den letzten Jahrzehnten so vielen Reformen unterzogen wie das Gesundheitssystem. Wer sich vergewissern will, ob der in diesem Buch beschriebene Stand noch dem geltenden Stand der einschlägigen Rechtsvorschriften für einen Teilbereich entspricht, kann sich auf einer speziell zu den Inhalten der neueren Gesundheitsreformen eingerichteten Internetseite des Bundesministeriums für Gesundheit informieren[1] sowie auf einer Internetseite des Justizministeriums, das auf dieser Seite den jeweils aktuellen Stand aller Gesetze veröffentlicht.[2]

Zum Schluss sei noch darauf hingewiesen, dass das Buch lediglich eine Einführung in Strukturen und Funktionsweisen geben soll und keine fundierten Analysen zu Problembereichen oder eine Bewertung des deutschen Gesundheitssystems beziehungsweise einzelner Teil-

---

1 http://www.die-gesundheitsreform.de
2 http://bundesrecht.juris.de

systeme. Das soll aber keineswegs bedeuten, dass es nicht zahlreiche und auch grundlegende Probleme, Mängel und Defizite des deutschen Gesundheitssystems gibt. Zu diesen gibt es mittlerweile eine Fülle an Literatur und Diskussionsbeiträgen. Es mangelt meines Erachtens darum nicht an Kritik und Bewertungen, wohl aber an fundierten und zugleich allgemeinverständlichen Einführungen in die Struktur und Funktionsweise des Gesundheitssystems.

Auf ein resümierendes und abschließendes Kapitel wurde auch deshalb verzichtet, weil es unvermeidlich mit einer Diskussion und Bewertung des Gesundheitssystems und seiner Teilsysteme verbunden wäre. Dies in der gleichen Gründlichkeit vorzunehmen wie die Beschreibung des Systems, würde den Rahmen eines Kapitels sprengen. Ich überlasse es darum den Lesern, sich ihr Urteil über das deutsche Gesundheitssystem zu bilden, und hoffe, die dazu erforderlichen Grundkenntnisse durch das vorliegende Buch beitragen zu können.

Über positive oder kritische Rückmeldungen, Hinweise auf sachliche Fehler und Anregungen zur Verbesserung des Buches würde ich mich freuen (E-Mail: michael.simon@fh-hannover.de). Für hilfreiche Informationen und Hinweise möchte ich an dieser Stelle Ulrich Czeczelski, Ursula Ebel, Arthur Illchmann, Gerd Landauer, Elke Meyer, Brigitte Strahwald und Sami Wogschin danken.

Hannover, im Sommer 2009   Michael Simon

2 Die historische Entwicklung des deutschen Gesundheitssystems

Das deutsche Gesundheitssystem ist in seinen Grundzügen das Ergebnis einer über viele Jahrhunderte andauernden Entwicklung. Die Geschichte zentraler Institutionen wie beispielsweise der gesetzlichen Krankenversicherung (GKV) oder der Kassenärztlichen Vereinigung (KV) reicht nicht nur bis zu deren formaler Gründung als Körperschaften des öffentlichen Rechts im Jahr 1883 (GKV) beziehungsweise 1931 (KV), sondern weit darüber hinaus. Will man die gegenwärtigen Strukturen des deutschen Gesundheitssystems verstehen, ist man darauf angewiesen, sich auch mit ihrer bis weit in die vorhergehenden Jahrhunderte zurückreichenden Entstehung und Entwicklung zu beschäftigen. Erst die Beschäftigung mit seiner Geschichte macht nachvollziehbar, «daß die Grundzüge und Eigenarten des deutschen Systems – wie immer man diese auswählt und gewichtet – in starkem Maße eine historische Bedingtheit aufweisen. Fast immer wird man auf die Frage «Warum» historisch rekurrieren müssen» (Zöllner 1981: 56; ähnlich auch Stolleis 2003: 1). Die Betrachtung der Entwicklung nicht nur der letzten Jahrzehnte, sondern über mehrere Jahrhunderte, zeigt die sukzessive Entwicklung und Entstehung eines Systems der sozialen Sicherung im Krankheitsfall, die getragen wurde und wird von tief in der Geschichte und Kultur verwurzelten sozialpolitischen Grundüberzeugungen.

Die Beschäftigung mit der historischen Entwicklung des deutschen Gesundheitssystems kann auch das Verständnis dafür fördern, dass grundlegende Strukturveränderungen offensichtlich nur sehr schwer durchzusetzen sind.

Auch heute noch gilt für die alte Bundesrepublik und das vereinte Deutschland: «Herausragendes Charakteristikum des deutschen Gesundheitswesens in historischer Perspektive ist die hohe Strukturkontinuität über politische Regimewechsel hinweg» (Alber 1992: 19). Die vielfache Klage über eine Reformresistenz des bundesdeutschen Gesundheitswesens basiert jedoch in der Regel auf einer Betrachtung lediglich der letzten zwei bis drei Jahrzehnte. Was sind aber 20 bis 30 Jahre angesichts einer Strukturentwicklung, die mindestens 500 bis 1000 Jahre zurückreicht?

Der Befund einer hohen Strukturkontinuität kann allerdings – wie bereits angedeutet – nur Geltung für die alte Bundesrepublik Deutschland beanspruchen, nicht jedoch für das ostdeutsche Gesundheitswesen. Es wurde innerhalb von vier Jahrzehnten zwei radikalen und grundlegenden Systemumwandlungen unterworfen. Nach dem Zusammenbruch des nationalsozialistischen Deutschlands wurde in der ehemaligen DDR das bisherige Gesundheitssystem auf ein rein staatliches System nach sowjetischem Vorbild umgestellt und nach der deutschen Einheit im Jahr 1990 wurde dieses staatliche Gesundheitssystem erneut radikal umgestaltet, um es dem westdeutschen System anzupassen. Da das westdeutsche Gesundheitssystem in seinen Strukturen den traditionellen Weg weiterverfolgt hat, könnte man diese zweite Umgestaltung als eine Art «Rücktransformation» in den alten Zustand betrachten, wenn auch auf einem anderen medizinisch-technischen und Wissensniveau.

Die folgenden Ausführungen zur historischen Entwicklung können und sollen nur einen kursorischen Überblick bieten. Sie konzentrieren sich vor allem auf die Entwicklung grundlegender Systemelemente und sozialpolitischer Grundüberzeugungen. Für eine vertiefende Beschäftigung mit der historischen Entwicklung sei auf Standardwerke zur deutschen Sozialgeschichte verwiesen (u. a. Frerich/Frey 1996a, 1996b, 1996c; Sachße/Tennstedt 1988, 1992, 1998).

2.1 Mittelalterliche und frühkapitalistische Wurzeln

Die Hauptstränge der Wurzeln des deutschen Gesundheitssystems lassen sich mindestens bis zum Mittelalter zurückverfolgen. Mehrere der für das deutsche System auch heute noch typischen Merkmale waren bereits in der mittelalterlichen Gesellschaft angelegt. In erster Linie war dies die Verwurzelung grundlegender Überzeugungen in der christlichen Religion, die den Gläubigen soziale Solidarität mit Kranken und Bedürftigen als Gebot auferlegt. Allerdings spielte bei der Mildtätigkeit und Pflege der Armen der Gedanke an das eigene Seelenheil als Investition auf das Leben im Jenseits eine bedeutende Rolle.

Tragende Institutionen der Krankenversorgung waren im Mittelalter zunächst **kirchliche Hospitäler**, deren Entstehung bis in die Frühphase des Christentums zurückgeht. Sie zeichneten sich unter anderem dadurch aus, dass fremden und nicht ortsansässigen Armen und Kranken Unterkunft und Pflege gewährt wurde. Im Jahr 398 n. Chr. hatte das Konzil zu Karthago bereits die Bischöfe zur Errichtung entsprechender Herbergen in ihren Diözesen verpflichtet (Rohde 1974: 64). Bis ins hohe Mittelalter hinein entwickelten sich dann auch viele Häuser für Hilfebedürftige im Schatten der Kathedralen beim Sitz des Bischofs (Jetter 1973: 7). Darüber hinaus gehörte im Mittelalter ein Armenhaus (Hospitale Pauperum) oder eine Pflegeabteilung (Infirmarium) zur üblichen Ausstattung vieler Klöster.

Christliche Hospitäler waren in ihren Anfängen keineswegs Krankenhäuser in unserem heutigen Sinn, sondern in erster Linie Armenpflegehäuser, die primär der Unterkunft, Verpflegung und vor allem seelischen Betreuung Kranker dienten (Jetter 1973). Da Gesundheit und Krankheit als im Wesentlichen außerhalb des menschlichen Verfügungsbereiches angesehen wurden, stand die Gewährung geistlichen Beistands bis zum Ausgang des Mittelalters im Mittelpunkt. Welche Bedeutung diesem beigemessen wurde, kann unter anderem daran abgelesen werden, dass Hospitäler noch bis weit ins späte Mittelalter hinein in der Regel große Hallen waren, die so gebaut wurden, dass möglichst alle Kranken von ihrem Lager aus einen zentral gelegenen Altar sehen und den mehrmals täglich durchgeführten Messen folgen konnten.

Auch wenn die mittelalterlichen Hospitäler vor allem der Versorgung Armer gewidmet waren, so gab es dort doch auch Bereiche, die der Betreuung Wohlhabender vorbehalten waren. Der Plan des Klosters St. Gallen (um 820), der als Plan eines idealen Hospitals der damaligen Zeit gelten kann, sah beispielsweise neben der Abteilung für Arme, Pilger und Kranke (Hospitale Pauperum) auch ein Haus für vornehme Reisende wie Fürsten und kirchliche Würdenträger vor (Domus Hospitum) (Jetter 1973: 9). Waren sie nicht auf Reisen, so ließen sich Wohlhabende von Ärzten zu Hause versorgen, denn Hospitäler waren überwiegend «trostlose Stätten, zu deren Inanspruchnahme wirklich nur die äußerste Not und Hilflosigkeit oder (im Falle der Aussätzigen) der Isolierzwang veranlassen konnte» (Rohde 1974: 73).

Neben der Kirche nahmen sich auch **weltliche Orden** der Krankenversorgung an, so beispielsweise der Johanniterorden. Anlässlich der Kreuzzüge gegründet, um erkrankte Pilger und Kreuzritter im «Heiligen Land» zu pflegen, verlagerten die Johanniter ihre Aktivitäten nach der Vertreibung aus Palästina nach Europa und unterhielten zeitweilig bis zu insgesamt 4000 Ordensniederlassungen.

Mitte des 15. Jahrhunderts nahmen die kirchlichen Fürsorgeaktivitäten – bedingt durch den gesellschaftlichen Wandel, die Reformation und der damit vielfach verbundenen Schließung katholischer Einrichtungen – allerdings deutlich ab. Die Krankenversorgung verlagerte sich in den folgenden Jahrhunderten zunehmend auf **städtische Versorgungsinstitutionen** (Frerich/Frey 1996a; Jetter 1973, 1986). Bereits ab dem 13. und 14. Jahrhundert hatten sich die Städte zunehmend zu eigenständigen politischen Akteuren entwickelt, die sich der Macht der Könige und Fürsten entzogen und in ihren Mauern eine neue, bürgerliche Gesellschaft aufbauten, zu der nach ihrem Selbstverständnis auch eine öffentliche Verantwortung für die Versorgung Kranker gehörte. Im Zentrum des öffentlichen, städtischen Gesundheitswesens standen städtische Spitäler, teilweise auch von einzelnen Bürgern gestiftet, und in einigen Städten auch mit von der Stadt angestellten Stadtärzten (Jetter 1973).

Damit hatten sich bereits im ausgehenden Mittelalter in Bezug auf die Trägerschaft von Einrichtungen Grundstrukturen herausgebildet, die auch heute noch das deutsche Gesundheitssystem prägen. Vor allem

Kirchen und Wohlfahrtsverbände – zusammengefasst als «freigemein-nützige Träger» – sowie öffentliche Träger betreiben den überwiegenden Teil der Krankenhäuser.

Zwei weitere wesentliche Strukturmerkmale des deutschen Gesundheitswesens haben ihre Wurzeln in der mittelalterlichen Gesellschaft: Zum einen die auch heute noch in wichtigen Bereichen anzutreffende zunftmäßige Organisation und zum anderen die Institution der gesetzlichen Krankenversicherung.

Die gesetzliche Krankenversicherung, wie wir sie heute kennen, hat ihre Vorläufer in den mittelalterlichen **Zünften** und **Gesellenbruderschaften** und der aus ihnen entstandenen genossenschaftlichen Selbsthilfe (Frerich/Frey 1996a; Schewe 2000; Peters 1974). In Gilden und Zünften schlossen sich die Kaufleute und selbständigen Handwerker mittelalterlicher Städte zusammen, zum einen um ihre politischen Interessen wirkungsvoller vertreten zu können, zum anderen aber auch, um die Konkurrenz untereinander einzudämmen und den Zunftmitgliedern eine ausreichende wirtschaftliche Existenz zu sichern. Die Zünfte erhielten häufig einen rechtlichen Status, der denen heutiger Körperschaften des öffentlichen Rechts vergleichbar ist. Sie nahmen auch hoheitliche Funktionen der Regulierung ihres Berufsstandes und der Qualitätskontrolle wahr. Zu den Merkmalen des Zunftwesens gehörte auch die Zwangsmitgliedschaft, da ohne Mitgliedschaft in der Zunft eine Ausübung des entsprechenden Handwerks in der jeweiligen Stadt nicht erlaubt war. Neben diesen Funktionen waren sie aber auch Institutionen der sozialen Sicherung, die sich zumeist jedoch auf die gegenseitige Unterstützung der in ihnen zusammengeschlossenen Kaufleute oder Handwerksmeister beschränkte (Schewe 2000). Neben diese Art von Zünften traten in einigen Berufszweigen aber auch solche, die für Lohnabhängige geöffnet waren oder einen zweistufigen Mitgliedsstatus vorsahen, bei dem von den Mitgliedern eines minderen Status' ein geringerer Beitrag verlangt, ihnen aber auch nicht die vollen Rechte eingeräumt wurden (Sachße/Tennstedt 1998: 26).

All diese Merkmale des Zunftwesens prägen auch heute noch das deutsche Gesundheitswesen, da zentrale Institutionen nach dem Modell der Handwerkerzunft organisiert sind. Bedeutendstes Beispiel hierfür sind die Kassenärztlichen Vereinigungen, die sowohl Körperschaft des öffentlichen Rechts und mittelbare Staatsverwaltung sind, als auch zugleich berufständischer Interessenverband.

Auch in der Gliederung der gesetzlichen Krankenversicherung wirkt immer noch das mittelalterliche Zunftwesen nach. Mit Ausnahme der allgemeinen Ortskrankenkassen waren die übrigen Kassen bis 1996 in dem Sinne zunftmäßig organisiert, dass sie lediglich Arbeitnehmern bestimmter Wirtschaftszweige (z. B. Knappschaft, Seekrankenkasse, Innungskrankenkassen), Berufsgruppen (Angestellten-Krankenkassen) oder eines bestimmten Unternehmens (Betriebskrankenkassen) offen standen. Auch wenn die gesetzlich vorgegebene Öffnung der Ersatzkassen zum 1. Januar 1996 diese Grenzen durchlässiger gemacht hat – am Grundsatz einer zunftmäßig-berufsständischen Gliederung der gesetzlichen Krankenversicherung wurde festgehalten, wie dies auch weiterhin an den Namen zahlreicher Krankenkassen erkennbar ist (z. B. *IKK* für Innungskrankenkasse, *DAK* für Deutsche Angestelltenkrankenkasse, *KKH* für Kaufmännische Krankenkasse Halle, *TK* für Techniker Krankenkasse).

Die Institution der gesetzlichen Krankenversicherung in Deutschland hat ihre Wurzeln in erster Linie aber aus einem anderen Grund im mittelalterlichen Zunftwesen. War die Zeit der Gesellenschaft im Handwerk bis ins 12./13. Jahrhundert hinein nur eine Durchgangsphase auf dem Weg zum Meistertitel und zur Übernahme eines eigenen Betriebes, so entwickelte sie sich mit dem Ausbau der Städte und der Entwicklung des Handwerks zunehmend zu einem lebenslangen Status (Schewe 2000; Peters 1974). Im frühen und mittleren Mittelalter war es noch üblich und vielfach durch die Zunftordnungen vorgegeben, dass einzelne Lehrlinge und Gesellen im Haushalt des Meisters wohnten und versorgt werden mussten, auch und gerade im Falle von Krankheit. Durch die quantitative Entwicklung des Handwerks ergab sich die Notwendigkeit einer eigenständigen, von einzelnen Meistern unabhängigen sozialen Sicherung. Diese Funktion nahmen Gesellenbruderschaften wahr. Sie können als Ursprünge der gesetzlichen Krankenversicherung in Deutschland gelten (Frerich/Frey 1996a; Schewe 2000).

Die Gesellen eines Handwerkszweiges zahlten einen Teil ihres Lohnes («Büchsenpfennig» o. ä.) in eine gemeinsame Kasse («Büchse» oder «Gesellenlade» o. ä.) ein, und aus dieser Kasse erhielten die Mitglieder

dieser Gesellenbruderschaft im Falle von Krankheit oder Pflegebedürftigkeit finanzielle Unterstützung. Dazu gehörte vor allem eine Lohnfortzahlung, die je nach Satzung über mehrere Wochen gewährt wurde.
Die gegenseitige, genossenschaftliche Unterstützung bei Krankheit
schloss oftmals aber auch unmittelbare Hilfestellung ein, beispielsweise
eine in der Satzung als Pflicht auferlegte Betreuung bei Nacht (Schewe
2000: 89, 123 f.). Mit dem Ausbau des Spitalwesens ging zudem einher,
dass Zünfte und Gesellenverbände Belegrechte für eine bestimmte Zahl
Betten in Hospitälern kauften, damit ihre Mitglieder dort versorgt werden konnten. Diese Praxis hielt sich noch bis ins 19. Jahrhundert und
lief erst nach Einführung der gesetzlichen Krankenversicherung aus
(Labisch/Spree 2001).

Zusammenfassend kann festgehalten werden, dass im Mittelalter bereits die Grundlage gleich mehrerer **konstitutioneller Merkmale der
gesetzlichen Krankenversicherung** in Deutschland gelegt wurde:

- **Anbindung an ein Arbeitsverhältnis:** Die soziale Sicherung für den
  Krankheitsfall erfolgte auf Basis eines Arbeitsverhältnisses.

- **Versicherungpflicht:** Da es einen Zunftzwang für die betreffenden
  Handwerker gab, existierte im Grund bereits eine Art Versicherungspflicht. Die Zusammenschlüsse der Gesellen erfolgten allerdings freiwillig, wenngleich wohl davon ausgegangen werden kann,
  dass aufgrund des Fehlens einer anderen sozialen Sicherung im
  Krankheitsfall der überwiegende Teil der Gesellen diesen Organisationen beitrat.

- **Beitragsfinanzierung:** Die Finanzierung der sozialen Leistungen erfolgte über Beiträge der Mitglieder einer Zunft oder Gesellenbruderschaft.

- **Solidarausgleich zwischen Gesunden und Kranken:** Die Beiträge
  richteten sich nicht nach dem Erkrankungsrisiko, sondern waren
  einkommensbezogen oder für alle Mitglieder gleich hoch.

- **Familienversicherung:** Zum Leistungskatalog der Zünfte gehörten
  häufig auch Leistungen für Ehefrauen und Kinder.

- **Selbstverwaltung:** Die Zünfte und Gesellenbruderschaften regelten ihre Angelegenheiten selbst, insbesondere die Ausgestaltung ihres Leistungskataloges und die Höhe der Beiträge.

Gegen Ende des Mittelalters setzte ein Zerfall der Zünfte ein und Gesellenbruderschaften entwickelten sich zunehmend zu gewerkschaftlichen Kampfverbänden, deren Hauptzweck sich auf die Durchsetzung von Lohnforderungen und tarifvertraglichen Kollektivvereinbarungen verlagerte (Frerich/Frey 1996a). Die Entwicklung fabrikmäßiger Produktionsweisen führte zur Entstehung einer neuen Schicht von Lohnabhängigen, den Manufakturarbeitern, die außerhalb jeglicher Zunftordnung standen und insofern auch nicht durch deren Sozialleistungen abgesichert wurden. Zwar entstanden in größeren Manufakturen zum Teil betriebliche Sterbe-, Witwen- und Waisenkassen, der weitaus größte Teil der Arbeiter war jedoch nicht oder nur vollkommen unzureichend sozial abgesichert.

Die Regulierung der sozialen Sicherung im Krankheitsfall wurde ab dem 17. und 18. Jahrhundert zunehmend von den Landesherren wahrgenommen, die die Autonomie der Zünfte einschränkten und in Zunft- und Handwerksordnungen unter anderem auch Vorschriften für Leistungen im Krankheitsfall erließen. Diese Regelungen schlossen zumeist auch die Manufakturen mit ein. Leitmodell war aber weiterhin die mittelalterliche Zunft und Gesellenlade mit ihren Leistungen der sozialen Sicherung für Meister und Gesellen.

Die bekannteste und umfassendste Regelung des Handwerkswesens und der Manufakturarbeit erfolgte durch das **Preußische Allgemeine Landrecht** von 1794 («Allgemeines Landrecht für die preußischen Staaten»). Von besonderer Bedeutung ist das Preußische Landrecht nicht nur wegen seiner für die damalige Zeit relativ weit gehenden Vorschriften über die Gewährung sozialer Leistungen, sondern vor allem auch wegen der darin enthaltenen grundsätzlichen Anerkennung einer staatlichen Verantwortung für die Versorgung Bedürftiger (Frerich/Frey 1996a; Zöllner 1981). Allerdings war diese Anerkennung einer Verantwortung absolutistischer Herrscher eng verbunden mit dem Interesse der Herrschaftssicherung und basierte auf einem paternalistisch-obrigkeitsstaatlichen Wertefundament.

In Bezug auf die soziale Sicherung im Krankheitsfall verpflichtete das Preußische Landrecht die Meister und Zünfte sowie Fabrikherren grundsätzlich zur Fürsorge für ihre Gesellen und Arbeiter, was im Krankheitsfall für Handwerksgesellen unter anderem die Gewährung von Kur und Verpflegung einschloss. Die Kosten hierfür hatte die Gesellenlade oder Gewerkekasse zu tragen. War sie dazu nicht in der Lage, hatte die Kommune für die Finanzierung aufzukommen. Natürlich waren die Leistungen insgesamt weit entfernt von dem, was heute Standard der sozialen Sicherung in Deutschland ist. In Teilbereichen wie dem Bergbau wurden allerdings bereits Leistungen gewährt, die über den damaligen Standard hinaus reichten und deutliche Parallelen zum heutigen Leistungsrecht erkennen lassen.

Bereits im Mittelalter war im **Bergbau** eine freie Arbeiterschaft entstanden, die sich in sogenannten Knappschaften zusammenschloss. Deren Kassen für die soziale Sicherung wurden häufig aus Beiträgen sowohl der Knappen als auch der Bergwerkseigentümer finanziert und teilweise auch gemeinsam verwaltet (Schewe 2000: 110 ff.; Peters 1974: 21–23). Im 17. Jahrhundert wurde der Bergbau insbesondere in Sachsen und Preußen zunehmend der direkten Regulierung und Kontrolle des Staates unterworfen, was auch Auswirkungen auf die soziale Sicherung im Krankheitsfall hatte. So wurde im sächsischen Erzbergbau teilweise bereits Mitte des 17. Jahrhunderts Bergarbeitern, die unter Tage verunglückt oder dauerhaft arbeitsunfähig geworden waren, ein Gnadenlohn und ihren Witwen und Waisen eine Art Rente (Almosen) gezahlt (Frerich/Frey 1996a: 21 ff.). Es gab eine Lohnfortzahlung bei Arbeitsunfällen für die Dauer von vier und teilweise auch acht Wochen, die auch die Zahlung der ärztlichen Behandlung einschloss. Finanziert wurden die Leistungen durch die Krankenkassen der Bergleute («Revierkassen»), in die sowohl Bergleute (Knappen) als auch Grubenbesitzer Beiträge zu entrichten hatten. Zu den Leistungen der knappschaftlichen Krankenversicherung zählte unter anderem auch die Finanzierung von Begräbniskosten, einem Vorläufer des Sterbegeldes der gesetzlichen Krankenversicherung.

Insgesamt galt die soziale Sicherung der Bergleute Sozialpolitikern des 19. Jahrhunderts als vorbildlich, und so gingen ihre wichtigsten Regelungen auch in die Grundzüge der späteren gesetzlichen Krankenversicherung ein. Beispielsweise gab das preußische Knappschaftsgesetz von 1854 für den Bergbau die obligatorische Errichtung von Knappschaften mit weitgehender Selbstverwaltung, eine Versicherungspflicht für alle Bergleute, Beitragspflicht für Bergleute und Arbeitgeber, freie Krankenbehandlung und Zahlung eines Krankenlohnes im Krankheitsfall vor.

Die Sonderstellung der sozialen Sicherung im Bergbau hat auch Eingang in das System der gesetzlichen Krankenversicherung gefunden und wird in Teilbereichen bis heute bewahrt. So gab es bis vor wenigen Jahren eine eigene gesetzliche Krankenkasse nur für die Beschäftigten in Bergbauunternehmen, die knappschaftliche Krankenversicherung. Sie war von der ab 1996 geltenden Öffnung der Mehrzahl der Krankenkassen für alle abhängig Beschäftigten zunächst ausgenommen und wurde erst vor wenigen Jahren allgemein geöffnet. Auch bei der Leistungserbringung nahm die Knappschaft eine Sonderstellung ein, da sie beispielsweise eigene Versorgungseinrichtungen betreiben konnte und ihren Mitgliedern auch Leistungen gewährte, die über das in der gesetzlichen Krankenversicherung übliche Maß hinaus gingen.

Vor dem Hintergrund tief greifender gesellschaftlicher und wirtschaftlicher Veränderungen richtete sich das Augenmerk staatlicher Sozialpolitik im ausgehenden 18. und beginnenden 19. Jahrhundert verstärkt auf die Ausweitung des Krankenversicherungsschutzes insbesondere der Arbeiter, Dienstboten und wandernden Handwerksgesellen (Frerich/Frey 1996a; Sachße/Tennstedt 1998). In verschiedenen deutschen Ländern wurde in Handwerks- und Gewerbeordnungen die Gründung freiwilliger Unterstützungs- und Hilfskassen gestattet und teilweise auch den Gemeinden die Möglichkeit eingeräumt, durch Ortsstatut solche Kassen einzurichten und Gewerbetreibende und Lohnabhängige zum Beitritt und zur Zahlung von Beiträgen zu verpflichten (Lampert/Althammer 2004: 67). Die durch Verordnung der Gemeinden entstandenen **Zwangshilfskassen** waren häufig nicht nur für eine Berufsgruppe zuständig, sondern offen sowohl für Gesellen und Arbeiter wie auch für selbständige kleinere Gewerbetreibende. Bei ihnen handelte es sich im Grunde um die Vorläufer der heute noch existierenden und größten Kassenart, der **Allgemeinen Ortskrankenkasse (AOK)**. Diese Wurzeln der Ortskrankenkassen sind auch noch in der Gegenwart erkennbar. Bis zur gesetzlichen Öffnung der Ersatzkassen im Jahr 1996 waren die Ortskrankenkassen die einzige für alle Berufsgruppen zugängliche Kassenart. Noch bis vor kurzem waren sie zudem auch die Primärkasse, bei der die Kommunen unversicherte Sozialhilfeempfänger versicherten.

Einzelne Länder oder Städte, wie beispielsweise Hamburg, gingen im 19. Jahrhundert sogar so weit, dass sie für alle ortsansässigen Arbeiter eine Beitrittspflicht zu einer Krankenkasse verfügten und den Arbeitgebern die Verantwortung für die Einhaltung dieser **Versicherungs-** und **Beitragspflicht** übertrugen. Letzteres ist auch heute noch konstitutionelles Merkmal des Systems der gesetzlichen Krankenversicherung in Deutschland.

Neben den berufsgruppenbezogenen und kommunalen Hilfs- und Unterstützungskassen entstanden in der ersten Hälfte des 19. Jahrhunderts auch die ersten **Betriebskrankenkassen**. Teilweise waren Gemeinden von den Landesherren ermächtigt, größere Fabriken zur Errichtung einer betrieblichen Unterstützungskasse zu verpflichten, teilweise entstanden sie aber auch auf Eigeninitiative einzelner Unternehmer. Bekanntestes Beispiel hierfür dürfte die 1836 gegründete Betriebskrankenkasse der Firma Krupp sein. Erfolgte die Versicherung der Arbeiter zunächst noch auf freiwilliger Basis, so verpflichtete Krupp seine Arbeiter 1855 zum Beitritt und übernahm 50 % der Beitragszahlung (Frerich/Frey 1996a: 61).

Der **Arbeitgeberbeitrag** zur Krankenversicherung war aber keineswegs eine Errungenschaft des 19. Jahrhunderts. Hinter dieser Beteiligung, die bereits in früheren Zeiten von den Landesherren in Handwerks- und Gewerbeordnungen vorgegeben wurde, steht eine tief verwurzelte Grundüberzeugung, nach der es zu den Pflichten eines Handwerksmeisters, Dienstherren, Manufaktur- oder Bergwerkseigentümers gehört, für seine kranken und in Not befindlichen Untergebenen und Anvertrauten zu sorgen (Zöllner 1981: 79). Schloss es in früheren Jahrhunderten auch die direkte Gewährung von Unterkunft und Verpflegung und Zahlung von Arztkosten ein, so wurde diese Verpflichtung mit Einführung der gesetzlichen Krankenversicherung in den gesetzlich vorgeschriebenen Arbeitgeberbeitrag umgewandelt.

Auch die Hilfskassen des 19. Jahrhunderts wurden – ähnlich wie ihre Vorläufer im mittelalterlichen Zunftwesen – überwiegend in

Selbstverwaltung geleitet. Handelte es sich um freiwillige, insbesondere berufsständisch organisierte Unterstützungskassen, lag die Selbstverwaltung allein in den Händen der Mitglieder, da sie auch allein für die Beiträge aufkamen. Handelte es sich um betriebliche Kassen, in die der Fabrikherr ebenfalls Beitragszahlungen entrichtete, war auch der Arbeitgeber an der Verwaltung beteiligt. Dieser Grundsatz prägt auch heute noch die gesetzliche Krankenversicherung.

2.2 Das deutsche Kaiserreich

Die sozialpolitischen Interventionen in der ersten Hälfte des 19. Jahrhunderts brachten nur Teilen der abhängig Beschäftigten eine gewisse soziale Absicherung im Krankheitsfall, ohne das Verarmungsrisiko als Folge von schwerer oder andauernder Krankheit wirklich zu beseitigen. So war 1874 von den ca. 8 Mio. Arbeitern lediglich ein Viertel in einer der rund 10 000 Unterstützungskassen versichert, wobei es sich zumeist um Ortskrankenkassen oder Betriebskrankenkassen handelte (Zöllner 1981: 81).

Mitte des Jahrhunderts verschärften sich die sozialen Gegensätze und Spannungen, was in Deutschland zum Erstarken der politischen Arbeiterbewegung und schließlich zur Gründung des Allgemeinen Deutschen Arbeitervereins im Jahr 1863 und sechs Jahre später der Sozialdemokratischen Arbeiterpartei führte. In ihrer politischen Arbeit konnte sich die Sozialdemokratie insbesondere in Zeiten der Repression auch auf die Organisationen der Hilfskassen stützen, die – durchaus in der Tradition ihrer Vorläufer, der Gesellenladen – nicht selten zugleich auch politische Zusammenschlüsse waren, beziehungsweise sozialpolitische Zielsetzungen verfolgten (Deppe 1987; Zöllner 1981).

Die Sozialpolitik des 1871 gegründeten Deutschen Kaiserreiches verfolgte darum zwei Ziele: Zum einen sollte die erstarkte politische Arbeiterbewegung unterdrückt werden, um der Umsturzgefahr zu begegnen, und zum anderen sollte die Arbeiterschaft durch Sozialreformen an das Kaiserreich gebunden werden (Frerich/Frey 1996a; Lampert/Althammer 2004; Zöllner 1981). In einem ersten Schritt wurden 1878 aus Anlass zweier missglückter Attentate auf den Kaiser durch das **Sozialistengesetz** («Gesetz gegen die gemeingefährlichen Bestrebungen

Auszug aus der kaiserlichen Botschaft

Verlesen zur Eröffnung der 5. Legislaturperiode des Reichstags am 17. November 1881:

«Schon im Februar d.J. haben Wir Unsere Überzeugung aussprechen lassen, dass die Heilung der sozialen Schäden nicht ausschließlich im Wege der Repression sozialdemokratischer Ausschreitungen, sondern gleichmäßig auf dem Wege der positiven Förderung des Wohles der Arbeiter zu suchen sein werde. Wir halten es für Unsere Kaiserliche Pflicht, dem Reichstag diese Aufgabe von Neuem ans Herz zu legen, und würden Wir mit umso größerer Befriedigung auf alle Erfolge, mit denen Gott unsere Regierung sichtlich gesegnet hat, zurückblicken, wenn es Uns gelänge, dereinst das Bewußtsein mitzunehmen, dem Vaterlande neue und dauernde Bürgschaften seines inneren Friedens und den Hilfebedürftigen größere Sicherheit und Ergiebigkeit des Beistandes, auf den sie Anspruch haben, zu hinterlassen. In Unseren darauf gerichteten Bestrebungen sind Wir der Zustimmung aller verbündeten Regierungen gewiß und vertrauen auf die Unterstützung des Reichstages ohne Unterschiede der Parteistellungen.

In diesem Sinne wird zunächst der von den verbündeten Regierungen in der vorigen Session vorgelegte Entwurf eines Gesetzes über die Versicherung der Arbeiter gegen Betriebsunfälle mit Rücksicht auf die im Reichstage stattgehabten Verhandlungen über denselben einer Umarbeitung unterzogen, um die erneute Berathung desselben vorzubereiten. Ergänzend wird ihm eine Vorlage zur Seite treten, welche sich eine gleichmäßige Organisation des gewerblichen Krankenkassenwesens zur Aufgabe stellt. Aber auch diejenigen, welche durch Alter oder Invalidität erwerbsunfähig werden, haben der Gesamtheit gegenüber begründeten Anspruch auf ein höheres Maß staatlicher Fürsorge, als ihnen bisher hat zu Theil werden können.

Für diese Fürsorge die rechten Mittel und Wege zu finden, ist eine schwierige, aber auch eine der höchsten Aufgaben jedes Gemeinwesens, welches auf den sittlichen Fundamenten des christlichen Volkslebens steht. Der engere Anschluß an die realen Kräfte dieses Volkslebens und das Zusammenfassen der letzten in der Form kooperativer Genossenschaften unter staatlichem Schutz und staatlicher Förderung werden, wie Wir hoffen, die Lösung auch Aufgaben möglich machen, denen die Staatsgewalt allein in gleichem Umfange nicht gewachsen sein würde. Immerhin aber wird auch auf diesem Wege das Ziel nicht ohne die Aufwendung erheblicher Mittel zu erreichen sein.» *(Zit. n. Frerich/Frey 1996a: 91–93)*

der Sozialdemokratie») alle sozialdemokratischen und kommunistischen Vereine sowie Versammlungen und Zeitungen verboten. In einem zweiten Schritt kündigte Kaiser Wilhelm I 1881 in einer **kaiserlichen Botschaft** drei Gesetzesinitiativen zur Verbesserung der sozialen Lage der Arbeiterschaft an: ein Gesetz zur Absicherung bei Betriebsunfällen, eines zum Krankenkassenwesen und eines zur Sicherung im Alter und bei Invalidität. Begründet wurden die Initiativen in der kaiserlichen Botschaft mit der Überzeugung, «dass die Heilung der sozialen Schäden nicht ausschließlich im Wege der Repression sozialdemokratischer Ausschreitungen, sondern gleichmäßig auf dem Weg der positiven Förderung des Wohles der Arbeiter zu suchen sein werde».

Vorrangiges Ziel der Bismarck'schen Sozialpolitik war, das bringt die Kaiserliche Botschaft sehr deutlich zum Ausdruck, die Sicherung des inneren Friedens und Erhaltung der Monarchie. Dennoch aber kann dies die überragende Bedeutung der Gesetzesinitiativen nicht schmälern. Mit der Bismarck'schen Sozialgesetzgebung wurde nicht nur der Grundstock des noch heute bestehenden Systems der sozialen Sicherung in Deutschland gelegt, sondern auch ein Modell geschaffen, an dem sich in den folgenden Jahrzehnten mehrere andere und nicht nur europäische Staaten orientierten. Nach teilweise heftigen Kontroversen innerhalb und außerhalb des Reichstages wurde 1883 die gesetzliche Krankenversicherung,[3] 1884 die gesetzliche Unfallversicherung[4] und 1889 die gesetzliche Rentenversicherung[5] geschaffen.

Das **Krankenversicherungsgesetz von 1883**, Gründungsakt der gesetzlichen Krankenversicherung in Deutschland, verfügte eine allgemeine **Versicherungspflicht** vor allem für gewerbliche Arbeiter (zu den wichtigsten Inhalten des Gesetzes vgl. Frerich/Frey 1996a: 97–99; Peters 1974: 56–60). Dem lag die Auffassung zugrunde, dass andere, besser gestellte und verdienende Berufe für ihre soziale Sicherung selbst sorgen können. Dementsprechend gab es auch keine Versicherungspflichtgrenze, bis zu der sich abhängig Beschäftigte versichern mussten, sondern eine Grenze für die «Versicherungsberechtigung». In den **Primärkassen** der gesetzlichen Krankenversicherung versichern konnte sich nur, wer diese Einkommensgrenze nicht überschritt. Zu den Primärkassen – später auch **RVO-Kassen**[6] genannt – zählten die Orts-, Innungs- und Betriebskrankenkassen sowie die knappschaftliche Krankenversicherung und die See-Krankenkasse. Für die Arbeiter wurde eine Kassenzugehörigkeit aufgrund des Arbeitsplatzes bestimmt. Sofern für ihren Arbeits-

---

3 Gesetz, betreffend die Krankenversicherung der Arbeiter, vom 15. Juni 1883 (RGBl Nr. 9, S. 73)

4 Unfallversicherungsgesetz vom 6. Juli 1884 (RGBl Nr. 19, S. 69)

5 Gesetz, betreffend die Invaliditäts- und Alterssicherung, vom 22. Juni 1889 (RGBl. Nr. 13, S. 97)

6 RVO: Reichsversicherungsordnung

platz eine Betriebs- oder Innungskrankenkasse oder eine Knappschafts-
kasse bestand, wurden sie dieser zugewiesen. Existierte keine
arbeitsplatzbezogene Kasse, so fungierte die von der Gemeinde gegründete Ortskrankenkasse als eine Art«Auffangkasse» Die **Beiträge** für die
gesetzliche Krankenversicherung wurden zu zwei Dritteln von den versicherten Mitgliedern und zu einem Drittel von den Arbeitgebern getragen. Entsprechend ihrem Beitragssatzanteil waren beide Gruppen auch
in der **Selbstverwaltung** der Ortskassen vertreten: Die Versicherten mit
zwei Dritteln der Stimmen und die Arbeitgeber mit einem Drittel.

Angestelltenberufe waren zunächst von der Versicherungspflicht befreit und konnten sich in einer der weiter bestehenden, vom Staat zugelassenen freien Hilfskassen versichern, mussten dort allerdings für den
Beitragssatz allein aufkommen. Entsprechend der Beitragstragung wurden die Hilfskassen und späteren Ersatzkassen allein von Vertretern der
Mitglieder verwaltet, ohne Beteilung der Arbeitgeber. Schrittweise wurde
die gesetzliche Versicherungspflicht auch auf Angestelltenberufe ausgeweitet und im Rahmen der Kodifizierung des Sozialrechts in der Reichsversicherungsordnung (RVO) von 1911 erhielten zugelassene Hilfskassen schließlich den offiziellen Status von **Ersatzkassen** und durften
diesen Zusatz auch im Namen tragen, sofern sie bestimmte im Gesetz
definierte Voraussetzungen erfüllten (Bach/Moser 2002: 35). Ersatzkassen waren weiterhin zumeist in der privaten Rechtsform eines Versicherungsvereins auf Gegenseitigkeit (VVaG) organisiert und insofern auch
noch nicht Teil der gesetzlichen Krankenversicherung, sondern boten
substitutiven Krankenversicherungsschutz. Erst im Jahr 1937 wurden die
Ersatzkassen zu Körperschaften des öffentlichen Rechts, und zugleich
erfolgte eine strikte Trennung in Ersatzkassen für Arbeiter und für Angestellte (Peters 1974: 112). Aus den nicht zu Ersatzkassen umgewandelten
freien Hilfskassen entstand die private Krankenversicherung (PKV).

Zu den wichtigsten **Leistungen** der gesetzlichen Krankenversicherung gehörte die freie ärztliche Behandlung, Arzneimittelversorgung,
Heil- und Hilfsmittelversorgung sowie Krankenhausbehandlung, die
Zahlung eines Krankengeldes ab dem 4. Tag der Arbeitsunfähigkeit in
Höhe von 50 % des ortsüblichen Tagelohnes, eine Wöchnerinnenunter-
stützung sowie ein gesetzlich festgelegtes Sterbegeld. Über die allen Kassen gesetzlich vorgegebenen Leistungen hinaus konnten Krankenkassen

durch Satzungsbeschluss zusätzliche, sogenannte Satzungsleistungen gewähren, beispielsweise ein höheres Krankengeld oder Sterbegeld. Für die
Gewährung der medizinischen Leistungen galt das **Sachleistungsprinzip**, die Kassen übernahmen die gesamten Kosten und erstatteten sie den
Leistungserbringern auf direktem Weg. Die Leistungsdauer war im Gesetz allerdings auf 13 Wochen begrenzt, konnte jedoch im Rahmen der
Satzungsleistungen von der einzelnen Kasse verlängert werden.

Eine **Familienversicherung**, also die Einbeziehung der Familienangehörigen in den Versicherungsschutz, war noch nicht Teil des gesetzlichen Leistungskataloges, sondern musste als Satzungsleistung von der
Selbstverwaltung der jeweiligen Kasse beschlossen werden. Von dieser
Möglichkeit machten bis Ende des 19. Jahrhunderts zahlreiche Kassen
Gebrauch, sodass zur Jahrhundertwende für rund die Hälfte aller versicherten Arbeitnehmer eine Familienversicherung bestand, weit überwiegend ohne Erhebung eines zusätzlichen Beitrages (Frerich/Frey
1996a: 108). Die Mehrkosten wurden im Rahmen eines Solidarausgleichs von allen Mitgliedern getragen.

Die zunächst nur auf die gewerblichen Arbeiter beschränkte **Versicherungspflicht** wurde schrittweise auch auf andere Wirtschaftszweige
und Berufe ausgedehnt. So wurden 1885 das Transportgewerbe und die
Staatsbetriebe einbezogen und 1892 die Handlungsgehilfen (die heutigen Angestellten). Zwar verdoppelte sich dadurch der Anteil der krankenversicherten Arbeitnehmer gegenüber den Anfängen der gesetzlichen Krankenversicherung, dennoch aber waren 1911 lediglich ca. 18 %
der Bevölkerung in ca. 2000 Krankenkassen versichert.

Ein weiterer Schritt zur Ausweitung der Versicherungspflicht erfolgte im Rahmen der Zusammenfassung der Rechtsvorschriften von Kran-
ken-, Unfall- und Rentenversicherung in der **Reichsversicherungsordnung (RVO)** von 1911. Nach der Ausweitung der Versicherungspflicht
auf land- und forstwirtschaftliche Arbeiter, Dienstboten und unständi-
ge Arbeiter (Tagelöhner) sowie das Wander- und Hausgewerbe war im
Jahr 1913 bereits ein Viertel der Bevölkerung in einer Krankenkasse
versichert.

Die Gründung der gesetzlichen Krankenversicherung verbesserte
nicht nur den Versicherungsschutz der Arbeitnehmer, sondern wirkte
sich auch auf die Entwicklung des Gesundheitswesens positiv aus, vor

allem weil sie die Einnahmen der Ärzte und Krankenhäuser auf eine breitere und verlässlichere Grundlage stellte.

Im Bereich der **Krankenhausversorgung** führte die Gründung der gesetzlichen Krankenversicherung und Ausweitung der Versicherungspflicht zu einem Ausbau der Versorgungskapazitäten (Jetter 1973; Labisch/Spree 2001). Da die Wurzeln der Krankenhäuser im mittelalterlichen Hospitalwesen und der Armenfürsorge lagen und Hospitäler, die vor allem Arme und Bedürftige versorgten, keine Chance hatten, ihre Kosten von diesen vergütet zu erhalten, mussten sie sich zumeist aus Spenden oder öffentlichen Zuwendungen finanzieren. Um dem Risiko der Kostenunterdeckung zu begegnen, waren in der ersten Hälfte des 19. Jahrhunderts bereits in einigen Regionen Krankenhäuser dazu übergegangen, sogenannte Abonnementverträge oder Krankenhausversicherungen für Gesellen, Dienstboten und Arbeitsgehilfen anzubieten. Gegen die Entrichtung eines Beitrages erhielt die Gesellenvereinigung ein Belegrecht für eine bestimmte Zahl Betten oder der Dienstherr das Recht, seine Dienstboten im Krankheitsfall vom Krankenhaus versorgen und behandeln zu lassen. Für das Krankenhaus bot diese Konstruktion den Vorteil kontinuierlicher und halbwegs kalkulierbarer Einnahmen.

Insgesamt blieb die wirtschaftliche Situation der Krankenhäuser im 19. Jahrhundert jedoch ausgesprochen prekär, und sie waren weiterhin auf die Wohltätigkeit Einzelner und öffentliche Zuwendungen angewiesen. Erst die Einführung der gesetzlichen Krankenversicherung brachte die Wende, da nun ein vertraglich abgesicherter Kostenträger auch für die Behandlungskosten der unteren sozialen Schichten aufkam. In der Folge der Bismarck'schen Sozialgesetzgebung stieg dementsprechend die Zahl der Krankenhausbetten von 24,5 pro 10 000 Einwohner im Jahr 1877 auf 69,0 im Jahr 1913 (Frerich/Frey 1996a: 109).

Im Bereich der **ambulanten ärztlichen Versorgung** entwickelte sich Ende des 19. Jahrhunderts jedoch ein tief greifender Konflikt, dessen Ausgang auch noch die gegenwärtige Struktur des deutschen Gesundheitswesens prägt (Deppe 1987: 18 ff.; Zöllner 1981: 104 ff.). Die Krankenkassen hatten durch ein Gesetz von 1892 das Recht erhalten, in ihrer Satzung die Zahl der erforderlichen Ärzte für definierte Versorgungsbereiche festzulegen und mit diesen Ärzten Einzeldienstverträge über die Versorgung ihrer Versicherten abzuschließen. Dem jeweiligen Arzt sicherte die einzelne Kasse im Gegenzug für die Behandlung der Versicherten die Vergütung der erbrachten Leistungen zu. Dieses System verbesserte die Einnahmesituation der niedergelassenen Ärzte und führte zu einem deutlichen Anstieg der Niederlassungen. Innerhalb weniger Jahre verdoppelte sich die Zahl der Ärzte von knapp 16 000 im Jahr 1885 auf ca. 32 000 im Jahr 1909.

Da mit der Zeit aber die Nachfrage der Kassen geringer war als die Zahl der niedergelassenen Ärzte, blieben zunehmend mehr Ärzte von der Versorgung der GKV-Versicherten ausgeschlossen. Daraus resultierten Auseinandersetzungen, die schließlich zur Gründung des ersten gewerkschaftlichen Kampfverbandes von Ärzten im Jahr 1900 führten («Verband der Ärzte Deutschlands», heute: Hartmannbund). Vor dem Hintergrund der zunehmend schärfer werdenden Auseinandersetzungen mit den Krankenkassen stieg seine Mitgliederzahl innerhalb weniger Jahre steil an von knapp 700 im Jahr 1901 bis auf über 25 000 im Jahr 1913.

Zentrale Forderungen der Ärzteschaft waren die Zulassung aller Ärzte für die Behandlung von GKV-Versicherten und die Ersetzung des Systems der Einzeldienstverträge durch ein System von Kollektivverträgen zwischen der organisierten Ärzteschaft und den Krankenkassen. Wurden die Auseinandersetzungen zunächst regional geführt, beispielsweise mit einem Leipziger Ärztestreik im Jahr 1905, so verlagerten sie sich schließlich auf die nationale Ebene und erreichten mit der Ankündigung und Vorbereitung eines ärztlichen Generalstreiks ihren Höhepunkt. Unter Schirmherrschaft der Regierung wurde schließlich Ende 1913 zwischen Krankenkassen und Ärzten das «Berliner Abkommen» geschlossen. Darin erreichte die Ärzteschaft, dass die Kassen nicht mehr allein über die Zulassung von Ärzten für die Behandlung von GKV-Versicherten entscheiden konnten und die Auswahl unter gleichberechtigter Mitwirkung der Kassenärzte zu erfolgen hatte. Es wurde gemeinsam eine Verhältniszahl für die Zulassung von Ärzten festgelegt (1 Arzt je 1350 Versicherte) und der Abschluss von Einzelverträgen bedurfte zukünftig der Zustimmung eines paritätisch besetzten Vertragsausschusses. Mit dem Berliner Abkommen wurden wichtige Grundlagen des Systems der vertragsärztlichen Versorgung in Deutschland gelegt, die auch heute noch Gültigkeit haben (Verhältniszahlen für die Bedarfsplanung, gemeinsame Selbstverwaltung von Ärzten und Krankenkassen).

2.3 Die Weimarer Republik

Nach dem Zusammenbruch der Monarchie und dem Ende des Ersten Weltkrieges folgte die **Weimarer Republik** bei der Ausgestaltung und Weiterentwicklung der sozialen Sicherung im Krankheitsfall dem durch die Bismarck'sche Sozialgesetzgebung vorgegebenen Weg. In Artikel 161 der Weimarer Verfassung war die Gestaltung der Sozialversicherung ausdrücklich zur Aufgabe des neuen demokratisch verfassten Staates erklärt worden.

Durch Wirtschaftskrise, Arbeitslosigkeit und Inflation verschlechterte sich in den ersten Jahren nach dem Krieg die wirtschaftliche Situation weiter Teile der Bevölkerung und insbesondere auch der vormals «Bessergestellten». Um dem gestiegenen Bedarf an sozialer Absicherung im Krankheitsfall zu entsprechen, wurde der Kreis der Pflichtversicherten unter anderem auf Beschäftigte in öffentlichen Körperschaften, Hausgewerbetreibende sowie verschiedene Angestelltengruppen im sozialen Bereich ausgeweitet (Frerich/Frey 1996a: 206 ff.; Stolleis 2003: 155). Im Rahmen der Schaffung einer Arbeitslosenversicherung als viertem Zweig des Sozialversicherungssystems wurden 1927 auch die Arbeitslosen in den Schutz der gesetzlichen Krankenversicherung einbezogen. Gegen Ende der Weimarer Republik war die gesetzliche Krankenversicherung schließlich soweit ausgebaut, dass sie fast die Funktion einer Volksversicherung erfüllte (Stolleis 2003).

Im Jahr 1923 lief das auf zehn Jahre befristete Berliner Abkommen aus. Eine erneute Einigung zwischen Ärzteschaft und Krankenkassen auf dem Verhandlungsweg war nicht möglich. Es kam zu einem Ärztestreik, auf den die Krankenkassen mit der Errichtung kasseneigener Ambulatorien zur Versorgung ihrer Versicherten reagierten (Deppe 1987: 25; Zöllner 1981: 120). Um die Situation zu befrieden, griff die Regierung ein und übernahm die Regulierung auf dem Verordnungsweg. Durch eine Verordnung vom 30. Oktober 1923[7] wurden die wesentlichen Inhalte des Berliner Abkommens in staatliches Recht übernommen und das System der kassenärztlichen Versorgung durch einen Ausbau der gemeinsamen Selbstverwaltung weiterentwickelt

---

7 Verordnung über Ärzte und Krankenkassen vom 30.10.1923 (RGBl. I, S. 1051)

(Peters 1974: 87; Stolleis 2003: 156). Es wurde ein gemeinsam von Ärzten und Krankenkassen zu besetzender **Reichsausschuss für Ärzte und Krankenkassen** gebildet, der mit Recht setzender Befugnis ausgestattet war und vor allem die Aufgabe hatte, Richtlinien für die Arztverträge und die Zulassung von Ärzten zu erarbeiten. Für die Schlichtung von Streitigkeiten wurden paritätisch besetzte **Schiedsämter** geschaffen. Damit waren zwei weitere charakteristische Merkmale des deutschen Gesundheitssystems entstanden. Aus dem Reichsausschuss wurde in den 1950er-Jahren der «Bundesausschuss für Ärzte und Krankenkassen», der 2004 durch die Einbeziehung weiterer Leistungserbringer in den «Gemeinsamen Bundesausschuss» umgewandelt wurde. Der Ausschuss nimmt eine zentrale Position im GKV-System ein, nicht zuletzt weil er über die Konkretisierung und Weiterentwicklung des Leistungsrechts unterhalb der Ebene der Gesetzgebung entscheidet. Die Institution des Schiedsamtes lebt in den an zahlreichen Stellen des deutschen Gesundheitswesens arbeitenden Schiedsstellen weiter, die als zentrales Instrument der Konfliktregulierung und des Interessenausgleichs dienen.

Nach erneuten Auseinandersetzungen zwischen Ärzteschaft und Krankenkassen wurde in den Jahren 1930–1932 das System der kassenärztlichen Versorgung in mehreren Verordnungen weiter reguliert und erreichte nach einer Notverordnung im Jahr 1932[8] schließlich die Organisationsform, die auch heute noch weitgehend gilt (Peters 1974; Stolleis 2003). Das bis dahin geltende System von Einzeldienstverträgen zwischen Krankenkassen und Ärzten wurde durch ein **Kollektivvertragssystem** ersetzt, und es wurde die Institution der auf Landesebene zu bildenden **Kassenärztlichen Vereinigung** geschaffen. Verhandlungspartner der Krankenkassen war nicht mehr der als zivilrechtlicher Verein organisierte Hartmannbund, sondern die als Körperschaft des öffentlichen Rechts verfasste Kassenärztliche Vereinigung. Sie hatte nicht nur die Aufgabe, die Interessen der Ärzte gegenüber den Krankenkassen zu vertreten, sondern auch nach innen in die Ärzteschaft hinein zu agieren und staatliche Aufsichtsfunktionen wahrzunehmen.

---

8 Verordnung zur Sicherung von Wirtschaft und Finanzen und zum Schutze des inneren Friedens vom 8.12.1931 (RGBl. I, S. 699)

Ärzte die an der Kassenärztlichen Versorgung teilnehmen wollten, mussten Mitglied der KV werden und erhielten dafür den Anspruch auf Mitwirkung an der ambulanten Behandlung von Versicherten und Vergütung ihrer Leistungen.

Die Kassenärztlichen Vereinigungen wurden alleiniger Vertragspartner der Krankenkassen und schlossen mit ihnen **Gesamtverträge** für die Vergütung aller ärztlichen Leistungen ihres Bezirks ab. Die einzelne Kasse zahlte ihren Anteil an der **Gesamtvergütung** in Form einer Kopfpauschale für jeden Versicherten an die Kassenärztliche Vereinigung, und war damit von allen Vergütungsforderungen des einzelnen Arztes freigestellt. Es war Aufgabe der Kassenärztlichen Vereinigung, die Gesamtvergütung an die einzelnen Kassenärzte zu verteilen. Der Vergütungsanspruch des einzelnen Arztes richtete sich somit nicht an die Kassen, sondern an die KV.

Im Gegenzug für dieses Monopol wurde den Kassenärztlichen Vereinigungen der **Sicherstellungsauftrag** für die ambulante ärztliche Versorgung der Kassenpatienten übertragen. Sie sind seitdem für eine ausreichende ambulante ärztliche Versorgung verantwortlich und tragen den Kassen gegenüber die Gewähr für eine wirtschaftliche Verwendung der Mittel. Die Regelung der **Zulassung** von Kassenärzten ging auf die Kassenärztlichen Vereinigungen über und die Versicherten erhielten die **freie Arztwahl** unter allen zugelassenen Kassenärzten.

2.4 Die nationalsozialistische Diktatur

Ab Anfang 1933 wurde innerhalb weniger Monate die nationalsozialistische Diktatur errichtet. Was vielfach als «Machtergreifung» bezeichnet wurde und wird, war jedoch eine weitgehend legale «Machtübergabe», organisiert und unterstützt von konservativen oder rechtsgerichteten Teilen der politischen Klasse. Der Ernennung Hitlers zum Reichskanzler erfolgte mit Unterstützung der rechtsgerichteten Deutschnationalen Volkspartei (DNVP) und der konservativen Zentrumspartei, und die wichtigsten Rechtsgrundlagen für die Diktatur wurden durch Notverordnung des Reichspräsidenten Hindenburg verfügt oder mit Zustimmung der konservativen Parteien im Reichstag beschlossen.[9] Zentrale Meilensteine bei der Errichtung der NS-Diktatur waren die Einschränkung der Presse- und Versammlungsfreiheit durch eine Notverordnung vom 4. Februar 1933 und vor allem das Ermächtigungsgesetz vom 24. März 1933. Durch das Ermächtigungsgesetz wurde die Regierung ermächtigt, Gesetze ohne Zustimmung des Reichstages zu erlassen, auch solche, die im Widerspruch zur Verfassung stehen. Damit waren die maßgeblichen Rechtsgrundlagen für den Ausnahmezustand geschaffen. Noch im selben Jahr wurden die Gewerkschaften zerschlagen und sowohl KPD als auch SPD verboten. Die verbliebenen bürgerlich-konservativen Parteien wurden zur Selbstauflösung gezwungen, und Mitte 1933 wurde der Einparteienstaat proklamiert.

Die ersten gesundheitspolitischen Maßnahmen der NS-Regierung dienten der Ausschaltung politischer Gegner bei den Trägern der Sozialversicherung. Auf Grundlage zweier, im April und Mai 1933 erlassener Gesetze[10] wurden zunächst Tausende jüdischer, sozialdemokratischer und gewerkschaftlich engagierter Angestellter der Krankenkassen entlassen und die freiwerdenden Stellen mit Mitgliedern der NSDAP besetzt (Stolleis 2003: 198). Nach der «Säuberung» der Krankenkassen wurde 1934 deren Selbstverwaltung beseitigt. Durch ein sogenanntes Aufbaugesetz[11] wurden die bisherigen Selbstverwaltungsgremien abgeschafft. Die Leitung der Krankenkassen wurde entsprechend dem «Führerprinzip» einzelnen, von der zuständigen Aufsichtsbehörde eingesetzten Personen übertragen. Auch diese Positionen wurden vorrangig mit «verdienten Parteigenossen» besetzt.

---

9 Allerdings war zum Zeitpunkt der entscheidenden Abstimmung des Reichstages bereits die KPD verboten, und ihre Abgeordneten waren entweder inhaftiert oder in den Untergrund gegangen. Bei den Reichstagswahlen von 1932 hatte die KPD immerhin mit ca. 100 Abgeordneten die drittstärkste Fraktion gestellt. Zudem fand die entscheidende Reichstagssitzung in Anwesenheit bewaffneter SA- und SS-Einheiten statt.

10 Gesetz zur Wiederherstellung des Berufsbeamtentums vom 7. April 1933 (RGBl. I, S. 175); Gesetz über Ehrenämter in der sozialen Versicherung und der Reichsversorgung vom 18. Mai 1933 (RGBl. I, S. 277)

11 Gesetz über den Aufbau der Sozialversicherung – Aufbaugesetz – vom 5. Juli 1934 (RGBl. S. 577)

Die Spitzenverbände der organisierten Ärzteschaft vollzogen bereits kurz nach der Machtübernahme eine freiwillige «Gleichschaltung» mit dem NS-Regime (Deppe 1987). Mitte 1933 wurden «nicht arische» und kommunistische Ärzte von der kassenärztlichen Versorgung ausgeschlossen, und 1938 wurde jüdischen Ärzten schließlich auch die Approbation entzogen.

Die Parteiprogrammatik der NSDAP hatte eigentlich die Abschaffung der gegliederten Sozialversicherung und Schaffung einer Einheitsversicherung vorgesehen. Dies hätte allerdings für zahlreiche Parteimitglieder den Verlust ihrer soeben neu übernommenen Stellen in der Sozialversicherung bedeutet. Zudem war die NS-Regierung mangels eigener Fachkompetenz auf den Sachverstand der Fachbeamten im Reichsarbeitsministerium angewiesen, bei denen es sich weit überwiegend um Befürworter des gegliederten Systems Bismarck'scher Tradition handelte. Dementsprechend wurde das Ziel einer Einheitsversicherung nicht weiter verfolgt (Stolleis 2003: 198), sondern das übernommene System weiterentwickelt und in Teilbereichen ausgebaut.

1937 wurden die **Ersatzkassen**, die immer noch in der Tradition der Hilfskassen standen und Krankenversicherungsschutz nur subsidiär zur gesetzlichen Krankenversicherung gewährten, in Körperschaften des öffentlichen Rechts umgewandelt und zu Trägern der gesetzlichen Krankenversicherung (Peters 1974: 112). Damit verbunden erfolgte eine strikte Trennung in Ersatzkassen für Angestellte und Ersatzkassen für Arbeiter. Die bestehenden Verbände der Krankenkassen (Reichskassenverbände) wurden ebenfalls in Körperschaften des öffentlichen Rechts umgewandelt und in Reichsverbände umbenannt.

Auch in der NS-Zeit wurde der Kreis der Pflichtversicherten in der gesetzlichen Krankenversicherung erweitert, so 1938 auf eine Reihe von Selbständigen wie beispielsweise selbständige Lehrer, Artisten etc. und 1941 durch die Schaffung einer **Krankenversicherung der Rentner** (KVdR) (Peters 1974: 113). Die Durchführung der KVdR erfolgte durch die Krankenkassen, die dafür von der Rentenversicherung einen Pauschalbetrag je versicherten Rentner zur Abgeltung ihrer Mehrkosten erhielten (Frerich/Frey 1996a: 294).

Die Weiterführung der Traditionslinie der Bismarck'schen Sozialversicherung war jedoch nicht Ausdruck nationalsozialistischer Sozialpolitik, sondern vor allem Ergebnis der personellen Kontinuität im Beamtenapparat des Reichsarbeitsministeriums (Stolleis 2003: 181). Mangels eigener Fachleute beschäftigte die NS-Regierung die zuständigen Fachbeamten der vorherigen Regierungen weiter, sofern sie nicht als politisch unzuverlässig oder nicht arisch entlassen wurden.

Das wahre Gesicht der nationalsozialistischen Diktatur zeigte sich im Gesundheitswesen nicht nur bei der Entlassung jüdischer und politisch unzuverlässiger Beschäftigter im Gesundheitswesen, sondern insbesondere bei der **Misshandlung und Ermordung behinderter Menschen**, im Nazi-Jargon als «lebensunwertes Leben» bezeichnet. Mit dem «Gesetz zur Verhütung erbkranken Nachwuchses» vom 14. Juli 1933 (RGBl. I, S. 529) wurde zunächst die rechtliche Grundlage für Zwangssterilisationen geschaffen, die bis 1945 an insgesamt ca. 400 000 Menschen mit psychischen Erkrankungen, Epilepsie, Chorea Huntington, angeborener Blindheit und Taubheit sowie angeborenen körperlichen Missbildungen vollzogen wurden (Deppe 1987: 32; Stolleis 2003: 184 ff.). Durch Komplikationen bei Zwangssterilisationen starben schätzungsweise mehr als 6000 Menschen. Ab 1939 begnügte sich der NS-Staat nicht mehr mit der Zwangsterilisation, sondern ging zur systematischen Ermordung Behinderter über. Im Rahmen entsprechender Programme wurden insgesamt ca. 5000 behinderte Neugeborene und ca. 70 000 behinderte Bewohner in Heimen und psychiatrischen Anstalten und Abteilungen ermordet.[12] Dies alles unter Beteiligung von Einrichtungen und Beschäftigten des Gesundheitswesens.

2.5 Das Gesundheitswesen der früheren BRD

Die beiden ersten Jahrzehnte der Bundesrepublik waren im Gesundheitswesen zunächst eine Phase der Wiederherstellung und des Wiederaufbaus. Erst ab Mitte der 1960er-Jahre und verstärkt in der ersten Hälfte der 1970er-Jahre erfolgte die überfällige Modernisierung, verbunden mit einem deutlichen Ausbau sozialstaatlicher Sicherung. Es

---

12 in der nationalsozialistischen Ideologie euphemistisch «Euthanasie» oder «Gnadentod» genannt

wurden neue Bevölkerungsgruppen in die gesetzliche Krankenversicherung einbezogen und die Gesundheitsausgaben insgesamt deutlich erhöht. Die Phase des Ausbaus dauerte jedoch nur bis Mitte der 1970er-Jahre. Daran schloss sich ab ca. 1975 eine bis zur Deutschen Einheit dauernde Periode der sogenannten «Kostendämpfungspolitik» an, die das Hauptaugenmerk auf die Begrenzung der Krankenkassenausgaben richtete und die Strukturen des Gesundheitssystems weitgehend unverändert ließ.

2.5.1 Reorganisation und Wiederaufbau

Unmittelbar nach dem Zweiten Weltkrieg stand das Gesundheitssystem im besetzten Deutschland vor einer grundlegenden Richtungsentscheidung. Im Alliierten Kontrollrat erörterten die vier Besatzungsmächte USA, Großbritannien, Frankreich und die Sowjetunion auch die Frage der Zukunft des deutschen Sozialversicherungssystems. Stark beeinflusst vom britischen Beveridge-Plan und der Einführung eines staatlichen National Health Service in Großbritannien erarbeitete das Arbeitsdirektorat des Kontrollrates 1946/47 den Entwurf eines einheitlichen Systems der sozialen Sicherung, das alle bisherigen Sozialversicherungszweige zu einer einheitlichen «Volksversicherung» zusammenführen sollte (Hockerts 1980, 1982; Peters 1974). Damit wäre ein grundlegender Wandel des deutschen Systems der sozialen Sicherung vollzogen worden, denn die neue einheitliche Volksversicherung hätte nicht nur das bisherige berufsständisch gegliederte Sozialversicherungssystem abgelöst, sondern die Versicherungspflicht auf alle Staatsbürger ausgedehnt und dadurch auch höher verdienende Angestellte und Selbständige eingeschlossen.

Während die sowjetische Militärverwaltung die Neuordnung in ihrer Besatzungszone bereits 1947 in Kraft setzte, stieß das Vorhaben in den drei Westzonen auf erheblichen Widerstand (Hockerts 1980). Insbesondere die Interessenvertretungen der höheren Angestellten, der Unternehmer, der Landwirtschaft und der Ärzteschaft lehnten die Einführung einer Volksversicherung ab. Auch die in die Beratung der Alliierten eingebundenen deutschen Sozialrechtsexperten traten überwiegend für die Beibehaltung des bisherigen gegliederten Systems ein. Nachdem die CDU, die das Volksversicherungsmodell ebenfalls ablehnte, 1949 die ersten Bundestagswahlen gewonnen hatte, wurde der Plan von den Westalliierten nicht weiter verfolgt. Mit der unterschiedlichen Entwicklung war somit auch auf dem Gebiet der sozialen Sicherung eine Spaltung in zwei unterschiedliche Systeme vollzogen. Während in der DDR ein radikaler Systemwechsel vollzogen und ein staatliches Gesundheitssystem nach sowjetischem Vorbild errichtet wurde, setzte die Bundesrepublik die Tradition des Bismarck'schen Sozialversicherungssystems fort.

Dementsprechend wurde 1951 zunächst die **Selbstverwaltung** der Sozialversicherungträger durch ein Selbstverwaltungsgesetz[13] wieder vollständig hergestellt. Dabei erhielten die Verbände einen deutlich stärkeren Einfluss als sie vor 1933 hatten. Die Sozialversicherungswahlen erfolgten nun als Listenwahlen, und die Vorschlagslisten wurden in erster Linie von den Arbeitgeberverbänden und Gewerkschaften aufgestellt.

Mit dem **Gesetz über das Kassenarztrecht** wurde 1955 die Institution der Kassenärztlichen Vereinigung (KV) auch in das Recht der Bundesrepublik Deutschland übernommen und den KVen eine zentrale Funktion im Gesundheitswesen zugewiesen. Die Grundkonstruktion lehnte sich an das zum Ende der Weimarer Republik entstandene Modell an und sah im Wesentlichen die gleichen Aufgaben vor, wie sie bereits die Notverordnung von 1931 enthalten hatte (Körperschaft des öffentlichen Rechts, Sicherstellungsauftrag, Gesamtvergütung, Selbstverwaltung etc.).

Nach anfänglichen Nachwuchsproblemen nahm das Interesse am Arztberuf gegen Ende der 1950er-Jahre wieder zu. Die Zahl der Medizinstudenten stieg ebenso wie die Zahl der niederlassungswilligen Ärzte, die jedoch aufgrund der bestehenden Beschränkung nicht alle eine Zulassung als Kassenarzt erhalten konnten. Ein daraufhin erwirktes Urteil des Bundesverfassungsgerichts hob 1961 die Zulassungsbeschränkungen auf und bewirkte eine allgemeine **Niederlassungsfreiheit**, begründet vor allem mit der in Art. 12 Grundgesetz verankerten Freiheit der Berufswahl.[14] Damit war die Grundlage für einen deut-

---

13 GKV-Selbstverwaltungsgesetz vom 22. Februar 1951 (BGBl. I, S. 124).

14 das sogenannte «Kassenarzturteil» vom 23. März 1961 (BVerfGE 11, S. 30 ff.)

lichen Anstieg der Arztzahlen insbesondere in den 1970er- und 1980er-Jahren gelegt (Tab. 2-1). Ein weiterer wichtiger Eckpunkt in der Entwicklung der ambulanten ärztlichen Versorgung war die Umstellung von der Kopfpauschalenvergütung auf die Einzelleistungsvergütung, vollzogen in einer neuen Gebührenordnung von 1965.

Die **Krankenhausversorgung** war in den 1950er- und 1960er-Jahren geprägt durch Unterfinanzierung, unzureichende Modernisierung und erheblichen Personalmangel (Simon 2000a: 40 ff.). Eine erste Pflegesatzverordnung[15] aus dem Jahr 1954 verweigerte den Krankenhäusern die Deckung ihrer Selbstkosten, um die finanzschwache gesetzliche Krankenversicherung zu schonen.

Da es aber auch keine gesetzliche Verpflichtung der Gemeinden und Länder zur Finanzierung der bedarfsnotwendigen Krankenhäuser gab und weder die Kommunen noch die Länder die Finanzierungslücke ausreichend durch öffentliche Zuschüsse deckten, konnten dringend erforderliche Baumaßnahmen und Modernisierungen der technischen Ausstattung nicht durchgeführt werden. Die unzureichende Selbstkos-

Tabelle 2-1: Entwicklung der Arztzahlen und Arztdichte in der früheren BRD

	Ärzte	Ärzte je 10 000 Einw.	Zahnärzte	Zahnärzte je 10 000 Einw.
1960	79 350	14	32 509	6
1965	85 801	15	31 660	5
1970	99 654	16	31 175	5
1975	114 661	19	31 774	5
1980	139 431	23	33 240	5
1985	160 902	26	36 853	6
1990	195 254	31	43 167	7

Quelle: BMG

---

15 Verordnung PR-Nr. 7/54 über Pflegesätze von Krankenanstalten vom 31. August 1954 (Bundesanzeiger Nr. 173 vom 9. September 1954, S. 1)

tendeckung verschärfte zudem den ohnehin vorhandenen Personalmangel insbesondere im ärztlichen und pflegerischen Dienst. Eine vom
Bundestag 1966 in Auftrag gegebene und 1969 vorgelegte Untersuchung[16] kam zu dem Ergebnis, dass ein erheblicher Teil der Krankenhauskosten nicht gedeckt wurde und ca. 40 % der Betten in Krankenhäusern standen, die älter als 50 Jahre und damit überaltert waren.
Insgesamt sei das Krankenhauswesen in einem Zustand, der nicht dem
international üblichen Standard entspräche.

Bei der sozialen Absicherung im Krankheitsfall sind für den Zeitraum bis Ende der 1960er-Jahre nur zwei bedeutende Veränderungen
zu verzeichnen: Die vollständige Einbeziehung der Rentner in die gesetzliche Krankenversicherung und die Verbesserung der Lohnfortzahlung für Arbeiter. Eine 1959 in Angriff genommene Gesundheitsreform, die in erster Linie neue Zuzahlungen einführen und bestehende
ausweiten sollte, scheiterte vor allem am gemeinsamen Widerstand von
Gewerkschaften und Ärzteverbänden.

Durch das **Gesetz über die Krankenversicherung der Rentner**[17]
von 1956 wurden die Rentner vollwertige Mitglieder der jeweiligen
Krankenkasse und die Sicherung der Rentner im Krankheitsfall wurde
zur originären Aufgabe der GKV gemacht. Die Finanzierung der Krankenversicherung der Rentner (KVdR) erfolgte durch Beitragsüberwei-
sungen der Rentenversicherung an die Krankenversicherung.

Mit dem Lohnfortzahlungsgesetz[18] 1957 wurde die Gleichstellung
von Arbeitern und Angestellten bei der Lohnfortzahlung im Krankheitsfall vollzogen. Bis dahin hatten Angestellte einen Anspruch auf
Fortzahlung des Gehalts für sechs Wochen, Arbeiter erhielten dagegen
nur ein Krankengeld in Höhe von 50 % des Grundlohns von ihrer

---

16 Bericht über die finanzielle Lage der Krankenanstalten (BT-Drs V/4230 vom 19.
   Mai 1969)
17 Drittes Gesetz über Änderungen und Ergänzungen von Vorschriften des Zweiten
   Buches der Reichsversicherungsordnung (Gesetz über Krankenversicherung der
   Rentner – KVdR) vom 12. Juni 1956 (BGB1. I, S. 500)
18 Gesetz zur Verbesserung der wirtschaftlichen Sicherung der Arbeiter im Krankheitsfalle vom 26. Juni 1957 (BGBl. I, S. 649)

Krankenkasse. Durch die Neuregelung wurden die Unternehmen zur Zahlung eines Zuschusses zu den Leistungen der GKV verpflichtet, damit eine Gesamtleistung in Höhe von 90 % des Nettoarbeitsentgeltes erreicht wurde. Es hatte jedoch erst eines sechswöchigen Metallarbeiterstreiks in Schleswig-Holstein bedurft, bevor der Bundestag die bereits 1955 von der SPD eingebrachte Gesetzesvorlage verabschiedete.

2.5.2 Ausbau des Sozialstaates

Das Hauptaugenmerk der Sozialpolitik lag bis Ende der 1950er-Jahre nicht auf der Gesundheitspolitik, sondern vorrangig auf der Verbesserung der Alterssicherung (Zöllner 1981: 132 ff.). Das durchschnittliche Rentenniveau lag bei etwa 40 % des Nettoverdienstes und Altersarmut war eines der vorrangigsten sozialpolitischen Probleme. Mit einer großen parteiübergreifenden Rentenreform im Jahr 1957 wurde das Rentenniveau angehoben und die jährliche Anbindung an die Entwicklung der Löhne und Gehälter sollte sicherstellen, dass die Rentner an der Einkommensentwicklung der abhängig Beschäftigten teilhaben.

Erst Ende der 1960er-Jahre rückte die Gesundheitspolitik wieder stärker in den Mittelpunkt des politischen Interesses, und eine Reihe von Veränderungen wurde vorgenommen. Nachdem die 1966 gebildete Große Koalition aus CDU/CSU und SPD unter anderem auch an unterschiedlichen Vorstellungen zur Sozialpolitik gescheitert war, bildeten SPD und FDP 1969 eine «sozialliberale» Koalition und leiteten eine Phase des Ausbaus des Sozialstaates ein, die bis Mitte der 1970er-Jahre dauerte (Alber 1989: 232 ff.; Bethusy-Huc 1976: 151 ff.; Zöllner 1981: 157 ff.).

Durch die Anhebung der Versicherungspflichtgrenze und Eröffnung der Möglichkeit des freiwilligen Beitritts zur GKV wurden der gesetzlichen Krankenversicherung neue, gut verdienende Versichertengruppen und somit höhere Einnahmen zugeführt. Durch die Dynamisierung der Grenzen wurde die Einnahmeentwicklung der GKV zudem verstetigt und stabilisiert.

Wichtige Voraussetzungen für den Ausbau der gesetzlichen Krankenversicherung in den folgenden Jahren waren mehrere Maßnahmen zur Entlastung der GKV und Verbesserung ihrer Einnahmesituation. Noch von der großen Koalition war 1969 eine Novellierung des Lohnfortzahlungsgesetzes[19] verabschiedet worden. Dadurch wurde ab 1970 die Finanzierung der Lohnfortzahlung in den ersten sechs Wochen der Krankheit von der Krankenversicherung auf die Arbeitgeber übertragen, zugleich entfielen die zuvor geltende vierwöchige Wartezeit vor Anspruch auf Lohnfortzahlung und die drei Karenztage vor Beginn der Lohnfortzahlung. Erst nach Ablauf von sechs Wochen verlagerte sich die Finanzierungsverantwortung auf die Krankenkassen. Dies führte zu einer deutlichen Ausgabenentlastung der GKV. Entfielen 1965 noch ca. 25 % der GKV-Ausgaben auf das Krankengeld, so sank dieser Anteil bis 1975 auf unter 10 % (Tab. 2-2).

Eine der ersten gesundheitspolitischen Maßnahmen der sozialliberalen Koalition war die Verbesserung der Einnahmesituation der GKV. Im Zweiten Krankenversicherungsänderungsgesetz[20] von 1970 wurde die **Versicherungspflicht- und Beitragsbemessungsgrenze** der gesetzlichen Krankenversicherung auf 75 % der Grenzen der gesetzlichen Rentenversicherung angehoben und durch Anbindung an die jährlich erhöhten Bemessungsgrenzen der Rentenversicherung zugleich auch dynamisiert. In den 1950er- und 1960er-Jahren war die Versicherungspflicht- und Beitragsbemessungsgrenze der GKV nur unregelmäßig und in mehrjährigem Abstand der Einkommensentwicklung angepasst worden (1952, 1957, 1965, 1969).

Orientiert am Leitbild einer allgemeinen Staatsbürgerversicherung erfolgte Anfang der 1970er-Jahre eine Ausweitung der Versicherungspflicht auf weitere Schichten der Bevölkerung. So wurden 1972 Landwirte[21] und ihre Angehörigen und 1975 Behinderte[22] sowie Studen-

---

19 Gesetz über die Fortzahlung des Arbeitsentgelts im Krankheitsfalle und über Änderungen des Rechts der gesetzlichen Krankenversicherung vom 27. Juli 1969 (BGBl. I, S. 946)

20 Gesetz zur Weiterentwicklung des Rechts der gesetzlichen Krankenversicherung (Zweites Krankenversicherungsänderungsgesetz – 2. KVÄG) vom 21. Dezember 1970 (BGBl. I, S. 1770)

21 Gesetz über die Krankenversicherung der Landwirte (KVLG) vom 10. August 1972 (BGBl. I, S. 1433)

22 Gesetz über die Sozialversicherung Behinderter (SVBG) vom 7. Mai 1975 (BGBl. I, S. 1061)

Tabelle 2-2: Leistungsausgaben der GKV 1960 bis 1990. Anteile der Leistungsarten in Prozent (frühere BRD)

	1960	1965	1970	1975	1980	1985	1990
Ambulante ärztliche Behandlung	20,9	21,4	22,9	19,4	17,9	18,1	18,2
Ambulante zahnärztliche Behandlung	5,2	6,4	7,2	7,1	6,4	6,0	6,1
Zahnersatz	3,0	2,7	3,5	7,2	8,6	7,1	3,6
Arzneien aus Apotheken	12,2	13,5	17,7	15,3	14,6	15,3	16,3
Heil- und Hilfsmittel	2,4	2,5	2,8	4,4	5,7	6,0	6,3
Krankenhausbehandlung	17,5	19,8	25,2	30,1	29,6	32,2	33,2
Krankengeld	30,0	24,8	10,3	8,0	7,7	5,9	6,5
Vorbeugung	0,9	1,0	1,0	1,8	1,0	0,9	0,9
Mutterschaft	4,4	4,6	4,6	2,9	3,5	2,5	2,5
Sonstige Leistungen	3,5	3,3	4,8	3,8	5,0	6,0	6,5

Quelle: BMG

ten[23] in die gesetzliche Krankenversicherung einbezogen. Zugleich erfolgte eine Ausweitung des Leistungskatalogs der GKV. Durch das Zweite Krankenversicherungsänderungsgesetz waren 1970 bereits Leistungen der Früherkennung von Krankheiten zur Regelleistung der GKV gemacht worden; 1973 führte das Leistungsverbesserungsgesetz[24] einen Leistungsanspruch auf Haushaltshilfe bei Krankenhausaufenthalt sowie auf Arbeitsbefreiung und Krankengeld bei Erkrankung eines Kindes ein. Zudem wurde die bis dahin geltende zeitliche Begrenzung der Krankenhausbehandlung aufgehoben.[25]

---

23 Gesetz über die Krankenversicherung der Studenten (KVSG) vom 24. Juni 1975 (BGBl.I, S. 1536)

24 Gesetz zur Verbesserung von Leistungen in der gesetzlichen Krankenversicherung (Leistungsverbesserungsgesetz – KLVG) vom 19. Dezember 1973 (BGBl. I, S. 1925)

25 Zuvor wurde Krankenhausbehandlung nur bis zu 78 Wochen innerhalb von drei Jahren gewährt.

Die neben dem Ausbau der GKV wichtigste Veränderung erfolgte im Krankenhausbereich (Simon 2000a: 69 ff.). Nachdem dringender Handlungsbedarf durch eine im Auftrag des Bundestages erstellte und 1969 vorgelegte Krankenhaus-Enquête dokumentiert worden war, wurde 1971 die überfällige Reform der Krankenhausfinanzierung eingeleitet. Das Krankenhausfinanzierungsgesetz (KHG)[26] von 1972 und die auf seiner Grundlage erlassene Bundespflegesatzverordnung (BPflV)[27] von 1973 gewährten den Krankenhäusern einen Anspruch auf Deckung ihrer Selbstkosten und führten die staatliche Krankenhausplanung, die duale Finanzierung sowie den allgemeinen tagesgleichen Pflegesatz ein.

- **Selbstkostendeckungsprinzip:** Die Pflegesätze waren gemäß KHG 1972 so zu berechnen, dass sie die Kosten eines wirtschaftlich arbeitenden Krankenhauses deckten. Zwar war damit nur der Anspruch auf Deckung fiktiver Normkosten eingeräumt, in der Praxis wurden jedoch in den folgenden Jahren in der Regel die nachgewiesenen Kosten erstattet.

- **Staatliche Krankenhausplanung:** Seit 1972 sind die Länder verpflichtet, den Bedarf an Krankenhausleistungen zu ermitteln und die zur Deckung des Bedarfs notwendigen Krankenhäuser und Betten in einem Landeskrankenhausplan aufzuführen.

- **Duale Finanzierung:** Die in den Plan aufgenommenen Krankenhäuser erhalten seit 1972 öffentliche Investitionsförderung des Landes und haben einen Anspruch auf leistungsgerechte Vergütung ihrer laufenden Betriebskosten durch die Krankenversicherung.

- **Allgemeiner Pflegesatz:** Das KHG 1972 schrieb als Vergütungsform einen allgemeinen, tagesbezogenen Pflegesatz vor, der für alle Patienten gleich zu berechnen war.

---

26 Gesetz zur wirtschaftlichen Sicherung der Krankenhäuser und zur Regelung der Krankenhauspflegesätze (Krankenhausfinanzierungsgesetz – KHG) vom 29. Juni 1972 (BGBl. I, S. 1009)

27 Verordnung zur Regelung der Krankenhauspflegesätze (Bundespflegesatzverordnung) vom 25. April 1973 (BGBl. I, S. 333)

- **Wahlleistungen:** Über die allgemeinen Krankenhausleistungen hin-
ausgehende Leistungen für Privatpatienten (Chefarztbehandlung,
Unterbringung in Ein- oder Zweibettzimmer) sind seitdem als
Wahlleistungen zusätzlich zu berechnen.

Bereits ab Mitte der 1960er-Jahre waren Länder und Krankenkassen
dazu übergegangen, Krankenhäusern mehr Mittel für bauliche Maßnahmen, Modernisierungen und eine Aufstockung des Personalbestan-
des zur Verfügung zu stellen. Die zwei Jahrzehnte dauernde Phase der
Unterfinanzierung des Krankenhauswesens ging zu Ende, und bis Mitte
der 1970er-Jahre wurden Versorgungskapazitäten und Personalausstattung deutlich ausgeweitet (Tab. 2-3). Das KHG 1972 stellte diese von einem breiten gesellschaftlichen Konsens getragene Entwicklung auf eine
gesetzliche Grundlage.

Tabelle 2-3: Entwicklung ausgewählter Leistungskennzahlen des Krankenhauswesens
in der früheren BRD

	Kranken-häuser	Krankenhaus-betten		Fallzahl		Durch-schnittl. Betten-belegung	Durch-schnittl. Verw.-dauer	Pflege-tage
	Anzahl	Anzahl	je 10 000 Ein-wohner	in 1 000	je 10 000 Ein-wohner	in %	in Tagen	in 1 000
1955	3 502	558 340	108,0	6 775	1 259,8	89,9	30,2	183 195
1960	3 604	583 513	104,6	7 350	1 326,0	93,2	28,7	198 595
1965	3 619	631 447	105,5	8 121	1 376,2	91,3	27,4	210 475
1970	3 527	683 254	112,0	9 338	1 539,6	88,5	24,9	220 826
1975	3 481	729 791	118,4	10 427	1 691,4	83,3	22,2	221 784
1980	3 234	707 710	114,8	11 596	1 880,6	84,9	19,7	219 885
1985	3 098	674 742	110,6	12 155	1 992,0	85,7	18,0	211 149
1989	3 046	669 750	106,9	13 372	2 154,6	86,0	16,2	210 151

Quelle: Statistisches Bundesamt

2.5.3 Die Phase der «Kostendämpfungspolitik»

Der Ausbau des Sozialstaates zwischen 1969 und 1975 war vor dem Hintergrund sehr optimistischer Annahmen und Prognosen über die weitere wirtschaftliche Entwicklung erfolgt, die auch eine deutliche Ausweitung der Ausgaben für das Gesundheitswesen finanzierbar erschienen ließen. Als drastische Erhöhungen des Weltmarktpreises für Rohöl 1974/75 jedoch zu einer Wirtschaftskrise und steigender Arbeitslosigkeit führten, setzte Mitte der 1970er-Jahre ein grundlegender Wandel in der Gesundheitspolitik ein. Nicht mehr Ausbau der Kapazitäten und Verbesserung der Bedarfsdeckung standen im Mittelpunkt, sondern die Begrenzung der Ausgabenentwicklung in der gesetzlichen Krankenversicherung. Die erheblichen Ausgabensteigerungen der ersten Hälfte der 1970er-Jahre – noch wenige Jahre zuvor von einem breiten gesellschaftlichen Konsens getragen und als sozialpolitische Errungenschaft angesehen – wurden nun als bedrohliche «Kostenexplosion» empfunden. Es setzte eine Phase der «Kostendämpfungspolitik» ein, die im Grunde noch bis heute andauert (Berg 1986; Frerich/Frey 1996c: 262 ff.; Paffrath/Reiners 1987; Simon 2000a: 89 ff.; Zacher 1984).

Das erste «Kostendämpfungsgesetz», das Krankenversicherungs-Kostendämpfungsgesetz (KVKG)[28], wurde 1977 verabschiedet. Bis in die heutige Zeit folgten zahlreiche weitere **Kostendämpfungsgesetze**, die vor allem darauf zielten, die Leistungsausgaben der gesetzlichen Krankenversicherung zu begrenzen oder zu senken. Hauptansatzpunkte der Kostendämpfungspolitik in der alten BRD waren Veränderungen an den Vergütungssystemen der ambulanten ärztlichen Versorgung und Krankenhausversorgung sowie die Ausweitung und Erhöhung von Zuzahlungen der Versicherten. Auf das KVKG 1977 folgten das Krankenhaus-Kostendämpfungsgesetz[29] von 1981, die

---

28 Gesetz zur Dämpfung der Ausgabenentwicklung und zur Strukturverbesserung in der gesetzlichen Krankenversicherung (Krankenversicherungs-Kostendämpfungsgesetz – KVKG) vom 27. Juni 1977 (BGBl. I, S. 1069)

29 Gesetz zur Änderung des Gesetzes zur wirtschaftlichen Sicherung der Krankenhäuser und zur Regelung der Krankenhauspflegesätze (Krankenhaus-Kostendämpfungsgesetz – KHKG) vom 22. Dezember 1981 (BGBl. I, S. 1568)

Haushaltsbegleitgesetze[30] 1983 und 1984, das Krankenhaus-Neuordnungsgesetz[31] von 1984 und das Gesundheitsreformgesetz[32] von 1989, um nur die wichtigsten zu nennen.

Die Strukturen des Gesundheitssystems blieben in dieser Zeit im Wesentlichen unverändert, lediglich die Vergütungssysteme wurden reformiert. So wurde mit dem Krankenversicherungs-Kostendämpfungsgesetz die Anbindung der Kassenärztlichen Vergütungen an die Entwicklung der beitragspflichtigen Einnahmen der Krankenkassenmitglieder (Grundlohnsumme) eingeführt. Zwischen den Landesverbänden und der jeweiligen Kassenärztlichen Vereinigung ist seitdem (wieder) eine **Gesamtvergütung** für die Honorierung sämtlicher ambulanter ärztlicher Leistungen zu vereinbaren, deren Erhöhung sich an der Entwicklung der Grundlohnsumme orientieren muss.

Das Krankenhaus-Neuordnungsgesetz von 1984 reformierte die **Krankenhausfinanzierung**, indem es den Grundsatz der retrospektiven Selbstkostenerstattung abschaffte und die sogenannte **prospektive Budgetierung** einführte. Budgets und Pflegesätze müssen seitdem für zukünftige Zeiträume vereinbart werden und nachträgliche Erhöhungen sind ausgeschlossen. Zudem wurden erstmals pauschalierte Vergütungen eingeführt. Für 16 in der Bundespflegesatzverordnung[33] von 1986 aufgelistete Behandlungen konnten Krankenhäuser auf freiwilliger Basis sogenannte **Sonderentgelte** berechnen, mit denen die Behandlungskosten pauschal und unabhängig von der Verweildauer vergütet wurden. Grundlage der Kalkulation der Sonderentgelte waren die jeweiligen krankenhausspezifischen Selbstkosten.

---

30 Gesetz zur Wiederbelebung der Wirtschaft und Beschäftigung und zur Entlastung des Bundeshaushaltes (Haushaltsbegleitgesetz 1983) vom 20. Dezember 1982 (BGBl. I, S. 1857). Gesetz über Maßnahmen zur Entlastung der öffentlichen Haushalte und zur Stabilisierung der Finanzentwicklung in der Rentenversicherung sowie über die Verlängerung der Investitionshilfeabgabe (Haushaltsbegleitgesetz 1984) vom 22. Dezember 1983 (BGBl. I, S. 1532).

31 Gesetz zur Neuordnung der Krankenhausfinanzierung Krankenhaus-Neuordnungsgesetz – KHNG) vom 20. Dezember 1984 (BGBl. I, S. 1716)

32 Gesetz zur Strukturreform im Gesundheitswesen (Gesundheits-Reformgesetz – GRG) vom 20. Dezember 1988 (BGBl. I, S. 2477).

33 Bundespflegesatzverordnung vom 21. August 1985 (BGBl. I, S. 1666)

Die wohl bedeutendste strukturelle Veränderung im Leistungsrecht der gesetzlichen Krankenversicherung war der Einstieg in die **soziale Absicherung des Pflegefallrisikos** durch das Gesundheitsreformgesetz von 1989. Seit Ende der 1960er-Jahre gab es in Westdeutschland eine Diskussion über die unzureichende Absicherung im Falle der Pflegebedürftigkeit. Da Leistungen der Langzeitpflege weder zum Leistungskatalog der gesetzlichen Krankenversicherung noch der Rentenversicherung gehörten, mussten Pflegebedürftige die Kosten ambulanter oder stationärer Langzeitpflege selbst tragen. Reichten die Mittel der Pflegebedürftigen und ihrer Angehörigen zur Finanzierung der notwendigen Leistungen nicht aus, trat die Sozialhilfe als letztes «Auffangnetz» der sozialen Sicherung ein. Vor allem im Falle einer Heimunterbringung führte diese Lücke im Netz der sozialen Sicherung häufig dazu, dass alte pflegebedürftige Menschen zu Sozialhilfeempfängern wurden und ihnen im Alter lediglich ein Taschengeld zur Finanzierung des persönlichen Bedarfs blieb. Insbesondere die Gemeinden als Träger der Sozialhilfe drängten angesichts steigender Sozialhilfeausgaben für die Hilfe zur Pflege auf eine Reform. Nach langjährigen Diskussionen wurden 1989 in das Recht der gesetzlichen Krankenversicherung **Leistungen bei Schwerpflegebedürftigkeit** eingefügt. Die Leistungen wurden ab 1991 gewährt und waren als Vorgriff auf umfassendere Leistungen einer geplanten Pflegeversicherung gedacht. Sie sollten auslaufen, sobald dieser neue Zweig der Sozialversicherung geschaffen war. Nach Einführung der gesetzlichen Pflegeversicherung im Jahr 1995 wurden diese Leistungen von der Pflegeversicherung übernommen.

Das Gesundheitsreformgesetz 1989 war die letzte größere Gesundheitsreform in der alten Bundesrepublik vor der deutschen Einheit. Zusammenfassend kann zur alten Bundesrepublik festgehalten werden, dass die wesentlichen Strukturen des Gesundheitswesens über Jahrzehnte weitgehend gleich blieben. Die Bundesrepublik Deutschland hatte sich in der Weiterentwicklung ihres Gesundheitssystems an den traditionellen Strukturen orientiert, wie sie in den letzten Jahrhunderten und insbesondere durch die Bismarck'sche Sozialgesetzgebung entwickelt worden waren. Nach einer Phase der relativen Stagnation in den 1950er- und 1960er-Jahren erfolgte zwischen 1969 und 1975 ein Ausbau der sozialen Sicherung im Krankheitsfall vor allem durch die

Einbeziehung weiterer Bevölkerungsgruppen in die gesetzliche Krankenversicherung und die Ausweitung des Leistungskataloges des GKV. Die 1977 begonnene Phase der Kostendämpfungspolitik zielte ebenso wie der ab 1982 von der Regierung Kohl angestrebte «Umbau des Sozialstaates» in erster Linie auf eine Umverteilung von Kosten, nicht aber auf grundlegende Strukturveränderungen. Trotz aller Kritik am Gesundheitswesen, die sich vor allem auf die Kostenentwicklung richtete (Stichwort «Kostenexplosion»), galten die Strukturen und Leistungen des Gesundheitswesens sowohl in der öffentlichen Meinung als auch in der Gesundheitspolitik überwiegend als gut und bewahrenswert. Kennzeichnend für die politische Grundstimmung kann angesehen werden, dass dem deutschen Gesundheitssystem in der Einleitung von Gesetzesentwürfen der Kostendämpfungsgesetze in der Regel eine im internationalen Vergleich hohe Leistungsfähigkeit und Qualität bescheinigt wurde.

Vor diesem Hintergrund war es bei der Wiedervereinigung 1990 aus westdeutscher Sicht keine Frage, dass diese als bewährt angesehenen Strukturen und Leistungen erhalten werden sollten. Ein Mischsystem aus dem vollkommen anders strukturierten Gesundheitswesen der ehemaligen DDR und dem westdeutschen System war zu keiner Zeit öffentliches Thema der Gesundheitspolitik. Betrachtet man jedoch die spätere gesundheitspolitische Entwicklung im vereinten Deutschland, so kann man in einigen Reformkonzepten aber durchaus Elemente erkennen, für die es in der ehemaligen DDR Parallelen gab. So existierte in der DDR eine Verzahnung von ambulanter und stationärer Behandlung. Die Krankenhäuser hatten die Funktion eines Gesundheitszentrums für eine definierte Versorgungsregion und die Dispensaire-Versorgung der DDR kann durchaus als eine Art Vorläufer der 2002 im vereinten Deutschland eingeführten Disease-Management-Programme betrachtet werden. Die durch das GKV-Modernisierungsgesetz 2004 in das Krankenversicherungsrecht eingeführten Medizinischen Versorgungszentren (MVZ) wurden vom BMG sogar ausdrücklich in die Tradition der Polikliniken der ehemaligen DDR gestellt, die dort eine tragende Rolle in der ambulanten Versorgung innehatten (BMG o. J.). Insofern ist die Beschäftigung mit den Strukturen des Gesundheitssystems der ehemaligen DDR nicht nur eine Frage der Vollständigkeit der historischen Darstellung, sondern auch der Würdigung konzeptioneller Ansätze, die teilweise heute – wenn auch unter anderer Bezeichnung – als innovativ diskutiert werden.

2.6 Das Gesundheitswesen der DDR

Nach der Kapitulation des nationalsozialistischen Deutschlands und seiner Aufteilung in verschiedene Besatzungszonen begann die sowjetische Besatzungsmacht, das Gesundheitswesen ihrer Besatzungszone zu einem sozialistischen Gesundheitssystem nach sowjetischem Vorbild zu organisieren. Auch wenn dies nicht in allen Details verwirklicht wurde, waren doch gewisse Grundprinzipien des sowjetischen Systems prägend für das Gesundheitssystem der DDR (zum Gesundheitssystem der DDR vgl. Frerich/Frey 1996b: 205–329; SVRKAiG 1991: 102–151).

Das Gesundheitssystem der DDR war ein zentralstaatliches System mit zentralstaatlicher Planung und zugleich auch staatlicher Leistungserbringung. Die zentrale Verwaltung der Einrichtungen des Gesundheitswesens lag in der Hand des 1951 gegründeten Ministeriums für Arbeit und Gesundheit. Die Leistungserbringung erfolgte weit überwiegend in staatlichen Einrichtungen. Die staatliche Aufsicht über das Gesundheitswesen lag nach Abschaffung der Länder und Aufteilung der DDR in 14 Bezirke im Jahr 1952 bei den zuständigen Abteilungen der Bezirke.

Insbesondere in Bezug auf die Versorgungsstrukturen unterschied sich das Gesundheitssystem der DDR grundlegend von dem der früheren BRD. Im Zentrum der medizinischen Versorgung standen Krankenhäuser sowie Polikliniken und Ambulatorien, die oftmals von Krankenhäusern betrieben oder beaufsichtigt wurden (SVRKAiG 1991: 114–120). Die Einzelpraxis des niedergelassenen Arztes, in Westdeutschland zentrale und grundlegende Versorgungseinheit der ambulanten Versorgung, war in der DDR eine seltene Ausnahmeerscheinung. Die Einheit von ambulanter und stationärer Versorgung zählte ebenfalls zu den grundlegenden Prinzipien, dementsprechend weit entwickelt war die institutionelle und personelle Verzahnung von ambulanter und stationärer Behandlung.

Eine wesentliche Rolle bei der medizinischen Versorgung kam den Betrieben zu, insbesondere den volkseigenen Betrieben (VEB). Das Betriebsgesundheitswesen (BGW) hatte Aufgaben der Primärprävention und Unfallverhütung, aber auch der Ersten Hilfe und ambulanten medizinischen Versorgung durch Arztsanitätsstellen, Betriebsambulatorien und Betriebspolikliniken zu erfüllen (Frerich/Frey 1996b: 213, 241–245; SVRKAiG 1991: 120–124). Auch die Organisation der Sozialversicherung der Arbeiter und Angestellten war eng mit den Betrieben verbunden, insbesondere durch die in den Betrieben tätigen Sozialversicherungsbeauftragten der Gewerkschaft. Sie sollten ursprünglich die Interessen der Versicherten gegenüber der Betriebsleitung vertreten, übten später aber zunehmend Kontrollfunktionen gegenüber den Betriebsangehörigen aus. Die besondere Bedeutung des Betriebsgesundheitswesens stand in engem Zusammenhang mit der Überzeugung, dass das Gesundheitssystem vor allem zur Erhaltung der Arbeitskraft beitragen sollte, die als wichtigste Produktivkraft und Grundlage der wirtschaftlichen Entwicklung galt.

Schließlich wurde im Unterschied zum Gesundheitswesen der alten BRD, das fast rein kurativ orientiert war und ist, im DDR-Gesundheitswesen auf Prävention und Prophylaxe sowie Gesundheitserziehung der gesamten Bevölkerung als Teil sozialistischer Bewusstseinsbildung besonderer Wert gelegt. Dem lag die Auffassung zugrunde, dass Krankheiten weitgehend vermeidbar seien und Prophylaxe einen wesentlichen Beitrag zur Entfaltung der Volkswirtschaft leisten könne.

2.6.1 Die Sozialversicherung

Bereits während der Besatzungszeit wurden die verschiedenen Zweige der Sozialversicherung zu einer **einheitlichen Sozialversicherung** zusammengefasst und schließlich 1951 auch zu einer einheitlich zentral gelenkten Sozialversicherung zusammengeschlossen (zur Entwicklung der Sozialversicherung vgl. Frerich/Frey 1996b: 265–364). Sie unterlag der Aufsicht des Staates, ihre Leitung wurde zunächst aber noch von Versichertenvertretern gewählt. In den 1950er-Jahren erfolgte eine schrittweise Verlagerung der Leitung, Verwaltung und Kontrolle der Sozialversicherung auf den Freien Deutschen Gewerkschaftsbund

(FDGB). Seinen Abschluss fand dieser Prozess mit der vollständigen Übernahme der Leitung der Sozialversicherung durch den FDGB im Jahr 1956. Diese Übertragung war von der Vorstellung geleitet, dass die Gewerkschaften originäre Interessenvertreter der Werktätigen seien und die Übernahme der Sozialversicherung durch die Gewerkschaften am besten die Gewähr dafür biete, dass diese im Sinne der Werktätigen geführt wird. Im Grunde wurde damit aber die Selbstverwaltung der Sozialversicherung durch ihre Mitglieder abgeschafft. Zum einen waren nicht alle Sozialversicherten zugleich auch Mitglied einer Gewerkschaft und zum anderen hatten die Sozialversicherungsbevollmächtigten der Betriebe und Sozialversicherungsräte weniger die Funktion einer Interessenvertretung als vielmehr Kontroll- und Überwachungsfunktionen gegenüber den Sozialversicherten zu erfüllen (Frerich/Frey 1996b: 282).

Der **Versicherungspflicht** unterlagen ab 1947 alle unselbständig beschäftigten Arbeiter und Angestellten unabhängig von der Höhe ihres Einkommens. Darüber hinaus waren auch Selbständige, Handwerker und Bauern versicherungspflichtig, die nicht mehr als fünf Arbeitskräfte beschäftigten. Lediglich Selbständige mit mehr als fünf Beschäftigten, Geistliche und Angehörige religiöser Orden sowie Gelegenheitsarbeiter waren von der Versicherungspflicht befreit. Zu den Leistungen der Sozialversicherung zählte auch die beitragsfreie Mitversicherung von Familienangehörigen, sodass fast 100 % der Wohnbevölkerung versichert war.

Die **Beiträge** zur Sozialversicherung wurden von den Mitgliedern und bei abhängig Beschäftigten auch von den Betrieben in gleicher Höhe entrichtet. Der Beitragseinzug erfolgte ab 1950 zusammen mit der Einkommens- und Lohnsteuer durch das Finanzamt. Dem Finanzamt kam auch die Aufgabe zu, das Vorliegen der Versicherungspflicht festzustellen und die Höhe der Beiträge festzusetzen. Das Beitragsverfahren unterlag dem Steuerrecht, sodass unter anderem auch Zahlungstermine einzuhalten waren, Säumniszuschläge erhoben oder Strafverfahren im Falle einer Beitragshinterziehung eingeleitet wurden.

Im Rahmen einer **Neuordnung der Sozialversicherung** im Jahr 1956 wurde die Sozialversicherung geteilt in eine Sozialversicherung der Arbeiter und Angestellten (SVAA) und eine für Versichertengruppen, die überwiegend nicht Mitglied des FDGB waren (Bauern, Handwerker, Selbständige und freiberuflich Tätige). Die Leitung und Kontrolle der SVAA wurde vollständig dem FDGB übertragen und die Versicherung der übrigen Versichertengruppen wurde zur Deutschen Versicherungsanstalt – später in Staatliche Versicherung der DDR umbenannt – verlagert. Die DVA hatte bis dahin das Monopol für Individualversicherungen und erhielt im Unterschied zur SVAA keine Staatszuschüsse. Als Folge der Reorganisation hatten die nun bei der DVA Versicherten höhere Beiträge zu zahlen.

Die **Leistungen** der Sozialversicherung der DDR folgten der Entwicklung der gesetzlichen Krankenversicherung in Deutschland und entsprachen im Wesentlichen auch denen der westdeutschen GKV (Frerich/Frey 1996b: 299–329). In einigen Bereichen unterschied sich das Leistungsrecht der DDR jedoch vom westdeutschen: Es kannte keine Zuzahlungen, Eigenbeteiligungen oder Rezeptgebühren, und der Ausbau des Leistungskataloges begann früher als in Westdeutschland. Grundsätzlich hatten alle Versicherten einen Anspruch auf freie und kostenlose Heilbehandlung, die insbesondere ärztliche und zahnärztliche Behandlung, Zahnersatz, Arznei-, Heil- und Hilfsmittel, Krankenhausbehandlung und häusliche Krankenpflege einschloss. Die Krankenhausbehandlung wurde zunächst nur für 26 und ab 1952 für maximal 52 Wochen gewährt. Ab 1959 bestand Anspruch auf zeitlich unbegrenzte Heilbehandlung in Krankenhäusern und Sanatorien. Alle abhängig Beschäftigten erhielten bereits Anfang der 1950er-Jahre für die Dauer von sechs Wochen Lohnfortzahlung, deren Höhe auf 90 % des Nettoverdienstes festgesetzt war. Das Krankengeld der Sozialversicherung in Höhe von 50 % des Nettolohns hatten die Betriebe durch einen Zuschuss entsprechend aufzustocken. Ebenfalls zu Beginn der 1950er-Jahre wurden die drei Karenztage aus dem vorherigen Leistungsrecht der GKV abgeschafft und ein Anspruch auf Lohnfortzahlung bei Erkrankung eines Kindes eingeführt. Die Lohnersatzleistungen im Krankheitsfall wurden sukzessive verbessert und die Lohnfortzahlung 1978 schließlich einheitlich für alle abhängig Beschäftigten auf 100 % des Nettoverdienstes angehoben. Zugleich wurde zur Entlastung der Betriebe die Finanzierung der Lohnfortzahlung vollständig auf die Sozialversicherung verlagert.

Die **Finanzierung der Sozialversicherung** erfolgte nicht nur aus Beiträgen der Mitglieder, sondern seit Gründung der DDR auch durch

Zuschüsse des Staates. Da in den 1950er-Jahren die politische Grundsatzentscheidung getroffen wurde, dass weder die bei ca. 10 % liegenden Beiträge der Arbeiter und Angestellte noch die Beitragsbemessungsgrenze von 600 Mark erhöht werden sollte, musste zur Deckung steigender Ausgaben der Staatszuschuss in der Sozialversicherung der Arbeiter und Angestellten kontinuierlich angehoben werden (Tab. 2-4). Lag er Mitte der 1950er-Jahre noch bei ca. 2,5 %, so stieg er bis Ende der 1980er-Jahre auf fast 50 % des Sozialversicherungshaushaltes.

2.6.2 Ambulante Versorgung

In der Leitvorstellung eines rein staatlichen Gesundheitssystems nach sowjetischem Vorbild war für private ärztliche Einzelpraxen im Grunde kein Platz. So wurden denn auch in den ersten Jahren der DDR die

Tabelle 2-4: Einnahmen und Ausgaben der Sozialversicherung der Arbeiter und Angestellten in der DDR (Angaben in Mark)

	Einnahmen				Ausgaben		
	insgesamt	darunter				Staatszuschuss	
		Pflicht-beiträge	Beiträge zur FZR*	übrige Ein-nahmen		in Mark	in % der Gesamt-ausgaben
1949	3 778 500	–	–	–	3 776 000	–	–
1951	4 555 900	4 157 000	–	398 900	4 499 500	56 400	1,25
1955	5 845 400	5 726 000	–	119 400	5 993 000	147 600	2,46
1960	6 737 400	6 635 000	–	102 400	8 032 700	1 295 300	16,13
1965	7 015 561	6 949 046	–	66 515	9 546 730	2 531 169	26,51
1970	7 950 156	7 901 757	–	48 399	12 186 965	4 236 809	34,77
1975	10 147 408	9 177 768	931 927	37 713	17 617 292	7 469 884	42,40
1980	13 298 528	11 254 255	2 015 576	28 698	24 784 971	11 486 443	46,34
1985	15 164 557	12 091 889	3 046 018	26 650	27 732 808	12 668 252	45,68
1989	16 794 782	12 347 433	4 421 581	25 768	32 437 152	15 642 370	48,22

* freiwillige Zusatzrentenversicherung

Quelle: Frerich/Frey 1996b, S. 291

Rahmenbedingungen der noch existierenden Privatpraxen systematisch verschlechtert, neue Niederlassungen erschwert und die Weitergabe von Praxen nach dem Tod des Praxisinhabers weitgehend unterbunden (Frerich/Frey 1996b: 210). Die nach dem Krieg noch bestehenden Ärztekammern und Kassenärztlichen Vereinigungen wurden aufgelöst (SVRKAiG 1991: 117). Die ambulante ärztliche Versorgung sollte nach Vorstellung der regierenden SED ausschließlich in Polikliniken und Ambulatorien erfolgen. Dementsprechend wurde insbesondere in den 1950er-Jahren der Auf- und Ausbau eines flächendeckenden Netzes von Polikliniken und Ambulatorien betrieben, die zumeist einem Krankenhaus angegliedert waren oder deren ärztliche Leitung von einem Krankenhausarzt wahrgenommen wurde (Frerich/Frey 1996b: 235). Als Folge dieser Politik nahm die Zahl der in privater Praxis tätigen Ärzte kontinuierlich ab. Waren es 1955 noch ca. 9500 Ärzte und Zahnärzte bei insgesamt ca. 20 000 Ärzten und Zahnärzten, so lag ihre Zahl 1989 nur noch bei ca. 800 von insgesamt ca. 52 000 Ärzten und Zahnärzten (Tab. 2-5).

Tabelle 2-5: Ärzte und Arztdichte in der DDR

	Ärzte		Zahnärzte		Davon in eigener Praxis	
	insgesamt	je 10 000 Einw.	insgesamt	je 10 000 Einw.	Ärzte	Zahnärzte
1949	13 222	6,99	7 100	3,76	–	–
1952	13 740	7,51	7 290	3,98	–	–
1955	13 755	7,72	7 259	4,07	5 048	5 552
1960	14 555	8,47	8 381	3,70	3 253	4 010
1965	19 528	11,47	6 207	3,65	2 524	3 140
1970	27 255	15,97	7 349	4,32	1 888	2 391
1975	31 810	18,87	7 968	4,73	1 308	1 617
1980	33 894	20,24	9 709	5,80	863	1 064
1985	37 943	22,78	11 757	7,06	502	654
1989	40 143	24,15	12 011	7,23	341	447

Quelle: Frerich/Frey 1996b, S. 208, 211

Als Folge dieser Politik wanderten in den 1950er-Jahren zunehmend mehr Ärzte in den Westen ab. Dies führte in der zweiten Hälfte der 50er-Jahre zu einem gravierenden Ärztemangel und Versorgungsengpässen in der ambulanten Versorgung (Frerich/Frey 1996b: 222 f.). Die bestehenden Polikliniken und Ambulatorien konnten diesen Mangel nicht ausgleichen, da auch ihre Ärzte aufgrund schlechter Arbeitsbedingungen und systematischer Benachteiligungen abwanderten. Zudem war das Netz der Ambulatorien keineswegs flächendeckend. Vor allem ländliche Regionen waren unterversorgt und auf die Leistungen der niedergelassenen Ärzte angewiesen, die aber zunehmend aufgaben und abwanderten. Der Versuch, die Versorgungsdefizite durch Gründung staatlicher Arztpraxen aufzufangen, verstärkte die Abwanderungstendenzen jedoch zusätzlich. Staatliche Arztpraxen wurden in der Regel nicht zusätzlich zu vorhandenen Praxen eingerichtet, sondern durch staatliche Übernahme vorhandener privater Praxen und Überführung ihrer Eigentümer in ein Angestelltenverhältnis geschaffen. Erst durch den Bau der Mauer und Schließung der Grenzen konnte unter anderem auch die Abwanderung von Ärzten in den Westen unterbunden werden.

Der weit überwiegende Teil der ambulanten medizinischen Versorgung wurde durch Polikliniken, Ambulatorien, staatliche Arztpraxen und Gemeindeschwesternstationen erbracht (Frerich/Frey 1996b: 248; SVRKAiG 1991: 115) (Tab. 2-6). **Polikliniken** waren ambulante Einrichtungen eines Krankenhauses, einer Universitätsklinik oder eines Betriebes und bestanden in der Regel aus mindestens sechs Fachabteilungen[34] sowie einer zahnärztlichen Abteilung, einem Labor, einer Apotheke und einer physikalischen Therapie. In einer Poliklinik arbeiteten durchschnittlich 30 bis 40 Ärzte und 100 bis 200 weitere Beschäftigte. Polikliniken waren nicht immer in einem Gebäude zusammen untergebracht, sondern durchaus auch auf mehrere Standorte verteilt. Sie hatten in erster Linie kurative Aufgaben, waren aber auch für die Mütter- und Schwangerenberatung sowie ambulante Langzeitbetreuung einzelner Personengruppen zuständig und führten Hausbesuche durch. **Ambulatorien** waren ähnlich wie Polikliniken aufgebaut, jedoch kleiner (fünf

---

34 Allgemeinmedizin, Innere Medizin, Chirurgie, Gynäkologie und Kinderheilkunde

Tabelle 2-6: Polikliniken und Ambulatorien in der DDR

| | Polikliniken | | | | | Ambulatorien | | | |
| | insge-samt | darunter | | | | insge-samt | Stadt- | Land- | Betriebs- |
		selbst-ständig	ange-gliedert	Unipoli-kliniken	Betriebs-polikliniken		ambulatorien		
1950	184	76	20	52	36	575	–	136	109
1955	369	38	185	68	78	720	–	299	157
1960	403	43	201	70	89	766	881	373	177
1965	412	43	207	73	89	855	105	376	223
1970	452	88	182	88	94	828	133	378	243
1975	522	183	128	102	109	929	199	393	290
1980	561	208	122	107	124	969	197	414	324
1985	590	213	133	110	134	889	210	436	329
1989	626	227	138	110	151	1020	199	433	364

Quelle: Frerich/Frey 1996b, S. 210

bis zwölf Ärzte) und vor allem in ländlichen Gebieten oder am Stadt-
rand angesiedelt. Ergänzt wurde die Arbeit der Ambulatorien insbesondere in ländlichen Regionen durch **staatliche Arztpraxen und Gemeindeschwesternstationen**. 1989 gab es in der DDR 626 Poliklinik en, 1020
Ambulatorien (darunter 364 Betriebsambulatorien), 1635 staatliche
Arztpraxen und 5585 Gemeindeschwesternstationen (SVRKAiG 1991:
114).

Ein wesentlicher Teil der ambulanten medizinischen Versorgung lag
in den Händen des **Betriebsgesundheitswesens** (BGW), das als Teil
des staatlichen Gesundheitswesens galt (Frerich/Frey 1996b: 241–245;
SVRKAiG 1991: 120 f.). Seine Aufgaben beschränkten sich nicht darauf,
bei Unfällen Erste Hilfe zu leisten, sondern lagen vor allem im Bereich
der Unfallverhütung, der allgemeinen medizinischen Prävention und
der Gesundheiterziehung sowie auch der allgemeinen ambulanten Behandlung. Das Betriebsgesundheitswesen bestand dementsprechend
nicht nur aus Arzt- und Schwesternsanitätsstellen, sondern auch aus

Betriebsambulanzen, Betriebspolikliniken und vereinzelt sogar Betriebskrankenhäusern. Die besondere Bedeutung des Betriebsgesundheitswesens für die ambulante Versorgung zeigt sich auch daran, dass Ende der 1980er-Jahre über 80 % der arbeitenden Bevölkerung von Einrichtungen des BGW ambulant medizinisch betreut wurden und ca. 10 % aller Ärzte beziehungsweise 25 % der ambulant tätigen Ärzte in Einrichtungen des Betriebsgesundheitswesens arbeiteten.

Auch die **Arzneimittelversorgung** unterlag staatlicher Planung und Steuerung. Die Produktion fand in wenigen staatseigenen pharmazeutischen Betrieben statt und die Verteilung an die Apotheken erfolgte zentralstaatlich gesteuert durch ein staatliches Versorgungskontor. Die Apotheken waren bereits Anfang der 1950er-Jahre schrittweise verstaatlicht worden und in der Regel Regiebetrieb unter Leitung eines Krankenhauses. Das Angebot insbesondere an neu entwickelten und über den internationalen Markt zu beziehenden Arzneimitteln wies aufgrund des Devisenmangels immer wieder erhebliche Lücken auf; für die selbst produzierten Arzneimittel mussten oft sehr lange Bestell- und Lieferzeiten in Kauf genommen werden.

2.6.3 Stationäre Krankenversorgung

Krankenhäusern kam im Gesundheitswesen der DDR eine zentrale Funktion zu, da sie nicht nur die stationäre Versorgung durchführten, sondern über Polikliniken auch einen wesentlichen Teil der ambulanten medizinischen Versorgung übernahmen (Frerich/Frey 1996b: 214–255; SVRKAiG 1991: 124–135). Ihre Aufgaben und inneren Strukturen wurden durch eine Rahmen-Krankenhausordnung (RKO) festgelegt. Danach bildeten sie das medizinische Zentrum eines Versorgungsbereiches und sollten im Grunde Funktionen eines Gesundheitszentrums wahrnehmen, einschließlich der Gesundheitsförderung und Gesundheitserziehung in ihrem Versorgungsbereich. Sie waren nach Größe und Fachabteilungsstruktur in vier **Versorgungsgruppen** eingeteilt. Zur Gruppe I zählten kleinere Krankenhäuser auf dem Lande und in Kleinstädten, zur Gruppe II die Kreiskrankenhäuser, zur Gruppe III die Bezirkskrankenhäuser und zur Gruppe IV die Universitätskliniken sowie Spezialkrankenhäuser.

Die großen Kliniken befanden sich vollständig und die mittleren und kleineren Krankenhäuser weit überwiegend in staatlicher **Trägerschaft**. Ende der 1980er-Jahre waren lediglich 16 % der Krankenhäuser und ca. 7 % des Bettenbestandes in freigemeinnütziger Trägerschaft. Von den anfänglich ca. 200 privaten Krankenhäusern existierten lediglich noch zwei mit zusammen 280 Betten (Tab. 2-7).

Eines der zentralen Probleme des Krankenhauswesens der DDR war die unzureichende Modernisierung, Überalterung der Bausubstanz und mangelhafte Sachmittelausstattung. Die unterlassenen Investitionen führten in den 1980erJahren zunehmend zu Ausfällen von Versorgungskapazitäten. Ende der 1980erJahre waren knapp zwei Drittel der Krankenhäuser älter als 50 Jahre und damit eindeutig überaltert. Fast 20 % der Krankenhäuser wiesen schwere bis schwerste bauliche Schäden auf, die umfangreiche Renovierungen oder andernfalls die Schließung erforderten (SVRKAiG 1991: 127 f.). Es gab noch Einrichtungen, die nur über eine Ofenheizung verfügten oder in denen Patienten aufgrund schwerer Bauschäden in Baracken untergebracht werden muss-

Tabelle 2-7: Krankenhäuser und Betten in der DDR nach Trägerschaft

	Krankenhäuser			Nach Trägerschaft					
	Anzahl	Betten	je 10000 Einw.	staatlich		konfessionell		privat	
				KH	Betten	KH	Betten	KH	Betten
1950	1063	187219	101,97	764	167790	98	13288	201	6141
1955	903	202401	113,50	682	184029	98	14396	123	3976
1960	822	204787	118,77	679	189260	88	13523	55	1984
1965	757	206154	120,98	633	191258	89	13481	35	1415
1970	626	190025	111,33	523	176536	82	12540	21	949
1975	577	182220	108,33	483	168984	81	12627	13	609
1980	549	171895	102,69	464	159828	80	11711	5	356
1985	537	169112	101,54	456	157231	77	11537	4	344
1989	539	163305	99,37	462	151969	75	11076	2	280

Quelle: Frerich/Frey 1996b, S. 215

ten. Von den ca. 7000 Krankenhausküchen hätte aus baulichen Gründen ein Drittel im Grunde sofort geschlossen werden müssen.

Rückblickend und im Zusammenhang einer längeren historischen Entwicklung des deutschen Gesundheitswesens betrachtet, stellen die ca. 40 Jahre Gesundheitswesen der DDR nur eine relativ kurze Phase dar, die jedoch erstmals in der deutschen Geschichte einen radikalen Systembruch mit sich brachte. Das traditionell durch staatliche Regulierung und überwiegend private Leistungserbringung gekennzeichnete deutsche Gesundheitssystem wurde in ein staatliches System nach sowjetischem Vorbild umgewandelt. Auch wenn dieser Systembruch eindeutig politisch-ideologisch motiviert und überformt war, so weist er doch eine Reihe von Systemmerkmalen auf, die keineswegs nur sozialistischen Gesundheitssystemen vorbehalten waren. Auch in nichtsozialistischen Staaten finden sich staatliche Gesundheitssysteme oder zumindest Elemente eines staatlichen Systems. Bekanntestes Beispiel für ein staatliches Gesundheitssystem ist und bleibt der National Health Service Großbritanniens oder auch das schwedische Gesundheitswesen.

Befreit man das Gesundheitssystem der DDR vom ideologischen Überbau, so bleibt eine Reihe von durchaus weiterhin interessanten Konstruktionselementen und Versorgungskonzepten, deren Verwirklichung offenbar durch die Rahmensetzungen eines staatlichen Gesundheitswesens erleichtert wurde. Darunter befinden sich auch Systemelemente, die nach Herstellung der deutschen Einheit – wenn auch teilweise mit anderen Begriffen belegt – als Innovationen diskutiert und deren Einführung von Teilen der Gesundheitspolitik oder einzelnen gesundheitspolitischen Akteuren gefordert wurde beziehungsweise noch wird. An erster Stelle ist hier sicherlich die Forderung nach einer besseren Verzahnung und Integration von ambulanter und stationärer Versorgung zu nennen. Aber auch die seit Anfang der 1990er-Jahre diskutierte Vorstellung einer Entwicklung der Krankenhäuser zu Gesundheitszentren kann hierzu gezählt werden ebenso wie die Einführung von Disease-Management-Programmen, deren Grundkonzeption durchaus mit der Dispensaire-Versorgung der ehemaligen DDR verglichen werden kann.

Allerdings darf nicht vergessen werden, dass das «Experiment» eines staatlichen sozialistischen Gesundheitswesens mit politischer Unterdrückung, wirtschaftlicher Benachteiligung nichtstaatlicher Einrichtungen und vor allem teilweise erheblichen Versorgungsmängeln bezahlt wurde. Nicht von ungefähr wies die DDR bei einer Reihe von Indikatoren für den durchschnittlichen Gesundheitszustand, wie beispielsweise Lebenserwartung oder Kindersterblichkeit, im Vergleich zu anderen Ländern und auch zur früheren BRD relativ schlechte Werte auf (SVRKAiG 1991: 102–114).

2.7 Das Gesundheitswesen im vereinten Deutschland

Mit Wirkung vom 3. Oktober 1990 wurde die **deutsche Einheit** hergestellt.[35] Die Vereinigung der beiden deutschen Staaten erfolgte jedoch nicht als Zusammenschluss zweier gleichberechtigter Staaten, sondern als Beitritt der DDR zur Bundesrepublik Deutschland. Die 1990 neu gegründeten fünf Länder der ehemaligen DDR – Brandenburg, Mecklenburg-Vorpommern, Sachsen, Sachsen-Anhalt und Thüringen – wurden mit Wirksamwerden des Beitritts **neue Bundesländer** der Bundesrepublik Deutschland, und Ostberlin wurde Teil des Landes Berlin.[36] Daraus resultierte unter anderem, dass im Rahmen der Rechtsangleichung die Rechtsvorschriften für das westdeutsche Gesundheitssystem und damit auch seine Grundstrukturen auf das Beitrittsgebiet übertragen wurden. Da insbesondere das Krankenhauswesen der ehemaligen DDR als dringend modernisierungsbedürftig galt, wurde in Art. 33 des Einigungsvertrages eine zügige und nachhaltige Verbesserung des Niveaus der stationären Versorgung in Ostdeutschland ausdrücklich als Aufgabe des Gesetzgebers festgeschrieben. Die Finanzhaushalte der gesetzlichen Krankenversicherung wurden zunächst getrennt, vor allem um der besonderen Situation in Ostdeutschland Rechnung tragen und

---

35 Gesetz vom 23. September 1990 – Einigungsvertragsgesetz (BGBl. II, S. 885).

36 Dementsprechend finden sich in den Veröffentlichungen zum Gesundheitswesen sowie der amtlichen Statistik in den folgenden Jahren die Begriffe «alte» und «neue» Bundesländer oder «alte BRD» und «Beitrittsgebiet».

beispielsweise Sonderregelungen zur Entlastung ostdeutscher Kassen vornehmen zu können.[37]

Auch im vereinten Deutschland wurde die Entwicklung des Gesundheitswesens weiterhin vor allem durch gesetzgeberische Eingriffe geprägt, die in erster Linie der «Kostendämpfung» dienen sollten. Allerdings erfolgten seit 1993 zunehmend auch politische Eingriffe, die auf strukturelle Veränderungen zielen. Den Einstieg bildete das zum 1. Januar 1993 in Kraft getretene **Gesundheitsstrukturgesetz**.[38] Dessen wichtigste Regelungen waren:

- **Sektorale Budgetierung:** Um weitere Beitragssatzerhöhungen zu vermeiden, wurden die Erhöhung der Gesamtvergütung für die ambulante ärztliche Versorgung, die Ausgaben für Arzneimittel, Heil- und Hilfsmittel und die Steigerungsraten der Krankenhausbudgets gesetzlich begrenzt. Sie durften nicht stärker steigen als die beitragspflichtigen Einnahmen der Mitglieder der gesetzlichen Krankenversicherung je Mitglied.

- **Reform der Krankenhausfinanzierung:** Das Bundesministerium für Gesundheit (BMG) wurde beauftragt, eine grundlegende Reform der Krankenhausfinanzierung vorzubereiten, die zur Umstellung vom allgemeinen Pflegesatz auf pauschalierte, verweildauerunabhängige Vergütungen führt. Das neue Entgeltsystem für Krankenhäuser sollte aus Basis- und Abteilungspflegesätzen und vor allem aus Sonderentgelten und Fallpauschalen bestehen. Die Umstellung wurde 1996 vollzogen.

- **Reform der gesetzlichen Krankenversicherung:** Um einen stärkeren Wettbewerb innerhalb der GKV und mehr Wahlfreiheit für Versicherte zu erreichen, wurde für mehrere Kassenarten die bisherige Beschränkung auf bestimmte Versichertengruppen zum 1. Januar 1996 abgeschafft. Sämtliche Ersatzkassen sind seitdem per

---

37 So sah beispielsweise Art. 33 Abs. 2 des Einigungsvertrages einen Abschlag auf den Herstellerabgabepreis für Arzneimittel vor, um die Belastung ostdeutscher Krankenkassen zu senken.

38 Gesetz zur Sicherung und Strukturverbesserung der gesetzlichen Krankenversicherung (Gesundheitsstrukturgesetz) vom 21. Dezember 1992 (BGBl. I, S. 2266)

Gesetz für alle Versicherten geöffnet, den Betriebs- und Innungs-krankenkassen wurde es ermöglicht, sich durch Satzungsbeschluss für alle Versicherten zu öffnen. Um finanzielle Verwerfungen durch den Wechsel von Versicherten zu vermeiden, wurde ab 1994 ein sogenannter Risikostrukturausgleich eingeführt. Mit diesem Finanzausgleich zwischen den verschiedenen Kassenarten sollen unterschiedliche Morbiditätsstrukturen der Versicherten und Einkommensstrukturen der Mitglieder ausgeglichen werden.

Die **Budgetierung** war zunächst nur als vorübergehende Maßnahme geplant, die Ende 1995 auslaufen sollte. Entgegen der ursprünglichen Planung wurde sie jedoch für alle wichtigen Leistungsbereiche fortgesetzt. Für die ambulante vertragsärztliche Versorgung galt sie bis Ende 2008, und im Krankenhausbereich soll sie erst frühestens ab 2011 durch einen neuen «Orientierungswert» abgelöst werden, der die Kostenentwicklung im Krankenhausbereich berücksichtigt.

Die sozialpolitisch bedeutendste Veränderung in den 1990er-Jahren war sicherlich die Einführung der **Pflegeversicherung**. Nach jahrzehntelanger Diskussion über die Notwendigkeit und organisatorische Struktur einer sozialen Sicherung im Falle von Pflegebedürftigkeit wurde 1994 das Pflegeversicherungsgesetz[39] verabschiedet. Seit dem 1. Januar 1995 gibt es in Deutschland eine gesetzliche Pflegeversicherung als neuen und eigenständigen Zweig der Sozialversicherung. Die gesetzliche Pflegeversicherung umfasst eine **soziale Pflegeversicherung** für die Versicherten der GKV und eine **private Pflegepflichtversicherung** für die Versicherten der PKV. Die soziale Pflegeversicherung ist rechtlich und finanziell eigenständig, führt ihre Geschäfte jedoch unter dem Dach der Krankenkassen. Die Unternehmen der privaten Krankenversicherung sind gesetzlich verpflichtet, ihren Versicherten vergleichbare Leistungen im Rahmen einer privaten Pflegepflichtversicherung anzubieten. Die Leistungen bei Pflegebedürftigkeit wurden in zwei Schritten eingeführt. Die erste Stufe – Leistungen der häuslichen Pflege – trat zum 1. April 1995 in Kraft, die zweite Stufe – Leistungen der stationären Pflege – zum 1. Juli 1996.

---

39 Gesetz zur sozialen Sicherung des Risikos der Pflegebedürftigkeit (Pflege-Versicherungsgesetz – PflegeVG) vom 26. Mai 1994 (BGBl. I, S. 1013)

Mitte der 1990er-Jahre folgte in der Gesundheitspolitik eine turbulente Phase mit zahlreichen Gesetzesinitiativen, die unter dem Begriff der Dritten Stufe der Gesundheitsreform[40] zusammengefasst wurden. Ein Teil der Initiativen scheiterte am Widerstand der oppositionellen Mehrheit im Bundesrat, die übrigen zielten überwiegend auf die Erhöhung von Zuzahlungen und die Eröffnung von Möglichkeiten zum verstärkten Wettbewerb zwischen den Krankenkassen. Wesentliche strukturelle Veränderungen erfolgten bis Ende der 1990er-Jahre nicht mehr. Im Rahmen der Dritten Stufe beschlossene Leistungsausgrenzungen im Bereich der zahnärztlichen Versorgung wurden nach dem Regierungswechsel von der bisherigen CDU/CSU-FDP-Koalition zu einer Koalition aus SPD und Bündnis 90/DIE GRÜNEN im Jahr 1998 von der neuen Regierung umgehend rückgängig gemacht und die Zuzahlungen wieder reduziert.

Mit der **Gesundheitsreform 2000**[41] unternahm die neue rot-grüne Regierung den Versuch struktureller Veränderungen im Gesundheitswesen. Das Vorhaben, die starren sektoralen Budgetgrenzen zwischen ambulantem und stationärem Bereich durch ein sektorübergreifendes Globalbudget aufzulösen, scheiterte jedoch im Gesetzgebungsprozess. Der innovative Kern der Gesundheitsreform 2000, die Einführung sogenannter integrierter Versorgungsformen überstand zwar den Gesetzgebungsprozess und gelangte weitgehend unverändert in das Gesetz, wurde aber in der Folgezeit so gut wie nicht in die Praxis umgesetzt. Die wichtigsten Neuerungen waren:

---

40 Die wichtigsten Gesetze der Dritten Stufe: Gesetz zur Entlastung der Beiträge in der gesetzlichen Krankenversicherung (Beitragsentlastungsgesetz – BeitrEntlG) vom 1. November 1996 (BGBl. I, S. 1631); Gesetz zur Stabilisierung der Krankenhausausgaben 1996 vom 29. April 1997 (BGBl. I, S. 654); Erstes Gesetz zur Neuordnung von Selbstverwaltung und Eigenverantwortung in der gesetzlichen Krankenversicherung (1. GKV-Neuordnungsgesetz – 1. GKV-NOG) vom 23. Juni 1997 (BGBl. I, S. 1518); Zweites Gesetz zur Neuordnung von Selbstverwaltung und Eigenverantwortung in der gesetzlichen Krankenversicherung (2. GKV-Neuordnungsgesetz – 2. GKV-NOG) vom 23. Juni 1997 (BGBl. I, S. 1520).

41 Gesetz zur Reform der gesetzlichen Krankenversicherung ab dem Jahr 2000 (GKV-Gesundheitsreformgesetz 2000) vom 22. Dezember 1999 (BGBl. I, S. 2626)

- **Ambulante ärztliche Versorgung:** Das Gesetz sah mehrere Maßnahmen zur Stärkung der hausärztlichen Versorgung vor. Geleitet
waren diese wie auch spätere Neuregelungen der ambulanten ärztlichen Behandlung von dem Ziel, Hausärzten eine zentrale Funktion
für die Lenkung der Patientenströme im Gesundheitswesen zu übertragen (Stichwort: Hausarzt als Lotse im System).

- **Arzneimittelversorgung:** Das Gesetz erteilte dem Bundesministerium für Gesundheit die Ermächtigung, durch Rechtsverordnung
eine Liste der auf Kosten der GKV verordnungsfähigen Arzneimittel
zu erlassen (Positivliste).

- **Krankenhausversorgung:** Dem Krankenhausbereich brachte das
Gesundheitsreformgesetz 2000 den Einstieg in eine grundlegende
Reform der Krankenhausfinanzierung. Mit der Bundespflegesatzverordnung 1995 war zwar der Umstieg auf ein System pauschalierter Entgelte begonnen worden, die Entwicklung dieses neuen Vergütungssystems kam jedoch nur langsam voran. Ende der
1990er-Jahre wurden lediglich ca. 25 % der Krankenhausbudgets
über Fallpauschalen und Sonderentgelte und der Rest immer noch
über tagesgleiche Pflegesätze abgerechnet. Das Gesundheitsreformgesetz 2000 beendete den Versuch der Entwicklung eines vollkommen eigenständigen deutschen Fallpauschalensystems. Stattdessen
sollte die Krankenhausfinanzierung ab 2003 auf ein international
bereits eingesetztes DRG-System umgestellt werden.[42] Die Entscheidung darüber, welches der zahlreichen internationalen DRG-Systeme als Vorlage für das deutsche DRG-System dienen sollte, wurde
den Spitzenverbänden der Krankenhausträger und Krankenkassen
übertragen. Diese einigten sich Mitte 2000 auf das australische AR-
DRG-System. Im Jahr 2002 wurden mit dem Fallpauschalengesetz[43]

---

42 DRG: Diagnosis Related Groups. Sammelbezeichnung für diagnosebezogene Fall-
pauschalensysteme. Grundmodell ist das 1983 erstmals in den USA eingeführte
DRG-System der staatlichen Medicare-Versicherung für Rentner.
43 Gesetz zur Einführung des diagnose-orientierten Fallpauschalensystems für Krankenhäuser (Fallpauschalengesetz – FPG) vom 23. April 2002 (BGBl. I, S. 1412)

schließlich die Grundzüge eines vollkommen neu strukturierten Entgeltsystems für Krankenhäuser beschlossen (vgl. hierzu Kap. 8 «Die Krankenhausversorgung»).

- **Private Krankenversicherung** (PKV)**: Da die PKV ihre Beiträge risikoäquivalent und für nach Eintrittsalter abgegrenzte Versichertengruppen berechnet, stiegen die Beiträge mit zunehmendem Lebensalter erheblich an. Das Gesundheitsreformgesetz 2000 verpflichtete die Unternehmen der privaten Krankenversicherung, für Versicherte über 65 Jahre einen branchenüblichen Standardtarif anzubieten, dessen Vertragsleistungen denen der gesetzlichen Krankenversicherung entsprechen und für den pro Einzelperson nicht mehr als das 1,5-Fache des Höchstbeitrages der GKV berechnet werden darf.

Die in den beiden folgenden Jahren beschlossenen gesetzlichen Änderungen hatten überwiegend rein finanzwirtschaftliche Bedeutung und sollten der kurzfristigen Entlastung der Krankenkassen dienen. Die 2001 vorgenommene Änderung des **Risikostrukturausgleichs** in der GKV kann jedoch durchaus auch als strukturelle Reform betrachtet werden, da sie mit der Einführung strukturierter Behandlungsprogramme für bestimmte Erkrankungen verbunden wurde. Seit dem 1. Januar 2002 erhalten Krankenkassen aus dem Ausgleichsfonds der GKV zusätzliche Mittel, wenn sie sich an **Disease-Management-Programmen** (DMP) für bestimmte Erkrankungen beteiligen und sich ihre Versicherten in solche Programme einschreiben. Von dieser Kopplung des Risikostrukturausgleichs mit Behandlungsprogrammen erwartete die Regierung eine Verbesserung der Versorgung chronisch Kranker. Da die Disease-Management-Programme sektorübergreifend angelegt sein müssen, könnte – so die Erwartung – eine Ausweitung der Programme langfristig auch Versorgungsstrukturen verändern, insbesondere die sektorale Aufspaltung und mangelnde berufsgruppenübergreifende Kooperation und Koordination überwinden helfen.

Nach ihrer Wiederwahl im Herbst 2002 setzte die Koalition aus SPD und Bündnis 90/DIE GRÜNEN erneut eine größere Gesundheitsreform auf ihre Agenda. Nach langwierigen Verhandlungen mit der Opposition, die notwendig waren, da die CDU/CSU-geführten Länderregierungen über die Mehrheit im Bundesrat verfügten, wurde im Herbst 2003 das **GKV-Modernisierungsgesetz** (GMG)[44] verabschiedet. Zum 1. Januar 2004 – und damit gerade vier Jahre nach der letzten großen Gesundheitsreform – trat es in Kraft und brachte zahlreiche Veränderungen, davon auch einige, die von bisherigen Grundprinzipien der GKV abwichen (z.B. Aufgabe der paritätischen Beitragsfinanzierung durch Arbeitnehmer und Arbeitgeber). Der folgende Überblick beschränkt sich auf einige der wichtigsten Neuregelungen:

- **Zahnersatz:** Im Rahmen des GMG wurde die Streichung des Zahnersatzes aus dem gesetzlichen Leistungskatalog der GKV beschlossen. Zum 1. Januar 2005 sollte Zahnersatz zu einer gesetzlich vorgeschriebenen obligatorischen Satzungsleistung gemacht werden, die von den Versicherten allein, ohne Beteiligung der Arbeitgeber, zu finanzieren ist (Streichung § 30; Änderung §§ 55 und 58 SGB V). Die Finanzierung sollte über einen gesonderten Beitragssatz erfolgen. Die Streichung des Zahnersatzes war auf Verlangen der oppositionellen Bundesratsmehrheit der von CDU, CSU und/oder FDP regierten Länder in das Gesetz aufgenommen worden, das es sich um ein Gesetz handelte, für das die Zustimmung des Bundesrates erforderlich war (zustimmungspflichtiges Gesetz). Die Streichung wurde jedoch wenige Monate nach Verabschiedung des Gesetzes von der Bundestagsmehrheit der Regierungskoalition aus SPD und Bündnis 90/DIE GRÜNEN durch ein nicht zustimmungspflichtiges Gesetz wieder zurückgenommen.[45] Zahnersatz blieb Teil des gesetzlichen Leistungskatalogs der GKV. Allerdings leisten die Krankenkassen seit dem 1. Januar 2005 nur sogenannte befundorientierte Festzuschüsse, die 50 % einer vom Gemeinsamen Bundesausschuss definierten Regelversorgung decken. Wählen Versicherte andere als die Regelleistungen oder darüber hinausgehende Versorgungsformen, sind die dafür entstehenden Kosten von ihnen selbst zu tragen.

---

44 Gesetz zur Modernisierung der gesetzlichen Krankenversicherung (GKV-Modernisierungsgesetz – GMG) vom 14. November 2003 (BGBl. I, S. 2190)

45 Gesetz zur Anpassung der Finanzierung von Zahnersatz (BGBl. I Nr. 69 vom 20. Dezember 2004, S. 3445)

- **Streichung von Leistungen:** Mehrere bisherige Leistungen wurden aus dem Leistungskatalog vollständig oder weitgehend gestrichen, darunter unter anderem Brillen und Kontaktlinsen (§ 33 SGB V), Fahrtkosten bei ambulanter Behandlung (§ 60 Abs. 1 SGB V), Entbindungsgeld (Art. 8 GMG), Sterilisation (§ 24b SGB V) und Arzneimittel, die apothekenpflichtig, aber nicht verschreibungspflichtig sind (§ 34 SGB V).

- **Krankengeld:** Das Krankengeld blieb als Leistung der GKV erhalten, wird aber seit dem 1. Juli 2005 nicht mehr paritätisch von Arbeitnehmern und Arbeitgebern, sondern nur noch durch die Mitglieder über einen zusätzlichen Beitragssatz finanziert. Dazu wurde der allgemeine Beitragssatz um 0,9 % gesenkt und von den Mitgliedern ein zusätzlicher Beitragssatz in Höhe von 0,9 % erhoben. So wurden die Arbeitgeber in Höhe ihres Anteils an der allgemeinen Beitragssatzsenkung in Höhe von 0,45 % entlastet und der Beitragssatz der Mitglieder faktisch um 0,45 % erhöht.

- **Zuzahlungen:** Seit dem 1. Januar 2004 sind von den Versicherten bei zuzahlungspflichtigen Leistungen grundsätzlich 10 % der Kosten zu tragen, mindestens jedoch 5 Euro und höchstens 10 Euro (§ 61 Satz 1 SGB V). Bei Kosten unter 5 Euro ist der volle Preis zu zahlen. Versicherte unter 18 Jahren sind von Zuzahlungen befreit. Darüber hinaus ist pro Quartal bei der Erstinanspruchnahme ambulanter ärztlicher Leistungen eine sogenannte Praxisgebühr in Höhe von 10 Euro zu zahlen (§ 28 Abs. 4 SGB V). Die Zuzahlung bei stationärer Krankenhausbehandlung beträgt 10 Euro je Tag und ist auf 28 Tage im Kalenderjahr begrenzt (§ 39 Abs. 4 SGB V).

- **Kostenerstattung, Selbstbehalte, Beitragsrückerstattungen:** Den Krankenkassen wurde die Möglichkeit eingeräumt, Elemente der privaten Krankenversicherung einzuführen wie Kostenerstattung (§ 13 Abs. 2 SGB V), Selbsthalttarife (§ 53 SGB V) und Beitragsrückerstattung (§ 54 SGB V). Selbstbehalttarife und Beitragsrückerstattungen durften allerdings nur für freiwillige Mitglieder angeboten werden.

- **Mutterschaftsgeld:** Das Mutterschaftsgeld wird seit dem 1. Januar 2004 nicht mehr nur über Beiträge, sondern auch aus den allgemeinen Steuermitteln finanziert. Der Bund verpflichtete sich, zu diesem Zweck im Jahr 2005 1 Mrd. Euro, 2006 2,5 Mrd. Euro und 2007 4,2 Mrd. Euro (§ 221 SGB V) an die GKV zu überweisen. Zur Gegenfinanzierung wurde die Tabaksteuer angehoben. Mit dem Haushaltsbegleitgesetz 2006 wurde der Bundeszuschuss für 2007 allerdings wieder auf 1,5 Mrd. Euro gesenkt. Diese Kürzung wurde im Rahmen der abschließenden Verhandlungen zum GKV-Wettbewerbsstärkungsgesetz 2007 dann wieder auf 2,5 Mrd. Euro abgeschwächt und zugleich beschlossen, den Zuschuss schrittweise und langfristig bis auf 14 Mrd. Euro anzuheben, im Wesentlichen zur Finanzierung der beitragsfreien Mitversicherung von Kindern in der GKV.

• **Integrierte Versorgung:** Zur Förderung der integrierten Versorgung wurde eine Anschubfinanzierung in den Jahren 2004 bis 2006 eingeführt. Die Krankenkassen konnten bis zu 1 % der vertragsärztlichen Gesamtvergütungen und Krankenhausbudgets einbehalten und zur Finanzierung von Verträgen zur integrierten Versorgung einsetzen (§ 140d SGB V).

• **Elektronische Gesundheitskarte:** Zum 1. Januar 2006 sollte eine elektronische Gesundheitskarte die bisherige Versichertenkarte ablösen. Auf der Gesundheitskarte sollen auch medizinische Daten wie Befunde, Diagnosen etc. und Angaben über in Anspruch genommene Leistungen und deren Kosten gespeichert werden (§ 291a SGB V). Der geplante Termin der flächendeckenden Einführung erwies sich jedoch als nicht realisierbar. Mittlerweile (Stand: Mitte 2009) wird kein fester Termin mehr genannt und eine schrittweise Einführung ohne festen Endtermin organisiert.[46]

• **Gemeinsamer Bundesausschuss:** Der bisherige Bundesausschuss der Ärzte und Krankenkassen sowie der Zahnärzte und Krankenkas-

---

46 Im November 2006 war mit einer ersten Testphase in einigen ausgewählten Regionen begonnen worden, und im Dezember 2008 starteten Feldtests unter Beteiligung von insgesamt ca. 63 000 Versicherten, 190 Ärzten, 115 Apotheken und 11 Krankenhäusern (Stand: April 2009). Zur elektronischen Gesundheitskarte und dem Stand der Vorbereitungen für die flächendeckende Einführung hat das BMG eine eigene Internetseite eingerichtet (http://www.die-gesundheitskarte.de).

sen werden zu einem «Gemeinsamen Bundesausschuss» (G-BA) zusammengefasst, in dem auf der Leistungserbringerseite auch die Deutsche Krankenhausgesellschaft vertreten ist. Dem G-BA gehören zudem in gleicher Zahl wie die GKV-Vertreter auch Vertreter anerkannter Patientenorganisationen an. Sie haben allerdings kein Stimmrecht, sondern nur ein Mitberatungsrecht (§ 92 SGB V).

Auch nach dieser Reform kehrte keine Ruhe in der Gesundheitspolitik ein. Nachdem die rot-grüne Bundesregierung unter Gerhard Schröder 2005 vor Ablauf der Legislaturperiode zurückgetreten war und Neuwahlen zu einer großen Koalition aus CDU/CSU und SPD geführt hatten, wurde Anfang November 2005 die nächste große Gesundheitsreform in Angriff genommen. Die Verhandlungen zogen sich aufgrund von Differenzen zwischen SPD und CDU/CSU sowie innerhalb der Unionsparteien bis Anfang 2007 hin. Am 2. Februar 2007 beschloss der Bundestag das **GKV-Wettbewerbsstärkungsgesetz (GKV-WSG)**[47], am 16. Februar 2007 stimmte ihm der Bundesrat zu und zum 1. April 2007 konnte es in Kraft treten. Aus der Fülle an Neuregelungen sollen hier nur die wichtigsten kurz vorgestellt werden:[48]

* **Strukturreform der GKV:** Die bisherigen Bundesverbände der verschiedenen Krankenkassenarten wurden in ihrer Bedeutung herabgestuft und zu Gesellschaften bürgerlichen Rechts. Zum 1. Juli 2008 wurde ein «Spitzenverband Bund der Krankenkassen» als Körperschaft des öffentlichen Rechts geschaffen, der alle Krankenkassen in der gemeinsamen Selbstverwaltung vertritt (§ 217a–f SGB V). Seit

---

47 Gesetz zur Stärkung des Wettbewerbs in der gesetzlichen Krankenversicherung (GKV-Wettbewerbsstärkungsgesetz – GKV-WSG) vom 26. März 2007 (BGBl. I, S. 378).

48 Weitere Informationen zu den Inhalten des GKV-WSG sowie Dokumente zum Gesetzgebungsprozess sind auf einer gesonderten Internetseite des BMG zu finden (http:// www.die-gesundheitsreform.de). Eine tabellarische Übersicht über alle wichtigen Neuregelungen des GKV-WSG bietet die Zeitschrift der Betriebskrankenkassen «Die BKK» in Heft 3/2007: 98–101. Einen Überblick über die Inhalte des GKV-WSG bieten Orlowski/Wasem (2007); Diskussionsbeiträge zur Bedeutung der Reform bietet der Sammelband von Schroeder/Paquet (2008).

dem 1. April 2007 können Krankenkassen kassenartenübergreifend fusionieren.

- **Gesundheitsfonds:** Zum 1. Januar 2009 wurde die Finanzierung der GKV auf einen Gesundheitsfonds umgestellt, aus dem die einzelnen Krankenkassen Zuweisungen auf Grundlage eines standardisierten Leistungsbedarfs erhalten. Der Gesundheitsfonds wird gespeist durch Krankenkassenbeiträge und einen Bundeszuschuss. Die Krankenkassenbeiträge bestehen aus einem für alle Krankenkassen einheitlichen und durch Rechtsverordnung der Bundesregierung festgesetzten allgemeinen Beitragssatz und – sofern eine Kasse diese erhebt – aus kassenspezifischen Zusatzbeiträgen. Der allgemeine Beitragssatz wird anteilig von Arbeitgebern und Arbeitnehmern getragen. Sofern die einzelnen Krankenkassen mit den Zuweisungen aus dem Gesundheitsfonds nicht auskommen, können sie einen zusätzlichen Beitragssatz erheben, der jedoch nur von den Mitgliedern zu zahlen ist, nicht von den Arbeitgebern.

- **Krankenversicherungspflicht:** Bis zum 1. Januar 2009 wurde schrittweise eine allgemeine Krankenversicherungspflicht für alle Einwohner eingeführt (§ 5 SGB V).

- **Wechsel zur PKV:** Der Wechsel von der GKV zur PKV wurde erschwert. Seit dem 2. Februar 2007 ist er nur möglich, wenn das Einkommen die Versicherungspflichtgrenze in drei aufeinander folgenden Kalenderjahren überschritten hat (§ 6 Abs. 4 SGB V).

- **Wahltarife:** Krankenkassen können ab dem 1. April 2007 allen Versicherten Wahltarife anbieten wie Kostenerstattung, Selbstbehalte oder Prämienzahlungen bei Nichtinanspruchnahme von Leistungen (Betragsrückerstattung) (§ 53 SGB V).

- **Neue GKV-Leistungen:** Mehrere neue Leistungen wurden zum 1. April 2007 in den Leistungskatalog der GKV aufgenommen: Versicherte erhalten unter anderem Anspruch auf hausarztzentrierte Versorgung (§ 73b SGB V), Schutzimpfungen (§ 20d SGB V), individuelles Versorgungsmanagement (§ 11 Abs. 4 SGB V), geriatrische Rehabilitation (§ 40a SGB V) und Palliativversorgung (§ 37b SGB V).

- **Basistarif in der PKV:** Die private Krankenversicherung wurde verpflichtet, zum 1. Januar 2009 einen Basistarif anzubieten, in den alle ohne Gesundheitsprüfung aufzunehmen sind, die nicht der Versicherungspflicht in der GKV unterliegen. Bisherige PKV-Versicherte können in der Zeit vom 1. Januar 2009 bis 30. Januar 2009 ebenfalls in den Basistarif wechseln. Der Leistungsumfang des Basistarifs hat dem der GKV zu entsprechen (§ 257 Abs. 2a SGB V). Die Alterungsrückstellungen sind bei einem Wechsel zwischen privaten Krankenversicherungen auf die neue Krankenversicherung zu übertragen (Portabilität), allerdings nur im Umfang der Leistungen des Basistarifs.

- **Ambulante vertragsärztliche Versorgung:** Zum 1. Januar 2009 wurde das Vergütungssystem für die ambulante vertragsärztliche Versorgung grundlegend verändert. Kernelemente sind die Abschaffung der Budgetierung, Einführung regionaler Euro-Gebührenordnungen mit festen Preisen, eine morbiditätsorientierte Gesamtvergütung und arztbezogene Regelleistungsvolumina (§ 85a SGB V).

- **Krankenhausversorgung:** Der Zugang der Krankenhäuser zur ambulanten Versorgung bei spezialisierten Leistungen und seltenen Erkrankungen wurde erleichtert (§ 116b Abs. 2 SGB V).

- **Integrierte Versorgung:** Die gesonderte Finanzierung der integrierten Versorgung wurde bis zum 31. Dezember 2008 fortgeführt[49] und Pflegekassen sowie Pflegeeinrichtungen sind seit dem 1. April 2007 als Vertragspartner für die integrierte Versorgung zugelassen (§ 140b Abs. 1 SGB V; § 92b SGB XI).

Mitte 2008 trat das Pflege-Weiterentwicklungsgesetz (PfWG) in Kraft.[50] Es war nach mehreren kleineren Reformen die erste größere Reform dieses Sozialversicherungszweiges seit seiner Einführung im Jahr 1995.

---

49 Die Verlängerung der Anschubfinanzierung war bereits Ende 2006 im Vertragsarztrechtsänderungsgesetz beschlossen worden.
50 Gesetz zur strukturellen Weiterentwicklung der Pflegeversicherung (Pflege-Weiterentwicklungsgesetz – PfWG) vom 28. Mai 2008 (BGBl. I, S. 874).

Zu den zentralen Inhalten des Pf WG gehören:[51]

- **Beitragssatz:** Erhöhung des Beitragssatzes von 1,7 % auf 1,95 % (§ 55 SGB XI)

- **Leistungen:** Erhöhung und Dynamisierung der Leistungssätze für Sach- und Geldleistungen, gestaffelt über mehrere Jahre (§§ 36 bis 43 SGB XI), und verbesserte Leistungen für Menschen mit erheblichem allgemeinen Betreuungsbedarf (Demenz) (§§ 45a, 45b SGB XI)

- **Qualitätssicherung:** Ausweitung der externen Qualitätssicherung für ambulante und stationäre Pflegeeinrichtungen und Veröffentlichung der Ergebnisse von Qualitätsprüfungen im Internet (§ 115 SGB XI)

- **Pflegeberatung:** Einführung eines gesetzlichen Anspruchs der Versicherten auf Pflegeberatung durch ihre Pflegekasse (§ 7a SGB XI)

- **Pflegestützpunkte:** Aufforderung der Länder und Pflegekassen zur flächendeckenden Einrichtung von Pflegestützpunkten, in denen Pflegebedürftige und pflegende Angehörige Unterstützung und Beratung erhalten (§ 92c SGB XI)

- **Pflegezeit:** Einführung eines Anspruchs abhängig Beschäftigter auf Freistellung von der Arbeit für bis zu sechs Monate, um ihnen die Pflege Angehöriger zu ermöglichen (geregelt im «Pflegezeitgesetz», Art. 3 des PflegeWeiterentwicklungsgesetzes).[52]

Kurz vor dem Start des Gesundheitsfonds erfolgte Ende 2008 mit dem **GKV-Organisationsweiterentwicklungsgesetz** (GKV-OrgWG) eine erneute Reform der gesetzlichen Krankenversicherung.[53] Das GKV-OrgWG sollte in seiner ersten Entwurfsversion primär zur Vorberei-

---

51 Zur ausführlicheren Darstellung der Inhalte vgl. Kapitel 9 «Die Pflegeversicherung».

52 Gilt nur für Betriebe mit mehr als 15 Beschäftigten.

53 Gesetz zur Weiterentwicklung der Organisationsstrukturen in der gesetzlichen Krankenversicherung (GKV-OrgWG) vom 15. Dezember 2008 (BGBl. I, S. 2426).

tung des Gesundheitsfonds dienen und enthielt vor allem Regelungen zur Insolvenzfähigkeit der Krankenkassen sowie die notwendige Anpassung der Risikostruktur-Ausgleichsverordnung, um die Durchführung des neuen, morbiditätsorientierten Risikostrukturausgleichs zu ermöglichen. Im Verlauf des Gesetzgebungsprozesses wurden jedoch im Rahmen eines sogenannten «Omnibus-Verfahrens» weitere dringend erforderliche Neuregelungen verschiedener Bereiche mit aufgenommen.[54] In seiner am 17. Oktober 2008 vom Bundestag beschlossenen und am 7. November 2008 vom Bundesrat gebilligten Form enthielt das Gesetz die folgenden zentralen Inhalte:

*   **Insolvenz von Krankenkassen:** Zuvor waren nur die bundesunmittelbaren Krankenkassen insolvenzfähig, die landesunmittelbaren – wie bspw. die Ortskrankenkassen – nicht. Da insolvenzfähige Kassen Umlagen für das Insolvenzgeld zahlen und Rücklagen für Altersversorgungsansprüche ihrer Beschäftigten bilden müssen, hätte die Beibehaltung dieses Unterschieds unter den Bedingungen des Gesundheitsfonds zu erheblichen Benachteiligungen der insolvenzfähigen Kassen geführt. Ab 2010 werden nun alle Krankenkassen insolvenzfähig (§ 171b SGB V). Im Zusammenhang mit dieser Grundsatzentscheidung war es erforderlich, auch Regelungen zur Vermeidung, Eröffnung und Durchführung von Insolvenzverfahren sowie zur Haftung im Insolvenzfall etc. zu schaffen.

*   **Krankenkassen als öffentliche Auftraggeber:** Als Reaktion auf zahlreiche gerichtliche Auseinandersetzungen im Zusammenhang mit der Ausschreibung von Rabattverträgen vor allem für die Arznei- und Hilfsmittelversorgung wurde klargestellt, dass Krankenkassen öffentliche Auftraggeber sind. Für sie gelten insofern auch die Vorschriften für Ausschreibungen öffentlicher Auftraggeber, wie sie im Gesetz gegen Wettbewerbsbeschränkungen (GWB) enthalten sind. Die Vergabe von Aufträgen der Krankenkassen ist somit bei Beanstandungen von den zuständigen Vergabekammern der Länder

---

54 In dem in der Parlamentspraxis gebräuchlichen bildhaften Begriff ist der Ausgangsgesetzentwurf der «Omnibus», in den nach und nach neue Regelungsbereiche als «Passagiere» aufgenommen werden.

oder des Bundes zu überprüfen. Im Falle von Rechtsstreitigkeiten sind allerdings nicht – wie sonst bei öffentlichen Auftraggebern üblich – die Oberverwaltungsgerichte, sondern die Landessozialgerichte bzw. das Bundessozialgericht zuständig (§ 69 SGB V; § 207 Sozialgerichtsgesetz; § 116 GWB).

• **Gesundheitsfonds:** Zur Vorbereitung auf den Gesundheitsfonds waren noch wichtige Bereiche zu regeln, so unter anderem die Art und Höhe der Zuweisungen aus dem Gesundheitsfonds an die einzelnen Krankenkassen, die Durchführung des Zahlungsverkehrs und der nachträgliche Ausgleich zu hoher oder zu niedriger Zuweisungen (Art. 6 GKV-OrgWG: Änderung der Risikostruktur-Ausgleichsverordnung). Auf politischen Druck der süddeutschen Länder hin wurde zudem eine sogenannte «Konvergenzphase» für den Gesundheitsfonds beschlossen. Vor allem um Bayern und Baden-Württemberg vor zu starken Einbußen bei der Neuverteilung der Beitragseinnahmen zu schützen, wurden die Verluste aufgrund der Umstellung auf einen bundesweit einheitlichen allgemeinen Beitragssatz und die bundesweit einheitlich geltenden Kriterien für die Zuweisungen aus dem Gesundheitsfonds auf jährlich 100 Mio. Euro begrenzt. Überschreiten die Mindereinnahmen diesen «Schwellenwert», erhalten die Kassen in den betroffenen Bundesländern zusätzliche Zuweisungen aus dem Gesundheitsfonds, bis die Belastung den Schwellenwert erreicht.

• **Hausarztverträge:** Durch das GKV-WSG war 2007 die Verpflichtung der Krankenkassen in das SGB V aufgenommen worden, ihren Versicherten eine «hausarztzentrierte Versorgung» anzubieten (§ 73b SGB V); allerdings ohne Nennung eines Termins für die Erfüllung dieser Pflicht. Mit dem GKVOrgWG wurde für die Erfüllung dieser Pflicht ein fester Termin vorgegeben: Alle Krankenkassen haben spätestens bis zum 30. Juni 2009 mit Gemeinschaften von Hausärzten Verträge über eine flächendeckende hausarztzentrierte Versorgung abzuschließen (§ 73b Abs. 4 SGB V).

• **Altersgrenze für Vertragsärzte:** Ebenfalls durch das GKV-WSG war 2007 eine Altersgrenze für Vertragsärzte eingeführt worden. Die

Zulassung endete im Regelfall zum Ende des Quartals, in dem der Vertragsarzt ein 68. Lebensjahr erreichte (§ 95 Abs. 7 SGB V). Unter dem Eindruck öffentlicher Diskussionen über einen drohenden Ärztemangel und bereits bestehende Probleme bei der Besetzung von frei werdenden Vertragsarztsitzen vor allem in ländlichen Gebieten und in ostdeutschen Bundesländern wurde diese Altergrenze wieder gestrichen.

Ende 2008 beschloss der Bundestag mit dem **Krankenhausfinanzierungsreformgesetz** (KHRG) eine weitere Teilreform des Gesundheitssystems. Die 2003 begonnene Umstellung der Krankenhausfinanzierung auf ein DRGFallpauschalensystem war in Jahresschritten erfolgt und die sogenannte «Konvergenzphase» endete am 31. Dezember 2008. Ab dem 1. Januar 2009 sollte die Umstellung abgeschlossen sein und in allen Bundesländern jeweils einheitliche Preise je Fallpauschale gezahlt werden. Das Krankenhausfinanzierungsrecht war auf dieses Datum ausgerichtet, und es war bereits bei Einführung des Fallpauschalensystems angekündigt worden, dass für die Zeit ab 2009 ein neuer «ordnungspolitischer Rahmen» geschaffen werden sollte. Entsprechend dieser Planung wurde Ende September 2008 der «Entwurf eines Gesetzes zum ordnungspolitischen Rahmen der Krankenhausfinanzierung ab dem Jahr 2009» (KHRG) vorgelegt. Aufgrund tief greifender Differenzen zwischen den Vorstellungen der Bundesregierung und der Mehrheit der Bundesländer musste die Regierung jedoch erhebliche Abstriche von ihren Reformplänen machen. Nach mehrmonatigen Verhandlungen wurde das KHRG schließlich am 18. Dezember 2008 vom Bundestag beschlossen und passierte am 13. Februar 2009 den Bundesrat. In seiner endgültigen Fassung enthielt das Krankenhausfinanzierungsreformgesetz[55] die folgenden zentralen Inhalte:

- **Verlängerung der Konvergenzphase:** Die Konvergenzphase wurde um ein Jahr verlängert, da die Krankenkassen bei einem regulären

---

55 Gesetz zum ordnungspolitischen Rahmen der Krankenhausfinanzierung ab dem Jahr 2009 (Krankenhausfinanzierungsreformgesetz – KHRG) vom 17. März 2009 (BGBl. I, S. 534).

Ende der Konvergenz im Jahr 2009 mit Mehrbelastungen in Höhe von 600 bis 800 Mio. Euro rechneten. Um sie zu entlasten wurde der letzte Schritt der Anpassung der krankenhausindividuellen Basisfallwerte an den Landesbasisfallwert halbiert, sodass im Jahr 2009 nur 50 % des verbliebenen Differenzbetrages zu zahlen waren und die vollständige Anpassung erst zum 1. Januar 2010 erfolgt (§ 5 Abs. 6 KHEntG).

- **Anteilige Finanzierung der Tariferhöhungen:** Abweichend von der strikten Budgetdeckelung wurde den Krankenhäusern ein Anspruch auf anteilige Refinanzierung der Tariferhöhungen in den Jahren 2008 und 2009 eingeräumt. Personalkostensteigerungen aufgrund von Tariferhöhungen die über die Veränderungsrate der beitragspflichtigen Einnahmen der GKV-Mitglieder hinausgehen, werden zu 50 % bei der Vereinbarung der Landesbasisfallwerte berücksichtigt (§ 10 Abs. 5 KHEntG).

- **Ablösung der Veränderungsrate nach § 71 SGB V:** Die Anbindung der jährlichen Veränderungsrate der Krankenhausvergütungen an die Entwicklung der beitragspflichtigen Einnahmen der Krankenkassenmitglieder soll ab 2011 entfallen. Statt der Veränderungsrate der beitragspflichtigen Einnahmen soll ein neuer «Orientierungswert» für die Vergütungsverhandlungen maßgeblich sein, der vom Statistischen Bundesamt auf Grundlage der Kostenentwicklung im Krankenhausbereich ermittelt wird (§ 10 Abs. 5 KHEntG).

- **Bundeskonvergenz:** Von 2010 bis 2014 sollen die Landesbasisfallwerte schrittweise in Richtung auf einen Bundesbasisfallwert angeglichen werden (§ 10 Abs. 8 KHEntG). Zunächst dient als Zielgröße nur ein Korridor zwischen +2,5 % und −1,25 % um den Bundesdurchschnitt, ab 2015 bis 2019 soll dieser Basisfallwertkorridor zu einem bundeseinheitlichen Basisfallwert weiterentwickelt werden (§ 10 Abs. 13 KHEntG).

- **Pauschaliertes Entgeltsystem für die Psychiatrie:** Die psychiatrischen Abteilungen und Krankenhäuser waren bislang vom DRG-System ausgenommen und rechneten weiterhin mit Abteilungspflegesätzen ab. Beginnend mit dem Jahr 2013 soll nun die Vergütung der allgemeinen Krankenhausleistungen der stationären Psychiatrie schrittweise auf ein System von bundesweit einheitlichen Tagespauschalen umgestellt werden (§ 17d Abs. 1 KHG). Die Einzelheiten der Umstellung sind in den nächsten Jahren in einem weiteren Gesetz zu regeln.

- **Investitionsförderung:** Die von den Ländern zu tragende öffentliche Investitionsförderung für Krankenhäuser soll ab 2012 auf «leistungsorientierte Investitionspauschalen» umgestellt werden (§ 10 KHG). Die Länder haben allerdings auch weiterhin die Letztentscheidung über die Art der Investitionsförderung. Die Anwendung der geplanten Pauschalen ist somit nicht für alle Länder verbindlich.

- **Förderprogramm zur Verbesserung der Situation im Pflegedienst:** Als Reaktion auf den Abbau von ca. 50 000 Vollzeitstellen im Pflegedienst der Krankenhäuser seit 1996 und stark gestiegene Arbeitsbelastungen wurde in das KHRG ein Förderprogramm zur Verbesserung der Situation der Pflege aufgenommen. Bis Ende 2011 soll die Schaffung von insgesamt ca. 17 000 zusätzlichen Stellen durch die Krankenkassen anteilig finanziert werden (§ 4 Abs. 10 KHEntG). Da die Kassen die Kosten der zusätzlichen Stellen nicht vollständig tragen, sondern nur zu 90 %, wurde der Bezeichnung «Förderprogramm» gewählt.

Um den Auswirkungen der internationalen Finanzmarktkrise auf die deutsche Realwirtschaft zu begegnen, ergriff die Bundesregierung ab Herbst 2008 mehrere Maßnahmen zur Stabilisierung der wirtschaftlichen Entwicklung. Das **Zweite Konjunkturpaket**[56] enthielt dabei auch mehrere Entscheidungen, die für das Gesundheitswesen von besonderer Bedeutung waren:

- **Absenkung des allgemeinen Beitragssatzes:** Um die Wirtschaft von Lohnnebenkosten zu entlasten, wurde der allgemeine Beitragssatz

---

56 Gesetz zur Sicherung von Beschäftigung und Stabilität in Deutschland vom 2. März 2009 (BGBl. I, S. 416)

zum 1. Juli 2009 von 14,6 % auf 14,0 % gesenkt (§ 1 GKV-Beitrags-satzverordnung).

- **Erhöhung des Bundeszuschusses zum Gesundheitsfonds:** Damit die Krankenkassen infolge der Absenkung des allgemeinen Beitrags-satzes nicht zur Erhebung von Zusatzbeiträgen gezwungen sind, wur-de der Bundeszuschuss angehoben. Für 2009 wurde er von 4 Mrd. Euro auf 7,2 Mrd. Euro erhöht, für 2010 von 5,5 Mrd. auf 11,8 Mrd. Euro (§ 221 SGB V). Die Frist für die Rückzahlung eines dennoch zur Vermeidung von Beitragssatzerhöhungen eventuell erforderlichen «Liquiditätsdarlehens» des Bundes für die Krankenkassen wurde um ein Jahr auf Ende 2011 verschoben (§ 271 Abs. 3 SGB V).

- **Förderung von Krankenhausinvestitionen:** Für die Förderung zu-sätzlicher Investitionen insbesondere der Kommunen stellte der Bund 10 Mrd. Euro zur Verfügung, unter der Bedingung, dass die Länder aus eigenen Mitteln weitere 25 % hinzugeben. In der Auflis-tung der Investitionsschwerpunkte sind im Gesetz unter anderem auch Krankenhäuser genannt (§ 3 Zukunftsinvestitionsgesetz).

Wenige Monate vor dem Ende der Legislaturperiode entwickelte sich eine lediglich als Aktualisierung des Arzneimittelgesetzes geplante 15. AMG-Novelle zu einer weiteren «mittelgroßen» Gesundheitsreform. Im Verlauf des Gesetzgebungsprozesses wurde der Entwurf um zahlrei-che über das Arzneimittelrecht hinausgehende Regelungsbereiche er-weitert. Darunter befanden sich unter anderem eine erneute Änderung der Risikostruktur-Ausgleichsverordnung, Änderungen des SGB V und des Krankenhausentgeltgesetzes. Alle drei Rechtsvorschriften waren erst wenige Monate oder Wochen zuvor im GKV-OrgWG und KHRG zum Teil umfangreichen Änderungen unterworfen worden.

Die folgende Zusammenfassung der **15. AMG-Novelle**[57] beschränkt sich auf die für dieses Buch wichtigsten Änderungen:

---

57 Gesetz zur Änderung arzneimittelrechtlicher und anderer Vorschriften vom 17. Juli 2009 (BGBl. I, S. 1990)

- **Anpassungen des Arzneimittelgesetzes an europäische Verordnungen:** Dieser Regelungsbereich war der eigentliche Ausgangspunkt des Gesetzentwurfes. In einzelnen Bereichen des Arzneimittelrechts bestand die Notwendigkeit der Anpassung an mehrere, in den letzten Jahren in Kraft getretene europäische Verordnungen. Dies betraf insbesondere Vorschriften zur Zulassung von Kinderarzneimitteln und Arzneimitteln für neuartige Therapien (z. B. Gewebe und Gewebezubereitungen, Tissue Engineering) (Art. 1). Zudem wurden Regelungen in das AMG eingefügt, die die Bekämpfung der Einfuhr und des Verkaufs von gefälschten Arzneimitteln erleichtern sollen (§ 73 Abs. 1b sowie § 74 AMG).

- **Sicherstellungsauftrag für pharmazeutische Unternehmen und Arzneimittelgroßhändler:** Bislang hatten lediglich die öffentlichen Apotheken einen Sicherstellungsauftrag für die bedarfsgerechte Arzneimittelversorgung der Bevölkerung zu erfüllen. Da sie ihren Sicherstellungsauftrag jedoch nur erfüllen können, wenn sie mit allen erforderlichen Arzneimitteln angemessen und kontinuierlich von Großhändlern beliefert werden, und Großhändler zur Erfüllung dieser Aufgabe wiederum in ausreichendem Maße von pharmazeutischen Unternehmen beliefert werden müssen, werden alle drei Beteiligten in den öffentlichen Sicherstellungsauftrag einbezogen. Apotheken wird ein Anspruch auf angemessene und kontinuierliche Belieferung gegenüber Großhändlern eingeräumt und Großhändlern ein Anspruch gegenüber pharmazeutischen Unternehmen (§ 52b AMG). Die Neuregelung diente zum einen der Umsetzung einer EU-Richtlinie, reagierte zum anderen aber auch auf entsprechende Probleme in der Arzneimittelversorgung in Deutschland. So waren Pharmaunternehmen in der letzten Zeit dazu übergegangen, einzelne, besonders umsatzstarke Arzneimittel nicht mehr an den Großhandel auszuliefern, sondern am Großhandel vorbei direkt an Apotheken.

- **Sicherungsregelungen gegen «Upcoding» im Rahmen des Risikostrukturausgleichs:** Im Rahmen des Gesundheitsfonds sind die Einnahmen der einzelnen Krankenkassen insbesondere von der Zuordnung ihrer Versicherten zu einer der 80 Krankheitsartengruppen abhängig, die als Grundlage für die versichertenbezogenen Zuweisungen aus dem Gesundheitsfonds dienen. Die Zuordnung wiederum ist insbesondere von der Diagnosestellung durch die behandelnden Ärzte und vom Arzneimittelbedarf abhängig. In den ersten Monaten nach Inkrafttreten des Gesundheitsfonds zahlten einige Kassen für eine «Überprüfung» der Diagnosen ihrer Versicherten gesonderte Honorare an Hausärzte, offensichtlich, um zumindest bei einem Teil der Versicherten eine Höhergruppierung und dadurch auch höhere Zuwendungen aus dem Gesundheitsfonds zu erreichen. Als Reaktion auf diese Praxis wurde das Bundesversicherungsamt beauftragt, die Datenmeldungen der Krankenkassen für den Risikostrukturausgleich auf ihre Richtigkeit hin zu überprüfen (§ 273 SGB V). Es soll kassenübergreifende Vergleichsanalysen durchführen, um Auffälligkeiten festzustellen, und bei Feststellung von Auffälligkeiten einzelne Kassen einer Einzelfallprüfung unterziehen. Werden unzulässige Höhergruppierungen festgestellt, sind die Zuweisungen an die betreffende Kasse entsprechend zu kürzen.

• **Transparenz der Arzteinkommen in der vertragsärztlichen Versorgung:** Als im Frühjahr 2009 eine über Monate andauernde öffentliche Auseinandersetzung um die Honorarreform 2009 und ihre Auswirkungen auf die Ärzteeinkommen geführt wurde, offenbarte sich ein Mangel an verlässlichen und zeitnahen Daten über die Vergütung und das Einkommen niedergelassener Ärzte. Die verfügbaren Daten boten zudem zu wenig Differenzierung nach Arztgruppen und Regionen. Um diesen Mangel zu beheben, wurde der gemeinsam von Kassenärztlicher Bundesvereinigung und Krankenkassen besetzte Bewertungsausschuss verpflichtet, vierteljährlich Daten und Berichte über die aktuelle Entwicklung der Vergütungs- und Leistungsstruktur der vertragsärztlichen Versorgung an das BMG zu liefern (§ 87 Abs. 3a SGB V). Das BMG wiederum hat diese Berichte umgehend dem Bundestag vorzulegen.

• **Finanzierung ambulanter und stationärer Hospizdienste:** Die Höhe der Krankenkassenleistungen für stationäre Hospizdienste war zuvor als Satzungsleistung von den einzelnen Kassen festzulegen. Dies führte dazu, dass Versicherte die Kosten der Hospizversorgung in sehr unterschiedlichen Umfang selbst tragen mussten. Durch eine Neuregelung wurde den Kassen vorgegeben, dass sie zukünftig bei Erwachsenen 90 % der zuschussfähigen Kosten stationärer Hospizleistungen zu tragen haben, bei Kinderhospizen sind es 95 % (§§ 37b und 39a SGB V). Ambulante Hospizleistungen sind durch einen angemessenen Zuschuss zu den Personalkosten zu fördern.

- **Krankengeld für Selbständige:** Durch das GKV-WSG war zum 1. Januar 2009 für in der GKV versicherte Selbständige der Anspruch auf Krankengeld entfallen. Als Ersatz waren die Krankenkassen aufgefordert, den betroffenen Mitgliedern Krankengeld als Wahltarif anzubieten. Zahlreiche Krankenkassen boten daraufhin solche Wahltarife zu Beitragssätzen an, die nach Alter gestaffelt waren. Dies führte zu teilweise deutlichen Mehrbelastungen der betroffenen älteren Mitglieder.[58] Um dem entgegen zu wirken, wurde für Selbständige wieder ein gesetzlicher Anspruch auf Krankengeld als Teil des GKV-Leistungskatalogs eingeräumt (§ 44 Abs. 2 SGB V). Sie können seit dem 1. August 2009 wählen zwischen dem «gesetzlichen» Krankengeld und einem weiterhin möglichen Krankengeld-Wahltarif, der beispielsweise gegen Zahlung einer entsprechenden Prämie höhere Krankengeldzahlungen vorsieht. Zugleich wurde den Krankenkassen grundsätzlich untersagt, Beiträge gestaffelt nach Alter, Geschlecht oder Krankheitsrisiko zu erheben (§ 53 Abs. 6 SGB V).

- **Öffnung der Pflegeausbildung für Hauptschulabsolventen:** Zugangsvoraussetzung für die Gesundheits- und Krankenpflege sowie für die Altenpflege war bislang ein Realschulabschluss. Unter Verweis auf einen für die Zukunft befürchteten Fachkräftemangel wurde der Zugang auch für Bewerberinnen mit einem zehnjährigen Hauptschulabschluss geöffnet (§ 5 KrpflG).

---

58 Problematisch war an dieser Praxis von Krankenkassen nicht nur, dass daraus Mehrbelastungen älterer Mitglieder resultieren, sondern vor allem dass es sich bei der Staffelung von Beiträgen nach Alter um eine Form risikoäquivalenter Beitragssatzerhebung handelt, die dem sozialen Charakter der GKV widerspricht. In der GKV werden Beiträge – als Ausdruck des Solidarprinzips – einkommensabhängig erhoben. Risikoäquivalenz ist ein Grundprinzip der PKV.

Bei der Bundestagswahl vom 27. September 2009 errangen CDU/CSU und FDP zusammen die Mehrheit der Sitze und bildeten eine konservativ-liberale Koalition, die die vorherige Große Koalition aus CDU/CSU und SPD ablöste. Auf dem Gebiet der Gesundheitspolitik beschloss die neue Regierungskoalition bis Ende 2011 eine Reihe von Gesetzen, die im Folgenden überblicksartig kurz vorgestellt werden.

Am 1. April 2010 trat das **Sozialversicherungs-Stabilisierungsgesetz**[59] (SozVersStabG) in Kraft, das für die gesetzliche Krankenversicherung als wichtigste Neuregelung die Zahlung eines einmaligen Bundeszuschusses an den Gesundheitsfonds in Höhe von 3,9 Mrd. Euro für das Jahr 2010 vorsah (§ 221a SGB V). Der Zuschuss sollte zum Ausgleich konjunkturbedingter Einnahmeausfälle der gesetzlichen Krankenversicherung dienen.

Das **GKV-Änderungsgesetz**[60] (GKV-ÄndG) trat am 30. Juli 2010 in Kraft und enthielt neben mehreren Regelungen zur Verwaltungsorganisation der Krankenkassen als wichtigste Änderungen die Erhöhung des Herstellerabschlags für Arzneimittel ohne Festbetrag von zuvor 6 % auf 16 % sowie ein Ausschluss von Preiserhöhungen für diese Arzneimittel bis Ende 2013. Beide Maßnahmen sollten zur Entlastung der Krankenkassen auf der Ausgabenseite und Verhinderung eines vom Schätzerkreis beim Bundesversicherungsamt vorausberechneten Defizits dienen. Das durch beide Maßnahmen zu erzielende Einsparvolumen wurde von der Bundesregierung auf insgesamt ca. 1,2 Mrd. Euro jährlich geschätzt.

Zum 1. Januar 2011 traten zwei weitere Gesetze mit zum Teil weit reichenden Änderungen des GKV-Rechts in Kraft. Das **Arzneimittelmarktneuordnungsgesetz**[61] (AMNOG) führte ein System zur Nutzen-

---

59 Gesetz zur Stabilisierung der Finanzlage der Sozialversicherungssysteme und zur Einführung eines Sonderprogramms mit Maßnahmen für Milchviehhalter sowie zur Änderung anderer Gesetze (Sozialversicherungs-Stabilisierungsgesetz – SozVersStabG) vom 14. April 2010 (BGBl. I, S. 410).

60 Gesetz zur Änderung krankenversicherungsrechtlicher und anderer Vorschriften vom 24. Juli 2010 (BGBl. I, S. 983).

61 Gesetz zur Neuordnung des Arzneimittelmarktes in der gesetzlichen Krankenversicherung (Arzneimittelmarktneuordnungsgesetz – AMNOG) vom 22. Dezember 2010 (BGBl. I, S. 2262).

bewertung für neue Arzneimittel und erstmals direkte Preisverhandlungen zwischen dem GKV-Spitzenverband und Arzneimittelherstellern ein. Zudem wurden zur weiteren finanziellen Entlastung der Krankenkassen die Preiszuschläge des Arzneimittelgroßhandels abgesenkt und die von den Apotheken den Krankenkassen zu gewährenden Rabatte erhöht.[62]

Das **GKV-Finanzierungsgesetz**[63] (GKV-FinG) enthielt als wichtigste Regelungen die Erhöhung des allgemeinen Beitragssatzes von 14,9 % auf 15,5 % zum 1. Januar 2011 und den Einstieg in eine grundlegende Änderung der Krankenkassenfinanzierung. Orientiert am «Gesundheitsprämienmodell» der CDU sollte mit den Neuregelungen ein schrittweiser Übergang vom bisherigen System einkommensabhängiger Arbeitgeber- und Arbeitnehmerbeiträge auf ein System einkommensunabhängiger, für alle Mitglieder gleich hohen Beitragspauschalen eingeleitet werden.[64] Mit dem Gesetz wurden erste Schritte auf diesem Weg festgelegt. So soll der Arbeitgeberbeitrag in Zukunft nicht weiter erhöht werden. Sofern Krankenkassen mehr Ausgaben haben, als sie Zuweisungen des Gesundheitsfonds erhalten, sollen sie ihren zusätzlichen Finanzierungsbedarf zukünftig allein durch steigende Zusatzbeiträge der Mitglieder decken. Zusatzbeiträge dürfen seit 2011 zudem nicht mehr einkommensabhängig, sondern nur noch als einkommensunabhängige Pauschalen erhoben werden (§ 242 SGB V). Gering verdienende Mitglieder sollen unter bestimmten Bedingungen einen steuerfinanzierten Zuschuss zu ihren Krankenkassenbeiträgen erhalten, um eine finanzielle Überforderung zu vermeiden (von der Regierung «Sozialausgleich» genannt) (§ 242b Abs. 2 SGB V).[65] Eine weitere wichtige Änderung war die Herabsetzung der Wartezeit für freiwillig Versi-

---

62 Die Darstellung der einzelnen Regelungen erfolgt im Kapitel zur Arzneimittelversorgung.

63 Gesetz zur nachhaltigen und sozial ausgewogenen Finanzierung der Gesetzlichen Krankenversicherung (GKV-Finanzierungsgesetz – GKV-FinG) (BGBl. I, S. 2309).

64 Ursprünglich wurden die geplanten Beitragspauschalen im CDU-Konzept «Kopfpauschalen» genannt, wegen der eher negativen Konnotationen eines solchen Begriffs wurde er 2005 umgewandelt in den Begriff «Gesundheitsprämien».

65 Auf die Einzelheiten der Neuregelungen wird im Kapitel zur gesetzlichen Krankenversicherung näher eingegangen.

cherte der GKV vor einem Wechsel von der GKV zur PKV. Die Frist war im GKV-WSG 2007 von der großen Koalition auf Verlangen der SPD von zuvor einem Jahr auf drei Jahre heraufgesetzt worden und wurde nun wieder auf ein Jahr verkürzt (§ 6 Abs. 1 SGB V). Für den Bereich der vertragsärztlichen und vertragszahnärztlichen Versorgung wurden Verbesserungen der ärztlichen Vergütungen beschlossen, und die Vergütungen im Rahmen der hausarztzentrierten Versorgung wurden auch dem Grundsatz der Beitragssatzstabilität unterworfen. Sie dürfen seit 2011 nicht stärker steigen als die Veränderungsrate der beitragspflichtigen Einnahmen der Krankenkassenmitglieder.

Die nächste größere gesetzgeberische Intervention erfolgte mit dem **GKV-Versorgungsstrukturgesetz**[66] (GKV-VStG). Es trat zum 1. Januar 2012 in Kraft, und in seinem Zentrum standen Neuregelungen vor allem der vertragsärztlichen Bedarfsplanung und Zulassung.[67] Damit reagierte die Regierung auf eine zunehmende öffentliche Diskussion über die Unterversorgung ländlicher Gebiete, vor allem in Ostdeutschland, und eine zugleich zu verzeichnende Überversorgung in städtischen Ballungsgebieten und dort wiederum insbesondere in eher «wohlhabenden» Stadtteilen.

• **Maßnahmen gegen eine vertragsärztliche Unterversorgung:** Um einer Unterversorgung in ländlichen Regionen, aber auch in einzelnen Stadtteilen großer Städte, besser begegnen zu können, wurden die Gestaltungsfreiräume der zuständigen Planungsgremien auf Landesebene erweitert. Sie dürfen zukünftig von den bundesweit geltenden Bedarfsplanungsrichtlinien des Gemeinsamen Bundesausschusses abweichen, um regionale Besonderheiten sowohl bei der demografischen Entwicklung als auch der Morbiditätsentwicklung besser zu berücksichtigen (§ 99 Abs. 1 SGB V). Bei dem Zuschnitt der regionalen Planungsbereiche ist zudem stärker als bislang darauf zu achten, dass eine flächendeckende Versorgung

---

66 Gesetz zur Verbesserung der Versorgungsstrukturen in der gesetzlichen Krankenversicherung (GKV-Versorgungsstrukturgesetz – GKV-VStG) (BGBl. I, S. 2983).

67 An dieser Stelle kann nur ein kursorischer Überblick gegeben werden. Auf die näheren Einzelheiten sowie übrige, hier nicht erwähnte Neuregelungen wird in den Kapiteln zu den einzelnen Teilsystemen näher eingegangen.

sichergestellt ist. Damit wurde insbesondere auf die Kritik an bislang häufig zu großen Planungsbezirken reagiert, die eine Ungleichverteilung innerhalb eines Planungsbezirks nicht verhindern konnten. Eine Großstadt wie Berlin beispielsweise in der Bedarfsplanung als einen Planungsbereich zu fassen, bietet planungsrechtlich keine Handhabe zur Verhinderung von Ungleichverteilungen zwischen den verschiedenen Stadtteilen. Das Gesetz enthält darüber hinaus mehrere Ansatzpunkte für die Förderung der Niederlassung in unterversorgten Planungsbereichen. So kann beispielsweise ein «Strukturfonds» eingerichtet werden, der gemeinsam von Kassenärztlicher Vereinigung und Krankenkassen finanziert wird und u. a. Mittel bereit stellen soll für Förderung von Investitionskosten bei Neuniederlassungen oder Stipendien für Studierende, die sich verpflichten, später in unterversorgten Gebieten tätig zu werden (§ 105 Abs. 1a SGB V). In gewisser Beziehung ein «Systembruch» ist die neu geschaffene Möglichkeit für Gemeinden in unterversorgten Regionen, eigene Einrichtungen der unmittelbaren medizinischen Versorgung zu betreiben und dazu eigene Ärzte anzustellen (§ 105 Abs. 5 SGB V). Allerdings ist dies nur auf begründete Ausnahmefälle beschränkt und bedarf der Zustimmung der zuständigen Kassenärztlichen Vereinigung.

- **Maßnahmen gegen vertragsärztliche Überversorgung:** Um Überversorgung zu verhindern oder eine bestehende zu beseitigen, enthält das Gesetz mehrere Regelungen, die vor allem darauf zielen, die Neuniederlassung zu erschweren oder freiwerdende Praxen nicht wieder zu besetzen (§§ 103 Abs. 3a, 105 Abs. 3 SGB V).

- **Stärkung des Ländereinflusses auf die ambulante ärztliche Versorgung:** Ein weiterer, wenn auch nur sehr begrenzter «Systembruch» ist die Stärkung der Länder und ihr Vordringen in den Bereich der vertragsärztlichen Bedarfsplanung. Sie erhalten erstmals ein Mitberatungsrecht im Gemeinsamen Bundesausschuss bei Entscheidungen über die vertragsärztliche Bedarfsplanung (§ 92 Abs. 7e SGB V). Auf Landesebene wird ihre Stellung insofern gestärkt, als der von der gemeinsamen Selbstverwaltung aus KV und Krankenkassen beschlossene Bedarfsplan der zuständigen Landesbehörde vorgelegt werden muss und von ihr beanstandet werden kann (§ 99 Abs. 1 SGB V). Im Konfliktfall erhält das Land sogar das Recht, den Bedarfsplan auf dem Weg einer sogenannten «Ersatzvornahme» durch Rechtsverordnung selbst festzulegen (§ 14 Abs. 2 Ärzte-ZV). Für Fragen der sektorübergreifenden Versorgung kann jedes Bundesland zudem ein – dem G-BA nachempfundenes – «gemeinsames Landesgremium» einrichten (§ 90a SGB V).

Zwar stand die Bedarfsplanung der vertragsärztlichen Versorgung im Mittelpunkt des GKV-Versorgungsstrukturgesetzes, sie war aber nicht der einzige Bereich, für den Änderungen beschlossen wurden. Im Folgenden werden einige der wichtigsten Neuregelungen angesprochen.

- **Schutz der Versicherten bei Insolvenz oder Schließung einer Krankenkasse:** Für den Fall der Insolvenz oder Schließung einer Krankenkasse wurde das Krankenkassenrecht um zusätzliche Regelungen erweitert, die einen reibungslosen Wechsel der Versicherten zu einer anderen Krankenkasse sicherstellen sollen (u. a. § 155 Abs. 2 SGB V).

- **Einführung «erweiterter Satzungsleistungen» der Krankenkassen:** Es wurde ein Katalog von Leistungsbereichen definiert, für den Krankenkassen ab 2012 erlaubt ist, über den allgemeinen Leistungskatalog hinausgehende Satzungsleistungen anzubieten (§ 11 Abs. 6 SGB V).

- **Berufung unparteiischer Mitglieder des Gemeinsamen Bundesausschusses:** Die Vorschläge der im G-BA vertretenen Spitzenverbände für die Ernennung unparteiischer Mitglieder, insbesondere des Vorsitzenden, müssen zukünftig dem Gesundheitsausschuss des Bundestages vorgelegt werden. Der Ausschuss kann einer Berufung widersprechen, wenn er die Unabhängigkeit oder Unparteilichkeit der vorgeschlagenen Person nicht gewährleistet sieht (§ 91 Abs. 2 SGB V). Die Amtszeit des Vorsitzenden wurde auf sechs Jahre verlängert, eine weitere Amtsperiode wurde ausgeschlossen. Beschlüsse des G-BA, durch die bisherige Krankenkassenleistungen aus dem Leistungskatalog gestrichen werden, bedürfen zukünftig nicht mehr nur einer einfachen, sondern einer Zweidrittelmehrheit des G-BA (§ 91 Abs. 7 SGB V). Bei Entscheidungen über die vertragsärztliche Bedarfsplanung erhalten zwei Vertreter der Länder ein Mitberatungsrecht, die Vertreter werden von der Gesundheitsministerkonferenz benannt (§ 92 Abs. 7e SGB V).

- **Einführung einer sektorübergreifenden «spezialfachärztlichen Versorgung»:** Für einen im Gesetz festgelegten Katalog von Erkrankungen mit schweren Verlaufsformen, seltenen Erkrankungen und hochspezialisierten Leistungen wird eine neue, sektorübergreifende Form der medizinischen Versorgung eingeführt, die «ambulante spezialfachärztliche Versorgung» (§ 116b SGB V). Der G-BA hat hierfür Bedingungen und Anforderungen für die Teilnahme von Leistungserbringern festzulegen, und die Krankenkassen werden die betreffenden Leistungen gesondert vergüten. Da es sich um Leistungen handelt, für die sehr spezielle und hohe fachliche Kompetenz sowie besondere apparative Ausstattung erforderlich ist, werden voraussichtlich vor allem Krankenhäuser als Leistungserbringer in Frage kommen.

- **Rechtsformen für Medizinische Versorgungszentren:** Medizinische Versorgungszentren dürfen zukünftig nur in der Rechtsform einer Personengesellschaft, eingetragenen Genossenschaft oder GmbH gegründet werden (§ 95 Abs. 1a SGB V). Dadurch sollen vor allem Aktiengesellschaften ausgeschlossen werden, da der Betrieb eines MVZ als AG nach Einschätzung der Regierungskoalition die Gefahr begründe, «dass medizinische Entscheidungen von Kapitalinteressen beeinflusst werden» (BT-Drs. 17/6906: 71).

- **Verbot höherer Preise in «Privatkliniken»:** Für die Behandlung in Einrichtungen, die mit dem Krankenhaus organisatorisch verbunden sind und in räumlicher Nähe zu ihm liegen, dürfen für die allgemeinen Krankenhausleistungen keine höheren Entgelte verlangt werden, als das DRG-System oder die BPflV vorsehen (§ 17 Abs. 1 KHG). Diese Regelung richtet sich gegen die in den letzten Jahren zunehmend zu beobachtende Ausgründung sogenannter «Privatkliniken» durch Plankrankenhäuser, bei denen es sich oft nur um «umdeklarierte» Gebäudeteile handelt, in denen ausschließlich Privatpatienten versorgt werden. Zweck der Gründung solcher «Privatkliniken» war es in der Regel, für die allgemeinen Krankenhausleistungen höhere Preise als im DRG-System verlangen zu können.

- **Wegfall des Vorrangs der Beitragssatzstabilität für die vertrags-zahnärztlichen Vergütungen:** Während für die vertragsärztliche Versorgung die seit 1993 geltende Anbindung der Vergütungen an die Entwicklung der beitragspflichtigen Einnahmen der Kranken-kassenmitglieder bereits 2009 aufgehoben worden war, galt sie für die vertragszahnärztlichen Vergütungen weiterhin. Durch das GKV-VStG entfällt der Vorrang der Beitragssatzstabilität nun auch für die vertragszahnärztliche Versorgung, und es gelten ähnliche Regelun-gen wie für die morbiditätsbedingte Gesamtvergütung der Vertrags-ärzte (§ 85 SGB V).

- **Verbot der Vorteilsnahme für Vertragsärzte:** Vor dem Hinter-grund verschiedener in den letzten Jahren bekannt gewordener Fälle wechselseitiger Patientenzuweisungen zum Zweck der Erzielung wirtschaftlicher Vorteile wurde im Sozialrecht nun ausdrücklich festgestellt, dass solche Zuweisungen verboten und ein Verstoß ge-gen die vertragsärztlichen Pflichten sind. Vertragsärzte dürfen für die Zuweisungen von Patienten kein Entgelt oder sonstige wirt-schaftliche Vorteile nehmen oder gewähren (§ 73 Abs. 7 SGB V). Das gilt auch für die unentgeltliche Überlassung von Geräten, Räu-men etc. (§ 128 Abs. 2 SGB V gilt entsprechend). Die Gewährung oder Entgegennahme von wirtschaftlichen Vorteilen verstößt gegen die vertragsärztlichen Pflichten (§ 128 Abs. 5a SGB V) und kann folglich mit Sanktionen bis hin zum Entzug der Vertragsarztzulas-sung geahndet werden.

Im Laufe des Jahres 2012 nahm die Regierungskoalition eine weitere, bereits seit längerem anstehende und diskutierte Reform der Pflegever-sicherung in Angriff. Noch aus der Zeit der großen Koalition stand insbesondere eine Neudefinition des Pflegebedürftigkeitsbegriffs an. Der dem Pflegeversicherungsgesetz zugrunde liegende Begriff der Pfle-gebedürftigkeit ist seit langem in der Kritik, insbesondere weil er Pflegebedürftigkeit auf körperliche Defizite in drei Bereichen (Körperpflege, Ernährung, Mobilität) reduziert und dadurch vor allem Menschen mit kognitiven Einschränkungen weitgehend von den Leistungen der Pflegeversicherung ausschließt. Auf diese Kritik war bereits durch die Einfügung einzelner, verbesserter Leistungen für sogenannte «Personen mit eingeschränkter Alltagskompetenz» reagiert worden, das Kernproblem blieb aber ungelöst. Im Oktober 2006 berief das BMG schließlich einen Beirat und beauftragte ihn mit der Entwicklung eines neuen Pflegebedürftigkeitsbegriffs. Der Beirat legte seinen Abschlussbericht im Januar 2009 vor (BMG 2009). Da im Herbst 2009 Bundestagswahlen anstanden, war dies jedoch zu spät, um die Vorschläge im Rahmen einer Reform der Pflegeversicherung noch vor Ablauf der Legislaturperiode beschließen zu können.

Die im Herbst 2009 gewählte neue Regierungskoalition vereinbarte im Koalitionsvertrag eine Reform der Pflegeversicherung, zu der auch eine Neudefinition des Pflegebedürftigkeitsbegriffes gehören sollte. Da es jedoch innerhalb der Regierungskoalition erhebliche Differenzen über die Ausgestaltung einer geplanten staatlich geförderten privaten Pflegezusatzversicherung gab, verzögerte sich Einbringung eines Gesetzentwurfes. Die Eckpunkte eines Pflege-Neuausrichtungs-Gesetzes (PNG) wurden erst im November 2011 im Kabinett beschlossen, und der Gesetzentwurf wurde erst im April 2012 in den Bundestag eingebracht. Im Herbst 2012 stimmte schließlich auch der Bundesrat zu, sodass die Reform zum 1. Januar 2013 in Kraft treten konnte.

Im Folgenden werden die wichtigsten Inhalte des **Pflege-Neuausrichtungs-Gesetzes** (PNG) kurz vorgestellt:

- **Pflegeberatung**: Die mit dem Pflege-Weiterentwicklungsgesetz 2008 eingeführte Pflegeberatung wird weiter entwickelt. Die Pflegekassen werden verpflichtet, den Antragstellern unmittelbar nach Eingang des erstmaligen Antrags entweder einen konkreten Beratungstermin zu nennen oder einen Beratungsgutschein auszustellen, den die Versicherten zu Lasten der Pflegekasse bei unabhängigen Beratungsstellen einlösen können (§ 7b Abs. 1 SGB XI). Pflegeberatung hat auf Wunsch des Versicherten in dessen häuslicher Umgebung stattfinden.

- **Pflegebegutachtung:** Bislang erfolgte die Begutachtung ausschließlich durch den Medizinischen Dienst oder für ihn tätige freiberufliche Gutachter. Zukünftig sind für die Feststellung von Pflegebedürftigkeit erstmals auch unabhängige Gutachter zugelassen, die ausdrücklich nur ihrem Gewissen unterworfen sein sollen (§ 18 Abs. 3a SGB XI). Soweit nicht innerhalb von vier Wochen nach der Antragstellung eine Begutachtung durch den MDK erfolgt ist, muss die Pflegekasse dem Antragsteller mindestens drei unabhängige Gutachter zur Auswahl nennen (§ 18 Abs. 3a SGB XI). Der GKV-Spitzenverband hat Richtlinien zur Beauftragung von unabhängigen Gutachtern zu erlassen, in denen insbesondere die Anforderungen an die Qualifikation und die Unabhängigkeit der Gutachter sowie zur Sicherstellung der Einhaltung einschlägiger Vorschriften geregelt werden. Die Richtlinien bedürften der Zustimmung des BMG (§ 53 SGB XI).

- **Leistungen für demenziell erkrankte Versicherte:** Im Vorgriff auf einen neuen Pflegebedürftigkeitsbegriff ist in einer «Übergangsregelung» festgelegt, dass Personen mit erheblich eingeschränkte Alltagskompetenz verbesserte Leistungen erhalten (§ 123 SGB XI).

- **Ambulant betreute Wohngruppen:** Versicherte haben zukünftig einen Anspruch auf finanzielle Förderung für die Gründung und den Aufbau von ambulanten Pflege-WGs. Es wird eine Anschubfinanzierung bei Gründung von ambulant betreuten Wohngruppen in Höhe von einmalig bis zu 2500 Euro pro Pflegebedürftigem und maximal bis zu 10 000 Euro je WG eingeführt (§ 45e Abs. 1 SGB XI). Für die Versorgung in einer ambulant betreuten Wohngruppe steht den Versicherten ein Zuschlag von monatlich 200 Euro zu, der allerdings an die Voraussetzung geknüpft ist, dass in der Wohngruppe regelmäßig mindestens drei Pflegebedürftige leben und dort eine Pflegekraft tätig ist (§ 38a Abs. 1 SGB XI).

- **Kurzzeitpflege/Verhinderungspflege:** Zusätzlich zu den Leistungen für Kurzzeitpflege oder Verhinderungspflege wird die Hälfte des bisher bezogenen Pflegegeldes bis zu vier Wochen je Kalenderjahr fortgewährt (§ 37 Abs. 2 SGB XI).

- **Beitragssatzerhöhung:** Der Beitragssatz wird zum 1. Januar 2013 auf 2,05 % angehoben (§ 55 SGB XI). Damit soll insbesondere die Finanzierbarkeit der neuen Leistungen sichergestellt werden.

- **Private Pflege-Zusatzversicherung:** Es wird eine staatliche Förderung für private Pflege-Zusatzversicherungen eingeführt. Versicherte erhalten einen steuerfinanzierten Zuschuss in Höhe von monatlich fünf Euro, sofern sie eine private Pflege-Zusatzversicherung abschließen und die Prämie mindestens 10 Euro im Monat beträgt (§ 127 SGB XI). Der Zuschuss wird aus Mitteln des Bundes finanziert, auf Antrag gewährt und über die Deutsche Rentenversicherung Bund ausgezahlt. Bei Abschluss einer Pflege-Zusatzversicherung ist das Versicherungsunternehmen bevollmächtigt, die Zulage zu beantragen (§ 128 SGB XI). Förderungswürdig sind Pflege-Zusatzversicherungen, die bestimmte gesetzlich festgelegte Voraussetzungen erfüllen (§ 127 Abs. 2 SGB XI). Zu den Voraussetzungen gehört insbesondere, dass sie alle Antragsteller aufnehmen und auf das ordentliche Kündigungsrecht sowie auf eine Risikoprüfung, die Vereinbarung von Risikozuschlägen und Leistungsausschlüssen verzichten.

Der kursorische Überblick über die wichtigsten Gesundheitsreformen endet mit dem im Herbst 2012 erreichten Stand. Da davon auszugehen ist, dass auch zukünftig fast in monatlichem Abstand Änderungen an den gesetzlichen Regelungen des Gesundheitsbereiches vorgenommen werden, kann die nachfolgende Darstellung des deutschen Gesundheitssystems nur eine Momentaufnahme eines durch politische Eingriffe ständig in Bewegung gehaltenen Systems sein. Die Grundzüge des Systems erwiesen sich allerdings bislang – das dürfte durch den historischen Rückblick deutlich geworden sein – als sehr stabil. Diese Stabilität ist – um auf die Einleitung dieses Kapitels zurückzukommen – vor allem auf die Stabilität grundlegender sozialpolitischer Überzeugungen zurückzuführen. Aufgrund dieser fundamentalen und zugleich überragenden Bedeutung sollen darum vor einer Systemdarstellung zunächst die Grundprinzipien der sozialen Sicherung im Falle von Krankheit und Pflegebedürftigkeit erläutert werden.

Literatur

Historische Entwicklung der sozialen Sicherung bis 1945

Frerich, J.; Frey, M. (1996a): Handbuch der Geschichte der Sozialpolitik in Deutschland. Band 1: Von der vorindustriellen Zeit bis zum Ende des Dritten Reiches, 2. Aufl. München; Wien: Oldenbourg.

Hentschel, Volker (1983): Geschichte der deutschen Sozialpolitik (1880–1980). Frankfurt/M.: Suhrkamp.

Jetter, D. (1986): Das europäische Hospital. Von der Spätantike bis 1800. Stuttgart: Kohlhammer.

Labisch, A.; Spree, R. (Hrsg.) (2001): Krankenhaus-Report 19. Jahrhundert. Krankenhausträger, Krankenhausfinanzierung, Krankenhauspatienten. Frankfurt/Main: Campus.

Sachße, C.; Tennstedt, F. (1988–2012): Geschichte der Armenfürsorge in Deutschland. Band 1–4. Stuttgart: Kohlhammer.

Stolleis, Michael (2003): Geschichte des Sozialrechts in Deutschland. Stuttgart: Lucius & Lucius.

Zöllner, D. (1981): Landesbericht Deutschland. In: Köhler, P. A.; Zacher, H. F. (Hrsg.): Ein Jahrhundert Sozialversicherung in der Bundesrepublik Deutschland, Frankreich, Großbritannien, Österreich und der Schweiz. Berlin: Duncker & Humblot, S. 45–180.

Historische Entwicklung des Gesundheitswesens in der alten BRD

Alber, J. (1989): Der Sozialstaat in der Bundesrepublik 1950–1983. Frankfurt/New York: Campus.

Alber, J. (1992): Das Gesundheitswesen der Bundesrepublik Deutschland. Entwicklung, Struktur und Funktionsweise. Frankfurt/M. Campus.

Bethusy-Huc, V. Gräfin von (1976): Das Sozialleistungssystem der Bundesrepublik Deutschland. Tübingen: Mohr.

Deppe, H.-U. (1987): Krankheit ist ohne Politik nicht heilbar. Frankfurt/Main: Suhrkamp.

Frerich, J.; Frey, M. (1996c): Handbuch der Geschichte der Sozialpolitik in Deutschland. Band 3: Sozialpolitik in der Bundesrepublik Deutschland bis zur Herstellung der Deutschen Einheit, 2. Aufl. München; Wien: Oldenbourg.

Simon, M. (2000): Krankenhauspolitik in der Bundesrepublik Deutschland. Historische Entwicklung und Probleme der politischen Steuerung stationärer Krankenversorgung. Wiesbaden: Westdeutscher Verlag.

Historische Entwicklung des Gesundheitswesens der DDR

Frerich, J.; Frey, M. (1996b): Handbuch der Geschichte der Sozialpolitik in Deutschland. Band 2: Sozialpolitik in der Deutschen Demokratischen Republik. München; Wien: Oldenbourg.

Schmidt, M. G. (2004): Sozialpolitik der DDR. Wiesbaden: Verlag für Sozialwissenschaften.

SVRKAiG, Sachverständigenrat für die Konzertierte Aktion im Gesundheitswesen (1991): Das Gesundheitswesen im vereinten Deutschland. Jahresgutachten 1991. Baden-Baden: Nomos.

Einen guten und leicht zugänglichen Überblick über die wichtigsten Inhalte gesundheitspolitischer Reformen ab dem Gesundheitsreformgesetz 1989 bietet die online zugängliche **Reformdatenbank** des AOK-Bundesverbandes. Die Online-Datenbank ermöglicht auch die gezielte Suche nach bestimmten Themengebieten wie beispielsweise die Suche nur nach Neuregelungen für Versicherte, Ärzte, Krankenhäuser und Krankenkassen. Über eine Volltextsuche ist es zudem möglich, die Datenbankeinträge mit frei gewählten Suchbegriffen zu durchsuchen wie beispielsweise «Arzneimittel», «Zuzahlungen» etc.

Onlinezugang unter: www.aok-bv.de/politik/reformaktuell/reformdatenbank

Materialien, Hintergrundinformationen und kritische Kommentare zu aktuellen Entwicklungen in Gesundheitssystem und Gesundheitspolitik bietet die Internetseite http://www.forum-gesundheitspolitik.de.

3 Grundprinzipien der sozialen Sicherung im Krankheitsfall

Das System der sozialen Sicherung im Krankheitsfall baut auf einer Reihe von Grundprinzipien auf, die im Folgenden erläutert werden. Wie bereits in Kapitel 2 «Die historische Entwicklung des deutschen Gesundheitssystems» herausgearbeitet, sind diese Prinzipien nicht erst mit Gründung der Bundesrepublik Deutschland entstanden, sondern tief in der Geschichte und Kultur Deutschlands verwurzelt. Auch wenn die nachfolgend erläuterten Grundprinzipien zumeist nicht oder nur sehr allgemein in der Verfassung oder im Sozialrecht ausformuliert wurden, so besitzen sie doch eine kaum zu unterschätzende Kraft und Bedeutung. Sie wurden und werden getragen von grundlegenden Werthaltungen und Überzeugungen in der Gesellschaft, die sowohl in der Sozial- und Gesundheitspolitik wirken als auch das Denken und Handeln der Beschäftigten des Gesundheitswesens mit prägen.

Zwar handelt es sich – abgesehen vom Sozialstaatsprinzip – bei den nachfolgend dargestellten Grundsätzen vor allem um Prinzipien, die für die gesetzliche Krankenversicherung konstitutiv sind. Aber dadurch, dass ca. 90 % der Wohnbevölkerung der Bundesrepublik Deutschland Versicherte der GKV sind, erlangen die Grundsätze der gesetzlichen Krankenversicherung eine zentrale und grundlegende Bedeutung für das gesamte System der sozialen Sicherung und Versorgung im Krankheitsfall. Für die Leistungserbringer im Gesundheitswesen sind die im Sozialrecht verankerten Prinzipien ebenfalls von besonderer Bedeutung, da auch sie bei der Behandlung von GKV-Versicherten den Vorschriften des Sozialrechts unterworfen sind. So gilt beispielsweise der Grundsatz, dass Leistungen bedarfsgerecht und dem

Stand der medizinischen Erkenntnis entsprechend sein müssen, ausdrücklich sowohl für Krankenkassen als auch für Leistungserbringer (§ 70 Abs. 1 SGB V).

Die im folgenden Kapitel dargestellten Grundprinzipien sind allerdings keine auf alle Zeiten unveränderbaren Größen. Sie sind im Lauf von Jahrzehnten oder sogar Jahrhunderten gewachsen und waren immer auch Gegenstand sozialpolitischer Kontroversen. Die derzeit geltenden Grundprinzipien können mit einer entsprechenden Parlamentsmehrheit jederzeit modifiziert oder sogar vollständig abgeschafft werden, allerdings mit einer Einschränkung: Das Sozialstaatsprinzip ist als unveränderlich in der Verfassung der Bundesrepublik Deutschland verankert.

Ein Beispiel für die Abweichung von bisherigen Prinzipien in der neueren Zeit ist die Einführung der gesetzlichen Pflegeversicherung. Die Pflegeversicherung wurde zwar in deutlich erkennbarer Anlehnung an die gesetzliche Krankenversicherung konstruiert, jedoch ohne von dieser das Bedarfsdeckungsprinzip zu übernehmen. Im Unterschied zur GKV, in der die Versicherten einen Anspruch auf Gewährung aller medizinisch notwendigen Leistungen haben, finanziert die Pflegeversicherung nur eine Grundversorgung.

Bei der folgenden Darstellung wird an einigen Stellen bewusst einfach formuliert, um die in der Regel hinter einem dichten Netz von Sozialrechtsnormen verborgenen sozialen Beziehungen zwischen den Beteiligten deutlicher herausarbeiten zu können. Es sind letztlich immer Menschen, die handeln und das System bilden, es aufrechterhalten oder aber auch durch ihr Handeln verändern. Am deutlichsten dürfte dies im Falle des Solidarprinzips in der gesetzlichen Krankenversicherung sein, das unauflöslich verbunden ist mit dem Handeln der Mitglieder und insbesondere mit ihrer Bereitschaft, die Kosten der Behandlung anderer solidarisch mit zu tragen.

3.1 Sozialstaatsgebot

Die Bundesrepublik Deutschland ist nach den Festlegungen des Grundgesetzes ein «demokratischer und sozialer Bundesstaat» (Art. 20 Abs. 1 GG), seine verfassungsmäßige Ordnung «muss den Grundsätzen des republikanischen, demokratischen und sozialen Rechtsstaates im Sinne dieses Grundgesetzes entsprechen» (Art. 28 Abs. 1 GG). Aus diesen beiden von der Verfassung als unveränderlich festgeschriebenen Vorgaben leitet sich das sogenannte Sozialstaatsgebot des Grundgesetzes ab. Das im Grundgesetz sehr allgemein gehaltene Sozialstaatsgebot wurde insbesondere durch die Rechtsprechung des Bundesverfassungsgerichts konkretisiert.[68] Danach ist es Aufgabe des Staates, für soziale Gerechtigkeit zu sorgen und die Voraussetzungen für ein menschenwürdiges Dasein und gleichberechtigte Teilhabe an der Gesellschaft sicherzustellen. Da allen Menschen die Würde im Sinne eines Eigenwertes zukommt, hat der Staat für einen Ausgleich sozialer Gegensätze und Ungleichheiten zu sorgen. Dies schließt für die gesundheitliche Versorgung im Grunde die Akzeptanz ungleicher Behandlung insbesondere aufgrund unterschiedlicher wirtschaftlicher Leistungsfähigkeit aus.

Aus der verfassungsrechtlichen Verankerung einer Sozialpflichtigkeit des Staates ergibt sich eine staatliche Verpflichtung zur **Daseinsvorsorge**, die auch die Versorgung im Krankheitsfall einschließt. Allerdings muss der Staat die dafür erforderlichen Kapazitäten nicht selbst vorhalten und Leistungen nicht selbst erbringen. Wie der Gesetzgeber das Sozialstaatsgebot konkret verwirklicht, ist seiner Gestaltungsfreiheit überlassen.[69] Es bleibt aber eine grundsätzliche Verantwortung und Zuständigkeit des Staates festzuhalten, über die Rechtsetzung und Gestaltung von Rahmenbedingungen für eine ausreichende soziale Sicherung und Versorgung im Krankheitsfall zu sorgen.

Diese Grundsätze gingen in das Sozialrecht und somit auch das Recht der gesetzlichen Krankenversicherung ein. Laut § 1 SGB I hat die Sozialgesetzgebung zur «Verwirklichung sozialer Gerechtigkeit und sozialer Sicherheit» beizutragen. Das Sozialrecht soll insbesondere dazu beitragen, ein menschenwürdiges Dasein zu sichern, gleiche Voraussetzungen für die freie Entfaltung der Persönlichkeit zu schaffen, die Familie zu schützen und zu fördern und besondere Belastungen des Lebens abzuwenden oder auszugleichen.

---

68 vgl. u. a. BVerfGE Bd. 5, S. 85; Bd. 22, S. 180 ff.; Bd. 35, S. 348 ff.; Bd. 59, S. 231 ff.
69 BVerfGE Bd. 22. S. 180 ff.; Bd. 44, S. 70 ff.

Die besondere Bedeutung des Sozialstaatsgebots für die soziale Sicherung und Versorgung im Krankheitsfall kann zusammenfassend darin gesehen werden, dass laut Grundgesetz der Staat die Letztverantwortung für die Ausgestaltung und Weiterentwicklung der Krankenversorgung trägt und diese nicht den freien Kräften des Marktes überlassen darf.

3.2 Solidarprinzip

Das wichtigste und zentrale Prinzip der sozialen Sicherung im Krankheitsfall ist das **Solidarprinzip**. Sein Sinngehalt kann dahingehend zusammengefasst werden, dass sich die Mitglieder einer definierten Solidargemeinschaft im Krankheitsfall gegenseitige Hilfe und Unterstützung gewähren. Diese Hilfe und Unterstützung wird in der gesetzlichen Krankenversicherung nicht als Almosen oder Mildtätigkeit gewährt, sondern als Rechtsanspruch gegenüber der Solidargemeinschaft, der gegebenenfalls auch gerichtlich eingeklagt werden kann. Im Sozialgesetzbuch sind diese Ansprüche als allgemeine **soziale Rechte** in den §§ 3 bis 10 des SGB I sowie für den Bereich der gesetzlichen Krankenversicherung an verschiedenen Stellen des SGB V als Leistungsansprüche der Versicherten normiert (u. a. in den §§ 1, 2 und 11 SGB V).[70]

Die Verwirklichung des Solidarprinzips innerhalb der gesetzlichen Krankenversicherung erfolgt nicht durch direkte und unmittelbare Hilfeleistungen zwischen einzelnen Personen, sondern dadurch, dass die für die Versorgung der Kranken und Pflegebedürftigen erforderlichen Finanzmittel gemeinsam von allen Beitragszahlern aufgebracht wer-

---

70 Die folgenden Erläuterungen stützen sich primär auf die Begründungen wichtiger Entscheidungen des Bundesverfassungsgerichts zur Sozialversicherung. Das Gericht hat mit seinen Urteilen maßgebliche Grundlagen für die Weiterentwicklung des Sozialrechts gelegt, nicht zuletzt auch aufgrund der Bedeutung seiner Entscheidungen für die Gesetzgebung.

den.[71] Dementsprechend handelt es sich bei den Krankenkassenbeiträgen auch nicht um «Versicherungsbeiträge» im üblichen, in der Versicherungswirtschaft gebräuchlichen Sinn, sondern um eine den Steuern ähnliche Abgabe, die zur Finanzierung von Sozialleistungen erhoben wird.[72] Anders als in der privaten Versicherung ist der Krankenkassenbeitrag kein Äquivalent für eine vertraglich vereinbarte «Versicherungsleistung». Auch wenn es in der medialen Berichterstattung und öffentlichen Diskussion der letzten Jahre vielfach anders erscheint: Es gibt keinen Zusammenhang zwischen der Höhe des Beitrags und dem Umfang der Leistungen in der gesetzlichen Krankenversicherung.[73] Gleich wie niedrig ein Krankenkassenbeitrag auch ist – bspw. im Falle geringfügig Beschäftigter – jeder Versicherte hat Anspruch auf alle medizinisch notwendigen Leistungen, seien sie auch noch so teuer. Während in der Versicherungswirtschaft das Äquivalenzprinzip gilt, nach dem Beitrag und Versicherungsleistung in einem äquivalenten Verhältnis zueinander stehen sollen, gilt in der Sozialversicherung das Solidaritäts- und Bedarfsdeckungsprinzip.

Die Solidarität in der gesetzlichen Krankenversicherung ist für den weit überwiegenden Teil der Mitglieder der Solidargemeinschaft allerdings nicht von deren freiwilliger Bereitschaft abhängig, sondern durch gesetzlich verfügte Versicherungspflicht erzwungen. Auch wenn – wie wissenschaftliche Umfragen bereits mehrfach gezeigt haben – der Solidargedanke sehr breite Zustimmung der Mitglieder und Versicherten

71 Das Wesen der Sozialversicherung und somit auch der gesetzlichen Krankenversicherung besteht laut Bundesverfassungsgericht in der gemeinsamen Deckung eines Bedarfs und der Verteilung der Kosten auf eine «organisierte Vielheit» (BVerfGE 11, 105 [112]; 75, 108 [146]). Die Sozialversicherung ist eine Zwangsgemeinschaft, die ohne Ansehen der individuellen Verantwortlichkeit solidarisch für die Folgen von Gesundheitsschäden aufkommt (BVerfGE 23, 12 [22]).
72 Die Beiträge der Sozialversicherung dienen zur Finanzierung eines zu deckenden gemeinsamen Bedarfs (BVerfGE 11, 105 [112 f.]); bei dem Beitragssystem der Sozialversicherung handelt es sich um «ein eigenständiges System staatlicher Abgabenerhebung» neben dem Steuersystem (BVerfGE 113, 154 [202]).
73 Dies gilt auch für das Krankengeld, dessen Höhe sich nicht nach der Höhe der gezahlten Beiträge richtet, sondern nach der Höhe des Arbeitsentgeltes eines vorangegangenen Zeitraums.

der gesetzlichen Krankenversicherung genießt,[74] die gesetzliche Krankenversicherung bleibt eine Zwangsgemeinschaft, letztlich um sicherzustellen, dass die solidarische Finanzierung der notwendigen Leistungen dauerhaft sichergestellt ist.[75]

Als Ausdruck sozialer Gerechtigkeit gilt zudem seit Gründung der Sozialversicherung für die Beitragsbemessung der Grundsatz, dass sich die Höhe des Beitrags nach der wirtschaftlichen Leistungsfähigkeit richtet.[76] Für abhängig Beschäftigte wird er dementsprechend als Prozentsatz des Arbeitseinkommens erhoben, für freiwillig Versicherte ist die gesamte wirtschaftliche Leistungsfähigkeit zugrunde zu legen, also beispielsweise auch Einkünfte als selbständiger Tätigkeit etc.[77]

Mit der Einführung pauschaler, einkommensunabhängiger Zusatzbeiträge in der gesetzlichen Krankenversicherung wurde dieser Grundsatz der einkommensabhängigen Beitragsbemessung allerdings erstmals seit Gründung der gesetzlichen Krankenversicherung durchbrochen. Was bis Anfang 2012 nur auf einen relativ kleinen Teil des Beitragsaufkommens und nur einen Teil der Versicherten beschränkt war, soll im Konzept des «Gesundheitsprämienmodells» der CDU allerdings langfristig zur vorherrschenden Form der Beitragsbemessung werden. Es wird voraussichtlich vor allem vom Ausgang der Bundestagswahl 2013 abhängen, ob ein solcher grundlegender Wechsel tatsächlich durchsetzbar ist.

---

74 Einen Überblick über die Ergebnisse von Studien zur Akzeptanz des Solidarprinzips bietet der Sachverständigenrat zur Begutachtung der Entwicklung im Gesundheitswesen im ersten Band seines Gutachtens 2003, S. 49–57.

75 Vgl. hierzu auch die Rechtsprechung des EuGH: «Folglich beruhen die so gestalteten Systeme der sozialen Sicherheit auf einem System der Versicherungspflicht, das für die Anwendung des Solidaritätsgrundsatzes sowie für das finanzielle Gleichgewicht dieser Systeme unerläßlich ist.» (Urteil des Gerichtshofs vom 17. November 1993 in den verbundenen Rechtssachen C-159/91 und C-160/91: Rn. 13).

76 Beiträge zur Sozialversicherung sollen «im Interesse der sozialen Gerechtigkeit entsprechend der wirtschaftlichen Leistungsfähigkeit des Versicherten gezahlt» werden (BVerfGE 79, 223 [236 f.]).

77 Beiträge sind nach der «wirtschaftlichen Leistungsfähigkeit» zu erheben, nicht nur nach dem Arbeitseinkommen (BVerfGE 79, 223 [236 f.]).

Solidarprinzip und «Solidarausgleiche»

In den vorhergehenden Auflagen dieses Buches wurden verschiedene «Solidarausgleiche» in der gesetzlichen Krankenversicherung vorgestellt, in denen sich das Solidarprinzip äußere. Diese Darstellung folgte einem breiten sozialrechtlichen und sozialwissenschaftlichen Diskussionsstrang über «Umverteilungen» und «Solidarausgleiche» in der gesetzlichen Krankenversicherung (vgl. u. a. SVRKAiG 2003: 47).

Bereits in der dritten Auflage wurde allerdings eingeschränkt, dass weder von einem Solidarausgleich zwischen Jungen und Alten noch von einem zwischen Ledigen und Familien gesprochen werden könne (vgl. S. 79–81 dritte Auflage). Die dort begonnene Argumentation war jedoch nicht zu Ende gedacht und blieb auf «halber Strecke» stehen. In der vorliegenden vierten Auflage wird auf die Darstellung einzelner «Solidarausgleiche» gänzlich verzichtet, da eine solche Darstellung insgesamt problematisch ist. Die Aufspaltung der Solidargemeinschaft der gesetzlichen Krankenversicherung in einzelne «Solidarausgleiche» zwischen einzelnen Gruppen von Versicherten impliziert bei genauer Betrachtung die Anwendung des Äquivalenzprinzips der privaten Krankenversicherung auf die soziale Krankenversicherung. Anzunehmen, zwischen einzelnen Gruppen gebe es gesonderte «Solidarausgleiche», geht letztlich davon aus, jede dieser «Risikogruppen» habe für sich allein aufzukommen. Die gesetzliche Krankenversicherung kennt als Sozialversicherung aber keine einzelnen Risikogruppen, seien es nun Gesunde oder Kranke, Mitglieder mit hohem oder niedrigem Einkommen, Kinderlose oder Mitglieder mit Kindern, Junge oder Alte etc., zwischen denen finanzielle «Solidarausgleiche» fließen. Wie zuvor dargelegt, gilt für die als Sozialversicherung verfasste gesetzliche Krankenversicherung der Grundsatz, dass *alle* gemeinsam für *alle* anfallenden Kosten aufkommen. Es gibt insofern nur *ein* Solidarprinzip, und die dem theoretischen Konstrukt der «Solidarausgleiche» innewohnende Unterscheidung in einzelne Gruppen von «Nettozahlern» und «Nettoempfängern» ist für die gesetzliche Krankenversicherung zurückzuweisen.

3.3 Subsidiaritätsprinzip

Die soziale Sicherung ist in Deutschland auch geprägt von der Vorstellung, dass soziale Solidarität und Unterstützung nicht die Eigenverantwortung und Selbsthilfe vollständig ersetzen soll und kann. Je nach sozialpolitischer Grundüberzeugung wird darum dem Solidarprinzip das **Subsidiaritätsprinzip** ergänzend zur Seite oder aber auch gegenüber gestellt. Das vor allem in der katholischen Soziallehre verwurzelte Subsidiaritätsprinzip fordert, dass Lasten, die vom Individuum und kleineren Solidargemeinschaften getragen werden können, auch von diesen übernommen werden und die jeweils größere Solidargemeinschaft erst eintritt, wenn die kleinere Gemeinschaft überfordert ist. Aus dem Subsidiaritätsprinzip lässt sich eine nach ihrer Leistungsfähigkeit gestufte Pyramide der Inanspruchnahme von Solidargemeinschaften ableiten:

- Zunächst hat das betroffene Individuum die Lasten zu tragen, die seiner Leistungsfähigkeit entsprechen und ihm zumutbar sind.

- Danach haben Lebens- oder Ehepartner und die Familie ihre Unterstützungsleistungen zu erbringen.

- Wenn diese durch die notwendigen Unterstützungsleistungen überfordert wären, hat eine größere Solidargemeinschaft wie die gesetzliche Krankenversicherung mit Leistungen einzutreten.

- Erst als Letztes sollte schließlich die größte Solidargemeinschaft, die Gemeinschaft aller Staatsbürger, in Anspruch genommen werden.

Erscheinungsformen des Subsidiaritätsprinzips finden sich an zahlreichen Stellen des Sozialrechts. Am deutlichsten ausgeprägt ist es im Bereich der Sozialhilfe, beispielsweise mit seiner Anrechnung von Ersparnissen und Vermögenswerten auf Leistungsansprüche oder mit seinem Rückgriff auf Familienangehörige. In der gesetzlichen Krankenversicherung ist das Subsidiaritätsprinzip eher von untergeordneter Bedeutung, auch wenn es in § 1 SGB V gleichwertig neben das Solidarprinzip gestellt wird. Unter der Überschrift «Solidarität und Eigenverantwortung» wird darin ausdrücklich auf die Verantwortung der Versicherten für ihre Gesundheit hingewiesen. Der Grundsatz der Subsidiarität tritt in der gesetzlichen Krankenversicherung vor allem in der Ausgrenzung sogenannter Bagatellarzneimittel und den Zuzahlungs-, Härtefall- und Überforderungsregelungen in Erscheinung. Als Ausdruck des Subsidiaritätsprinzips können Zuzahlungen insofern begriffen werden, als Versicherte über Zuzahlungen einen Teil ihrer Behandlungskosten selbst tragen und dadurch die Solidargemeinschaft entlastet wird.

Der Umfang der Belastungen des einzelnen Versicherten durch Zuzahlungen ist jedoch gesetzlich begrenzt. Bis Ende 2003 gab es eine sogenannte **Härtefallregelung**. Danach waren Versicherte, deren Einkommen eine bestimmte, jährlich fortgeschriebene Einkommensgrenze nicht überschritt, grundsätzlich von Zuzahlungen zu befreien. Diese Regelung fand insbesondere bei Sozialhilfeempfängern, Empfängern von Arbeitslosenhilfe oder BAföG sowie bei Heimbewohnern Anwendung, deren Pflegesätze von der Sozialhilfe getragen wurden. Seit dem 1. Januar 2004 gibt es nur noch eine sogenannte Belastungsgrenze, durch die Versicherte vor zu hohen Belastungen durch Zuzahlungen geschützt werden sollen. Danach soll die Summe sämtlicher Zuzahlungen pro Jahr die Höhe von 2 % der Bruttoeinnahmen zum Lebensunterhalt nicht überschreiten (§ 62 SGB V). Können Versicherte ihrer Krankenkasse nachweisen, dass sie diese Belastungsgrenze erreicht haben, sind sie von weiteren Zuzahlungen zu befreien. Für chronisch Kranke gilt eine Belastungsgrenze von 1 % des Bruttoeinkommens, sofern sie wegen derselben schwerwiegenden Krankheit in Dauerbehandlung sind.

3.4 Bedarfsdeckungsprinzip

Durch das Recht der gesetzlichen Krankenversicherung wird den Versicherten der GKV im Krankheitsfall ein **Anspruch auf die medizinisch notwendigen Leistungen** gewährt. Die Sach- und Dienstleistungen im Rahmen einer Krankenbehandlung müssen ausreichend und zweckmäßig sein, dürfen allerdings auch «das Maß des Notwendigen nicht überschreiten» (§ 12 Abs. 1 SGB V). Ausdrücklich verpflichtet das Sozialrecht sowohl die Krankenkassen als auch die Leistungserbringer darauf, «eine bedarfsgerechte und gleichmäßige, dem allgemein anerkannten Stand der medizinischen Erkenntnisse entsprechende Versorgung der Versicherten zu gewährleisten» (§ 70 Abs. 1 SGB V).

Dieser Grundsatz wird auch nicht durch den Grundsatz der Beitragssatzstabilität außer Kraft gesetzt. Der in § 71 Abs. 1 SGB V formulierte **Grundsatz der Beitragssatzstabilität** bezieht sich nur auf die Vergütungsvereinbarungen, die so zu gestalten sind, dass Beitragssatzerhöhungen ausgeschlossen werden. Der Anspruch der Versicherten auf die im Einzelfall medizinisch notwendigen und bedarfsgerechten Leistungen wird dadurch nicht eingeschränkt. Ihr Anspruch richtet sich nicht nur gegen die Krankenkasse, sondern auch gegen die Leistungserbringer. Verweigert ein Leistungserbringer, der für die Versorgung von GKV-Versicherten zugelassen ist, unter Verweis auf eine aus seiner Sicht unzureichende Vergütung notwendige Leistungen, so verstößt er gegen seine Vertragspflichten. Versicherte können darüber ihre

Krankenkasse informieren, die dem nachzugehen und die Abstellung eines vertragswidrigen Verhaltens zu verlangen hat. Wird die Verweigerung medizinisch notwendiger Leistungen aufrechterhalten, kann sie mit Sanktionen bestraft werden, die bei Vertragsärzten bis zum Verlust der Zulassung und bei Einrichtungen bis zur Kündigung des Versorgungsvertrages reichen können.

Der Vorrang des Bedarfsdeckungsprinzips vor dem der Beitragssatzstabilität wird auch in § 71 Abs. 1 SGB V deutlich herausgestellt, indem ausdrücklich darauf hingewiesen wird, dass – wenn die notwendige medizinische Versorgung der Versicherten nicht anders zu gewährleisten ist –, sehr wohl Beitragssatzerhöhungen zulässig sind. Darüber hinaus sind sie nicht nur zulässig, sondern sogar gesetzlich vorgeschrieben, wenn steigende Ausgaben anders nicht gedeckt werden können. Dies gilt auch unter den Bedingungen des seit 2009 gesetzlich festgelegten allgemeinen Beitragssatzes und kassenindividueller Zusatzbeiträge. Durch das GKV-FinG wurde dieser Grundsatz zwar modifiziert, im Kern aber beibehalten. Da die Kassen nur noch über die Erhebung und Höhe eines kassenindividuellen Zusatzbeitrags zu entscheiden haben, gilt nun für diesen, dass er zwingend zu erheben oder zu erhöhen ist, wenn die Mittel zur Deckung der Ausgaben nicht reichen (§ 242 SGB V). Kommt eine Krankenkasse dieser Pflicht nicht nach, hat die zuständige Aufsichtsbehörde einen Zusatzbeitrag anzuordnen bzw. zu erhöhen.

Anders verhält es sich mit der **Bedarfsdeckung in der sozialen Pflegeversicherung**. Sie wurde zwar weitgehend in Anlehnung an die gesetzliche Krankenversicherung konstruiert, gewährt den Pflegebedürftigen aber keinen Anspruch auf Bedarfsdeckung. Das SGB XI schreibt den Pflegekassen nicht vor, dass die von ihnen gewährten Leistungen bedarfsgerecht und ausreichend sein müssen. Die Pflegeversicherung soll vielmehr nur eine Grundversorgung gewährleisten, auch in Bezug auf die pflegerischen Leistungen.[78] Die darüber hinausgehenden Leistungen, insbesondere die Aufwendungen für Unterkunft und Verpflegung, aber auch für Pflege, sind von den Pflegebedürftigen oder ihren Angehörigen selbst zu finanzieren. Im Unterschied zum Recht der ge-

---

78 In der Fachdiskussion wird sie darum häufig auch als «Teilkaskoversicherung» bezeichnet.

setzlichen Krankenversicherung ist in der Pflegeversicherung der Beitragssatzstabilität Vorrang vor dem Grundsatz der Bedarfsdeckung eingeräumt worden. Die Ausgaben und Leistungen sind so zu gestalten, dass sie mit dem gegebenen Beitragssatz finanzierbar sind. Die Höhe der Leistungen ist ausdrücklich der sich aus dem geltenden Beitragssatz ergebenden Einnahmeentwicklung anzupassen (§ 30 SGB XI).

3.5 Sachleistungsprinzip

Die Leistungen der sozialen Sicherung im Krankheitsfall werden überwiegend als **Sachleistungen** gewährt. Hierzu schließen die Krankenkassen Verträge mit Leistungserbringern, in denen sich die Leistungserbringer zur Behandlung oder Versorgung der Versicherten und die Krankenkassen zur Zahlung vereinbarter Vergütungen verpflichten. Versicherte erhalten von ihrer Krankenkasse eine Versichertenkarte, gegen deren Vorlage sie Leistungen von Vertragsärzten, Krankenhäusern, Apotheken etc. kostenlos in Anspruch nehmen können. Die Leistungserbringer stellen die für die Versicherten erbrachten Leistungen der jeweiligen Krankenkasse in Rechnung **(Abb. 3-1)**.

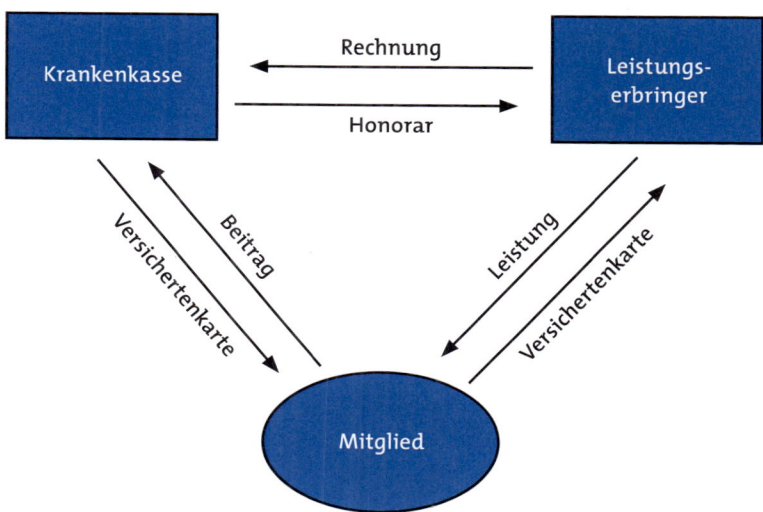

Abbildung 3-1: Das Sachleistungsprinzip

Gegenstück des Sachleistungsprinzips ist das **Kostenerstattungs-prinzip**, das in der privaten Krankenversicherung vorherrschend ist.[79] Nach dem Kostenerstattungsprinzip zahlt der Empfänger medizinischer Leistungen die an ihn gerichtete Rechnung des Leistungserbringers und reicht sie danach bei seiner Versicherung ein. Die Versicherung erstattet ihm daraufhin je nach Vereinbarung im individuellen Versicherungsvertrag den vollen Rechnungsbetrag oder nur einen Teil der Rechnung. Auch in der gesetzlichen Krankenversicherung gibt es die Möglichkeit der Kostenerstattung als Wahloption, die durch Satzungsbeschluss der jeweiligen Krankenkasse geschaffen werden kann (§ 13 SGB V).

Das Sachleistungsprinzip hat für die Versicherten gegenüber dem Kostenerstattungsprinzip eine Reihe von Vorteilen:

- Die Versicherten müssen die zumeist relativ hohen Rechnungen nicht selbst begleichen und dafür folglich auch keine Rücklagen vorhalten.

- Bei absehbar sehr hohen Kosten, wie beispielsweise einer Krankenhausbehandlung, müssen sie nicht, wie vielfach von Privatpatienten gefordert, eine Vorauszahlung leisten.

- Die Versicherten sind von der Aufgabe entlastet, die sachliche und rechnerische Richtigkeit der Rechnungen sowie Angemessenheit der geforderten Vergütungen zu prüfen.

Als Nachteil des Sachleistungsprinzips wird die mangelnde Transparenz angesehen. Versicherte erfahren nicht, welche Kosten ihre Behandlung verursacht hat und ob auch nur die tatsächlich erbrachten Leistungen abgerechnet wurden. Gegen diese Kritik am Sachleistungsprinzip werden allerdings wiederum Zweifel angemeldet, ob denn Patienten überhaupt in der Lage sind, die sachliche Richtigkeit von Rechnungen zu überprüfen. Dies erfordert im Grunde eine genaue Kenntnis

---

79 In neuerer Zeit sind private Krankenversicherungen bei der Krankenhausbehandlung allerdings zum Sachleistungsprinzip übergegangen, indem sie die Rechnung des Krankenhauses direkt begleichen.

des jeweiligen Leistungs- und Abrechnungsrechts, beispielsweise des Einheitlichen Bewertungsmaßstabes für die vertragsärztliche Versorgung. Zudem ist Kostenerstattung in der Regel mit einer nur teilweisen Erstattung der in Rechnung gestellten Vergütungen verbunden. Die nicht von der Krankenversicherung übernommenen Kosten sind vom Versicherten zu tragen, er schuldet dem Arzt oder Krankenhaus die Bezahlung der erbrachten Leistungen.[30]

3.6 Versicherungspflicht

Die gesetzliche Krankenversicherung in Deutschland ist im Kern eine **Zwangsversicherung** für alle Arbeiter und Angestellten mit einem Einkommen unterhalb einer gesetzlich festgelegten Einkommensgrenze, der **Versicherungspflichtgrenze** (vgl. Tab. 3-1). Sie sind durch Gesetz ei-

Tabelle 3-1: Sozialversicherungsgrenzen 2009. Beitragspflichtige Einnahmen je Monat (Angaben in Euro)

	Gesetzliche Rentenversicherung		Arbeitslosen- versicherung		Gesetzliche Kranken- und Pflegeversicherung	
	West	Ost	West	Ost	West	Ost
Versicherungs- pflichtgrenze*	–	–	–	–	4050,00	4050,00
Beitragsbemessungs- grenze	5400,00	4550,00	5400,00	4550,00	3675,00	3675,00

* In der Renten- und Arbeitslosenversicherung existiert keine Versicherungspflichtgrenze, alle Arbeitnehmer unterliegen der Versicherungspflicht.

Quelle: BMG

---

80 Allerdings wurde mit dem GKV-WSG interessanterweise bei Versicherten im Basistarif der PKV von diesem Grundsatz ausdrücklich abgewichen. Bei ihnen haften Versicherer und Versicherungsnehmer beide gesamtschuldnerisch für die Kosten (§ 178b Abs. 1a VVG). Zahlt der Versicherte die Rechnung nicht, muss die private Krankenversicherung für ihn eintreten.

nem Versicherungszwang unterworfen und müssen mit dem Beginn eines Beschäftigungsverhältnisses Pflichtmitglied einer der gesetzlichen Krankenkassen werden. Darüber hinaus unterliegen auch die Bezieher von Arbeitslosenunterstützung, Künstler und Publizisten, Studenten der Versicherungspflicht ebenso wie Rentner, sofern sie 90 % der zweiten Hälfte ihrer Berufstätigkeit in der GKV versichert waren. Abhängig Beschäftigte mit einem Einkommen oberhalb der Versicherungspflichtgrenze sowie Selbständige unterlagen in der Vergangenheit keiner Versicherungspflicht. Sie konnten nach Überschreiten der Versicherungspflichtgrenze entweder als freiwillig Versicherte in ihrer bisherigen Krankenkasse bleiben oder zu einer privaten Krankenversicherung wechseln. Da es für sie bis vor kurzem keine Versicherungspflicht gab, konnten sie aber auch auf jeglichen Versicherungsschutz verzichten.

Durch das GKV-Wettbewerbsstärkungsgesetz wurde dies in den Jahren 2007 bis 2009 schrittweise geändert. Seit dem 1. Januar 2009 gilt nun eine allgemeine Versicherungspflicht für alle Personen mit Wohnsitz in Deutschland. Wer nicht der Versicherungspflicht in der GKV unterliegt oder über eine andere Absicherung für den Krankheitsfall verfügt (z. B. freie Heilfürsorge), ist nun gesetzlich verpflichtet, eine private Krankenversicherung abzuschließen.

Seit 1996 besteht **Wahlfreiheit** zwischen allen Krankenkassen, die durch Gesetz oder Satzungsbeschluss geöffnet sind. Durch Gesetz geöffnet sind außer den allgemeinen Ortskrankenkassen die Ersatzkassen der Arbeiter und Angestellten und seit dem 1. April 2007 auch die Knappschaft. Den Betriebs- und Innungskrankenkassen steht es offen, sich durch Satzungsbeschluss allgemein zu öffnen. Diese Option wurde durch das GKV-WSG auf den Zeitraum bis Ende 2008 begrenzt. Kassen, die sich bis dahin nicht geöffnet haben, sollen dann dauerhaft nur für Beschäftigte der Betriebe beziehungsweise Innungsbetriebe wählbar sein. Zum 1. Januar 2009 wurde als letzte der RVO-Kassen auch die See-Krankenkasse durch Gesetz geöffnet.

Korrespondierend zur Versicherungspflicht der Mitglieder sind die durch Gesetz oder Satzungsbeschluss geöffneten Krankenkassen gezwungen, alle Personen aufzunehmen, die der Versicherungspflicht in der GKV unterworfen sind. Bei den nicht geöffneten Kassen gilt dies nur für den ihnen zugewiesenen Personenkreis. Der Beitritt zu einer Krankenkasse erfolgt durch eine einfache Beitrittserklärung des beitrittswilligen Mitglieds. Die Kasse hat die Beitrittserklärung entgegenzunehmen und darf niemanden abweisen.

Diesem Grundsatz wurde mit neuen und verschärften Rechtsvorschriften durch das GKV-Versorgungsstrukturgesetz 2012 noch einmal Nachdruck verliehen. Im Zusammenhang der Schließung der City BKK im Jahr 2011 hatten mehrere Krankenkassen mit verschiedenen Strategien versucht, insbesondere ältere Versicherte der City BKK vom Wechsel in ihre Kasse abzuhalten. Daraufhin wurden die Rechtsvorschriften für den Fall der Insolvenz oder Schließung einer Krankenkasse verschärft, um betroffenen Versicherten den Wechsel in eine andere Krankenkasse zu erleichtern. Versucht eine Krankenkasse den Beitritt eines Antragstellers zu verhindern oder zu erschweren, kann dies mit bis zu 50 000 Euro je Einzelfall bestraft werden (§ 175 Abs. 2a SGB V). Trägt der Vorstand dafür die Verantwortung, ist er der Kasse gegenüber zum Ersatz des finanziellen Schadens verpflichtet. Bereits bei 20 Einzelfällen kann so eine Schadensersatzforderung in Höhe von 1 Mio. Euro entstehen.

Die Versicherungspflicht war ursprünglich getragen von der Leitvorstellung, dass alle, die die Kosten der Behandlung und Folgen von Krankheit nicht aus eigenem Einkommen und Vermögen tragen können, der solidarischen Unterstützung bedürfen. Es dürfe ihnen zudem auch nicht frei gestellt werden, ob sie sich versichern, da sonst das Risiko gegeben wäre, dass sie sich aufgrund wirtschaftlicher Not nicht versichern. Diese Leitvorstellung war bereits für die Bismarck'sche Sozialgesetzgebung prägend, die eine Versicherungspflicht zunächst im Wesentlichen nur für Arbeiter vorgab und beispielsweise Angestellte davon ausnahm, weil sie in der Lage seien, selbst für ihre Absicherung zu sorgen. Dementsprechend sah das Krankenversicherungsgesetz von 1883 eine «Versicherungsberechtigung» vor (Frerich/Frey 1996a: 97).

Mittlerweile hat sich in der sozialpolitischen Diskussion die Interpretation der Versicherungspflicht gewandelt. Zwar wird die Konstituierung einer gesetzlichen Versicherungspflicht immer noch als Schutzmaßnahme für die Betroffenen gedeutet, neben diesen Begründungsstrang ist jedoch in den letzten Jahren zunehmend der Aspekt getreten, dass durch die Versicherungspflicht und Versicherungspflichtgrenze auch definiert wird, wer nicht zur Finanzierung in der gesetzlichen Krankenversicherung herangezogen wird. Angesichts der bestehenden Einnahmeprobleme der GKV und einer zunehmend ungleichen Verteilung von Einkommen und Vermögen in Deutschland wird seit Mitte der 1990er-Jahre die Frage verstärkt diskutiert, ob die Versicherungspflicht in der GKV nicht auf weitere Personengruppen, wie beispielsweise Selbständige und Beamte, ausgedehnt werden sollte, um die Finanzierung der GKV auf eine breitere Grundlage zu stellen (vgl. u.a. BMGS 2003; Herzog-Kommission 2003; Jacobs/Reschke/ Bohm 1996; Pfaff/Rindsfüßer/ Busch 1996).

Vor dem Hintergrund dieser Sicht auf die Versicherungspflicht wurde ab 1992 die Möglichkeit der Rückkehr in die GKV schrittweise immer weiter eingeschränkt. Damit sollte verhindert werden, dass GKV-Mitglieder mit hohem Einkommen in jungen Jahren zu einer für sie günstigeren PKV wechseln und im Alter von der dann erheblich teureren PKV wieder in die für sie dann günstigere GKV zurückkehren. Geleitet waren die entsprechenden Regelungen von der Überzeugung, dass jemand der sich in jungen Jahren nicht als Nettozahler an der solidarischen Finanzierung beteiligt hat, auch nicht im Alter als Nettoempfänger daraus Nutzen zielen sollte. Dies führte jedoch dazu, dass – politisch nicht intendiert – die Zahl der Nichtversicherten ab Mitte der 1990er-Jahre deutlich anstieg (von 105 000 im Jahr 1995 auf 188 000 im Jahr 2003). Betroffen waren insbesondere Selbständige mit geringem Einkommen, die die Prämien der PKV nicht oder nicht mehr zahlen konnten und denen die Rückkehr in die GKV verwehrt war (Greß/ Walendzik/Wasem 2005).

Als Reaktion auf diese Entwicklung wurde durch das am 1. April 2007 in Kraft getretene GKV-Wettbewerbsstärkungsgesetz schrittweise bis zum 1. Januar 2009 eine **allgemeine Versicherungspflicht** für alle Einwohner der Bundesrepublik Deutschland eingeführt.[81] Die Einführung erfolgte in folgenden Schritten:

---

81 Bereits im Koalitionsvertrag vom 11. November 2005 wurde diese Entwicklung als Problem thematisiert und in Ziff. 7.2.1 festgestellt: «Ein moderner Sozialstaat muss sicherstellen, dass niemand ohne Versicherungsschutz bleibt und solchen Versicherten, die den Schutz verloren haben, eine Rückkehrmöglichkeit zur jeweiligen Versicherung angeboten wird.»

- Ab dem 1. April 2007 wurden alle Nichtversicherten, die zuvor in einer gesetzlichen Krankenkasse versichert waren, wieder der GKV zugewiesen. Sie mussten beziehungsweise konnten sich wieder in einer gesetzlichen Krankenkasse versichern. Personen, die zuvor weder gesetzlich noch privat versichert waren, wurden ebenfalls der GKV zugewiesen. Um Selbständigen mit niedrigem Einkommen den Verbleib in der GKV zu ermöglichen, wurde den Krankenkassen die Möglichkeit eröffnet, von diesen Mitgliedern nur einen ermäßigten Beitragssatz zu verlangen.

- Ab dem 1. Juli 2007 mussten alle privaten Krankenversicherungen den bereits bisher gesetzlich vorgeschriebenen branchenüblichen Standardtarif auch für Nichtversicherte anbieten. Der Beitrag hierfür durfte nicht höher sein als der Höchstbeitrag in der GKV.

- Seit dem 1. Januar 2009 gilt eine allgemeine Versicherungspflicht für die Krankenversicherung. Alle Einwohner der Bundesrepublik Deutschland müssen sich entweder in einer gesetzlichen Krankenkasse oder einem Unternehmen der PKV versichern. Bleiben sie dennoch unversichert, so werden sie im Leistungsfall entsprechend der Systematik des Sozialrechts einer Krankenkasse oder privaten Krankenversicherung zugewiesen und müssen den entsprechenden Beitrag zahlen, gegebenenfalls auch rückwirkend.

3.7 Selbstverwaltung

Ein ebenfalls tief in der Geschichte verwurzelter Grundsatz ist die Beschränkung staatlicher Aktivitäten auf die Rahmensetzung und Rechtsaufsicht sowie die weitgehende Übertragung der direkten Ausführung und Durchführung von Gesetzen im Bereich der sozialen Sicherung auf die Organe der sogenannten **Selbstverwaltung**. Bereits die Vorläufer der gesetzlichen Krankenversicherung wie die Hilfskassen der Arbeiter sowie die Zünfte und Gilden des mittelalterlichen Handwerks wurden von ihren Mitgliedern genossenschaftlich selbst verwaltet. Die Bismarck'sche Sozialgesetzgebung machte sich diese Strukturen zunutze und unterstellte sie staatlicher Aufsicht. Die gesetzlichen Krankenkassen wurden zu Körperschaften des öffentlichen Rechts, die als mittelbare Staatsverwaltung für ihren Bereich ausgelagerte Staatsaufgaben übernehmen. Sie sind aber dennoch keine staatlichen Behörden, sondern selbständige Organisationen mit eigener Rechtsfähigkeit, die lediglich unter staatlicher Rechtsaufsicht stehen.

Selbstverwaltung als Organisationsprinzip der GKV bedeutet, dass die jeweilige Krankenkasse ihre Belange im Rahmen der bestehenden Gesetze selbst regelt und in einem gewissen Rahmen über eigene Entscheidungskompetenzen verfügt. Die Organe der Selbstverwaltung der Krankenkassen sind der Verwaltungsrat und der Vorstand. Der **Verwaltungsrat**, als eine Art «Parlament» der Kasse, wird alle sechs Jahre in den sogenannten Sozialwahlen gewählt. Er ist in den ursprünglichen RVO-Kassen wie Ortskrankenkassen, Betriebs- und Innungskrankenkassen etc. je zur Hälfte mit Vertretern der Versicherten und der Arbeitgeber besetzt, bei den Ersatzkassen hingegen traditionell allein mit Vertretern der Versicherten. Allerdings haben sich in der Zusammensetzung der Verwaltungsräte der Ersatzkassen durch Zusammenschluss mit Krankenkassen anderer Kassenarten in den letzten Jahren sehr unterschiedliche Modelle entwickelt, auf die an späterer Stelle näher eingegangen wird. Wahlberechtigt sind nur die Mitglieder, nicht aber die mitversicherten Familienangehörigen. Der Verwaltungsrat wiederum wählt den **Vorstand**, der die laufenden Geschäfte führt und gegenüber der Vertreterversammlung rechenschaftspflichtig ist.

Durch das GKV-WSG 2007 ist es zum 1. Juli 2008 zu einer grundlegenden Veränderung der Strukturen der Selbstverwaltung gekommen. Es wurde mit dem «Spitzenverband Bund der gesetzlichen Krankenversicherung» ein einheitlicher und gemeinsamer Dachverband der GKV geschaffen, und die bisherigen Spitzenverbände der einzelnen Krankenkassenarten wurden zu privatrechtlich organisierten Gesellschaften bürgerlichen Rechts.[82] Auch der neue Spitzenverband Bund ist Organ einer intern nach demokratischen Grundprinzipien organisierten Selbstverwaltung der gesetzlichen Krankenversicherung. Seine Mitgliederversammlung wird von den Vertretern der einzelnen Krankenkas-

---

82 Zur Strukturreform der GKV durch das GKV-WSG 2007 vgl. das Kapitel zur gesetzlichen Krankenversicherung.

senarten gebildet. Die Mitgliederversammlung wählt einen Verwaltungsrat, der wiederum einen dreiköpfigen Vorstand wählt.

Da sowohl der Leistungskatalog der GKV als auch die grundlegenden Organisationsstrukturen weitgehend durch das Sozialrecht festgelegt sind und dieses Netz von Rechtsvorschriften in den letzten Jahrzehnten zudem immer dichter geworden ist, verbleibt der Selbstverwaltung nur ein relativ kleiner Handlungsspielraum für eigenständige Entscheidungen. Die wichtigste Kompetenz der Selbstverwaltung war bis Ende 2008 die Festsetzung des Beitragssatzes. Nach Einführung des Gesundheitsfonds ist diese Kompetenz zum überwiegenden Teil auf das Gesundheitsministerium übergegangen, das einen für alle Krankenkassen einheitlichen allgemeinen Beitragssatz festlegt. Den einzelnen Kassen bleibt unter den Bedingungen des Gesundheitsfonds nur noch die Kompetenz zur Erhebung eines Zusatzbeitrages, sofern die Einnahmen aus dem Gesundheitsfonds für sie nicht ausreichend sind, und das Recht, eventuell angefallene Überschüsse in Form von Prämien an die Mitglieder auszuschütten.

Das Selbstverwaltungsprinzip ist keineswegs nur auf die GKV beschränkt, sondern findet sich auch in anderen Bereichen des Gesundheitswesens. Prominentestes Beispiel hierfür sind sicherlich die Kassenärztlichen Vereinigungen. Sie sind ebenfalls mittelbare Staatsverwaltung und Körperschaften des öffentlichen Rechts, zugleich aber auch genossenschaftliche Selbstorganisation und Interessenvertretung der niedergelassenen Ärzteschaft.[83]

Neben der Selbstverwaltung der einzelnen Organisationen der Kostenträger und Leistungserbringer gibt es eine sogenannte «gemeinsame Selbstverwaltung», die gebildet wird aus paritätisch mit Vertretern der Kostenträger und Leistungserbringer besetzten Gremien, denen darüber hinaus ein unparteiischer Vorsitzender und mehrere unparteiische Mitglieder angehören. Auf die Aufgaben der gemeinsamen Selbstverwaltung wird an späterer Stelle näher eingegangen, insbesondere in den Kapiteln zu den einzelnen Teilsystemen des deutschen Gesundheitswesens. Wesentlicher Vorteil der Selbstverwaltung aus Sicht des Staates ist

---

83 Zu den Aufgaben der Kassenärztlichen Vereinigungen vgl. das Kapitel 6 «Die ambulante ärztliche Versorgung».

die Entlastung von Verwaltungsaufgaben und die Nutzung von Fachkompetenzen der Organe der Selbstverwaltung für die Zwecke staatlicher Steuerung des Gesundheitswesens. Ohne derartige Organisationsformen müssten entsprechende personelle und sachliche Kapazitäten in Ministerien und Behörden vorgehalten werden. Dies ist insbesondere auch zu bedenken, wenn über die Verwaltungsausgaben der gesetzlichen Krankenversicherung diskutiert wird, da sie als mittelbare, ausgelagerte Staatsverwaltung in vielen Bereichen Aufgaben der Regulierung und Aufsicht zu erfüllen hat.

Literatur

Sozialstaat und Sozialpolitik

Allmendinger, J.; Ludwig-Meyerhofer, W. (Hrsg.) (2000): Soziologie des Sozialstaats. Gesellschaftliche Grundlagen, historische Zusammenhänge und aktuelle Entwicklungstendenzen. Weinheim/München: Juventa.

Lampert, H.; Althammer, J. (2007): Lehrbuch der Sozialpolitik. 8., überarb. u. vollst. aktualisierte Auflage. Berlin: Springer.

Leibfried, S.; Wagschal, U. (Hrsg.) (2000): Der deutsche Sozialstaat. Bilanzen – Reformen – Perspektiven. Frankfurt/M./New York: Campus.

Lessenich, S.; Ostner, I. (Hrsg.) (1998): Welten des Wohlfahrtskapitalismus. Der Sozialstaat in vergleichender Perspektive. Frankfurt/M.: Campus.

Neumann, L. F.; Schaper, K. (1998): Die Sozialordnung der Bundesrepublik Deutschland. 4., überarbeitete und aktualisierte Auflage. Frankfurt/M./New York: Campus.

Schmidt, M. G. (2005): Sozialpolitik in Deutschland. Historische Entwicklung und internationaler Vergleich. 3., vollst. überarb. und erw. Auflage. Wiesbaden: VS Verlag.

Schmidt, M. G.; Ostheim, T.; Siegel, N. A.; Zohlnhöfer, R. (Hrsg.) (2007): Der Wohlfahrtsstaat. Eine Einführung in den historischen und internationalen Vergleich. Wiesbaden: VS Verlag.

Stein, E. (2010): Staatsrecht. 21., neu bearbeitete Auflage. Tübingen: Mohr.

Grundlagen und Grundprinzipien des Sozialrechts

Eichenhofer, E. (2010): Sozialrecht. 7. neubearb. Auflage. Tübingen: Mohr/Siebeck.

Gitter, W.; Schmitt, J. (2001): Sozialrecht. Ein Studienbuch. München: C. H. Beck.

Igl, G.; Welti, F. (2010): Sozialrecht. Ein Studienbuch. 8., neu bearbeitete Auflage. Baden-Baden: Nomos.

4 Grundstrukturen und Basisdaten des Gesundheitssystems

Vor der Beschreibung der wichtigsten Teilsysteme des deutschen Gesundheitswesens wird in diesem Kapitel zunächst auf Grundstrukturen eingegangen, die für das deutsche System charakteristisch sind. Sie prägen das System insofern, als sie einen allgemeinen Rahmen vorgeben, an dem sich auch die Strukturen und Funktionsweisen der Teilsysteme orientieren. Um einen ersten Eindruck von den Dimensionen des deutschen Gesundheitssystems zu vermitteln, werden anschließend Basisdaten vorgestellt, insbesondere zur Zahl der Einrichtungen und Beschäftigten sowie der Ausgaben und Ausgabenentwicklung.

Die Abgrenzung dessen, was zum «**Gesundheitssystem**» gerechnet wird, folgt in diesem Buch der Abgrenzung der Gesundheitsausgabenrechnung (GAR) und Gesundheitspersonalrechnung (GPR) des Statistischen Bundesamtes, die sich wiederum am «System of Health Accounts» der OECD und der Systematik der «Health Labor Accounts» des Statistischen Amtes der EU (Eurostat) orientieren (StBA 2011a, 2011b).

Zu den Einrichtungen des Gesundheitssystems werden danach neben den Einrichtungen der ambulanten und stationären Krankenversorgung und Pflege, den Einrichtungen des Gesundheitsschutzes und der Verwaltung auch die Unternehmen des Gesundheitshandwerks und -einzelhandels gezählt. Die «Vorleistungsindustrien» wie beispielsweise Pharmaindustrie oder Hersteller von Medizinprodukten, der medizinische und pharmazeutische Großhandel etc. werden ebenfalls dem Gesundheitswesen zugerechnet. Die Zahl der Beschäftigten dieses Bereiches wird in der Gesundheitspersonalrechnung gesondert ausgewiesen, die Einnahmen der Unternehmen aus dem Verkauf ihrer Produkte oder Dienstleistungen in Deutschland erscheinen in der Gesundheitsausgabenrechnung allerdings nicht als Einzelpositionen, sondern sind in den Ausgaben der jeweiligen Leistungserbringer enthalten, die diese Produkte im Rahmen ihrer Leistungserbringung verwenden oder an Patienten oder Kunden abgeben oder verkaufen. Vermittelt über die Vergütungen der in der Gesundheitsausgabenrechnung aufgeführten Leistungserbringer gehen die Verkaufserlöse der Vorleistungsindustrien somit in die Gesamtausgabenberechnung ein. So sind beispielsweise in den Ausgaben für die Arzneimittelversorgung auch die Abgabepreise der Arzneimittelhersteller und Zuschläge des Arzneimittelgroßhandels enthalten und in den Vergütungen für ambulante ärztliche Leistungen oder Krankenhausleistungen auch die Ausgaben für die apparative Ausstattung der Arztpraxen und Krankenhäuser.

4.1 Grundstrukturen des deutschen Gesundheitssystems

Im Folgenden werden zunächst grundlegende Merkmale des deutschen Gesundheitssystems anhand der drei Bereiche Regulierung, Finanzierung und Leistungserbringung beschrieben. Daran anschließend wird die Grundstruktur des Systems erläutert, wie sie sich aus dem Zusammenspiel von Regulierung, Finanzierung und Leistungserbringung ergibt.

4.1.1 Regulierung

Die grundlegende Philosophie der staatlichen Regulierung des Gesundheitssystems in Deutschland kann dahingehend beschrieben werden, dass der Staat die oberste und letztentscheidende Instanz für die Regulierung des Gesundheitssystems ist, sich aber weitgehend auf eine allgemeine Rahmensetzung beschränken sollte. Die nähere Ausgestaltung des Versorgungssystems wird darum in der Regel den Verhandlungen zwischen Kostenträgern und Leistungserbringern überlassen. Dementsprechend kommt den Verbänden und Körperschaften eine besondere Bedeutung zu. Dennoch aber behält sich der Staat die Letztentscheidung vor, von der er insbesondere dann Gebrauch macht, wenn die Verbände sich nicht einigen können oder die Vereinbarungen nicht den Vorgaben des Gesetzgebers entsprechen.

Das Ausmaß der **staatlichen Regulierung** kann im internationalen Vergleich als relativ hoch gelten. Sowohl die Leistungen der gesetzlichen Krankenversicherung als auch die wichtigsten Vergütungssysteme des Gesundheitswesens sind sehr detailliert geregelt. Zudem wird versucht, auch die Entwicklung der Leistungsstrukturen wichtiger Bereiche zu steuern, indem es bundesweit geltende gesetzliche Vorgaben für die vertragsärztliche Bedarfsplanung und Niederlassung sowie eine staatliche Krankenhausplanung der Länder gibt. Allerdings sind der staatlichen Steuerung in diesem Bereich verfassungsrechtliche Grenzen gesetzt, insbesondere durch das Grundrecht auf freie Berufswahl und den grundgesetzlichen Schutz des Eigentums. Der Staat kann keinen Bürger und somit auch keinen Leistungserbringer im Gesundheitswesen zu einer bestimmten Berufstätigkeit an einem bestimmten Ort in einer bestimmten Form zwingen. Staatliche Steuerung kann sich von daher im Wesentlichen nur auf das Setzen wirtschaftlicher Anreize beschränken, beispielsweise indem die Zulassung zur Behandlung von Versicherten der GKV gewährt oder verweigert wird oder zugelassene Krankenhäuser öffentliche Investitionsförderung erhalten.

Das hohe Maß an staatlicher Steuerung steht in einem engen Zusammenhang zum Sozialstaatsgebot des Grundgesetzes. Zwar hat der Staat nach gängigem Verständnis im Rahmen der von ihm zu gewährleistenden Daseinsvorsorge nicht die Pflicht, alle Leistungen selbst zu erbringen, wohl aber durch die Ausgestaltung des Rechts die Bedingungen für eine ausreichende soziale Sicherung und Versorgung seiner Bürger im Krankheitsfall zu schaffen.

Der **Staat** ist in der Bundesrepublik Deutschland allerdings kein einheitlicher Akteur mit einheitlichem Willen, sondern vielfältig untergliedert. Dementsprechend sind auch die Aufgaben der Regulierung auf verschiedene staatliche Ebenen und Institutionen verteilt. Die wichtigste Differenzierung ergibt sich aus dem in Art. 20 und 28 des Grundgesetzes festgeschriebenen grundlegenden Organisationsprinzip des föderalen Bundesstaates. Die staatliche Macht ist im Rahmen einer vertikalen Gewaltenteilung aufgeteilt zwischen dem Bund und den Ländern. Die

Gesetzgebungskompetenz ist dementsprechend unterteilt in eine ausschließliche Gesetzgebung des Bundes (Art. 71, 73 GG), eine konkurrierende Gesetzgebung (Art. 72, 74, 74a GG) und eine Rahmengesetzgebung des Bundes (Art. 75 GG). Gegenstände der ausschließlichen Gesetzgebung des Bundes, die nur der Bund regeln darf, sind beispielsweise Verteidigung, Staatsangehörigkeit, Einwanderung, Währung, Zoll oder Postwesen. Im Bereich der konkurrierenden Gesetzgebung haben sowohl der Bund als auch die Länder die Befugnis zur Gesetzgebung, die Länder allerdings nur so lange und so weit der Bund von seinem Gesetzgebungsrecht nicht Gebrauch gemacht hat (Art. 72 GG). Zu den Gegenständen der konkurrierenden Gesetzgebung gehört seit 1969 auch die Krankenhausfinanzierung (Art. 74 Nr. 19a GG). Im Bereich der Rahmengesetzgebung des Bundes hat dieser das Recht, Rahmenvorschriften zu erlassen, die für die Gesetzgebung der Länder bindend sind. Gegenstände der Rahmengesetzgebung sind beispielsweise das öffentliche Dienstrecht, das Hochschulwesen oder der Naturschutz.

Die **Länder** wirken an der Gesetzgebung des Bundes durch den **Bundesrat** mit, einer Art zweiten Kammer, die von Vertretern der Länderregierungen gebildet wird. Die Mitwirkungsrechte des Bundesrates sind jedoch abgestuft. Bei sogenannten Einspruchsgesetzen kann der Bundesrat das Inkrafttreten eines vom Bundestag verabschiedeten Gesetzes durch seinen Einspruch lediglich verzögern, aber nicht verhindern. Zustimmungsgesetze hingegen bedürfen zu ihrem Inkrafttreten der ausdrücklichen Zustimmung der Mehrheit des Bundesrates. Diese vertikale Gewaltenteilung zwischen Bund und Ländern ist für das deutsche Gesundheitssystem insofern von besonderer Bedeutung, als ein Teil der Gesundheitsgesetzgebung zustimmungspflichtig ist und Differenzen zwischen Bundestag und Bundesrat in der Vergangenheit mehrfach zur Änderung von Gesetzesvorlagen oder sogar zum Scheitern von Reformen führten. Sofern der Bund von seiner Gesetzgebungskompetenz keinen Gebrauch gemacht hat oder es den Ländern ausdrücklich durch Bundesgesetz vorgegeben ist, regeln die Länder einzelne Bereiche im Rahmen ihrer eigenen Gesetzgebungskompetenz. Zu nennen sind hier vor allem die Landeskrankenhausgesetze und Landespflegegesetze, die zur Umsetzung und Konkretisierung der entsprechenden Bundesgesetze gefordert sind.

Auch die Aufgaben und Zuständigkeiten der **staatlichen Verwaltung** sind zwischen Bund und Ländern aufgeteilt. Oberste Verwaltungsbehörde des Bundes für das Gesundheitswesen ist das **Bundesministerium für Gesundheit** (BMG).[84]

Primäre Aufgabe der für den Gesundheitsbereich zuständigen Abteilungen ist die Vorbereitung und Erarbeitung von Gesetzentwürfen, Rechtsverordnungen und Verwaltungsvorschriften des Bundes für das Gesundheitswesen sowie die Dienstaufsicht gegenüber nachgeordneten Bundesbehörden.

Entsprechend den ihm vom Grundgesetz übertragenen Zuständigkeiten unterhält der Bund eine Reihe von Instituten und Bundesämtern, die zum Geschäftsbereich des BMG gehören:

- **Robert-Koch-Institut:** Es ist zuständig für die Erkennung, Verhütung und Bekämpfung von Krankheiten, insbesondere solcher von hoher Gefährlichkeit oder weitem Verbreitungsgrad; es ist auch verantwortlich für die Gesundheitsberichterstattung des Bundes.[85]

- **Paul-Ehrlich-Institut:** Es ist zuständig für die Arzneimittelsicherheit sowie die Prüfung, Zulassung und Überwachung von Impfstoffen und Sera.[86]

- **Deutsches Institut für Medizinische Dokumentation und Information (DIMDI):** Das DIMDI ist insbesondere zuständig für die Herausgabe der deutschen Versionen medizinischer Klassifikationen wie beispielsweise ICD, ICF, OPS und den Aufbau umfangreicher medizinischer Datenbanken zu verschiedenen Themen.[87]

- **Bundeszentrale für gesundheitliche Aufklärung:** Die Bundeszentrale ist zuständig für die Entwicklung von Strategien zur gesundheitlichen Aufklärung und Prävention.[88]

---

84 Nähere Informationen zu Aufgaben und innerer Organisation des BMG sind auf der Internetseite des Ministeriums zu finden (http://www.bmg.bund.de).

85 weitere Informationen unter http://www.rki.de

86 weitere Informationen unter http://www.pei.de

87 weitere Informationen unter http://www.dimdi.de

88 weitere Informationen unter http://www.bzga.de

- **Bundesinstitut für Arzneimittel und Medizinprodukte (BfArM):** Es ist zuständig für die Zulassung von Arzneimitteln, die Risikobewertung von Arzneimitteln und Medizinprodukten sowie die Überwachung des legalen Verkehrs mit Betäubungsmitteln.[89]

- **Bundesversicherungsamt:** Es ist verantwortlich für die Aufsicht über die bundesunmittelbaren Träger und Einrichtungen der Sozialverwaltung, folglich auch der gesetzlichen Krankenversicherung und Pflegeversicherung. In seinen Zuständigkeitsbereich fällt auch die Prüfung der Geschäfts- und Rechnungsergebnisse der bundesunmittelbaren Krankenkassen und Pflegekassen.[90]

Für die institutionalisierte Politikberatung beruft das Bundesministerium für Gesundheit einen **Sachverständigenrat zur Begutachtung der Entwicklung im Gesundheitswesen**[91], der in zweijährigem Abstand ein Gutachten zur Entwicklung der gesundheitlichen Versorgung erstellt. Über die regulären Gutachten hinaus können zu Einzelthemen auch Sondergutachten in Auftrag gegeben werden.

Die Behörden der Länder haben vor allem die Durchführung der Bundes- und Landesgesetze zu überwachen, im Rahmen der ihnen übertragenen gesetzlichen Aufgaben aber auch eigenständige Funktionen zu erfüllen. Oberste Landesbehörden sind in der Regel das jeweilige **Sozial- oder Gesundheitsministerium** beziehungsweise die zuständige Senatsbehörde.[92] Ihnen unterstellt sind die **Landesgesundheitsämter** und andere Landesbehörden für den Gesundheitsbereich. Die zuständigen Landesbehörden üben die Fachaufsicht über die Gesundheitsämter der Gemeinden und insbesondere auch über die landesunmittelbaren Krankenkassen und Pflegekassen sowie die jeweilige Kassenärztliche

---

89 weitere Informationen unter http://www.bfarm.de

90 weitere Informationen unter http://www.bva.de

91 Durch das GKV-Modernisierungsgesetz 2004 war er umbenannt worden, zuvor hieß er «Sachverständigenrat für die Konzertierte Aktion im Gesundheitswesen». Weitere Informationen unter http://www.svr-gesundheit.de

92 Zur inneren Organisation von Sozialministerien vgl. beispielhaft den Organisationsplan des Niedersächsischen Ministeriums für Soziales, Frauen, Familie und Gesundheit (http://www.mfas.niedersachsen.de).

und Kassenzahnärztliche Vereinigung des Landes aus. Wichtigste Aufgabe im Bereich der Krankenhausversorgung ist die Aufstellung und Fortschreibung von Krankenhausplänen und Investitionsförderprogrammen für die in den Krankenhausplan aufgenommenen Krankenhäuser. Anders als der Bund sind die Länder auch Träger von Versorgungseinrichtungen des Gesundheitswesens. In eigener Trägerschaft unterhalten sie in der Regel Universitätskliniken und psychiatrische Landeskrankenhäuser.

Die Gemeinden und kreisfreien Städte sind nicht Teil des Staates, sondern von diesem relativ unabhängige Gebietskörperschaften mit einem vom Grundgesetz garantierten Recht auf kommunale Selbstverwaltung. Ihnen kommen von daher auch keine staatlichen Regulierungskompetenzen zu, sondern nur die Aufgabe der Überwachung der Einhaltung von Rechtsvorschriften, die im Wesentlichen von den kommunalen Gesundheitsämtern wahrgenommen wird. Zu den Aufgaben der **Gesundheitsämter** zählen insbesondere die Überwachung der Gesundheitsberufe und Einrichtungen, des Verkehrs mit Lebensmitteln und Arzneimitteln, der Verhütung und Bekämpfung übertragbarer Krankheiten und die Gesundheitserziehung und Gesundheitsberatung. Insgesamt liegt der Aufgabenschwerpunkt der Kommunen aber eher im Bereich der Leistungserbringung. Sie sind Träger von Krankenhäusern und in geringem Umfang auch von Pflegeheimen und Sozialstationen.

Im deutschen Gesundheitssystem kommt den **Verbänden** traditionell eine bedeutende Rolle zu. Sie sind einerseits Organisationen der Interessenvertretung ihrer Mitglieder, andererseits werden sie aber auch für Zwecke staatlicher Regulierung eingesetzt. Diese Indienstnahme ist bei den Krankenkassen und Kassenärztlichen Vereinigungen Teil ihrer originären, vom Gesetz zugeschriebenen Aufgaben. Bei diesen Organisationen handelt es sich um Körperschaften des öffentlichen Rechts und mittelbare, ausgelagerte Staatsverwaltung. Sie haben in erster Linie Aufgaben zu erfüllen, die ihnen durch Gesetz aufgetragen wurden. Da sie nur mittelbare Staatsverwaltung sind, genießen sie jedoch ein gewisses Maß an Autonomie gegenüber der staatlichen Verwaltung, was insbesondere für verbandspolitische Aktivitäten von Bedeutung ist und auch genutzt wird. Sofern andere Verbände, wie beispielsweise die als privatrechtliche Vereine organisierten Krankenhausgesellschaften, ebenfalls wie Körperschaften mit Regulierungsfunktionen betraut werden, findet dies in der Regel mit Zustimmung der Verbände statt, deren Bedeutung und Macht als Verhandlungspartner dadurch gestärkt wird. Anders als Körperschaften haben die in der Regel als Vereine organisierten Verbände keine Überwachungsfunktion und Sanktionsgewalt gegenüber ihren Mitgliedern.

Primärer Vorteil der Auslagerung von Aufgaben der staatlichen Verwaltung auf öffentlich-rechtliche Körperschaften und privatrechtliche Verbände ist sicherlich die Entlastung des Staates von diesen Aufgaben. Entsprechende personelle und sachliche Kapazitäten müssen nicht aus Steuermitteln finanziert werden, sondern sind von den beauftragten Körperschaften und Verbänden vorzuhalten und aus den jeweiligen Mitgliedsbeiträgen und Vergütungen der Leistungserbringer zu finanzieren. Im Gegenzug dafür erhalten die beauftragten Körperschaften und Verbände Einfluss auf die Ausgestaltung des Gesundheitssystems und auch auf den Gang der Gesetzgebung. Dies wiederum wird aber auch als Problem angesehen, da Verbände in Deutschland einen relativ starken Einfluss auf gesundheitspolitische Entscheidungen haben.

Ein weiterer wichtiger Bestandteil der Regulierungsstruktur des deutschen Gesundheitssystems ist die sogenannte gemeinsame Selbstverwaltung. Als **gemeinsame Selbstverwaltung** wird die Gesamtheit von Gremien bezeichnet, in denen Vertreter der Leistungserbringer und Kostenträger gemeinsam und unter Beteiligung weiterer unparteiischer Mitglieder sowie eines unparteiischen Vorsitzenden untergesetzliche Regelungen beschließen, die für alle Krankenkassen, zugelassenen Leistungserbringer und Versicherten der gesetzlichen Krankenversicherung verbindlich sind. Diese Gremien sind durch Gesetz geschaffen, sie haben bei ihren Entscheidungen gesetzliche Vorgaben zu beachten, und ihre Beschlüsse müssen in der Regel vor Inkrafttreten der zuständigen Aufsichtsbehörde vorgelegt werden. Die Kompetenz der Aufsichtsbehörden ist je nach Regelungsbereich unterschiedlich ausgestaltet. Sie reicht von einem Recht zur Beanstandung von Beschlüssen über die Verweigerung einer im Gesetz vorgesehenen Genehmigung von Beschlüssen bis hin zur sogenannten «Ersatzvornahme», bei der das Land oder die Bundesregierung die anstehende Regelung durch Verordnung

selbst vornimmt. Da es sich um Beschlüsse von Selbstverwaltungsgremien und nicht um Verwaltungsakte staatlicher Behörden handelt,
haben die von einer Beanstandung oder Verweigerung einer Genehmigung betroffenen Gremien das Recht, gegen die Entscheidung der
zuständigen Aufsichtsbehörde zu klagen.

Bedeutendstes Gremium der gemeinsamen Selbstverwaltung ist der
Gemeinsame Bundesausschuss (G-BA) (§ 91 SGB V).[93] Er trifft
Grundsatzentscheidungen über die Konkretisierung und Ausgestaltung
des Leistungskatalogs der GKV und legt in Richtlinien fest, welche Leistungen zu Lasten der gesetzlichen Krankenversicherung erbracht werden dürfen. Seine Beschlüsse sind sowohl für die Krankenkassen als
auch die Leistungserbringer und Versicherten der GKV bindend. Wegen seiner sehr einflussreichen Stellung und der Verbindlichkeit seiner
Entscheidungen wird er auch «kleiner Gesetzgeber» genannt. Der G-BA
besteht aus einem Beschlussgremium und mehreren themenspezi-
fischen Unterausschüssen, in denen die Beratungen des Beschlussgremiums vorbereitet werden.

Dem **Beschlussgremium** gehören als stimmberechtigte Mitglieder
jeweils fünf Vertreter der Krankenkassen und der Leistungserbringer
an, darüber hinaus ein unparteiischer Vorsitzender sowie zwei weitere
unparteiische Mitglieder. Von den fünf Sitzen der Leistungserbringerseite entfallen zwei Sitze auf die Kassenärztliche Bundesvereinigung,
einer auf die Kassenzahnärztliche Bundesvereinigung und zwei auf die
Deutsche Krankenhausgesellschaft. Die Vertreter der Kassenseite werden vom GKV-Spitzenverband benannt. Bis 2011 lag die Entscheidung
über die Berufung des Vorsitzenden und der unparteiischen Mitglieder
bei den im Beschlussgremium vertretenen Spitzenverbänden. Nur für
den Fall, dass die Spitzenverbände sich nicht auf Personen einigen
konnten, sah das Gesetzt eine Berufung durch das BMG vor.

Durch das GKV-Versorgungsstrukturgesetz wurde das Berufungs-
verfahren für die unparteiischen Mitglieder geändert. Die Spitzenverbände haben ab 2012 nur das Recht auf gemeinsame Vorschläge für die
unparteiischen Mitglieder. Das BMG wiederum hat diese Vorschläge

---

93 Weiterführende Informationen sind auf der Internetseite des G-BA zu finden
(http://www.g-ba.de).

dem Bundestagsausschuss für Gesundheit zu übermitteln, der den Berufungsvorschlägen widersprechen kann, wenn er die Unabhängigkeit und Unparteilichkeit einer vorgeschlagenen Person als nicht gewährleistet ansieht (§ 91 Abs. 2 SGB V). Zugleich wurden die Anforderungen an die Berufungsfähigkeit von unparteiischen Mitgliedern erhöht. So darf ab 2012 nur noch berufen werden, wer im vorangegangenen Jahr nicht bei den im G-BA vertretenen Spitzenverbänden oder in einem Krankenhaus beschäftigt oder selbst als Vertragsarzt, Vertragszahnarzt oder Vertragspsychotherapeut tätig war (§ 91 Abs. 2 SGB V).

Neben den 13 stimmberechtigten Mitgliedern gehören dem Beschlussgremium des G-BA seit 2004 auch bis zu fünf Patientenvertreter an, die kein Stimmrecht, sondern nur ein Mitberatungs- und Antragsrecht haben.[94] Die Sitzungen des Beschlussgremiums sind seit Mitte 2008 grundsätzlich öffentlich. Die Tagesordnung wird zuvor auf der Internetseite des G-BA veröffentlicht, und für eine begrenzte Zahl von Interessierten besteht die Möglichkeit, als Gäste an den Sitzungen teilzunehmen. Sie müssen sich allerdings vorher anmelden.

Gegenwärtig bestehenden acht **Unterausschüsse**, die mit jeweils sechs stimmberechtigten Vertretern der Krankenkassen und der Leistungserbringer sowie einem unparteiischen Vorsitzenden und dessen unparteiischen Stellvertreter besetzt sind. Darüber hinaus nehmen an den Sitzungen der Unterschüsse auch nicht stimmberechtigte Patientenvertreter teil, Anfang 2012 waren es in allen Unterausschüssen zusammengenommen mehr als 100 (G-BA 2012). Durch das GKV-Versorgungsstrukturgesetz wurde erstmals auch Vertretern der Bundesländer ein Mitberatungsrecht bei Fragen der vertragsärztlichen Bedarfsplanung eingeräumt. Seit Anfang 2012 nehmen dementsprechend

---

94 Welche Organisationen als legitime Vertretungen der Versicherten der GKV anerkannt werden, ist in einer «Patientenbeteiligungsverordnung» festgelegt. Zu den durch die Verordnung anerkannten Organisationen zählen der Deutsche Behindertenrat (DBR), die BundesArbeitsGemeinschaft der PatientInnenstellen (BAGP), die Deutsche Arbeitsgemeinschaft der Selbsthilfegruppen und der Bundesverband der Verbraucherzentralen. Darüber hinaus kann das BMG auf Antrag weitere Organisationen anerkennen, wenn diese die in der Verordnung vorgegebenen Anforderungen erfüllen.

an den Sitzungen des Unterausschusses «Bedarfsplanung» auch zwei Ländervertreter teil, die von der Gesundheitsministerkonferenz benannt werden.

Zu seiner Unterstützung hat der Gemeinsame Bundesausschuss 2004 auf gesetzlichen Auftrag hin das **Institut für Qualität und Wirtschaftlichkeit im Gesundheitswesen** (IQWiG) gegründet (§ 139a SGB V).[95] Es ist ein fachlich unabhängiges wissenschaftliches Institut, das wissenschaftliche Recherchen, Gutachten und Stellungnahmen zu Fragen des Nutzens, der Qualität und Wirtschaftlichkeit diagnostischer und therapeutischer Verfahren erstellen soll. Durch seine Arbeit soll es Entscheidungen des G-BA vorbereiten, beispielsweise, indem für bestimmte Verfahren oder Arzneimittel der gegenwärtige internationale Forschungsstand recherchiert und nach internationalen Standards aufbereitet und bewertet wird.

Können sich die Vertreter von Krankenkassen und Leistungserbringern in einem Gremium der gemeinsamen Selbstverwaltung oder in Vertragsverhandlungen nicht einigen, ist in der Regel die Einschaltung einer ebenfalls paritätisch besetzten Schiedsstelle vorgesehen (gilt nicht für den G-BA). Da die Schiedsämter oder Schiedsstellen in der Regel außer mit Vertretern der Krankenkassen und Leistungserbringer in gleicher Zahl auch mit mehreren unparteiischen Mitgliedern und einem unparteiischen Vorsitzenden besetzt sind und Entscheidungen mit einfacher Mehrheit getroffen werden, sind sie auch entscheidungsfähig. Können die Meinungsverschiedenheiten durch den Spruch der Schiedsstelle nicht ausgeräumt werden, bleibt beiden Seiten die Möglichkeit der Klage vor einem Sozial- oder Verwaltungsgericht. Dieses mehrstufige Verfahren der Entscheidungsfindung und Konfliktregulierung ist typisch für das deutsche Gesundheitswesen und entlastet den Staat von Rechtsetzungs- und Konfliktregulierungsaufgaben.

---

95 Weitere Informationen zu den Aufgaben sowie Rechercheergebnisse und Gutachten des IQWiG sind auf der Internetseite des Instituts zu finden (http://www.iqwig.de).

4.1.2 Finanzierung

Hauptsächliche Finanzierungsträger für das deutsche Gesundheitssystem sind die verschiedenen Zweige der **Sozialversicherung**. Sie finanzierten 2010 zusammen 68,1 % der Gesundheitsausgaben (Tab. 4-1, S. 134/135). Den mit Abstand größten Teil davon trug mit 57,6 % die **gesetzliche Krankenversicherung**, gefolgt von der **sozialen Pflegeversicherung** mit 7,5 %. Die **gesetzliche Unfallversicherung** finanzierte nur 1,6 % und die **gesetzliche Rentenversicherung** 1,4 %. In die Finanzierungszuständigkeit der Sozialversicherungen fallen vor allem die Vergütungen der Leistungserbringer für Leistungen, die diese als Sachleistungen für Versicherte erbringen. Die jeweilige Zuständigkeit und Finanzierungsverantwortung ist gesetzlich geregelt. Während die Kranken- und Pflegeversicherung für die Finanzierung der allgemeinen medizinischen und pflegerischen Versorgung zuständig ist, trägt die gesetzliche Unfallversicherung die Behandlungskosten bei Arbeitsunfällen, und die gesetzliche Rentenversicherung ist für die Finanzierung der medizinischen und beruflichen Rehabilitation zuständig.

Der Anteil der Sozialversicherungen insgesamt bewegt sich im vereinten Deutschland, von kleineren Schwankungen abgesehen, seit den 1990er-Jahren auf einem weitgehend gleichen Niveau. Auf der Ebene der einzelnen Sozialversicherungszweige gab es in diesem Zeitraum allerdings einige Veränderungen. Die wichtigste ist sicherlich die Einführung der Pflegeversicherung ab dem 1. Januar 1995. Ihre Leistungen wurden in zwei Schritten eingeführt. Ab dem 1. April 1995 wurden Leistungen für die häusliche Pflege gewährt, ab dem 1. Juli 1996 folgten die Leistungen für stationäre Langzeitpflege. Im Vorgriff auf die Einführung einer bereits damals geplanten sozialen Absicherung Pflegebedürftiger waren bereits ab 1991 Leistungen bei Schwerpflegebedürftigkeit als Krankenkassenleistungen gewährt worden. Mit Einführung der Pflegeversicherung wurden diese Leistungen vom Katalog der gesetzlichen Krankenversicherung in den der sozialen Pflegeversicherung übertragen, und die Krankenkassen wurden entsprechend finanziell entlastet. Dadurch ging der Anteil der gesetzlichen Krankenversicherung an den Gesundheitsausgaben von ca. 62 % im Jahr 1994 bis zum Jahr 2000 auf ca. 58 % zurück und blieb auf diesem Niveau bis 2003.

Das GKV-Modernisierungsgesetz 2004 brachte eine erneute deutliche Entlastung der Krankenkassen, diesmal allerdings zu Lasten der Versicherten durch die Erhöhung bestehender und die Einführung neuer Zuzahlungen (u. a. die Einführung der Praxisgebühr). Der Anteil der GKV sank von 57,8 % im Jahr 2003 auf 56,2 % im Jahr 2004. In den Folgejahren stieg er allerdings wieder kontinuierlich an und lag 2010 bei 57,6 %.

Die **privaten Haushalte** tragen zur Finanzierung des Gesundheitssystems vor allem durch Zuzahlungen im Rahmen der gesetzlichen Krankenversicherung bei, aber auch durch die Finanzierung individueller Gesundheitsausgaben, beispielsweise für nicht rezeptpflichtige Arzneimittel oder zusätzliche nicht von der Krankenversicherung finanzierte Gesundheitsdienstleistungen. Nach den Krankenkassen sind die privaten Haushalte mittlerweile zweitgrößter Finanzierungsträger geworden. Ihr Anteil lag 2010 bei 13,6 %. Zur Ausweitung ihres Anteils hat neben der Einführung neuer und der Erhöhung bestehender Zuzahlungen insbesondere auch die Ausgrenzung von Leistungen aus dem Leistungskatalog der gesetzlichen Krankenversicherung beigetragen.[96]

Viertgrößter Finanzierungsträger ist die **private Krankenversicherung** einschließlich der privaten Pflegepflichtversicherung. Ihre Ausgaben resultieren vor allem aus Kostenerstattungen, die sie auf Grundlage eingereichter Rechnungen für medizinische Leistungen an PKV-Versicherte zahlt. Der Anteil der PKV lag 1992 bei 7,4 % und ist seit Ende der 1990er-Jahre kontinuierlich gestiegen bis auf 9,3 % im Jahr 2010. Der Anstieg ist nicht in erster Linie auf die Zunahme der Zahl ihrer Versicherten zurückzuführen, sondern vielmehr vor allem Folge von Leistungsausweitungen und Honorarsteigerungen in der ambulanten privatärztlichen Versorgung. Eine zunehmende Zahl niedergelassener Ärzte hat Einkommenseinbußen bei der Versorgung von Versicherten der gesetzlichen Krankenversicherung offenbar durch Mehrleistungen

---

96 z. B. der Ausschluss nicht rezeptpflichtiger Arzneimittel und die Beschränkung der Leistungen für Zahnersatz auf sogenannte «Regelleistungen».

Tabelle 4-1: Gesundheitsausgaben nach Finanzierungsträgern (Angaben in Mio Euro)

	1992	1995	2000
Ausgaben insgesamt	158 651	186 947	212 838
in % des Bruttoinlandsprodukts	*9,6*	*10,1*	*10,3*
davon			
Öffentliche Haushalte	17 628	19 920	13 614
in % der Ausgaben insgesamt	*11,1*	*10,7*	*6,4*
Sozialversicherung	105 086	125 582	147 835
in % der Ausgaben insgesamt	*66,2*	*67,2*	*69,5*
davon			
Gesetzliche Krankenversicherung	98 718	112 474	123 914
in % der Ausgaben insgesamt	*62,2*	*60,2*	*58,2*
Soziale Pflegeversicherung		5 295	16 706
in % der Ausgaben insgesamt		*2,8*	*7,8*
Gesetzliche Rentenversicherung	3 530	4 405	3 528
in % der Ausgaben insgesamt	*2,2*	*2,4*	*1,7*
Gesetzliche Unfallversicherung	2 838	3 408	3 687
in % der Ausgaben insgesamt	*1,8*	*1,8*	*1,7*
Private Kranken- und Pflegeversicherung	11 679	14 275	17 604
in % der Ausgaben insgesamt	*7,4*	*7,6*	*8,3*
Arbeitgeber	6 953	7 802	8 685
in % der Ausgaben insgesamt	*4,4*	*4,2*	*4,1*
Private Haushalte u Organisationen[1]	17 304	19 368	25 099
in % der Ausgaben insgesamt	*10,9*	*10,4*	*11,8*

1) bspw. Diakonie, Caritas, DRK, AWO etc.

Quelle: Statistisches Bundesamt; eigene Berechnungen

		Veränderung					
		1992–2000		2000–2010		1992–2010	
2005	2010	in Mio Euro	in %	in Mio Euro	in %	in Mio Euro	in %
240360	287293	54187	34,2	74455	35,0	128642	81,1
10,7	11,6	-	-	-	-	-	-
13583	13829	-4014	-22,8	215	1,6	-3799	-21,6
5,7	4,8	-	-	-	-	-	-
161361	195750	42749	40,7	47915	32,4	90664	86,3
67,1	68,1	-	-	-	-	-	-
135877	165548	25196	25,5	41634	33,6	66830	67,7
56,5	57,6	-	-	-	-	-	-
17888	21535	-	-	4829	28,9	21535	-
7,4	7,5	-	-	-	-	-	-
3598	4054	-2	-0,1	526	14,9	524	14,8
1,5	1,4	-	-	-	-	-	-
3998	4613	849	29,9	926	25,1	1775	62,5
1,7	1,6	-	-	-	-	-	-
22023	26773	5925	50,7	9169	52,1	15094	129,2
9,2	9,3	-	-	-	-	-	-
10149	11975	1732	24,9	3290	37,9	5022	72,2
4,2	4,2	-	-	-	-	-	-
33244	38965	7795	45,0	13866	55,2	21661	125,2
13,8	13,6	-	-	-	-	-	-

und höhere Honorarforderungen bei der Behandlung von Privatpatienten ausgeglichen.[97]

Die **öffentlichen Haushalte** tragen zur Finanzierung des Gesundheitssystems vor allem durch die Finanzierung der für den Gesundheitsbereich zuständigen öffentlichen Verwaltung (Ministerien, Gesundheitsämter etc.), die Förderung von Investitionen (v. a. der Krankenhäuser und Pflegeeinrichtungen), Vorhaltung von Ausbildungskapazitäten (u. a. Medizinische Fakultäten) sowie die Übernahme der Kosten der Sozialhilfeleistung «Hilfe zur Pflege» bei. Der Anteil der öffentlichen Haushalte ist in den letzten beiden Jahrzehnten deutlich zurückgegangen. Lag er 1992 noch bei 11,2 %, so betrug der 2010 nur noch 4,8 %. Der größte Teil des Rückgangs erfolgte in den 1990er-Jahren und ist vor allem auf die Einführung der Pflegeversicherung zurückzuführen. Sie bewirkte eine deutliche Entlastung der Sozialhilfeträger bei den Ausgaben für die Sozialhilfeleistung «Hilfe zur Pflege». Dies war auch eines der erklärten Ziele bei der Einführung der Pflegeversicherung. Die Verlagerung der Kosten von der steuerfinanzierten Sozialhilfe auf die beitragsfinanzierte Sozialversicherung hatte aber nicht nur eine fiskalische Dimension. Sie bedeutet auch und vor allem für die Empfänger der «Hilfe zur Pflege» die Befreiung von der vielfach als stigmatisierend empfundenen Sozialhilfeabhängigkeit und den Wechsel in die Position von Leistungsempfängern einer Sozialversicherung. Sie erhielten dadurch gesetzlich definierte Leistungsansprüche, und die Bedürftigkeitsprüfung entfiel ebenso wie der Rückgriff des Sozialhilfeträgers auf die Angehörigen und deren Pflicht zur Beteiligung an den Kosten.

Der in der Gesundheitsausgabenrechnung ausgewiesene Anteil der **Arbeitgeber** an der Finanzierung des Gesundheitswesens enthält keine Arbeitgeberanteile an Sozialversicherungsbeiträgen, sondern nur direkte Aufwendungen. Dazu zählen beispielsweise Ausgaben für den be-

---

97 Die für die privatärztliche Behandlung geltende Gebührenordnung für Ärzte (GOÄ) erlaubt bei der individuellen Honorarberechnung die Anwendung sogenannter «Steigerungssätze», vor allem dann wenn die erbrachten Leistungen besonders aufwändig waren. In den letzten Jahren rechnen Ärzte offenbar zunehmend höhere Steigerungssätze ab. Nach Angaben des PKV-Verbandes ist mittlerweile die Forderung des 2,3-Fachen Honorarsatzes zum Regelsatz geworden.

trieblichen Gesundheitsdienst oder die Beihilfeausgaben der öffentlichen Arbeitgeber für Beamte. Der Anteil dieser Arbeitgeberaufwendung an den Gesundheitsausgaben insgesamt blieb in den letzten beiden Jahrzehnten weitgehend konstant und lag 2010 bei 4,2 %. Der Arbeitgeberanteil zur Sozialversicherung wird – wie auch der Arbeitnehmeranteil – dem Finanzierungsanteil der Sozialversicherungen zugerechnet. Die von den Arbeitgebern zu leistende Entgeltfortzahlung für die ersten sechs Wochen einer Arbeitsunfähigkeit wird in der Gesundheitsausgabenrechnung nicht mehr erfasst, seitdem das Berechnungssystem an die Regeln der OECD angepasst wurde.

4.1.3 Leistungserbringung

Die Leistungserbringung erfolgt im deutschen Gesundheitssystem durch öffentliche, freigemeinnützige und private Einrichtungen. Die Trägervielfalt zu erhalten und insbesondere freigemeinnützige und private Einrichtung zu fördern, ist in mehreren Gesetzen der staatlichen Verwaltung als Auftrag vorgegeben, so beispielsweise für den Krankenhausbereich und für die ambulante und stationäre Pflege (vgl. § 1 Abs. 2 KHG; § 72 Abs. 3 SGB XI).

Als **öffentliche Träger** gelten Bund, Länder und Gemeinden sowie Sozialversicherungen, die in Teilbereichen wie der Rehabilitation oder gesetzlichen Unfallversicherung eigene Versorgungseinrichtungen betreiben. Der **Bund** unterhält, abgesehen von Bundeswehrkrankenhäusern, keine Einrichtungen der Krankenversorgung oder Pflege. Die **Länder** hingegen betreiben Universitätskrankenhäuser und psychiatrische Landeskrankenhäuser. Da Hochschulkliniken vorrangig Leistungen der Maximalversorgung erbringen, befindet sich somit ein zentraler Versorgungsbereich in öffentlicher Trägerschaft. Die ca. 30 Universitätskliniken entsprechen zwar nur knapp 2 % aller Krankenhäuser, halten aber immerhin ca. 9 % des Bettenangebotes vor. Die **Gemeinden** erbringen in eigenen Einrichtungen vor allem Leistungen der stationären Krankenversorgung sowie in geringerem Umfang auch der ambulanten und stationären Pflege. Der weit überwiegende Teil der ca. 650 öffentlichen Kliniken (Stand: 2009) befindet sich in der Trägerschaft von Gemeinden, Städten oder Kreisen. Öffentliche Krankenhäuser stellten im Jahr 2009 ca. 49 % des Bettenangebotes. Die Leistungserbringung der Gemeinden im Bereich der ambulanten Pflege ist in den letzten Jahren deutlich zurückgegangen. Im Jahr 2009 befanden sich lediglich noch ca. 1,4 % der ambulanten Pflegeeinrichtungen in kommunaler Trägerschaft. Auch der Anteil der Pflegeheime in öffentlicher Trägerschaft ist seit Jahren rückläufig und lag im Jahr 2009 bei 5,4 % aller stationären Pflegeeinrichtungen und 6,5 % der verfügbaren Heimplätze.

Eine wesentliche und tragende Rolle in der Krankenversorgung und Pflege spielen in Deutschland traditionell die **freigemeinnützigen Träger**. Sie betreiben vor allem Krankenhäuser, Sozialstationen und Pflegeheime. Als freigemeinnützig gelten kirchliche Träger sowie Wohlfahrtsverbände und gemeinnützige Stiftungen. Unter den freigemeinnützigen Einrichtungen genießen vor allem die Einrichtungen in kirchlicher Trägerschaft besonderen Schutz, da die in Art. 4 des Grundgesetzes garantierte Religionsfreiheit auch die karitative Tätigkeit und insbesondere kirchlich getragene Krankenpflege einschließt. Der Anteil freigemeinnütziger Krankenhäuser lag im Jahr 2009 bei ca. 37 %, die zusammen ca. 35 % des Bettenangebotes vorhielten. Von den ambulanten Pflegeeinrichtungen waren ca. 37 % und von den Pflegeheimen ca. 55 % mit 58 % der verfügbaren Heimplätze in freigemeinnütziger Trägerschaft.

Der überwiegende Teil der Leistungen des Gesundheitssystems wird in **privater Trägerschaft** erbracht. Als privat gelten Unternehmen, Organisationen und Einzelpersonen, die Sach- und Dienstleistungen für die Krankenversorgung und Pflege zu erwerbswirtschaftlichen Zwecken erbringen und anbieten. Zu den privaten Leistungserbringern im weiteren Sinn zählen sowohl die selbständig tätigen niedergelassenen Ärzte, die Praxen sonstiger Gesundheitsberufe, die Apotheken, das Gesundheitshandwerk als auch die privaten Krankenhäuser, Pflegedienste und Pflegeheime. In den letzten 10 bis 15 Jahren hat die Bedeutung privater Träger insbesondere im Krankenhausbereich und in der Pflege deutlich zugenommen. Im Jahr 2009 waren bereits ca. 32 % aller Krankenhäuser in privater Trägerschaft. Dazu haben insbesondere Privatisierungen kommunaler Krankenhäuser beigetragen, durch die sich Gemeinden und Kreise von wirtschaftlichen Risiken entlasten wollten. Die Einführung von Leistungen für Schwerpflegebedürftigkeit im Jahr 1991 und die Einführung der Pflegeversicherung im Jahr 1995 führten zur Gründung zahlreicher privater Pflegedienste in den 1990er-Jahren. Gab es vor 1991 noch so gut wie keine privaten Pflegedienste, so lag ihr Anteil 2009 bereits bei ca. 61 %. Im Heimbereich waren private Träger bereits vor Einführung der Pflegeversicherung stark vertreten und konnten ihren Anteil bis 2009 auf ca. 40 % der Einrichtungen und 36 % der Heimplätze ausbauen.

4.1.4 Das Zusammenspiel von Regulierung, Finanzierung und Leistungserbringung

Das Zusammenspiel aus staatlicher Regulierung, Beitragsfinanzierung und überwiegend freigemeinnütziger und privater Leistungserbringung gibt dem deutschen Gesundheitssystem seine spezifische Grundstruktur, die trotz der Besonderheiten der verschiedenen Leistungsbereiche in allen Teilsystemen wieder zu finden ist (Abb. 4-1).

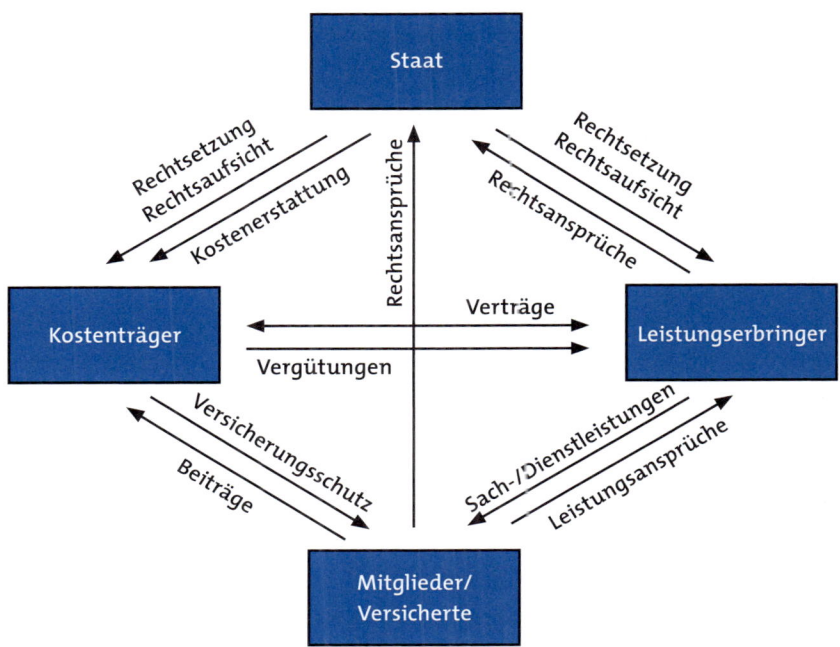

Abbildung 4-1: Die Grundstruktur des deutschen Gesundheitssystems

Über dem gesamten Gesundheitssystem und somit auch jedem einzelnen Teilsystem steht der Staat. Seine beiden zentralen Instrumente der Steuerung und Regulierung sind die Rechtsetzung und Rechtsbeziehungsweise Fachaufsicht. Er erlässt als Gesetz- und Verordnungsgeber Rechtsvorschriften, die für alle Beteiligten bindend sind, und kontrolliert als staatliche Verwaltung ihre Einhaltung. Das Handeln der Kostenträger unterwirft er den Bestimmungen des öffentlichen Rechts, insbesondere des Sozialrechts, beziehungsweise – im Fall der privaten Krankenversicherung – des allgemeinen Versicherungsrechts. Der gesetzlichen Krankenversicherung erstattet er zudem für bestimmte Leistungen, die sie in seinem Auftrag den Versicherten gewährt, einen Teil ihrer Ausgaben (z. B. Mutterschaftsgeld). Die Leistungserbringer unterwirft er den verschiedenen Rechtsvorschriften für die Behandlung und Versorgung von Kranken und Pflegebedürftigen, für die Abrechung und Vergütung von Leistungen gegenüber den Krankenkassen, aber auch für die Herstellung, den Vertrieb und Verkauf von Medizinprodukten. Zugleich räumt er den Leistungserbringern aber auch Ansprüche gegenüber dem Staat ein, so beispielsweise den als bedarfsgerecht anerkannten Krankenhäusern einen Anspruch auf pauschale Investitionsförderung nach KHG. Die Mitglieder und Versicherten der gesetzlichen Krankenversicherung sind ebenfalls den staatlichen Rechtsvorschriften unterworfen, insbesondere den Vorschriften des SGB V mit seinen Festlegungen des Leistungskataloges der GKV.

Innerhalb des Rahmens, den der Staat vorgibt, erfolgt die Leistungserbringung und Finanzierung in einem Dreiecksverhältnis zwischen Krankenversicherung, Leistungserbringern und Mitgliedern beziehungsweise Versicherten der GKV. Die Kostenträger schließen Verträge über die Behandlung ihrer Versicherten mit den Leistungserbringern. In diesen Verträgen verpflichten sich die Leistungserbringer zur Behandlung der Versicherten und die Kostenträger zur Zahlung vereinbarter Vergütungen für erbrachte Leistungen. Die Mitglieder entrichten Beiträge zur Krankenversicherung und erhalten dafür Versicherungsschutz für sich und ihre Familienangehörigen. Gegen Vorlage ihrer Versichertenkarte erhalten die Versicherten von den Leistungserbringern die mit der Krankenversicherung vereinbarten oder gesetzlich vorgeschriebenen Sach- und Dienstleistungen. Sofern es sich um Versicherte der GKV handelt und der Leistungserbringer einen Versorgungsvertrag mit der betreffenden Krankenkasse abgeschlossen hat, haben die Versicherten gegenüber dem Leistungserbringer einen Anspruch auf die medizinisch notwendigen Leistungen. Anders verhält es sich bei Versicherten der privaten Krankenversicherung, da die Unternehmen der privaten Krankenversicherung keine Versorgungsverträge mit den Leistungserbringern abschließen. Hier sind die Versicherten der PKV Vertragspartner des jeweiligen Leistungserbringers, der ihnen die entsprechenden Dienstleistungen schuldet und sie ihm dafür eine angemessene Vergütung.

4.2 Basisdaten des deutschen Gesundheitssystems

Das Gesundheitssystem ist nicht nur Kostenfaktor, sondern auch bedeutender Wirtschaftsbereich. Was als Ausgaben bei den Finanzierungsträgern zu Buche schlägt, ist zugleich auch Umsatz und dient – da es sich um einen personalintensiven Bereich handelt – vor allem der Finanzierung von Arbeitsplätzen. Insofern ist das Gesundheitswesen in hohem Maße auch von wirtschafts- und arbeitsmarktpolitischer Bedeutung.

Im folgenden Kapitel werden zunächst einige Basisdaten vorgestellt und erläutert, die ein erstes, wenn auch noch sehr allgemeines Bild vom deutschen Gesundheitssystem geben. Der Höhe und Entwicklung der Gesundheitsausgaben wird gesonderte Aufmerksamkeit eingeräumt, da sie seit Jahrzehnten in der Öffentlichkeit immer wieder kritisch diskutiert werden.

Sofern nichts anderes angegeben wird, beziehen sich die Zahlenangaben auf den Stand des Jahres 2009.[98]

---

98 Das Jahr 2009 wurde gewählt, da zum Zeitpunkt der Fertigstellung des Buchtextes die Daten der Pflegestatistik lediglich bis einschließlich 2009 vorlagen. Im Interesse einer besseren Vergleichbarkeit wurden darum in diesem Kapitel vor allem bei Überblicken über die verschiedenen Leistungsbereiche Daten bis einschließlich 2009 verwendet. Neuere Daten für die einzelnen Teilsysteme sind in den jeweiligen Kapiteln zu finden.

4.2.1 Einrichtungen und Beschäftigte

Die zentralen und wichtigsten Institutionen des deutschen Gesundheitswesens sind die Krankenversicherung sowie die Einrichtungen der ambulanten und stationären Krankenversorgung.

Krankenversicherung: Die Abwicklung der Finanzierung von Leistungen sowie die Betreuung und Beratung der insgesamt ca. 70 Mio. Versicherten der gesetzlichen Krankenversicherung erfolgte 2009 durch ca. 200 Krankenkassen (Tab. 4-2). Deren Zahl hat seit Mitte der

Tabelle 4-2: Basisdaten des Gesundheitswesens in Deutschland

	1991	1995	2000	2005	2009
Krankenversicherung					
Krankenkassen (GKV)	1209	960	420	391	202
Versicherte in der GKV (in Tsd.)	71281	71886	71252	70477	70011
Private Krankenversicherungen[1]	50	54	50	48	45
Krankenvollversicherte in der PKV (in Tsd.)	6846	6994	7494	8373	8811
Ambulante Versorgung					
Vertragsärzte	115469[2]	119939	126832	132895	138472
Vertragszahnärzte	45676[3]	49866	53498	55605	58540
Apotheken	20773	21753	22155	21968	21976
Ambulante Pflegeeinrichtungen[4]	–	–	10820[4]	10977	12026
Stationäre Versorgung					
Krankenhäuser	2411	2325	2242	2139	2084
Betten in Krankenhäusern	665565	609123	559651	523824	503341
Vorsorge- und Rehabilitationseinrichtungen	1181	1373	1393	1270	1240
Betten in Vorsorge- und Rehabilitationseinrichtungen	144172	181633	189822	174479	171489
Stationäre Pflegeeinrichtungen	–	–	8859[4]	10424	11634
Plätze in stationären Pflegeeinrichtungen	–	–	645456[4]	757186	845007

1) nur Mitgliedsunternehmen des PKV-Verbandes
2) Angabe für das Jahr 1993; bis einschließlich 1992 liegen Daten nur für das frühere Bundesgebiet vor
3) Angabe für das Jahr 1992
4) Angaben der Pflegestatistik für 1999

Quelle: Statistisches Bundesamt, PKV-Verband, KZVB

1990er-Jahre vor allem durch Fusionen erheblich abgenommen und lag am 1. Januar 2012 bereits bei nur noch 146.[99] Die Absicherung der nicht zum Kreis der Pflichtversicherten und freiwillig Versicherten der gesetzlichen Krankenversicherung gehörenden Einwohner erfolgt vor allem durch die im PKV-Verband zusammengeschlossenen ca. 50 Unternehmen der privaten Krankenversicherung. Die privaten Krankenversicherungen bieten neben der Krankenvollversicherung auch zahlreiche Zusatzversicherungen an. Während eine Krankenvollversicherung nur solche Personen abschließen können, die nicht der Versicherungspflicht in der gesetzlichen Krankenversicherung unterliegen, steht der Abschluss von Zusatzversicherungen auch Versicherten der GKV offen. Bei der Zahl der Versicherten zeigt sich in den letzten beiden Jahrzehnten eine Verlagerung von der GKV hin zur PKV, vor allem bedingt durch den Wechsel zuvor gesetzlich Pflichtversicherter zur PKV. Während die Zahl der gesetzlich Versicherten zwischen 1991 und 2009 um knapp 2 % von ca. 71,3 Mio. auf ca. 70 Mio. zurückgegangen ist, hat die Zahl der Versicherten der privaten Krankenvollversicherung um ca. 2 Mio. oder fast 30 % zugenommen. Dies ist vor allem darauf zurückzuführen, dass seit Jahren eine zunehmende Spreizung von Arbeitseinkommen zu verzeichnen ist und ein wachsender Teil abhängig Beschäftigter mit ihren Einkommen die Versicherungspflichtgrenze überschritten hat und die Gelegenheit zum Wechsel nutzte.

Ambulante Versorgung: Die ambulante ärztliche Versorgung erfolgt vor allem in den Praxen von ca. 138 000 niedergelassenen Vertragsärzten und ca. 58 000 Vertragszahnärzten. Die ambulante Arzneimittelversorgung wird durch ca. 22 000 Apotheken sichergestellt. Häusliche Pflegeleistungen erbringen ca. 12 000 ambulante Pflegeeinrichtungen, überwiegend freigemeinnützige Sozialstationen und private Pflegedienste. Der Vergleich der Daten ab 1991 zeigt einen deutlichen Anstieg der Zahl der Vertragsärzte, Vertragszahnärzte und Apotheken. Dies ist insofern bemerkenswert, als seitdem mehrere Gesundheitsreformen darauf zielten, die Ausgaben der GKV insbesondere in diesen Bereichen zu begrenzen oder zu reduzieren. Auch die Zahl der ambulanten Pflegeein-

---

99 Allgemeine Informationen zur GKV und zur aktuellen Zahl der Krankenkassen bietet der GKV-Spitzenverband auf seiner Internetseite (www.gkv-spitzenverband.de).

richtungen ist gegenüber 1991 erheblich gestiegen, allerdings sind erst ab 1999 zuverlässige bundesweite Daten zu diesem Bereich verfügbar.

Stationäre Versorgung: Die stationäre Versorgung erfolgt in ca. 2000 Krankenhäusern mit ca. 503 000 Betten, 1200 Vorsorge- und Rehabilitationseinrichtungen mit ca. 171 000 Betten und knapp 12 000 Pflegeheimen mit 845 000 Betten. Bemerkenswerte Entwicklungen im stationären Sektor sind ein deutlicher Rückgang der Zahl der Krankenhäuser und ein Abbau von Krankenhausbetten sowie eine erhebliche Ausweitung von Kapazitäten in Pflegeheimen. Die rückläufige Zahl der Krankenhäuser in der Krankenhausstatistik zeigt allerdings nur zu einem kleinen Teil tatsächliche Krankenhausschließungen an. Der überwiegende Teil des Rückgangs resultiert aus Krankenhausfusionen und -übernahmen. Die zu einem Verbund zusammengeschlossenen Krankenhäuser bestehen zumeist weiter, werden aber nur noch als eine Einheit in der Krankenhausstatistik erfasst. Die Zahl der Krankenhausbetten ist hingegen tatsächlich rückläufig. Allerdings handelt es sich dabei nicht um eine neuere Entwicklung, sondern die Fortsetzung eines Trends, der bereits in den 1980er-Jahren begann. Der erhebliche Ausbau der Kapazitäten im Pflegeheimbereich resultiert in erster Linie aus einer kontinuierlich steigenden Nachfrage nach stationärer Langzeitpflege. Allerdings scheinen sich in diesem Bereich in den letzten Jahren auch bereits Überkapazitäten entwickelt zu haben, die insbesondere durch die zunehmende Investitionstätigkeit privater Investoren entstanden sind. Trotz beginnender Belegungsprobleme gilt der Bau und Betrieb von Pflegeheimen vielfach aber immer noch als zukunftssichere Anlagemöglichkeit mit verlässlichen Renditen.

Wie bereits angesprochen ist das Gesundheitswesen nicht nur Teil des Systems der sozialen Sicherung, sondern auch von erheblicher arbeitsmarktpolitischer Bedeutung. In den Einrichtungen des Gesundheitswesens arbeiteten im Jahr 2010 nach den Angaben der Gesundheitspersonalrechnung des Statistischen Bundesamtes insgesamt ca. 4,8 Mio. Personen und damit ca. 17 % mehr als noch im Jahr 2000. Dies entsprach 2010 ca. 12 % aller Erwerbstätigen in Deutschland.

Die **Beschäftigten des Gesundheitswesens** waren zu ca. 44 % in der ambulanten und zu ca. 40 % in der stationären Versorgung tätig (Tab. 4-3, S. 146/147). Haupttätigkeitsbereiche waren Krankenhäuser mit ca. 23 %, Arzt- und Zahnarztpraxen mit ca. 22 % und Pflegeheime mit ca. 13 % der Beschäftigten. Auf die Verwaltung entfielen insgesamt ca. 4 % und auf die Vorleistungsindustrien ca. 6 % der Beschäftigten. Überdurchschnittliche Beschäftigungszuwächse waren im Zeitraum von 2000 bis 2010 vor allem bei den Pflegeheimen (+35,9 %), ambulanten Pflegeeinrichtungen (+50,8 %) und Praxen sonstiger medizinischer Berufe, v. a. Physiotherapie (+67,7 %) zu verzeichnen.

Die Leitprofessionen des Gesundheitswesens, Ärzte und Zahnärzte, stellten ca. 8 % aller Beschäftigten (Tab. 4-4, S. 148/149). Mit ca. 1,5 Mio. Beschäftigten im Jahr 2010 ist die Pflege (Kranken- und Altenpflege) mit Abstand die größte Berufsgruppe im Gesundheitswesen und stellt ca. 31 % aller Beschäftigten, gefolgt von den medizinischen und zahnmedizinischen Fachangestellten[100] mit ca. 13 %.

Die Berufe des Gesundheitswesens werden überwiegend von Frauen ausgeübt. Von den ca. 4,8 Mio. Beschäftigten des Gesundheitswesens im Jahr 2010 waren ca. 3,5 Mio. oder ca. 74 % Frauen. Dass die Krankenversorgung und professionelle Pflege in Deutschland vor allem von Frauen geleistet wird, zeigt sich insbesondere an den Geschlechterproportionen der «übrigen» Gesundheitsdienst- und sozialen Berufe. Während im Jahr 2010 der ärztliche Beruf zu 43 % von Frauen ausgeübt wurde, lag der Frauenanteil bei den medizinischen Fachangestellten bei 99 % und in der Pflege bei ca. 85 %.

Eine weitere Besonderheit der Erwerbstätigkeit im Gesundheitswesen ist ein – im Vergleich zu anderen Bereichen – hoher Anteil an Teilzeitbeschäftigten. Von den ca. 4,8 Mio. Beschäftigten im Jahr 2010 waren ca. 1,5 Mio. oder ca. 32 % teilzeitbeschäftigt. Das Ausmaß der Teilzeitbeschäftigung unterscheidet sich allerdings zwischen den verschiedenen Berufen zum Teil sehr deutlich. Während 2010 beispielsweise nur ca. 15 % der Ärztinnen und Ärzte Teilzeit arbeiteten, lag die Teilzeitquote in Pflegeberufen bei über 50 %. Teilzeitbeschäftigung hat unter den Beschäftigten im Gesundheitswesen zudem in den letzten Jahren stark zugenommen. Während die Zahl der Beschäftigten zwischen 2000 und 2010 insgesamt um ca. 17 % stieg, nahm die Zahl der

---

100 frühere und im Alltag immer noch geläufige Berufsbezeichnung: Arzt- und Zahnarzthelferin

Tabelle 4-3: Beschäftigte im Gesundheitswesen nach Einrichtungen (Angaben in 1000)

	2000	2001
Einrichtungen insgesamt	4 115	4 180
darunter		
Gesundheitsschutz	42	42
Ambulante Einrichtungen	1 688	1 724
Arztpraxen	608	619
Zahnarztpraxen	305	313
Praxen sonstiger medizinischer Berufe	226	234
Apotheken	164	168
Gesundheitshandwerk/-einzelhandel	168	168
Ambulante Pflegeeinrichtungen	187	190
Sonstige ambulante Einrichtungen	32	33
Stationäre und teilstationäre Einrichtungen	1 729	1 743
Krankenhäuser	1 109	1 109
Vorsorge- und Rehabilitationseinrichtungen	152	159
Stationäre und teilstationäre Pflegeeinrichtungen	468	475
Rettungsdienste	44	46
Verwaltung	214	217
Sonstige Einrichtungen	112	118
Vorleistungsindustrien	286	291
Pharmazeutische Industrie	113	112
Medizintechnische und augenoptische Industrie	102	104
Medizinische Laboratorien und Großhandel	71	74

Quelle: Statistisches Bundesamt (Gesundheitspersonalrechnung); eigene Berechnungen

2002	2003	2004	2005	2006	2007	2008	2009	2010	2000–2010	
									Anzahl	in %
4274	4358	4390	4420	4463	4540	4632	4738	4829	714	17,4
42	41	40	41	41	40	40	40	39	-3	-7,1
1771	1843	1887	1907	1918	1972	2018	2074	2118	430	25,5
636	660	676	675	673	676	681	686	689	81	13,3
321	336	344	340	338	339	342	347	351	46	15,1
248	270	280	292	303	323	341	362	379	153	67,7
168	165	166	169	171	172	175	176	178	14	8,5
168	169	170	166	163	162	161	162	165	-3	-1,8
194	201	204	214	215	236	251	269	282	95	50,8
36	41	47	50	55	64	66	73	74	42	131,3
1776	1776	1763	1772	1790	1809	1849	1892	1926	197	11,4
1121	1105	1080	1071	1072	1075	1086	1104	1121	12	1,1
161	161	160	155	157	160	163	167	169	17	11,2
495	511	523	546	561	574	600	621	636	168	35,9
46	47	46	47	47	48	49	52	56	12	27,3
217	214	211	206	208	201	195	198	199	-15	-7,0
121	133	141	144	151	155	161	175	178	66	58,9
301	304	302	303	307	316	320	308	312	26	9,1
115	117	113	113	114	115	116	107	106	-7	-6,2
109	110	111	111	112	118	121	119	123	21	20,6
77	78	77	79	81	83	84	82	84	13	18,3

Tabelle 4-4: Beschäftigte im Gesundheitswesen nach Berufen (Angaben in 1000)

	2000	2001
Berufe im Gesundheitswesen insgesamt	4115	4180
darunter		
Gesundheitsdienstberufe	2233	2272
Ärzte, Apotheker, psychologische Psychotherapeuten, Zahnärzte	413	417
Ärztinnen/Ärzte	295	298
Ärztinnen/Ärzte für allgemeine/innere Medizin oder Kinderheilkunde	84	86
Ärztinnen/Ärzte für Chirurgie oder Orthopädie	27	28
Ärztinnen/Ärzte für Frauenheilkunde/Geburtshilfe	15	15
Ärztinnen/Ärzte für Neurologie oder Psychiatrie	17	17
Ärztinnen/Ärzte ohne nähere Fachgebietsbezeichnung/ praktische Ärzte	99	98
Andere Fachärztinnen/Fachärzte	53	54
Zahnärztinnen/-ärzte	63	64
Psychologische Psychotherapeutinnen/-therapeuten[1]	–	–
Apothekerinnen/Apotheker	55	55
Übrige Gesundheitsdienstberufe	1820	1856
Medizinische Fachangestellte/Zahnmedizinische Fachangestellte	552	563
darunter: Zahnmedizinische Fachangestellte	205	210
Diätassistentinnen/-assistenten	12	12
Heilpraktikerinnen/-praktiker	13	14
Gesundheits- und Krankenpflegerinnen/-pfleger	718	724
darunter: Hebammen/Entbindungspfleger	16	16
Gesundheits- und Krankenpflegehelferinnen/-helfer	209	214
Physiotherapeutinnen/-therapeuten, Masseurinnen/Masseure, med Bademeisterinnen/Bademeister	125	132
darunter: Physiotherapeutinnen/-therapeuten	66	72
Medizinisch-technische Assistentinnen/-assistenten	90	91
Pharmazeutisch-technische Assistentinnen/-assistenten	47	48
Sonstige therapeutische Berufe	55	59
Soziale Berufe	258	279
darunter		
Altenpflegerinnen/-pfleger	242	262
Gesundheitshandwerk	139	140
Augenoptikerinnen/-optiker	41	42
Orthopädiemechanikerinnen/-mechaniker	11	12
Zahntechnikerinnen/-techniker	70	69
Sonstiges Gesundheitshandwerk	16	16
Sonstige Gesundheitsfachberufe	92	94
Gesundheitsingenieurinnen/-ingenieure	15	15
Gesundheitssichernde Berufe	19	18
Gesundheittechnikerinnen/-techniker	7	7
Pharmakantinnen/-Pharmakanten	5	5
Pharmazeutisch-kaufmännische Angestellte	47	48
Andere Berufe im Gesundheitswesen	1393	1395

1) Psychologische Psychotherapeuten: Daten liegen erst ab Berichtsjahr 2007 vor

Quelle: Statistisches Bundesamt (Gesundheitspersonalrechnung); eigene Berechnungen

2002	2003	2004	2005	2006	2007	2008	2009	2010	2000–2010	
									Anzahl	in %
4274	4358	4390	4420	4463	4540	4632	4738	4829	714	17,4
2315	2398	2442	2474	2509	2572	2623	2700	2751	518	23,2
421	424	427	429	434	471	478	486	497	84	20,3
301	304	306	308	311	315	320	326	334	39	13,2
88	89	90	94	94	95	96	98	99	15	17,9
28	29	30	31	31	32	33	34	35	8	29,6
15	15	15	16	16	16	16	16	17	2	13,3
18	18	19	20	20	21	21	22	23	6	35,3
97	96	95	90	92	92	94	95	98	−1	−1,0
55	56	57	57	58	59	60	61	62	9	17,0
64	65	65	65	65	66	66	67	68	5	7,9
–	–	–	–	–	32	33	34	35	–	–
56	55	56	56	57	58	59	59	60	5	9,1
1895	1974	2015	2045	2075	2102	2145	2215	2254	434	23,8
575	609	620	617	614	611	620	633	639	87	15,8
215	228	234	234	233	233	237	243	245	40	19,5
12	13	13	14	15	15	15	14	14	2	16,7
15	17	19	22	24	26	26	30	32	19	146,2
732	749	755	763	772	780	794	813	827	109	15,2
17	18	18	18	19	19	19	20	21	5	31,3
217	225	229	232	236	239	246	261	269	60	28,7
140	151	157	163	171	180	188	196	202	77	61,6
78	86	90	95	102	109	115	122	128	62	93,9
91	93	93	93	93	94	95	97	98	8	8,9
50	51	52	55	58	59	61	63	65	18	38,3
63	67	76	84	93	97	100	107	108	53	96,4
294	308	318	332	347	378	391	420	431	173	67,1
276	288	298	311	325	354	367	395	405	163	67,4
139	144	144	140	139	139	140	143	146	7	5,0
41	43	42	42	43	45	46	46	47	6	14,6
11	12	10	10	12	13	13	13	13	2	18,2
71	72	73	71	68	66	65	66	67	−3	−4,3
17	17	18	17	16	16	16	18	20	4	25,0
93	93	92	96	95	95	94	99	101	9	9,8
15	15	13	14	13	13	12	12	12	−3	−20,0
17	18	19	20	21	22	23	23	23	4	21,1
7	8	7	9	9	9	8	9	9	2	28,6
6	7	7	8	8	8	8	8	8	3	60,0
47	46	46	46	45	43	44	47	48	1	2,1
1433	1415	1394	1378	1373	1356	1384	1375	1400	7	0,5

Teilzeitbeschäftigten um ca. 44 % zu. In einzelnen Bereichen fiel der Anstieg sogar noch stärker aus. So stieg beispielsweise die Zahl der Beschäftigten in Pflegeberufen zwischen 1999 und 2009 insgesamt um ca. 200 000 oder 23,9 %, die Zahl der teilzeitbeschäftigten Pflegekräfte im gleichen Zeitraum hingegen um ca. 209 000 oder 60 % (Simon 2012). Die in der öffentlichen und auch in der wissenschaftlichen Diskussion anzutreffende Einschätzung des Gesundheitswesens als «Jobmotor» ist vor diesen Hintergrund sicherlich zu relativieren.

Probleme der Gesundheitspersonalrechnung

Die zentrale und am häufigsten genutzte Datenquelle für Angaben zur Zahl der Beschäftigten im Gesundheitswesen ist die Gesundheitspersonalrechnung (GPR) des Statistischen Bundesamtes, deren Angaben auch in diesem Buch verwendet werden.

Die GPR basiert jedoch nicht auf einer eigenständigen Erhebung von Primärdaten, sondern ihre Angaben resultieren aus der Zusammenführung vorhandener Daten von insgesamt bis zu ca. 30 unterschiedlichen Basisstatistiken (StBA 2010: Anhang Ziff. 4.2). Zu den genutzten Datenquellen gehören unter anderem die Krankenhausstatistik, die Pflegestatistik, die Arbeitsmarktstatistik der Bundesagentur für Arbeit, die Ärztestatistik der Bundesärztekammer und die Daten des Mikrozensus (Afentakis/Böhm 2009: 7; StBA 2011b). Bedingt dadurch weist die Gesundheitspersonalrechnung zwei zentrale Probleme auf (vgl. dazu ausführlicher Simon 2012: 19 ff.):

1. Da die genutzten Datenquellen unterschiedliche Definitionen und Abgrenzungen verwenden, kann die GPR keine einheitliche Abgrenzung insbesondere der Berufe gewährleisten. Dementsprechend weist das Statistische Bundesamt auf daraus resultierende «Zuordnungs- und Abgrenzungsschwierigkeiten» in der GPR hin (StBA 2010: 4).

2. Da nicht für alle Bereiche des Gesundheitswesens Daten amtlicher Teilstatistiken zur Verfügung stehen, basiert ein wesentlicher Teil der Angaben der GPR auf der Hochrechnung von Daten des Mikrozensus, einer jährlichen 1 %-Haushaltsstichprobe. Ein solches Verfahren ist letztlich eine Schätzung und mit Risiken für die Genauigkeit der Datenangaben in der GPR verbunden, nicht zuletzt auch, weil die als Grundlage der Schätzung genutzten Teilmengen der Stichprobe teilweise recht klein sind.

Auf diese Probleme weist das Statistische Bundesamt in seinem Qualitätsbericht zur GPR auch ausdrücklich hin:

«4.1 Qualitative Gesamtbewertung der Genauigkeit: Die Qualität der Gesundheitspersonalrechnung hängt prinzipiell von den rund 30 verwendeten Basisstatistiken ab. Unschärfen treten insbesondere dann auf, wenn sie in den dieser Rechnung zugrundeliegenden Basisstatistiken bereits vorhanden sind. Eine Minimierung von (teilweise bekannten) Ungenauigkeiten wird im Einzelfall – je nach Einrichtung, Beruf und Datenquelle – auf unterschiedliche Weise erzielt, z. B. durch Zusammenführung unterschiedlicher Datenquellen, Hinzuschätzung ausgewählter Bereiche, Direktzuordnungen oder Expertenschätzungen. Hinzu kommen Plausibilitätsprüfungen sowie eine kontinuierliche Verbesserung der Datengrundlage und Berechnungsmethoden durch regelmäßige (rückwirkende) Revisionen der Gesundheitspersonalrechnung.

4.2 Fehlerrechnung: Die stichprobenbedingten und nichtstichprobenbedingten Fehler der rund 30 verwendeten Basisstatistiken können grundsätzlich auch in den Ergebnissen der Gesundheitspersonalrechnung enthalten sein; hinzu kommen mögliche Verzerrungen durch Schätzverfahren sowie die Fortschreibung von Zeitreihen. Eine Quantifizierung des Gesamtfehlers ist aufgrund dieser Sachlage nicht zweifelsfrei möglich.» (StBA 2010: Anhang).

Diese sehr deutlichen Hinweise auf Ungenauigkeiten, Unschärfen und mögliche Verzerrungen durch Schätzverfahren werden leider bei der Nutzung der Daten der GPR zu wenig – wenn überhaupt – zur Kenntnis genommen und bei der Interpretation der Daten zu wenig berücksichtigt. Nimmt man die Hinweise ernst, so können die Daten der GPR im Grunde nur als «grobe Näherungswerte» betrachtet werden. Ein Vergleich der Daten amtlicher Teilstatistiken mit den Angaben der GPR für das Jahr 2009 konnte beispielsweise für die Pflegeberufe zeigen, dass die Angaben der GPR zur Zahl der Pflegekräfte in Deutschland mit hoher Wahrscheinlichkeit um ca. 20 % zu hoch liegen (Simon 2012).

Trotz der angesprochenen Qualitätsprobleme ist und bleibt die GPR aber die einzige und beste umfassende Statistik der Beschäftigten im Gesundheitswesen und wurde deshalb auch für dieses Buch genutzt. Ihre Angaben sollten jedoch, und darauf sollten die vorstehenden Ausführungen hinweisen, mit gewisser Vorsicht interpretiert und nur als Näherungswerte angesehen werden.

4.2.2 Höhe und Zusammensetzung der Gesundheitsausgaben

Im Jahr 2010 wurden für das Gesundheitswesen insgesamt ca. 287 Mrd. Euro ausgegeben (Tab. 4-5). Davon entfielen auf die ambulante Versorgung 49,2 % und auf die stationäre Versorgung 36,3 %. Innerhalb der **ambulanten Versorgung** wurde der größte Teil der Ausgaben für die ambulante Behandlung in Arzt- und Zahnarztpraxen aufgewendet, mit zusammen 21,2 % der Gesamtausgaben für das Gesundheitswesen. Die Ausgaben für die Arzneimittelversorgung durch öffentliche Apotheken[101] beliefen sich auf 40,8 Mrd. Euro, was einem Anteil von 14,2 % der Gesamtausgaben entsprach.

---

101 ohne Krankenhausapotheken

Tabelle 4-5: Gesundheitsausgaben nach Einrichtungen (Angaben in Mio. Euro)

	1992	1995	2000
Einrichtungen insgesamt	158651	186947	212838
davon			
Gesundheitsschutz	1854	1782	1806
in % der Ausgaben insgesamt	*1,2*	*1,0*	*0,8*
Ambulante Einrichtungen	78485	87642	101523
in % der Ausgaben insgesamt	*49,5*	*46,9*	*47,7*
davon			
Arztpraxen	22731	26904	30577
in % der Ausgaben insgesamt	*14,3*	*14,4*	*14,4*
Zahnarztpraxen	13226	13954	14657
in % der Ausgaben insgesamt	*8,3*	*7,5*	*6,9*
Praxen sonstiger medizinischer Berufe	3834	4807	5805
in % der Ausgaben insgesamt	*2,4*	*2,6*	*2,7*
Apotheken	22986	23849	28575
in % der Ausgaben insgesamt	*14,5*	*12,8*	*13,4*
Gesundheitshandwerk/-einzelhandel	12171	13197	14884
in % der Ausgaben insgesamt	*7,7*	*7,1*	*7,0*
Ambulante Pflege	2758	3918	5788
in % der Ausgaben insgesamt	*1,7*	*2,1*	*2,7*
Sonstige ambulante Einrichtungen	780	1013	1237
in % der Ausgaben insgesamt	*0,5*	*0,5*	*0,6*
Stationäre/teilstationäre Einrichtungen	57998	70632	78442
in % der Ausgaben insgesamt	*36,6*	*37,8*	*36,9*
davon			
Krankenhäuser	42536	50785	56079
in % der Ausgaben insgesamt	*26,8*	*27,2*	*26,3*
Vorsorge-/Rehabilitationseinrichtungen	5740	7646	7511
in % der Ausgaben insgesamt	*3,6*	*4,1*	*3,5*
Stationäre/ teilstationäre Pflege	9721	12202	14851
in % der Ausgaben insgesamt	*6,1*	*6,5*	*7,0*
Rettungsdienste	1241	1731	2056
in % der Ausgaben insgesamt	*0,8*	*0,9*	*1,0*
Verwaltung	8691	11063	12649
in % der Ausgaben insgesamt	*5,5*	*5,9*	*5,9*
Sonstige Einrichtungen und private Haushalte	3243	6281	7435
in % der Ausgaben insgesamt	*2,0*	*3,4*	*3,5*
Ausland	535	568	634
in % der Ausgaben insgesamt	*0,3*	*0,3*	*0,3*
Investitionen	6605	7248	8292
in % der Ausgaben insgesamt	*4,2*	*3,9*	*3,9*

Quelle: Statistisches Bundesamt; eigene Berechnungen

2005	2010	Veränderung					
		1992–2000		2000–2010		1992–2010	
		in Mio. Euro	in %	in Mio. Euro	in %	in Mio. Euro	in %
240360	287293	54187	34,2	74455	35,0	128642	81,1
1948	1858	-48	-2,6	52	2,9	4	0,2
0,8	0,6	-	-	-	-	-	-
116611	141404	23038	29,4	39881	39,3	62919	80,2
48,5	49,2	-	-	-	-	-	-
34973	43114	7846	34,5	12537	41,0	20383	89,7
14,6	15,0	-	-	-	-	-	-
15112	17727	1431	10,8	3070	20,9	4501	34,0
6,3	6,2	-	-	-	-	-	-
7021	8863	1971	51,4	3058	52,7	5029	131,2
2,9	3,1	-	-	-	-	-	-
35541	40862	5589	24,3	12287	43,0	17876	77,8
14,8	14,2	-	-	-	-	-	-
15335	18975	2713	22,3	4091	27,5	6804	55,9
6,4	6,6	-	-	-	-	-	-
7134	10038	3030	109,9	4250	73,4	7280	264,0
3,0	3,5	-	-	-	-	-	-
1495	1825	457	58,6	588	47,5	1045	134,0
0,6	0,6	-	-	-	-	-	-
87301	104198	20444	35,2	25756	32,8	46200	79,7
36,3	36,3	-	-	-	-	-	-
61870	74307	13543	31,8	18228	32,5	31771	74,7
25,7	25,9	-	-	-	-	-	-
7319	8158	1771	30,9	647	8,6	2418	42,1
3,0	2,8	-	-	-	-	-	-
18113	21733	5130	52,8	6832	46,3	12012	123,6
7,5	7,6	-	-	-	-	-	-
2566	3093	815	65,7	1037	50,4	1852	149,2
1,1	1,1	-	-	-	-	-	-
14597	16773	3958	45,5	4124	32,6	8082	93,0
6,1	5,8	-	-	-	-	-	-
7263	8430	4192	129,3	995	13,4	5187	159,9
3,0	2,9	-	-	-	-	-	-
918	1494	99	18,5	860	135,6	959	179,3
0,4	0,5	-	-	-	-	-	-
9155	10043	1687	25,5	1751	21,1	3438	52,1
3,8	3,5	-	-	-	-	-	-

Für die **stationäre** und **teilstationäre Versorgung** wurden insgesamt ca. 104 Mrd. Euro oder 36,3 % der Gesamtausgaben aufgewendet. Davon entfielen ca. 74 Mrd. Euro oder 25,9 % der Gesamtausgaben auf die Krankenhausbehandlung. Auf die stationäre Versorgung Pflegebedürftiger in Heimen entfielen 21,7 Mrd. Euro oder 7,6 % der Gesamtausgaben, und für die stationäre Rehabilitation wurden 8,1 Mrd. Euro oder 2,8 % ausgegeben.

Für den Bereich der **Verwaltung** im Gesundheitswesen wurden 2010 5,8 % der Gesamtausgaben aufgewendet. Der Anteil der Verwaltungskosten an den Gesamtausgaben ist seit mindestens zwei Jahrzehnten weitgehend konstant geblieben. Die in der gesundheitspolitischen Diskussion und auch unter den übrigen Beschäftigten im Gesundheitssystem teilweise anzutreffende Einschätzung, der «Verwaltungsapparat» würde immer weiter «aufgebläht», lässt sich folglich mit den Daten der Gesundheitsausgabenrechnung nicht begründen. Mehr noch: Laut Gesundheitspersonalrechnung ist die Zahl der Beschäftigten in der Verwaltung des Gesundheitswesens seit 2002 sogar rückläufig und lag 2010 um –7 % unter dem Wert des Jahres 2000 (s. Tab. 4-3, S. 146). Diese Entwicklung als Rationalisierungserfolg zu deuten, könnte allerdings voreilig sein, denn seit einigen Jahren wird zunehmend kritisiert, dass der Anteil administrativer Tätigkeiten in der direkten Patientenversorgung steige. Ein als Rationalisierungserfolg erscheinender Personalabbau im Verwaltungsbereich könnte – zumindest in relevanten Teilbereichen – möglicherweise durch die Verlagerung administrativer Aufgaben auf Ärzte, Pflegekräfte etc. erreicht worden sein.

Der Anteil für **Investitionen** lag 2010 mit 3,5 % weit unter der volkswirtschaftlichen Investitionsquote, die ungefähr bei 20 % liegt. Dies hängt nicht nur damit zusammen, dass es sich beim Gesundheitswesen um einen personalintensiven Bereich handelt, sondern ist auch Folge einer über Jahrzehnte anhaltenden Unterfinanzierung von Investitionen im öffentlichen Bereich. So erfüllt beispielsweise die Mehrheit der Bundesländer die ihnen durch das Krankenhausfinanzierungsrecht auferlegte Pflicht zur Finanzierung von Investitionen im Krankenhausbereich seit mehr als 20 Jahren nur unzureichend (DKG 2010; Steiner/Mörsch 2005).

Wichtige Unterscheidung: GKV-Ausgaben und Gesamtausgaben für Gesundheit

Bei den vorstehenden Angaben handelt es sich um die Ausgaben für das Gesundheitswesen insgesamt, also die Ausgaben aller Ausgabenträger und nicht nur die der gesetzlichen Krankenversicherung. Beides wird leider häufig in der öffentlichen Diskussion, teilweise aber auch in wissenschaftlichen Veröffentlichungen, verwechselt beziehungsweise nicht sauber getrennt. Wie bereits dargestellt, ist die gesetzliche Krankenversicherung ein Kostenträger unter mehreren und finanziert lediglich ca. 60 % der Gesamtausgaben. Dies ist unter anderem deshalb relevant, weil die Größe der Ausgabenanteile einzelner Leistungsbereiche unterschiedlich ausfällt, je nachdem ob man die Gesamtausgaben betrachtet oder nur die GKV-Ausgaben.

Änderung von Datenreihen durch Revisionen des Statistischen Bundesamtes

Das Statistische Bundesamt führt in unregelmäßigen Abständen Revisionen seiner Datenreihen durch, beispielsweise um Daten aus neuen Datenquellen aufnehmen zu können oder um die Abgrenzungen der einzelnen Datenpositionen an international übliche Regeln anzupassen und dadurch die internationale Vergleichbarkeit der Daten zu verbessern. Solche Revisionen führen dazu, dass die Daten der entsprechenden Datenreihe rückwirkend geändert werden. Für das vorliegende Buch wurde auf die zum Zeitpunkt der Fertigstellung des Buchtextes verfügbaren neuesten Daten zurückgegriffen einschließlich der revidierten Daten früherer Jahre. Dies kann dazu führen, dass die Datenangaben der jeweils neuesten Auflage dieses Buches von der vorhergehenden Auflage abweichen können. Diese Abweichungen sind – und darauf soll mit dieser Anmerkung hingewiesen werden – nicht Folge von Übertragungsfehlern des Autors, sondern Folge einer Revision der Gesundheitsausgabenrechnung des Statistischen Bundesamtes.

4.2.3 Ausgabenentwicklung

Seit mittlerweile fast vier Jahrzehnten ist in der Bundesrepublik Deutschland die Entwicklung der Ausgaben für das Gesundheitswesen immer wieder Thema öffentlicher Debatten und teilweise auch scharfer Kritik. Auch heute noch wird gelegentlich der Mitte der 1970er-Jahre geprägte Begriff der «Kostenexplosion» benutzt, wenn die Ausgabenentwicklung als zu hoch und überproportional kritisiert wird. Die Kritik zielt darauf, dass es vor allem die Ausgabensteigerungen gewesen seien, die die gesetzliche Krankenversicherung immer wieder in finanzielle Schwierigkeiten brachten und zu Beitragssatzerhöhungen zwangen. Da diese Kri-

Bruttoinlandsprodukt und Bruttosozialprodukt

Das Bruttoinlandsprodukt (BIP) ist ein Maß für den gesamtwirtschaftlichen Output einer Volkswirtschaft. Es umfasst alle wirtschaftlichen Leistungen, die innerhalb eines Jahres im Inland erbracht wurden, sowohl Leistungen von Inländern als auch Leistungen von Ausländern und die dafür an sie gezahlten Einkommen und Vergütungen. Nicht eingeschlossen sind Einkommen, die Inländer aus dem Ausland beziehen. Im Unterschied dazu erfasst das Bruttosozialprodukt (BSP) alle Leistungen von Inländern, gleich ob sie im Inland oder im Ausland erbracht wurden, nicht aber die Leistungen von Ausländern im Inland.

War früher in der Sozial- und Gesundheitspolitik das Bruttosozialprodukt übliche Maßeinheit, so wird heute in der Regel das Bruttoinlandsprodukt verwendet, da es als Maß für die Leistungen einer Volkswirtschaft besser geeignet ist. Für die Bundesrepublik Deutschland unterscheiden sich beide Maßeinheiten aber nur geringfügig.

Alte und neue Gesundheitsausgabenrechnung

Wichtigste Quelle für die Daten des Gesundheitswesens in der Bundesrepublik Deutschland ist die Gesundheitsstatistik des Statistischen Bundesamtes. Die Daten über Ausgaben für das Gesundheitswesen in der alten BRD und im vereinten Deutschland erschienen bis einschließlich 1998 als Fachserie 12, Reihe S. 2. Diese Reihe lief 1998 aus, da auf eine neue Gesundheitsausgabenrechnung umgestellt wurde. Die neue Gesundheitsausgabenrechnung (GAR) orientiert sich in ihrer Systematik am «System of Health Accounts» der OECD, um so eine bessere internationale Vergleichbarkeit der Angaben zu erreichen.

Die Umstellung der Systematik hat unter anderem zur Folge, dass Zeitreihen über mehrere zurückliegende Jahrzehnte für die alte Bundesrepublik nur noch bis 1998 möglich sind. Für das vereinte Deutschland wurden die vorliegenden Basisdaten vom Statistischen Bundesamt rückwirkend ab dem Jahr 1992 neu zugeordnet und zugleich in Euro umgerechnet, so dass die Angaben der neuen Gesundheitsausgabenrechnung ab 1992 fortlaufend vorliegen.

Wegen der unterschiedlichen Systematik der Ausgabenzuordnung sind die Daten der alten und der neuen GAR nicht kompatibel und werden darum in diesem Buch auch getrennt verarbeitet. Ein wesentlicher Unterschied zwischen alter und neue GAR ist beispielsweise die Einbeziehung von Einkommensleistungen. Sie wurden in der alten GAR den Ausgaben insgesamt zugerechnet und werden in der neuen nur noch nachrichtlich ausgewiesen, nicht aber eingerechnet. Dadurch ergeben sich unter anderem Abweichungen bei den Gesamtausgaben der GKV gegenüber anderen Quellen. In der neuen GAR des Statistischen Bundesamtes erscheinen die GKV-Ausgaben ohne Einkommensleistungen (also insbesondere ohne Krankengeldzahlungen), in der GKV-Statistik des BMG jedoch einschließlich Einkommensleistungen. Die Ausgabensumme wie auch der BIP-Anteil der GKV ist nach der GKV-Statistik somit etwas höher als nach der neuen GAR des Statistischen Bundesamtes.

Darstellung von Datenreihen vor und nach der deutschen Einheit

Bei der Darstellung von Entwicklungen im Gesundheitswesen, insbesondere der Ausgabenentwicklung, ist zu beachten, dass nach Herstellung der deutschen Einheit Zeitreihen der früheren BRD nicht als Zeitreihen für Deutschland fortgeschrieben werden dürfen. Entweder wird eine Zeitreihe nur für die frühere BRD (alte Bundesländer) weitergeführt oder es wird ausdrücklich darauf hingewiesen, dass es sich ab 1991 nicht mehr nur um Daten für die alten Bundesländer handelt, sondern für das vereinte Deutschland (alte und neue Bundesländer). In Grafiken sollten Entwicklungslinien der alten BRD und des vereinten Deutschland für den Betrachter leicht erkennbar unterschieden werden, beispielsweise indem 1991 als Bruch der Datenreihe kenntlich gemacht wird. Diese Regeln einer «sauberen» grafischen Aufbereitung statistischer Daten werden jedoch nicht immer eingehalten.

tik auch heute noch Einfluss auf die öffentlichen Diskussionen hat, soll im Folgenden etwas näher auf dieses Thema eingegangen werden. In der Experten- und gesundheitspolitischen Fachdiskussion hat sich hingegen mittlerweile weitgehend die Erkenntnis durchgesetzt, dass es in den letzten Jahrzehnten weder eine «Kostenexplosion» noch ein überproportionales Ausgabenwachstum gegeben hat.

Maßgeblich für die Beurteilung der Ausgabenentwicklung und ihrer Angemessenheit gegenüber der allgemeinen Wirtschafts- und Preisentwicklung ist der prozentuale Anteil der Ausgaben am Bruttoinlandsprodukt (früher: Bruttosozialprodukt). Absolute Angaben über die Ausgabenentwicklung in DM oder Euro sind insofern wenig hilfreich, als sie die Relation zur Entwicklung der Wirtschaftskraft und der allgemeinen Preissteigerungen nicht erkennen lassen. Darum wird sowohl in der nationalen als auch in der internationalen Diskussion seit langem der Anteil der Gesundheitsausgaben an der gesamtwirtschaftlichen Wertschöpfung, ausgedrückt in Prozent des Bruttoinlandsprodukts (BIP), als wichtigster Indikator für die Beurteilung der Ausgabenhöhe und -entwicklung verwendet.

Verwendet man diesen Maßstab, so zeigt sich in der alten Bundesrepublik – abgesehen von kleineren Schwankungen – seit 1975 bis Mitte der 1990er-Jahre ein weitgehend konstantes Ausgabenniveau in Höhe von ca. 9 % des Bruttoinlandsproduktes (Abb. 4-2). Die Ausgaben der gesetzlichen Krankenversicherung waren über diesen gesamten Zeitraum eben-

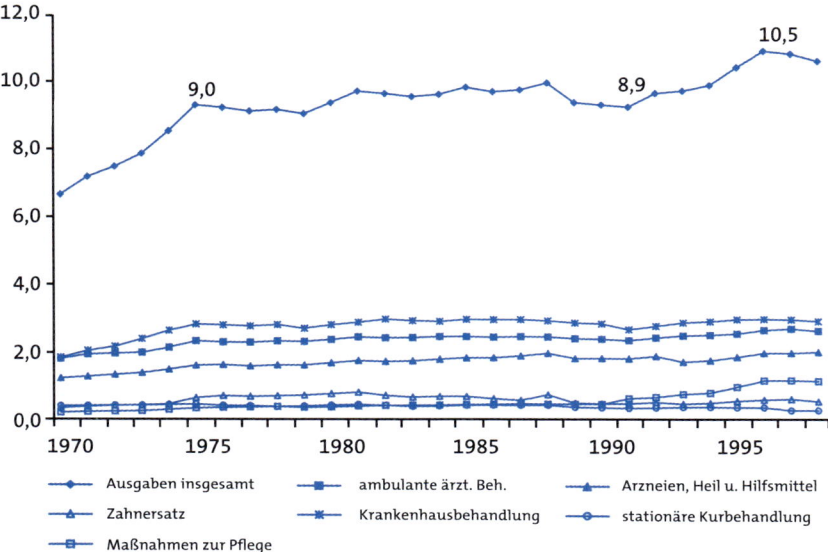

Abbildung 4-2: Ausgaben für das Gesundheitswesen in Prozent des Bruttoinlandsprodukts in der «alten» BRD

Quelle: Statistisches Bundesamt; eigene Berechnungen

falls relativ konstant und lagen bei ca. 6 % des BIP. Kleinere Schwankungen über den Zeitraum von ein bis zwei Jahren weisen nicht zwingend
auf kurzfristige absolute Ausgabensteigerungen oder Einsparungen hin,
sondern können auch Folge kurzfristiger Veränderungen des Wirt-
schaftswachstums sein. Schwächt sich beispielsweise das Wachstum des
Bruttoinlandsprodukts aufgrund einer Wirtschaftskrise kurzfristig ab,
so führt dies bei gleich bleibenden Gesundheitsausgaben zu einem Anstieg des prozentualen Anteils der Gesundheitsausgaben am Bruttoinlandsprodukt. So geschehen beispielsweise in den Jahren 1981/82, als
infolge einer Wirtschaftskrise die Arbeitslosigkeit anstieg und die tariflichen Lohn- und Gehaltssteigerungen niedriger als in den Vorjahren
ausfielen.

Nach Herstellung der deutschen Einheit entwickelten sich die Ausgaben auch im vereinten Deutschland zunächst relativ proportional zur

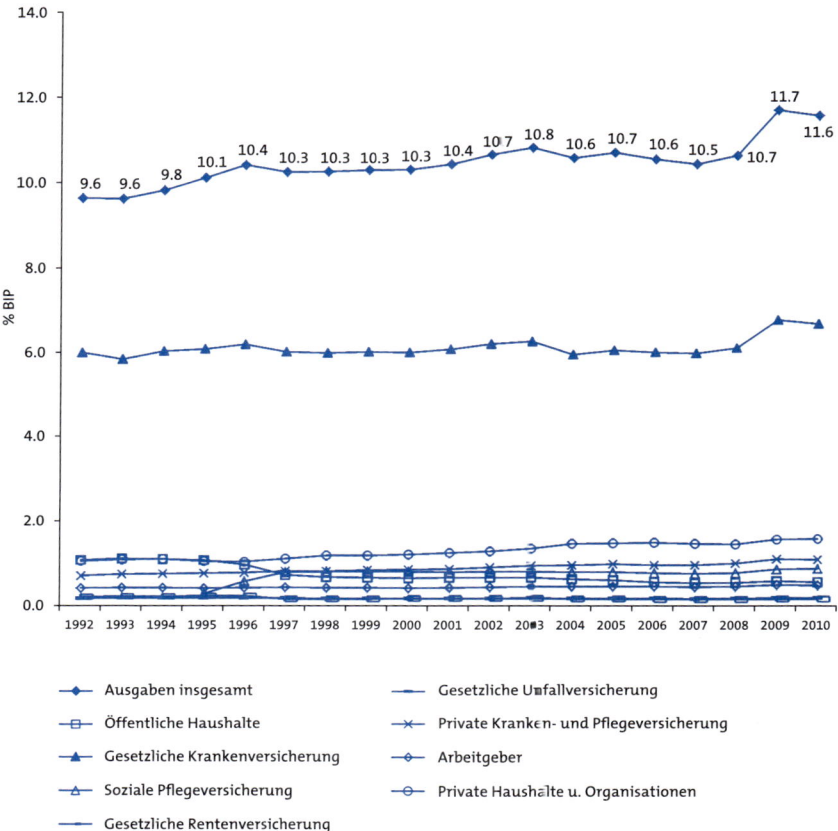

Abbildung 4-3: Ausgaben für das Gesundheitswesen in Prozent des Bruttoinlandsprodukts im vereinten Deutschland

Entwicklung des Bruttoinlandsprodukts, allerdings auf einem etwas höheren Niveau als in der früheren Bundesrepublik **(Abb. 4-3)**. Das höhere Ausgabenniveau ist vor allem darauf zurückzuführen, dass die Wirtschaftskraft Ostdeutschlands in den 1990er-Jahren deutlich niedriger war als die Westdeutschlands. Ablesbar ist dieser Unterschied beispielsweise am Bruttoinlandsprodukt je Einwohner. Es lag im Jahr 2000 in den alten Bundesländern (einschl. Berlin) bei ca. 52 000 DM, in den neuen Bundesländern dagegen nur bei ca. 31 000 DM. Um dennoch ein gleiches Niveau der medizinisch-pflegerischen Versorgung in den neuen Bundesländern gewährleisten zu können, musste folglich – und muss immer noch – in Ostdeutschland ein deutlich höherer Teil des Bruttoinlandsproduktes für das Gesundheitswesen aufgewendet werden. Bei einer Gesamtbetrachtung Deutschlands wirkt sich dies leicht erhöhend auf den Anteil der Gesundheitsausgaben am Bruttoinlandsprodukt aus.

Mitte der 1990er-Jahre stiegen die Gesundheitsausgaben erstmals seit ca. zwei Jahrzehnten deutlich an. Der Anstieg war allerdings sozialpolitisch gewollt und Ergebnis der Einführung der Pflegeversicherung. Zwar wurden parallel zur Einführung der ambulanten Leistungen der Pflegeversicherung die entsprechenden Leistungen der Krankenkassen gestrichen, und die Sozialhilfeträger wurden bei der Finanzierung vor allem der stationären Pflege entlastet, dennoch aber brachte die Pflegeversicherung eine deutliche Ausweitung der finanziellen Ressourcen für Pflege. Diese Entwicklung kann jedoch nicht als «Kostenexplosion» den Leistungserbringern angelastet werden und bietet auch keinerlei Erklärungsansatz für die Entstehung von Defiziten der gesetzlichen Krankenversicherung. Im Gegenteil: Die GKV wurde durch die Einführung der Pflegeversicherung sogar entlastet. Zudem ist zu beachten, dass in die Ausgabenrechnung des Statistischen Bundesamtes auch die 1995 eingeführten Geldleistungen der Pflegeversicherung eingerechnet werden, die nicht an Leistungserbringer, sondern an pflegende Angehörige oder Nachbarn ausgezahlt werden.[102]

Der in den Jahren 2009 und 2010 zu verzeichnende starke Anstieg der Ausgabenquote von 10,6 % des BIP im Jahr 2008 auf 11,7 % im Jahr 2009 und 11,6 % im Jahr 2010 ist ein weiteres sehr markantes Beispiel dafür, dass die Ausgabenquote gemessen in Prozent des BIP in starkem Maße auch von der Entwicklung der Volkswirtschaft beeinflusst wird. Das Übergreifen der Finanzmarktkrise auf die Realwirtschaft führte 2009 dazu, dass erstmals in Deutschland das Bruttoinlandsprodukt absolut sank, und zwar von ca. 2481 Mrd. Euro im Jahr 2009 auf ca. 2374

---

102 Geldleistungen der Pflegeversicherung erscheinen in der Gesundheitsausgabenrechnung als Leistungen an private Haushalte.

Mrd. Euro im Jahr 2009. Da die Ausgaben für das Gesundheitswesen einer solchen Entwicklung nicht unmittelbar folgen, führt allein der Rückgang der Bezugsgröße zu einem deutlichen Anstieg des prozentualen Anteils der Gesundheitsausgaben am Bruttoinlandsprodukt.

Insgesamt kann festgehalten werden, dass es weder in der früheren Bundesrepublik noch im vereinten Deutschland über einen längeren Zeitraum eine relativ zur allgemeinen wirtschaftlichen Entwicklung überproportionale Entwicklung der Gesundheitsausgaben oder gar eine «Kostenexplosion» gab. Die finanziellen Probleme der gesetzlichen Krankenversicherung müssen folglich andere Ursachen haben, auf die an späterer Stelle im Kapitel zur gesetzlichen Krankenversicherung näher eingegangen wird. So viel sei an dieser Stelle aber bereits angemerkt: Als Hauptproblem der GKV wird in der Fachdiskussion mittlerweile weitgehend übereinstimmend die unterproportionale Entwicklung der Einnahmegrundlage der GKV angesehen. Da die gesetzliche Krankenversicherung weit überwiegend durch Beiträge auf Arbeitseinkommen finanziert wird, ist sie in starkem Maße von der Entwicklung des Arbeitsmarktes abhängig. Die anhaltend hohe Arbeitslosigkeit, eine unterproportionale Entwicklung der Löhne und Gehälter sowie die Zunahme der Teilzeitbeschäftigung und des Niedriglohnsektors haben zu einer Erosion der Einnahmebasis der gesetzlichen Krankenversicherung geführt. Die Finanzierungsprobleme der gesetzlichen Krankenversicherung wurden in der Vergangenheit zudem durch zahlreiche sozialpolitische Entscheidungen verstärkt, bei denen die Renten- und Arbeitslosenversicherung, der Bundeshaushalt oder die Länderhaushalte auf Kosten der gesetzlichen Krankenversicherung entlastet wurden (zur «Politik der Verschiebebahnhöfe» vgl. u. a. Beske/Drabinski/Michel 2002; Nullmeier 1992; Paffrath/Reiners 1987).

Literatur

Daten über das deutsche Gesundheitssystem können von verschiedenen Quellen bezogen werden. Grundlegend sind jedoch die Daten des Statistischen Bundesamtes, auf die in der Regel auch andere Veröffentlichungen zurückgreifen. Mittlerweile veröffentlicht das Statistisches Bundesamt auf seiner Internetseite zur Gesundheitsberichterstattung nationale und auch internationale Daten als sogenannte Ad-hoc-Tabellen, die man sich den eigenen Erkenntnisinteressen entsprechend zusammenstellen und zur weiteren Bearbeitung kopieren kann (http://www.gbe-bund.de).

Sehr empfehlenswert sind die vom Robert-Koch-Institut herausgegebenen «Themenhefte» zur Gesundheitsberichterstattung, darunter insbesondere:

RKI, Robert-Koch-Institut; StBA, Statistisches Bundesamt (2009): Ausgaben und Finanzierung des Gesundheitswesens. Gesundheitsberichterstattung des Bundes, Heft 45. Berlin: Robert-Koch-Institut.

RKI, Robert-Koch-Institut; StBA, Statistisches Bundesamt (2009): Beschäftigte im Gesundheitswesen. Gesundheitsberichterstattung des Bundes, Heft 46. Berlin: Robert-KochInstitut.

Das RKI hat mittlerweile über 50 Themenhefte zu verschiedensten Themen veröffentlicht. Sie sind als PDF-Dateien auf der Internetseite des RKI verfügbar (www.rki.de) und können dort auch als kostenlose gedruckte Version bestellt werden.

5 Die Krankenversicherung

Die soziale Absicherung für den Krankheitsfall erfolgt in Deutschland für mehr als 95 % der Bevölkerung durch gesetzliche Krankenkassen und private Krankenversicherungen. Wichtigste Institution für die soziale Sicherung im Krankheitsfall ist die gesetzliche Krankenversicherung (GKV). Im Jahr 2010 waren ca. 85 % der Bevölkerung in einer von 145 Krankenkassen versichert, ca. 11 % der Bevölkerung verfügten über eine private Krankheitskostenvollversicherung. Die übrigen ca. 4 % der Bevölkerung waren durch einen sonstigen Krankenversicherungsschutz abgesichert. Dazu zählen vor allem Polizeibeamte, Justizvollzugsbeamte und Soldaten, deren Behandlungskosten vor ihrem Dienstherren im Rahmen einer sogenannten «Heilfürsorge» vollständig oder teilweise übernommen werden,[103] sowie Sozialhilfeempfänger, die nicht in einer der Krankenkassen versichert sind und deren Behandlungs- und Pflegekosten der jeweils zuständige Sozialhilfeträger übernimmt.

Träger der **gesetzlichen Krankenversicherung** sind die Krankenkassen, die als Körperschaften des öffentlichen Rechts und mittelbare Staatsverwaltung die Aufgabe haben, staatliches Sozialrecht auszuführen. Bei der Erfüllung ihrer Aufgabe unterliegen sie einer umfassenden staatlichen Aufsicht. Durch die schrittweise Ausweitung der gesetzlichen Versicherungspflicht stieg der Anteil der gesetzlich Versicherten

---

103 Heilfürsorge wird in der Regel nur den genannten Beamten und Soldaten während der aktiven Zeit gewährt, im Ruhestand erhalten sie wie andere Beamte auch sogenannte Beihilfe (weitere Informationen im Kapitel zur PKV). Angehörige erhalten in der Regel keine Heilfürsorge und können zwischen Beihilfe oder gesetzlicher Krankenversicherung wählen (zum System der Heilfürsorge vgl. Sacher 2004: 90–96).

an der Gesamtbevölkerung von ca. 18 % im Jahr 1911 auf fast 90 % Anfang der 1990er-Jahre (Tab. 5-1, S. 166/167). Seit Mitte der 1990er-Jahre ist ein Rückgang des Anteils der GKV-Versicherten zu verzeichnen, von 88,0 % im Jahr 1996 auf 85,3 % im Jahr 2010.

Spiegelbildlich dazu stieg der Anteil der privaten Krankenversicherungen von 8,4 % im Jahr 1993 auf 10,9 % im Jahr 2010. **Private Krankenversicherungen** (PKV) sind privatrechtlich verfasste Wirtschaftsunternehmen und verfolgen in unterschiedlichem Umfang – je nachdem, ob es sich um Aktiengesellschaften oder Versicherungsvereine auf Gegenseitigkeit handelt – erwerbswirtschaftliche Ziele.

Bis 2007 unterlagen nur die durch Gesetz der GKV zugewiesenen Bevölkerungsgruppen einer **Krankenversicherungspflicht**. Durch das GKV-WSG 2007 wurde schrittweise eine allgemeine Krankenversicherungspflicht eingeführt und seit dem 1. Januar 2009 unterliegen alle Personen mit Wohnsitz in Deutschland einer allgemeinen gesetzlichen Krankenversicherungspflicht. Jeder Einwohner ist verpflichtet, sich den gesetzlichen Vorgaben entsprechend entweder in einer Krankenkasse oder einem privaten Krankenversicherungsunternehmen zu versichern.

Trotz der allgemeinen Krankenversicherungspflicht gibt es allerdings auch weiterhin Einwohner ohne Krankenversicherungsschutz. Die Zahl der **Nichtversicherten** lag nach den Ergebnissen des Mikrozensus 2007 bei ca. 196 000 und sank bis zum Jahr 2011 um ca. 30 % auf ca. 137 000 oder ca. 0,2 % der Bevölkerung (StBA 2012). Die höchsten Anteile an Nichtversicherten fanden sich unter den Selbständigen, insbesondere sogenannten Solo-Selbständigen mit niedrigem Einkommen, die keine Mitarbeiter beschäftigten. Unter ihnen hatten ca. 1,1 % keinen Krankenversicherungsschutz. Nichtversicherte werden, sofern sie ihren Wohnsitz in Deutschland haben, im Falle der Inanspruchnahme von Leistungen des Gesundheitswesens nach gesetzlich vorgegebenen Regeln entweder der gesetzlichen oder der privaten Krankenversicherung zugewiesen. Beide Arten der Krankenversicherung sind gesetzlich zur Aufnahme verpflichtet, sofern die nicht versicherte Person die entsprechenden Kriterien erfüllt. Ergibt die Prüfung eine Zuweisung zur privaten Krankenversicherung (PKV), sind die Unternehmen der PKV verpflichtet, Antragsteller zumindest in den gesetzlich vorgegebenen Basistarif aufzunehmen, der dem Leistungsumfang der gesetzlichen Krankenversicherung entspricht.

5.1 Gesetzliche Krankenversicherung

Die «gesetzliche Krankenversicherung» basiert auf einer durch Gesetz vorgegebenen Versicherungspflicht vor allem für abhängig Beschäftigte und wird von den Krankenkassen durchgeführt. Die Zahl der Krankenkassen ist in den letzten Jahrzehnten vor allem durch Zusammenschlüsse kontinuierlich zurückgegangen. Im Jahr 1991 lag ihre Zahl noch bei 1209 und ging bis zum Jahr 2010 auf 165 zurück, die sich wie folgt auf die verschiedenen Kassenarten verteilten (**Tab. 5-2**, S. 168):

- 14 Allgemeine Ortskrankenkassen (AOK)
- 127 Betriebskrankenkassen (BKK)
- 8 Innungskrankenkassen (IKK)
- 9 Landwirtschaftliche Krankenkassen (LKK)
- 1 Krankenkasse Knappschaft-Bahn-See (KBS)
- 6 Ersatzkassen.

Die gesetzliche Krankenversicherung ist keine Versicherung im üblichen Sinn, sondern eine spezifische Organisationsform, derer sich der Staat bedient, um die ihm vom Grundgesetz übertragene Aufgabe der Daseinsvorsorge für seine Bürger zu organisieren. Die Besonderheit der GKV wird auch im Begriff der «Krankenkasse» deutlich, der die historischen Wurzeln der deutschen GKV aufbewahrt. Die Vorläufer der deutschen Krankenkassen, die mittelalterlichen Zunftkassen und Gesellenladen sowie die Hilfskassen des 19. Jahrhunderts, waren genossenschaftliche Zusammenschlüsse und dienten der solidarischen Absicherung für den Fall von Krankheit und Tod.

Krankenkassen sind – auch wenn dies angesichts der öffentlichen Debatten beispielsweise über das Thema «Wettbewerb» nicht so erscheinen mag – mittelbare Staatsverwaltung. Sie haben staatliche Aufgaben zu erfüllen und ihre Hauptaufgabe besteht im Vollzug der Sozial-

Tabelle 5-1: Bevölkerung nach Art der Krankenversicherung

	1993	1995
Bevölkerung	81 338 093	81 817 499
darunter		
Versicherte in der gesetzlichen Krankenversicherung	72 164 628	71 886 406
in Prozent der Bevölkerung	*88,7*	*87,9*
darunter		
GKV-Mitglieder insgesamt	50 877 558	50 887 837
in Prozent der Bevölkerung	*62,6*	*62,2*
Mitversicherte Familienangehörige insgesamt	21 287 070	20 998 569
in Prozent der Bevölkerung	*26,2*	*25,7*
davon		
Pflichtmitglieder und deren mitversicherte Familienangehörige (1)	61 500 534	61 260 226
in Prozent der Bevölkerung	*75,6*	*74,9*
darunter		
Pflichtmitglieder	45 312 196	45 179 378
in Prozent der Bevölkerung	*55,7*	*55,2*
Familienangehörige von Pflichtmitgliedern	16 188 338	16 080 848
in Prozent der Bevölkerung	*19,9*	*19,7*
Freiwillig Versicherte und deren mitversicherte Familienangehörige	10 664 094	10 626 180
in Prozent der Bevölkerung	*13,1*	*13,0*
darunter		
Freiwillige Mitglieder	5 565 362	5 708 459
in Prozent der Bevölkerung	*6,8*	*7,0*
Familienangehörige freiwilliger Mitglieder	5 098 732	4 917 721
in Prozent der Bevölkerung	*6,3*	*6,0*
Versicherte mit einer privaten Krankenvollversicherung	6 829 000	6 945 200
in Prozent der Bevölkerung	*8,4*	*8,5*

1) einschl. Rentner, Rentenantragsteller und ihrer Angehörigen

Quellen: Statistisches Bundesamt; Zahlenberichte der PKV; eigene Berechnungen

2000	2010	Veränderung 1993–2010	
		Anzahl	in %
82 259 540	81 751 602	413 509	0,5
71 252 927	69 767 395	-2 397 233	-3,3
86,6	85,3	-	-
50 866 405	51 226 251	348 693	0,7
61,8	62,7	-	-
20 386 522	18 541 144	-2 745 926	-12,9
24,8	22,7	-	-
59 593 861	62 010 513	509 979	0,8
72,4	75,9	-	-
44 304 110	46 750 814	1 438 618	3,2
53,9	57,2	-	-
15 289 751	15 259 699	-928 639	-5,7
18,6	18,7	-	-
11 659 066	7 756 882	-2 907 212	-27,3
14,2	9,5	-	-
6 562 295	4 475 437	-1 089 925	-19,6
8,0	5,5	-	-
5 096 771	3 281 445	-1 817 287	-35,6
6,2	4,0	-	-
7 493 800	8 895 500	2 066 500	30,3
9,1	10,9	-	-

Tabelle 5-2: Anzahl der Krankenkassen nach Kassenart

	1991	1995	2000	2005	2010
Krankenkassen insgesamt	1209	960	420	391	165
davon					
Ortskrankenkassen (AOK)	276	92	17	17	14
Betriebskrankenkassen (BKK)	721	690	337	317	127
Innungskrankenkassen (IKK)	174	140	32	25	8
Landwirtschaftliche Krankenkassen (LKK)	21	21	20	9	9
Knappschaft-Bahn-See (KBS)	–	–	–	–	1
See-Krankenkasse (SeeKK)	1	1	1	2	–
Bundesknappschaft (BKn)	1	1	1	2	–
Ersatzkassen	–	–	–	–	6
Ersatzkassen für Arbeiter (EKArb)	8	8	5	6	–
Ersatzkassen für Angestellte (EKAng)	7	7	7	13	–

Quelle: Statistisches Bundesamt

GKV als mittelbare Staatsverwaltung

Den besonderen Charakter der GKV als mittelbarer Staatsverwaltung und Instrument des Staates hat das Bundesverfassungsgericht 1975 in einer Grundsatzentscheidung sehr deutlich herausgearbeitet (BVerfGE Bd. 39: 302 ff.). Anlass der Entscheidung war eine Klage von acht Ortskrankenkassen in Baden-Württemberg, die mit einer Verfassungsbeschwerde eine durch das Land verfügte Zusammenlegung verhindern wollten. Das Verfassungsgericht lehnte die Beschwerde unter Hinweis auf den besonderen Charakter der GKV ab. In seiner Urteilsbegründung führte das Gericht unter anderem aus:

Die Ortskrankenkassen seien «dem Staat eingegliederte Körperschaften des öffentlichen Rechts, die Aufgaben der mittelbaren Staatsverwaltung wahrnehmen» (ebd.: 313).

Die Hauptaufgabe der GKV bestehe «in dem Vollzug einer detaillierten Sozialgesetzgebung, gleichsam nach Art einer übertragenen Staatsaufgabe» (ebd.).

Die Sozialversicherungsträger seien keine Träger von gegen den Staat gerichteten Grundrechten und hätten insofern auch keinen Anspruch auf Fortbestand. «Sie sind nur organisatorisch verselbständigte Teile der Staatsgewalt, üben der Sache nach mittelbare Staatsverwaltung aus» (ebd.: 314).

Aus dem Sozialstaatsgebot des Grundgesetzes sei auch kein Anspruch auf ein «so und nicht anders aufgebautes Sozialversicherungssystem» (ebd.: 315) abzuleiten. Der Staat könne diesen Bereich auch anders organisieren, beispielsweise als bundesunmittelbare Staatsverwaltung in der Form eines Bundesamtes für Krankenversicherung (ebd.).

gesetzgebung. Folgerichtig werden sie auch «verwaltet» und eine Gewinnerzielungsabsicht ist ihnen ausdrücklich untersagt (z. B. §§ 35a und 36 SGB IV).

Dass die Krankenkassen mittelbare Staatsverwaltung sind, wirkt sich auch auf das Rechtsverhältnis zwischen Krankenkassen und Versicherten aus. Es greifen auch in den Krankenkassen rechtsstaatliche Schutzmechanismen, die Bürger vor staatlicher Willkür schützen sollen. So handelt es sich bei Entscheidungen einer Kranken- oder Pflegekasse gegenüber den Versicherten um Verwaltungsakte, die mit Rechtsbehelfsbelehrung zu versehen sind und gegen die die Betroffenen Widerspruch einlegen können. Über den Widerspruch muss in einem regelgeleiteten kasseninternen Widerspruchsverfahren entschieden werden. Hierzu bestehen bei Krankenkassen eigene Widerspruchsausschüsse, die mit den ehrenamtlichen Mitgliedern des Verwaltungsrates besetzt sind.[104] Sie werden von den jeweiligen Fraktionen des Verwaltungsrates vorgeschlagen und vom Verwaltungsrat der Krankenkasse gewählt. Wird einem Widerspruch nicht abgeholfen, können die Versicherten vor dem Sozialgericht gegen die Entscheidung der Krankenkasse klagen. Die Klage ist kostenlos, und da in der ersten Instanz kein Anwaltszwang besteht, fallen auch keine Anwaltskosten an. Unabhängig vom Widerspruchsverfahren steht Versicherten der gesetzlichen Krankenversicherung auch die Möglichkeit offen, sich bei der für die jeweilige Krankenkasse zuständigen Aufsichtsbehörde zu beschweren.

Krankenkassen unterliegen einer umfassenden **staatlichen Aufsicht**. So bedarf beispielsweise die Gründung oder Vereinigung von Krankenkassen der Genehmigung durch die zuständige Aufsichtsbehörde, die auch über die Auflösung oder Schließung einer Kasse entscheidet (§§ 143–172 SGB V). Auch die Satzung sowie der Haushalt

---

104 Beispielhaft sei hier auf die Barmer GEK verwiesen, die auf ihrer Internetseite Informationen über die Aufgaben und Zusammensetzung ihrer insgesamt acht Widerspruchsausschüsse bereitstellt. Dort sind auch die E-Mail-Adressen der Ausschussmitglieder verfügbar, so dass sich Versicherte auch direkt an Mitglieder der Widerspruchsausschüsse wenden können (https://www.barmer-gek.de).

müssen der zuständigen Aufsichtsbehörde zur Genehmigung vorgelegt werden. Darüber hinaus haben die Aufsichtsbehörden mindestens alle fünf Jahre die Geschäfts-, Rechnungs- und Betriebsführung aller Krankenkassen auf ihre Gesetzmäßigkeit und Wirtschaftlichkeit hin zu überprüfen (§ 274 SGB V). Den Aufsichtsbehörden sind dabei von den Krankenkassen alle erforderlichen Unterlagen vorzulegen und Auskünfte zu erteilen.

Aufsichtsbehörde für die landesunmittelbaren Krankenkassen ist in der Regel das zuständige Sozialministerium oder – in Stadtstaaten – die entsprechende Senatsbehörde. Landesunmittelbare Krankenkassen sind Kassen, deren Zuständigkeitsbereich sich nicht über das Gebiet eines Bundeslandes hinaus erstreckt, wie z. B. Ortskrankenkassen, Betriebskrankenkassen und Innungskrankenkassen. Bundesunmittelbare Krankenkassen, deren Zuständigkeit sich über das Gebiet eines Bundeslandes hinaus erstreckt, wie beispielsweise Ersatzkassen oder die Knappschaft-Bahn-See, unterstehen der Rechtsaufsicht des Bundesversicherungsamtes (§ 90 SGB IV). Durch länderübergreifende Fusionen ist in den letzten Jahren die Zahl der landesunmittelbaren Krankenkassen zurückgegangen und die der bundesunmittelbaren angestiegen.

In der umfassenden Staatsaufsicht kommt zum Ausdruck, dass die gesetzliche Krankenversicherung letztlich nur ein Instrument ist, welches der Sozialstaat einsetzt, um seinem Verfassungsauftrag zur Daseinsvorsorge für die Bürger nachzukommen. Der Staat könnte auch andere Organisationsformen wählen, hält aber aufgrund eines breiten parteiübergreifenden Konsenses in der Sozialpolitik bislang noch an dieser Organisationsform fest.[105]

Eine gewisse Sonderstellung im System der gesetzlichen Krankenversicherung nehmen die **Landwirtschaftlichen Krankenkassen** (LKKn) ein. Da auf diese Sonderstellung in der weiteren Darstellung nicht an jedem einzelnen Punkt eingegangen wird, soll sie an dieser Stelle kurz

---

105 Eine andere Organisationsform der GKV könnte beispielsweise die in der Entscheidung des Bundesverfassungsgerichts von 1975 angesprochene Zusammenführung aller Krankenkassen in eine einheitliche Organisation und Schaffung eines Bundesamtes für Krankenversicherung sein (BVerfGE Bd. 39: 302 ff.).

erläutert werden. Wichtigste Rechtsgrundlage für die Durchführung der Landwirtschaftlichen Krankenversicherung ist das Gesetz über die Krankenversicherung der Landwirte (KVLG). Die spezielle Konstruktion der LKKn steht in engem Zusammenhang zu den Folgen des wirtschaftlichen und sozialen Strukturwandels von der Agrar- zur Industrie- und Dienstleistungsgesellschaft. Eine der Folgen ist eine abnehmende Zahl aktiver Landwirte und Beschäftigter in der Landwirtschaft auf der einen und ein relativ dazu steigender Anteil älterer Menschen im Ruhestand («Altenteiler»).[106] Ohne staatliche Intervention würde eine solche Entwicklung zu immer weiter steigenden und deutlich über dem allgemeinen Beitragssatzniveau in der GKV liegenden Beitragssätzen für die aktiven Erwerbstätigen in der Landwirtschaft führen. Aus diesen Gründen wurde für die Landwirtschaft ein eigenes und finanziell von der übrigen Sozialversicherung getrenntes Sozialversicherungssystem geschaffen.[107]

Um die Beiträge auf einem der übrigen Sozialversicherung vergleichbaren Niveau halten zu können, erhält die Landwirtschaftliche Sozialversicherung Bundeszuschüsse insbesondere zu den Ausgaben für die Altenteiler (§ 37 KVLG; für 2012 insgesamt ca. 3,7 Mrd. Euro, davon 1,28 Mrd. Euro für die LKKn).

Zudem gilt in der Landwirtschaft – im Unterschied zu allen anderen Wirtschaftszweigen – eine allgemeine Versicherungspflicht, die auch landwirtschaftliche Unternehmer einschließt.[108] Alle Erwerbstätigen in der Landwirtschaft und ihre Familienangehörigen sind durch Gesetz einer der neun Landwirtschaftlichen Krankenkassen als Pflichtversiche-

---

106 So waren beispielsweise im Jahr 2011 von den insgesamt ca. 780 000 Versicherten in der Landwirtschaftlichen Krankenversicherung ca. 330 000 oder ca. 42 % Altenteiler.

107 Weiterführende Informationen sind u. a. auf der Internetseite der Landwirtschaftlichen Sozialversicherung (www.lsv.de) oder des Bundesministeriums für Ernährung, Landwirtschaft und Verbraucherschutz (www.bmelv.de) zu finden.

108 Da die LKKn ihre Beiträge grundsätzlich auch einkommensabhängig erheben, dies aber bei Unternehmern nicht in gleicher Art wie bei abhängig Beschäftigten möglich ist, werden die Beiträge für landwirtschaftliche Unternehmer auf Grundlage von Beitragsklassen ermittelt, die sich beispielsweise nach dem Wirtschaftswert des Unternehmens oder dem Flächenwert richten können (§ 40 KVLG).

rung zugewiesen. Sie haben folglich keine freie Wahl der Krankenkasse. Aufgrund ihrer besonderen Bedingungen ist es Landwirtschaftlichen Krankenkassen auch nicht erlaubt, sich für andere Versicherungspflichtige zu öffnen.

Die Befreiung von der Versicherungspflicht und somit der Wechsel zu einer privaten Krankenvollversicherung ist zwar auf Antrag möglich, allerdings nur innerhalb von drei Monaten nach Eintritt der Versicherungspflicht und auch nur, sofern noch keine Leistungen einer LKK in Anspruch genommen wurden (§ 4 KVLG). Faktisch ist er somit bis auf sehr wenige Ausnahmen ausgeschlossen.

Die Leistungen der Landwirtschaftlichen Krankenversicherung entsprechen weitgehend denen der GKV insgesamt. In Teilbereichen weichen sie allerdings davon ab, um die Besonderheiten der Landwirtschaft zu berücksichtigen. So sieht der gesetzlich vorgegebene Leistungskatalog der LKKn beispielsweise vor, dass landwirtschaftliche Unternehmer im Krankheitsfall anstelle des Krankengeldes auf Kosten der LKK eine «Betriebshilfe» erhalten. Damit ist eine fachlich geeignete Person gemeint, die den landwirtschaftlichen Betrieb für die Zeit der Krankheit weiterführt (§ 9 KVLG).

Landwirtschaftliche Krankenkassen nehmen aus den genannten Gründen nicht am GKV-Wettbewerb teil, sind nicht in den Risikostrukturausgleich einbezogen und erhalten auch keine Zuweisungen aus dem Gesundheitsfonds. Sie finanzieren sich auch nach Einführung des Gesundheitsfonds weiterhin aus den von ihnen erhobenen allgemeinen Beiträgen, die bei ihnen verbleiben und nicht in den Gesundheitsfonds fließen (§ 38 KVLG). Da der 2004 eingeführte und schrittweise angehobene allgemeine Bundeszuschuss den Landwirtschaftlichen Krankenkassen nicht über den Gesundheitsfonds zufließen kann, erhalten sie entsprechend ihrem Anteil an der Gesamtzahl der GKV-Versicherten ihren Anteil am Bundeszuschuss direkt vom Bund zugewiesen.

Bis vor wenigen Jahren nahmen auch die Knappschaft, die See-Krankenkasse und die Bundesbahn-Versicherungsanstalt Sonderstellungen im GKV-System ein. Zum 1. Oktober 2005 wurden sie zur **Knappschaft-Bahn-See** vereinigt und seit dem 1. Juli 2007 sind sie für alle GKV-Versicherten geöffnet.

Begriffsverwirrungen: gesetzliche «Versicherer» und «private Krankenkassen»

In letzter Zeit werden insbesondere in Tageszeitunger zunehmend irreführende und unsach-
gemäße Begrifflichkeiten zur Bezeichnung von Krankenkassen und privaten Krankenversicherungen verwendet. So werden Krankenkassen als «Versicherer» bezeichnet oder Unternehmen
der privaten Krankenversicherung als «private Krankenkassen» oder «private Kassen».

Der Begriff «Versicherer» ist im Versicherungsrecht ausschließlich für die Bezeichnung
privater Versicherungsunternehmen vorbehalten (vgl. Versicherungsaufsichtsgesetz; Versicherungsvertragsgesetz). Krankenkassen sind – wie dargelegt – keine privaten Unternehmen,
sondern Körperschaften des öffentlichen Rechts und mittelbare Staatsverwaltung.

Auch die Bezeichnung privater Krankenversicherungsunternehmen als «private Krankenkasse» oder «private Kasse» ist unsachgemäß. Der Begriff der «Krankenkasse» wird im Sozialrecht aus gutem Grund nur für die Träger der gesetzlichen Krankenversicherung verwendet.
Denn sachlich ist die Bezeichnung privater Versicherungsunternehmen als «Kasse» insofern
unpassend, als sie nicht wie Krankenkassen nach dem Umlageverfahren finanziert werden,
sondern nach dem Äquivalenzprinzip. Während im Umlageverfahren der Krankenkassen alle
Mitglieder in die «Kasse» einzahlen und die laufenden Leistungsausgaben für alle Versicherten
aus dieser einen Kasse finanziert werden, erheben die privaten Krankenversicherungen risikoäquivalente Prämien. Diese sind individuell so zu kalkulieren, dass sie zur Deckung der für den
einzelnen Versicherten anfallenden Versicherungsleistungen über die gesamte Versicherungsdauer ausreichen. Zu diesem Zweck werden in der PKV auch individuelle kapitalgedeckte Alterungsrückstellungen gebildet, um für Prämiensteigerungen im Alter vorzusorgen.

Die sprachliche Vermischung von Krankenkassen und privaten Krankenversicherungsunternehmen hat jedoch über die fachliche Seite hinaus auch eine nicht zu unterschätzende gesundheitspolitische Dimension. Seit mehreren Jahren wird eine in der Öffentlichkeit wenig
bekannte Expertendiskussion über die Einführung eines «einheitlichen Krankenversiche-
rungsmarktes» für GKV und PKV geführt. Im Rahmen dieser Diskussion wird unter anderem auch eine schrittweise Angleichung von Krankenkassen und privaten Krankenversicherungsunternehmen befürwortet und ein Teil der Befürworter plädiert für die Umwandlung
der Krankenkassen in private Unternehmen. Noch aber sind Krankenkassen mittelbare
Staatsverwaltung. Wer sie dennoch als «Versicherer» bezeichnet und PKV-Unternehmen als
«Krankenkassen», sollte sich zumindest der gesundheitspolitischen Implikationen bewusst
sein, und dass dies als Plädoyer für ein bestimmtes Reformmodell verstanden werden kann.

5.1.1 Organisationsstruktur

Krankenkassen sind selbstverwaltete Körperschaften des öffentlichen
Rechts. In dem Recht der Krankenkassen auf **Selbstverwaltung** ihrer
Angelegenheiten lebt die Tradition genossenschaftlicher Selbsthilfe der
Vorläufer der gesetzlichen Krankenversicherung weiter. Wichtigstes
Element der Selbstverwaltung sind die **Sozialwahlen**, in denen die Mit-

174 | 5 Die Krankenversicherung

glieder der jeweiligen Krankenkasse alle sechs Jahre einen Verwaltungsrat als eine Art «Parlament» der Mitglieder wählen (§§ 29 bis 66
SGB IV).[109] Zur Wahl treten in der Regel Listen an, die auf der Arbeit-
nehmerseite zumeist von den Gewerkschaften oder Versichertenge-
meinschaften aufgestellt werden.

Allerdings lassen nicht alle Krankenkassen ihre Mitglieder tatsächlich wählen. Bei den letzten Sozialwahlen im Jahr 2011 führten nur die
Barmer GEK, TK, DAK, KKH Allianz und HKK echte Wahlen durch.
Alle anderen Krankenkassen beschränkten sich auf sogenannte «**Friedenswahlen**». Dabei verständigen sich alle im Verwaltungsrat vertretenen Gruppen im Vorfeld der Wahlen auf eine Sitzverteilung und stellen
insgesamt nur so viele Kandidaten auf, wie Sitze im Verwaltungsrat zu
besetzen sind. Dieses Verfahren ist durch Gesetz erlaubt und führt
dazu, dass alle vorgeschlagenen Kandidaten auch ohne tatsächliche
Wahl der Mitglieder als gewählt gelten. Aus naheliegenden Gründen
sind Friedenswahlen durchaus umstritten, nicht zuletzt auch weil sie
neuen Gruppierungen den Zugang zur Selbstverwaltung erschweren
und Sitzverteilungen vergangener Wahlen ohne Zustimmung der Mitglieder fortschreiben.

Der **Verwaltungsrat** einer Krankenkasse entscheidet über die Satzung, über Satzungsleistungen (soweit durch Gesetz zugelassen), den
Haushalt, die Erhebung und Höhe von Zusatzbeiträgen und wählt und
überwacht den Vorstand. Er ist je nach Kassenart unterschiedlich zu-
sammengesetzt. In den Orts-, Betriebs- und Innungskrankenkassen besteht er traditionell je zur Hälfte aus Vertretern der Versicherten und
der Arbeitgeber, in den Ersatzkassen traditionell ausschließlich aus
Vertretern der Versicherten.

Aufgrund neuerer Entwicklungen finden sich bei den Ersatzkassen
allerdings zunehmend unterschiedliche Besetzungen. Die Vorläufer der
Ersatzkassen, die freien Hilfskassen des 19. Jahrhunderts waren allein
von den Versicherten verwaltet, da sie in ihren Anfängen auch nur aus
Beiträgen der Versicherten finanziert wurden. Dieser Grundsatz, dass
der Verwaltungsrat einer Ersatzkasse nur mit Versichertenvertretern

---

109 Weitere Informationen zu den Sozialwahlen sind auf einer eigens dazu eingerichteten Internetseite zu finden (www.sozialwahl.de).

besetzt ist, hat auch heute noch weitgehend Geltung. Allerdings haben sich in den letzten Jahren mehrere Ersatzkassen mit Krankenkassen anderer Kassenarten zusammengeschlossen, in denen der Verwaltungsrat traditionell paritätisch besetzt ist. Die aus diesen Fusionen hervorgegangenen neuen Krankenkassen sind nun keine reinen Ersatzkassen alter Art mehr, und ihr Verwaltungsrat ist auch mit Vertretern der Arbeitgeber besetzt, allerdings nicht immer auch in gleicher Zahl wie die Versichertenvertreter.[110]

Der **Vorstand** einer Krankenkasse besteht aus bis zu drei hauptamtlichen Mitgliedern. Er verwaltet die Krankenkasse und vertritt sie nach außen **(Abb. 5-1)**.

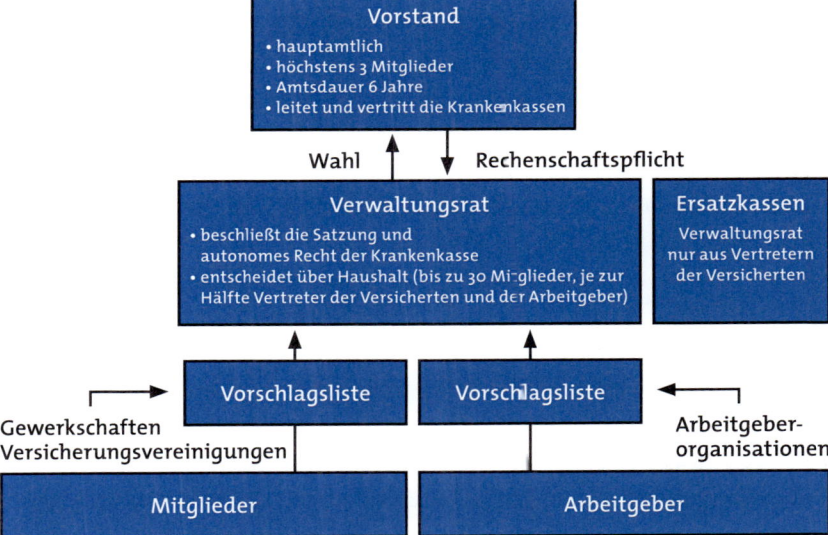

Abbildung 5-1: Organisation der Selbstverwaltung in der GKV

---

110 So ist die aus einer Fusion von Barmer Ersatzkasse und GEK hervorgegangene Barmer GEK immer noch eine reine Ersatzkasse und hat folglich auch einen ausschließlich mit Versichertenvertretern besetzten Verwaltungsrat. Der Verwaltungsrat der aus einem Zusammenschluss von DAK, BKK Gesundheit und BKK Axel Springer hervorgegangene DAK Gesundheit hat hingegen einen Verwaltungsrat, der mit 28 Versichertenvertretern und nur 2 Arbeitgebervertretern besetzt ist. Die KKH-Allianz wiederum, hervorgegangen aus einer Fusion von KKH und BKK Allianz, hat einen paritätisch besetzten Verwaltungsrat.

Durch die zunehmend enger gefassten Vorschriften des Sozialrechts sind mittlerweile sowohl die Grundzüge der inneren Organisation als auch der Leistungskatalog und die Vertragsbeziehungen zu den Leistungserbringern weitgehend festgelegt, sodass der Gestaltungsspielraum der Selbstverwaltung sehr begrenzt ist.

Zur Erfüllung ihrer gesetzlichen Aufgaben unterhalten die Krankenkassen in der Regel ein Netz von örtlichen Geschäftsstellen. Dieses Netz ist je nach Kassenart unterschiedlich dicht. Ein flächendeckendes Geschäftsstellennetz über die gesamte Bundesrepublik halten nur die allgemeinen Ortskrankenkassen und bundesweit agierenden Ersatzkassen vor. Bei Kassenarten, deren Zuständigkeit sich auf ein Bundesland oder nur einen Betrieb beschränkt, stellt sich die Notwendigkeit eines solchen flächendeckenden Netzes in der Regel nicht. Die Aufgabe der örtlichen Geschäftsstellen besteht vor allem in der Erhebung und Verwaltung der versichertenbezogenen Daten, der Betreuung der Versicherten und Entscheidung über Leistungsanträge.

Auf der Landesebene sind die Orts-, Betriebs- und Innungskrankenkassen zu **Landesverbänden** zusammengeschlossen. Bei den Ersatzkassen nehmen die Bundesverbände die Aufgaben von Landesverbänden mittels Landesvertretungen wahr. Die Landesverbände und Landesvertretungen vertreten die Interessen der Krankenkassen gegenüber den Leistungserbringern und der Politik auf Landesebene sowie in der Öffentlichkeit. Sie schließen Verträge mit der Kassenärztlichen Vereinigung, Krankenhäusern und Verbänden der übrigen Leistungserbringer über Art und Umfang der Versorgung der Versicherten und führen Vergütungsverhandlungen. Sie besetzen die den Krankenkassen zustehenden Positionen in der gemeinsamen Selbstverwaltung, beispielsweise in dem gemeinsam mit der jeweiligen Kassenärztlichen Vereinigung zu besetzenden Zulassungsausschuss für die ambulante ärztliche Behandlung. Sie entsenden Vertreter in die auf Landesebene gebildeten Ausschüsse für die Krankenhausplanung und die verschiedenen Landesschiedsstellen zur Klärung von Streitfragen beispielsweise bei Vergütungsverhandlungen.

Jede Kassenart verfügt auf Bundesebene über einen eigenen Bundesverband, der die Interessen der Kassenart gegenüber der Bundespolitik, dem Bundesministerium für Gesundheit sowie dem Bundesversicherungsamt vertritt. Eine der bedeutendsten Aufgaben der Bundesverbände ist in diesem Zusammenhang die Beobachtung gesundheitspolitischer Entwicklungen, Beteiligung an der gesundheitspolitischen Diskussion mit eigenen Stellungnahmen sowie Mitwirkung an der Vorbereitung und Ausarbeitung von Gesundheitsreformen.

Die Bedeutung der Bundesverbände der Kassenarten wurde – wie bereits an früherer Stelle angesprochen – durch das GKV-WSG deutlich herabgestuft. Waren sie früher Vertragspartner in der gemeinsamen Selbstverwaltung auf Bundesebene und entsandten Vertreter in die entsprechenden Gremien, beispielsweise den Gemeinsamen Bundesausschuss, so sind sie nun nur noch Interessenverband ohne direktes Mandat in der gemeinsamen Selbstverwaltung. Statt ihrer nimmt seit dem 1. Juli 2008 der neu gebildete Spitzenverband Bund der GKV[111] die Vertretung aller Krankenkassen in der gemeinsamen Selbstverwaltung wahr und schließt Vereinbarungen mit den Bundesverbänden der Leistungserbringer. Zu den Aufgaben des neu gebildeten Spitzenverbandes Bund gehört insbesondere (§ 217a–g SGB V):

- Unterstützung der Krankenkassen und ihrer Landesverbände

- Entscheidungen zum Beitrags- und Meldeverfahren und zur Erhebung der Beiträge

- Entscheidungen zur Organisation des Wettbewerbs der Krankenkassen

- Vertretung der Krankenkassen in den Organen der gemeinsamen Selbstverwaltung auf Bundesebene.

Zur Erfüllung der ihnen durch Gesetz übertragenen Aufgaben benötigen die Krankenkassen sachliche und personelle Ressourcen. Die **Zahl der Beschäftigten** in der gesetzlichen Krankenversicherung ist seit längerem rückläufig und lag im Jahr 2010 bei ca. 132 000 (Tab. 5-3). Dies entsprach einem Anteil von 2,7 % der Gesamtzahl aller Beschäftigten im Gesundheitswesen, im Jahr 2000 lag er noch bei ca. 3,6 %.

111 www.gkv-spitzenverband.de

Tabelle 5-3: Beschäftigte der Krankenkassen

	1993	1995	2000	2005	2010	Veränderung 1993-2010	
						Anzahl	in %
Beschäftigte insgesamt	155 229	156 792	154 604	141 040	131 748	-23 481	-15,1
darunter							
Beamte	1 445	1 417	1 153	849	958	-487	-33,7
Dienstordnungs-Angestellte*	21 502	20 130	15 848	13 016	10 348	-11 154	-51,9
Tarifangestellte	127 995	130 780	134 697	125 904	120 150	-7 845	-6,1
Arbeiter**	4 225	4 177	2 616	978	–	–	–
Sonstige	62	288	290	293	292	230	371,0

* Dienstordnungs-Angestellte sind den Beamten weitgehend gleichgestellte Beschäftigte. Seit längerem erfolgen in den Krankenkassen jedoch keine Neueinstellungen mehr als Beamte oder Dienstordnungs-Angestellte.

** Ab 2006 keine Daten ausgewiesen

Quelle: Statistisches Bundesamt; eigene Berechnungen

Der Anteil der **Verwaltungsausgaben** der GKV, Personalkosten und Sachkosten, ist seit Mitte der 1990er-Jahre weitgehend gleichgeblieben und lag im Jahr 2010 bei ca. 5,4 % der Gesamtausgaben der GKV. Dies entsprach 2010 dem Durchschnitt der Verwaltungsausgaben im Gesundheitswesen insgesamt (Anteil der Verwaltungsausgaben an den Ausgaben für Gesundheit insgesamt 2010: 5,3 %).

Zur Unterstützung bei Einzelfallentscheidungen, die medizinische Fragen aufwerfen, sind die Krankenkassen verpflichtet, Stellungnahmen des **Medizinischen Dienstes der Krankenversicherung** (MDK) einzuholen (§§ 275–283 SGB V).[112] Der MDK ist eine Gemeinschaftseinrichtung der Landesverbände der GKV, die sich in jedem Bundesland zu einer «Arbeitsgemeinschaft Medizinischer Dienst der Kranken-

---

112 Die Internetseiten der einzelnen Medizinischen Dienste sind über die gemeinsame Internetseite der MDKs zu erreichen (http://www.mdk.de).

versicherung» zusammengeschlossen haben.[113] Die Medizinischen
Dienste sind in den alten Bundesländern als Körperschaft des öffentlichen Rechts und in den neuen Bundesländern als eingetragener Verein
organisiert. Organe des MDK sind der Verwaltungsrat und der Geschäftsführer. Der Verwaltungsrat wird von den Verwaltungsräten der
Mitgliedskrankenkassen gewählt und wählt seinerseits wiederum den
Geschäftsführer.

Die Finanzierung des MDK erfolgt aus einer Umlage der Mitgliedskassen, die sich nach der jeweiligen Zahl der Krankenkassenmitglieder
bemisst. Da die Begutachtung zur Feststellung der Pflegebedürftigkeit
einen erheblichen Teil der Kapazitäten des MDK beansprucht, tragen
die Pflegekassen die Hälfte der Kosten des MDK.

Der MDK unterliegt der Aufsicht durch die für die Krankenkassen
zuständigen Landesbehörden. Für sein Haushalts- und Rechnungswesen gelten die gleichen Vorschriften wie für die Krankenkassen.

Mitarbeiter des MDK sind vor allem Ärzte, Pflegekräfte und Angehörige anderer Heilberufe. Sie geben auf Antrag einer Krankenkasse
gutachtliche Stellungnahmen ab oder führen Überprüfungen von Leistungserbringern durch. Ende 2010 waren bei den Medizinischen Diensten insgesamt ca. 7423 Mitarbeiter beschäftigt, darunter 2067 Ärztinnen und Ärzte, 1983 Pflegefachkräfte sowie ca. 2440 Assistenzkräfte im
medizinischen und pflegerischen Bereich (MDK 2012).

Vorläufer des MDK war der vertrauensärztliche Dienst, der hauptsächlich zweifelhafte Arbeitsunfähigkeitsfälle prüfte. Mittlerweile ist
das Aufgabenspektrum des MDK jedoch erheblich erweitert worden.
So prüft er zwar auch weiterhin in Einzelfällen das Vorhandensein von
Arbeitsunfähigkeit, darüber hinaus aber auch die Notwendigkeit einzelner medizinischer Leistungen, Anträge auf Verlängerung häuslicher
Krankenpflege, die Angemessenheit von Abrechungen der Krankenhäuser etc. Insbesondere im Krankenhausbereich sowie in der ambulanten und stationären Pflege sind die Aufgaben und Kompetenzen des

---

113 Abweichend davon gibt es in Nordrhein-Westfalen zwei MDKs (Nordrhein und
   Westfalen-Lippe), Berlin und Brandenburg haben einen gemeinsamen MDK, und
   die MDKS Hamburg und Schleswig-Holstein haben sich zum MDK Nord zusammengeschlossen.

MDK in den letzten Jahren deutlich ausgeweitet worden. So ist er beispielsweise befugt, zur Prüfung der Notwendigkeit und Dauer einer Krankenhausbehandlung die Räume eines Krankenhauses zu betreten und Krankenunterlagen von Versicherten einzusehen oder Versicherte zu untersuchen (§ 276 Abs. 4 SGB V).

Die Mitarbeiter des MDK sind allerdings nicht berechtigt, in die ärztliche Behandlung einzugreifen.

Mit Einführung der Pflegeversicherung wurde dem MDK auch die sehr umfangreiche Aufgabe der Begutachtung zur Feststellung von Pflegebedürftigkeit übertragen. Darüber hinaus führen einzelne MDKs auch Qualitätsprüfungen in ambulanten und stationären Pflegeeinrichtungen durch und beraten auf Wunsch Pflegeeinrichtungen bei der Entwicklung von Konzepten und dem Aufbau eines internen Qualitätsmanagements.

Durch das Pflege-Weiterentwicklungsgesetz 2008 wurde das Aufgabenspektrum des MDK im Bereich der Qualitätsprüfungen von Pflegeeinrichtungen noch einmal deutlich erweitert. So haben die Landesverbände der Pflegekassen zu veranlassen, dass der MDK ab dem Jahr 2011 in jeder zugelassenen Pflegeeinrichtung mindestens einmal jährlich eine Qualitätsprüfung durchführt, die eine Prüfung sowohl der Ergebnisqualität als auch der Struktur- und Prozessqualität einzuschließen hat (§ 114 SGB XI). Die Ergebnisse der Qualitätsprüfungen sind von den Landesverbänden der Pflegekassen für jede einzelne Einrichtung im Internet zu veröffentlichen (§ 115 SGB XI).

Als Dachorganisation der auf Länderebene organisierten MDKs nimmt der **Medizinische Dienst des Spitzenverbandes Bund der Krankenkassen** (MDS) gesetzlich vorgegebene Aufgaben zur Unterstützung des GKV-Spitzenverbandes wahr (MDS 2012). Er hat den GKV-Spitzenverband in allen medizinischen Fragen fachlich zu beraten, Grundsatzstellungnahmen abzugeben und Gutachten zu erstellen. Zudem hat der MDS die Zusammenarbeit der verschiedenen MDKs zu fördern sowie Richtlinien und Empfehlungen für die MDKs zu erarbeiten, die vom GKV-Spitzenverband beschlossen werden und bindend für alle MDKs sind.

Über die Einzelfallbegutachtung hinaus gehört auch die Beratung der Kranken- und Pflegekassen in Grundsatzfragen zu den Aufgaben des MDK, so beispielsweise zu Fragen der Qualitätssicherung, Krankenhausplanung oder Wirksamkeit neuer Untersuchungs- und Behandlungsmethoden.

5.1.2 Aufgaben

Die Aufgaben der gesetzlichen Krankenversicherung haben sich seit ihrer Gründung im Jahr 1883 deutlich gewandelt. Ende des 19. Jahrhunderts beschränkten sich die Aufgaben der Krankenkassen im Wesentlichen auf die Zahlung von Lohnersatzleistungen und Sterbegeld sowie die Übernahme der Behandlungskosten. In den letzten Jahrzehnten wurden der GKV vom Gesetzgeber jedoch zunehmend mehr und weiter gefasste Aufgaben zugewiesen. In seiner gegenwärtig geltenden Fassung nennt § 1 SGB V als Aufgaben der gesetzlichen Krankenversicherung:

- die Gesundheit der Versicherten zu erhalten und wiederherzustellen oder ihren Gesundheitszustand zu bessern und

- die Versicherten aufzuklären, zu beraten und auf gesunde Lebensverhältnisse hinzuwirken.

Um diese Aufgaben zu erfüllen, hat die GKV gemäß § 11 SGB V Leistungen zu gewähren:

- zur Verhütung von Krankheiten

- zur Früherkennung von Krankheiten

- zur Behandlung von Krankheiten

- zur medizinischen Rehabilitation

- zur Empfängnisverhütung, Sterilisation und bei Schwangerschaftsabbruch sowie

- Krankengeld zu zahlen.

Somit hat die gesetzliche Krankenversicherung einen umfassenden Auftrag zu erfüllen, der von der Gesundheitsförderung und Prävention über die Krankenbehandlung bis zur Rehabilitation reicht.

Die in den letzten Jahrzehnten gestiegene Bedeutung der GKV zeigt sich aber nicht nur in dem erweiterten Aufgabenkatalog, sondern auch in der gewachsenen gesundheitspolitischen Bedeutung und Zuweisung zentraler Steuerungs- und Kontrollfunktionen. Als Teil der gemeinsamen Selbstverwaltung des Gesundheitssystems reguliert die GKV zusammen mit den Kassenärztlichen Vereinigungen und Krankenhausge-

Sozialgesetzbuch (SGB)

Die wichtigsten Rechtsvorschriften für die gesetzliche Krankenversicherung finden sich im Sozialgesetzbuch, vor allem in Buch IV und V. Die Zusammenführung (Kodifizierung) des Sozialrechts zu einem einheitlichen Gesetzbuch wurde in den 1970er-Jahren begonnen. Gegenwärtig enthält das SGB die folgenden einzelnen Bücher:

- SGB I: Allgemeiner Teil
- SGB II: Grundsicherung für Arbeitssuchende
- SGB III: Arbeitsförderung
- SGB IV: Gemeinsame Vorschriften für die Sozialversicherung
- SGB V: Gesetzliche Krankenversicherung
- SGB VI: Gesetzliche Rentenversicherung
- SGB VII: Gesetzliche Unfallversicherung
- SGB VIII: Kinder- und Jugendhilfe
- SGB IX: Rehabilitation und Teilhabe behinderter Menschen
- SGB X: Sozialverwaltungsverfahren und Sozialdatenschutz
- SGB XI: Soziale Pflegeversicherung
- SGB XII: Sozialhilfe.

Die Kodifizierung erfolgte nicht nummerisch-chronologisch, sondern zumeist in Verbindung mit einer größeren Reform des jeweiligen Leistungsbereiches. So diente beispielsweise das Gesundheitsreformgesetz von 1989 (GRG) nicht nur der Verabschiedung von Maßnahmen der Kostendämpfung, sondern auch der Überführung des GKV-Rechts in ein Fünftes Buch des SGB. Vor Inkrafttreten des SGB V befanden sich die wichtigsten Rechtsvorschriften für die GKV in der 1911 geschaffenen Reichsversicherungsordnung (RVO).

Das SGB V regelt nicht nur die Belange der GKV, sondern auch die Beziehungen zu den Leistungserbringern und enthält zahlreiche Vorschriften für die Organisation des Gesundheitswesens. Es ist daher von zentraler Bedeutung für das gesamte Gesundheitswesens.

Die aktuellen Versionen des Sozialgesetzbuches wie auch aller anderen Rechtsvorschriften des Bundes sind auf einer Internetseite des Bundesministeriums der Justiz über *Volltextsuche* zu finden und einzusehen (www.gesetze-im-internet.de).

sellschaften zentrale Bereiche der Leistungserbringung und nimmt gesetzlich abgesichert Einfluss auf die Angebotsplanung im ambulanten und stationären Bereich. Über den Abschluss von Verträgen und die jährlichen Vergütungsverhandlungen beeinflussen die Krankenkassen zudem die Leistungserbringung der einzelnen Einrichtungen.[114]

5.1.3 Versicherte

Der in der gesetzlichen Krankenversicherung versicherte Personenkreis wird unterschieden in Mitglieder und Versicherte. Während alle Mitglieder auch Versicherte sind, sind aber nicht alle Versicherten auch **Mitglieder** der GKV. Mitglieder der GKV sind Personen, die aufgrund einer eigenen abhängigen Beschäftigung pflichtversichert oder freiwillig versichert sind und Beiträge zahlen. Die beitragsfrei mitversicherten Familienangehörigen eines GKV-Mitglieds sind dagegen «nur» Versicherte. **Versicherte** haben denselben Anspruch auf Leistungen der GKV wie Mitglieder, sind aber nicht wahlberechtigt für die Wahlen zu den Selbstverwaltungsorganen der GKV. Die Versicherten werden unterschieden in:

- Pflichtversicherte

- freiwillig Versicherte

- beitragsfrei mitversicherte Familienangehörige.

Pflichtversicherte sind Personen, die durch Gesetz der Versicherungspflicht in einer der gesetzlichen Krankenkassen unterliegen. Dies sind im Einzelnen:

- Arbeiter und Angestellte sowie Auszubildende, die gegen Arbeitsentgelt beschäftigt sind

---

114 Die Steuerungs- und Kontrollfunktion der GKV wird im Rahmen der Darstellung der jeweiligen Leistungsbereiche des Gesundheitssystems erläutert.

- Arbeitslose, sofern sie Arbeitslosengeld, Unterhaltsgeld oder Eingliederungshilfe erhalten sowie Teilnehmer an beruflichen Fortbildungs- und Umschulungsmaßnahmen

- Empfänger von Arbeitslosengeld II

- Landwirte und ihre mitarbeitenden Familienangehörigen

- Künstler und Publizisten

- Behinderte, die in Werkstätten für Behinderte, Heimen oder gleichartigen Einrichtungen tätig sind

- Studenten an staatlichen oder staatlich anerkannten Hochschulen bis zum Abschluss des 14. Fachsemesters und höchsten jedoch bis zur Vollendung des 30. Lebensjahres

- Rentner und Rentenantragsteller, die mindestens neun Zehntel der zweiten Hälfte ihrer Erwerbstätigkeit pflichtversichert waren.

Mitglieder haben die **Wahlfreiheit** zwischen allen Krankenkassen, sofern die betreffende Krankenkasse für alle Versicherten geöffnet oder für den betreffenden Betrieb bzw. Wirtschaftszweig zuständig ist. Für alle Versicherte geöffnete Krankenkassen sind gesetzlich verpflichtet, alle Versicherten aufnehmen. Bei nicht allgemein geöffneten Krankenkassen wie bspw. Betriebskrankenkassen, die nur für einen bestimmten Betrieb gebildet wurden, oder allen Landwirtschaftlichen Krankenkassen, die nur für Beschäftigte in der Landwirtschaft offen stehen, gilt die Aufnahmepflicht entsprechend für die ihnen zugewiesenen Versichertengruppen.

Die Wahl einer Krankenkasse erfolgt durch **Beitrittserklärung** des Mitglieds (§ 175 Abs. 1 SGB V). Das betreffende Mitglied braucht der gewählten Krankenkassen gegenüber nur mitzuteilen, dass es der Kasse beitritt und wird dadurch Mitglied dieser Krankenkasse. Die Krankenkasse hat nicht über eine Aufnahme oder Nichtaufnahme zu entscheiden, sondern ist gesetzlich verpflichtet, das beitrittswillige Mitglied aufzunehmen. Kommt eine Krankenkasse dieser Pflicht nicht nach und versucht den Beitritt eines neuen Mitglieds zu erschweren oder gar zu verhindern, sieht das Gesetz eine Reihe von Sanktionen gegenüber der Kasse und vor allem ihrem Vorstand vor.[115]

Liegen der zuständigen Aufsichtsbehörde Anhaltspunkte dafür vor, dass eine Krankenkasse eine Mitgliedschaft rechtswidrig ablehnt oder die Abgabe der Beitrittserklärung verhindert oder erschwert, hat die Aufsichtsbehörde diesen Hinweisen nachzugehen und die Kasse gegebenenfalls zur Unterlassung zu verpflichten. Die Verpflichtung ist mit der Androhung eines Zwangsgeldes in Höhe von bis zu 50 000 Euro für jeden Fall der Zuwiderhandlung zu verbinden. Vorstandsmitglieder der Kasse, die vorsätzlich oder fahrlässig nicht verhindern, dass eine Mitgliedschaft rechtswidrig abgelehnt oder verhindert wird, sind der Kasse zum Ersatz des entstehenden Schadens gesamtschuldnerisch verpflichtet (§ 175 Abs. 2 SGB V). Kommt der Verwaltungsrat einer Kasse seiner Pflicht zu einem Regressverfahren gegenüber dem Vorstand nicht nach, hat die zuständige Aufsichtsbehörde die Vorstandsmitglieder in Anspruch zu nehmen.

Die Androhung eines Zwangsgeldes in Höhe von 50 000 Euro mag für eine große Krankenkasse relativ gering erscheinen. Zu bedenken ist aber, dass jedes einzelne Vorstandsmitglied der Kasse gegenüber zum Schadensersatz verpflichtet ist. Dies kann bereits bei 20 Fällen zu einer Schadenssumme von einer Million Euro führen, für die gegebenenfalls ein Vorstandsmitglied zu haften hat.

Für Mitglieder, die durch Überschreiten der Versicherungspflichtgrenze nicht mehr versicherungspflichtig sind, aber dennoch in der GKV bleiben wollen, bietet das Gesetz die Möglichkeit der **freiwilligen Versicherung**. Hierzu bedarf es keines gesonderten Antrages, beim Überschreiten der Versicherungspflichtgrenze bleibt ein Mitglied weiterhin in der GKV und wird automatisch vom Pflicht- zum **freiwilligen Mitglied**. Auch Berufsanfänger, deren Arbeitseinkommen über der

---

115 Die bestehenden Vorschriften wurden durch das GKV-Versorgungsstrukturgesetz zum 1. Januar 2012 deutlich verschärft, um Versicherte besser als bislang vor möglichen Abwehrstrategien einer Krankenkasse zu schützen. Anlass dafür waren Vorfälle Anfang 2011 im Zusammenhang mit der Insolvenz der City BKK, einer allgemein geöffneten Krankenkasse mit überdurchschnittlich hohem Anteil älterer Versicherter. Mehrere andere Krankenkassen hatten mit verschiedenen Strategien versucht, insbesondere ältere Versicherte von einem Beitritt abzuhalten.

Versicherungspflichtgrenze liegt, können sich freiwillig versichern, ebenso wie beispielsweise auch Arbeitnehmer, die aus dem Ausland zurückkehren und innerhalb von zwei Monaten eine versicherungspflichtige Beschäftigung aufnehmen.

Ehegatte und Kinder eines GKV-Mitgliedes sind im Rahmen der **Familienversicherung** beitragsfrei mitversichert, sofern sie nicht über ein eigenes Einkommen verfügen, das eine gesetzlich definierte Höhe[116] überschreitet oder hauptberuflich selbständig tätig sind (§ 10 SGB V). Kinder eines GKV-Mitgliedes sind in der Regel bis zur Vollendung des 18. Lebensjahres mitversichert. Darüber hinaus sind sie weiterhin mitversichert, wenn sie nicht erwerbstätig sind (bis zum 23. Lebensjahr), sich in einer Schul- oder Berufsausbildung befinden (bis zum 25. Lebensjahr) oder wegen einer Behinderung nicht in der Lage sind, selbst für ihren Unterhalt aufzukommen (ohne Altersgrenze). Wenn jedoch das Gesamteinkommen des nicht in der GKV versicherten Elternteils oberhalb der Versicherungspflichtgrenze liegt und regelmäßig höher ist als das Einkommen des Mitglieds, dürfen Kinder nicht über das GKV-Mitglied mitversichert werden. Damit soll verhindert werden, dass privat Versicherte mit hohem Einkommen die beitragsfreie Familienversicherung der GKV ausnutzen, um nicht für jedes einzelne Kind eine gesonderte private Krankenversicherung mit eigenen Beiträgen abschließen zu müssen.

Nicht versicherungspflichtig in der GKV sind:

- Arbeitnehmer, deren regelmäßiges Arbeitsentgelt über der Versicherungspflichtgrenze liegt

- Beamte, Richter, Soldaten, Geistliche, Lehrer in Privatschulen, Personen in einer beamtenähnlichen Stellung und Pensionäre

- Selbständige (Ausnahme: Landwirte und Künstler, die in landwirtschaftlichen Krankenkassen und der Künstlersozialversicherung versichert sind).

---

116 ein Siebtel der monatlichen Bezugsgröße nach § 18 SGB IV (§ 10 Abs. 1 Nr. 5 SGB V)

Beamte unterliegen nicht der Versicherungspflicht in der GKV, da sie über ein eigenständiges beamtenrechtliches Krankenfürsorgesystem abgesichert sind. Sie erhalten für sich und ihre nicht erwerbstätigen Familienangehörigen von ihrem Dienstherrn sogenannte Beihilfe zu den Kosten der Krankenbehandlung. Die Beihilfe stellt eine Art Äquivalent für den Arbeitgeberbeitrag in der GKV dar, wird aber als Zuschuss zu den tatsächlich entstandenen Behandlungskosten gezahlt. Sie deckt üblicherweise die Hälfte der entstandenen Kosten. Für die restlichen Kosten wird in der Regel eine private Krankenversicherung abgeschlossen.

Der Wechsel von der privaten Krankenversicherung in die gesetzliche Krankenversicherung wurde in den letzten Jahren zunehmend erschwert, vor allem um zu verhindern, dass gut verdienende Arbeitnehmer in jüngeren Jahren die günstigen Tarife der PKV für diese Altersgruppe nutzen und erst im Alter, wenn die Prämien der PKV deutlich ansteigen, in die GKV wechseln. Da sie sich als Jüngere und somit in der Regel als Nettozahler nicht am Solidarausgleich der GKV beteiligt haben, sollen sie auch nicht im Alter den Solidarausgleich als Nettoempfänger nutzen dürfen. Wer also die GKV verlässt, muss damit rechnen, dass eine Rückkehr in der Regel nicht mehr möglich ist. So ist seit dem 1. Januar 2000 der Wechsel zur GKV nach Vollendung des 55. Lebensjahres auch bei Eintritt der Versicherungspflicht nicht mehr möglich, wenn der Antragsteller in den letzten fünf Jahren vor Eintritt der Versicherungspflicht nicht gesetzlich krankenversichert und die Hälfte dieser Zeit nicht versicherungspflichtig war (§ 6 Abs. 3a SGB V). Diese Regelung gilt auch für die Ehegatten von Beamten, Selbständigen und versicherungsfreien Arbeitnehmern.

Um zu verhindern, dass zuvor in der GKV versicherte Personen nach ihrem Ausscheiden ohne Versicherungsschutz sind, beispielsweise weil sie sich nicht weiter versichern oder die Prämien einer privaten Krankenversicherung nicht zahlen können, wurden diese Personen durch das GKV-Wettbewerbsstärkungsgesetz wieder in die GKV aufgenommen, da sie seit dem 1. April 2007 der Versicherungspflicht in der GKV unterworfen sind. Seit dem 1. April 2007 wird zudem die Kündigung eines freiwillig versicherten Mitgliedes erst dann wirksam, wenn eine nahtlose Fortsetzung des Krankenversicherungsschutzes erfolgt (§ 175

Abs. 4 SGB V). Ohne diese Fortsetzung besteht das bisherige Versicherungsverhältnis weiter und die Beiträge müssen entrichtet werden.

Um das Ziel eines lückenlosen allgemeinen Krankenversicherungsschutzes für die Bevölkerung zu erreichen, wurde auch die bisherige Regelung gestrichen, dass die Mitgliedschaft bei freiwilliger Versicherung erlischt, wenn die Beiträge zweimal nicht entrichtet wurden. Im Falle von **Beitragsrückständen** ruhen die Leistungsansprüche des Betreffenden bis zur Begleichung der Beitragsrückstände, allerdings sind davon die Behandlung akuter Erkrankungen, von Schmerzzuständen sowie Leistungen bei Schwangerschaft und Mutterschaft ausdrücklich ausgenommen (§ 16 Abs. 3a SGB V). In diesen Fällen wird die Krankenkasse verpflichtet, die notwendigen Leistungen weiter zu gewähren beziehungsweise zu finanzieren. Die ausstehenden Beiträge sollen gegebenenfalls auch auf dem Wege der Vollstreckung eingetrieben werden.

5.1.4 Leistungen

Die gesetzliche Krankenversicherung ist von ihren Grundsätzen her so angelegt, dass sie einen umfassenden Versicherungsschutz im Krankheitsfall bieten soll. Es gilt das **Bedarfsdeckungsprinzip**, nach dem die Versicherten einen gesetzlichen Anspruch auf alle medizinisch notwendigen Leistungen haben. Die Leistungen müssen ausreichend und zweckmäßig sein, haben dem allgemeinen Stand der medizinischen Erkenntnisse zu entsprechen und den medizinischen Fortschritt zu berücksichtigen, dürfen aber das Maß des Notwendigen nicht überschreiten und müssen wirtschaftlich erbracht werden (§§ 2, 11 und 12 SGB V). Die Versicherten sind ausdrücklich nicht von der Eigenverantwortung für ihre Gesundheit entlastet und müssen sich in den einzelnen Leistungsbereichen in unterschiedlichem Umfang über Zuzahlungen an den Kosten der Versorgung beteiligen.

Die ihnen vom Gesetz aufgetragene umfassende Aufgabe, «die Gesundheit der Versicherten zu erhalten, wiederherzustellen oder ihren Gesundheitszustand zu bessern» (§ 1 SGB V), erfüllen die Krankenkassen nicht durch eigene Sach- und Dienstleistungen. Sie schließen vielmehr Verträge mit Leistungserbringern, die gegen Zahlung vereinbarter Vergütungen durch die jeweilige Krankenkasse den Versicherten dieser Kasse die notwendigen Sach- und Dienstleistungen gewähren (**Sachleistungsprinzip**). Die Leistungserbringer sind ihrerseits durch Gesetz oder Vertrag verpflichtet, im Bedarfsfall alle für einen Versicherten medizinisch notwendigen Leistungen zu erbringen.

Damit die Versicherten ihren Leistungsanspruch gegenüber zur Versorgung der GKV-Versicherten zugelassenen und verpflichteten Leistungserbringern geltend machen können, geben die Krankenkassen an alle Versicherten eine **Krankenversichertenkarte** aus. Die Krankenversichertenkarte wurde in den letzten Jahren zunehmend gegen die sogenannte elektronische Gesundheitskarte (eGK) ausgetauscht, die insbesondere besser gegen Missbrauch geschützt ist und vor allem deutlich mehr Daten aufnehmen kann als die vorherige Krankenversichertenkarte.

Die **elektronische Gesundheitskarte** (eGK) enthält wie die Krankenversichertenkarte auch administrative Basisdaten wie Name, Geburtsdatum, Anschrift des Versicherten sowie Angaben zur Krankenkasse, die Krankenversicherungsnummer und den Versichertenstatus (Mitglied, Familienversicherte oder Rentner). Neu hinzugekommen sind Angaben zum Geschlecht sowie ein Lichtbild, durch das der Schutz vor Missbrauch verbessert werden soll (die maßgeblichen Rechtsvorschriften zur eGK finden sich in den §§ 291, 291a, 291b SGB V).

Für die nächsten Jahre ist eine Ausweitung der auf der eGK gespeicherten Daten geplant. Die dafür notwendigen technischen Voraussetzungen sind auf den ausgegebenen Gesundheitskarten bereits vorhanden, sodass kein erneuter Austausch erforderlich ist. Die neuen Daten brauchen lediglich auf der Karte gespeichert und für die Nutzung freigegeben zu werden. Geplant ist insbesondere die Nutzung der Karte für die elektronische Kommunikation zwischen Leistungserbringern, beispielsweise für die Übermittlung von Arzneimittelverordnungen an Apotheken oder von Arztbriefen nach Krankenhausbehandlungen, und die Speicherung von Notfalldaten, beispielsweise die Blutgruppe, Allergien etc.

Um die auf der eGK gespeicherten Daten nutzen zu können, müssen Versicherte ihre PIN eingeben und die Leistungserbringer ihre jeweilige Berechtigungskarte benutzen, im Falle von Ärzten beispielsweise den elektronischen Heilberufsausweis. Lediglich für den Zugriff auf Notfalldaten ist keine Versicherten-PIN erforderlich, sondern nur der Heilberufsausweis des behandelnden Arztes. Als Maßnahme der Missbrauchskontrolle ist vorgesehen, dass die letzten 50 Zugriffe gespeichert werden und somit nachzuverfolgen sind.[117]

Anstelle von Sachleistungen können Versicherte auch **Kostenerstattung** wählen, sofern ihre Krankenkasse dies anbietet (§ 13 SGB V). Wie die Kostenerstattung ausgestaltet wird, liegt in der Entscheidung der jeweiligen Krankenkasse. Das Gesetz ermöglicht Kassen, hierzu spezielle «Wahltarife» anzubieten, die eine nur teilweise Erstattung der entstandenen Kosten vorsehen und dafür den betreffenden Mitgliedern eine Beitragsermäßigung gewähren (§ 53 Abs. 4 SGB V). Da der allgemeine Beitragssatz nicht mehr von den einzelnen Krankenkassen, sondern durch Gesetz festgelegt wird, können Beitragsermäßigungen nur noch in Form von Auszahlungen einer Krankenkasse an einzelne Mitglieder erfolgen. Im Gesetz werden solche Zahlungen einer Krankenkasse an Mitglieder «Prämie» genannt.

Die **Leistungen** der gesetzlichen Krankenversicherung sind im SGB V als gesetzlicher Leistungskatalog für alle Krankenkassen gleich und verbindlich vorgeschrieben. Über die gesetzlich vorgeschriebenen Leistungen hinaus können Krankenkassen in einem relativ engen Bereich sogenannte Satzungsleistungen anbieten. Art und Umfang von Satzungsleistungen haben die Selbstverwaltungsorgane der jeweiligen Krankenkasse zu beschließen. Leistungsbereiche, für die Krankenkassen Satzungsleistungen anbieten können, sind im SGB V ausgewiesen. Das Spektrum möglicher Satzungsleistungen wurde zum 1. Januar 2012 durch das GKV-Versorgungsstrukturgesetz um eine Reihe von Leistungsarten erweitert (§ 11 Abs. 6 SGB V). Zudem wurde den Krankenkassen erlaubt, in ihrer Satzung auch die Gewährung von Leistungen nicht zugelassener Leistungserbringer vorzusehen. Das GKV-Recht sah bis dahin vor, dass Leistungen zu Lasten der Krankenkassen nur durch zugelassene Leistungserbringer erbracht werden dürfen.

---

117 Durch Gesetz wurden der GKV-Spitzenverband und die Spitzenverbände der wichtigsten Leistungserbringer verpflichtet, eine Dachorganisation für die Schaffung der notwendigen Telematikinfrastruktur zu gründen und darüber die Einführung und Anwendung der eGK zu organisieren. Dies ist die «Gesellschaft für Telematikanwendungen der Gesundheitskarte» (gematik). Nähere Informationen zur eGK sind auf der Internetseite der gematik zu finden (http://www.gematik.de).

Der gesetzliche Leistungskatalog sieht Sachleistungen und Geldleistungen vor (§§ 11–68 SGB V). Als **Sachleistungen** werden Leistungen zur Verhütung, Früherkennung und Behandlung von Krankheiten gewährt. Um einer drohenden Pflegebedürftigkeit vorzubeugen, sie nach Eintritt zu beseitigen, zu bessern oder eine Verschlimmerung zu verhüten, sind Krankenkassen auch verpflichtet, Leistungen der Rehabilitation zu gewähren. Zu den **Geldleistungen** der gesetzlichen Krankenversicherung zählen Krankengeld und Mutterschaftsgeld. Das Krankengeld beträgt 70 % des regelmäßigen beitragspflichtigen Arbeitsentgelts und darf 90 % des Nettoarbeitsentgelts nicht übersteigen (§§ 44–51 SGB V). Ein Anspruch auf Krankengeld für bis zu zehn Arbeitstagen pro Jahr und Kind besteht auch bei Erkrankung eines Kindes bis zur Vollendung des zwölften Lebensjahres. Alleinerziehende haben Anspruch auf bis zu 20 Arbeitstage.

Zur **Verhütung** von Krankheiten gewähren die Krankenkassen Leistungen zur Verbesserung des Gesundheitszustandes (primäre Prävention), der betrieblichen Gesundheitsförderung, der zahnmedizinischen Gruppen- und Individualprophylaxe sowie der medizinischen Vorsorge (§§ 20–24 SGB V). Zur Früherkennung von Krankheiten finanzieren die Krankenkassen unter Beachtung gesetzlich vorgegebener Altersgrenzen regelmäßige Gesundheitsuntersuchungen (§§ 25–26 SGB V).

Durch das GKV-Wettbewerbsstärkungsgesetz 2007 wurde die betriebliche **Gesundheitsförderung** von einer Soll- zu einer Pflichtleistung und die Prävention arbeitsbedingter Gesundheitsgefahren sowie die Primärprävention durch Schutzimpfungen als neue Pflichtleistungen eingeführt (§§ 20a, 20b, 20d SGB V). Darüber hinaus haben Krankenkassen seit dem 1. April 2007 Selbsthilfegruppen und -organisationen finanziell zu fördern (§ 20c SGB V).

Der Schwerpunkt des gesetzlichen Leistungskataloges liegt auf den Leistungen der **Krankenbehandlung** (§§ 27–43 SGB V). Zu ihnen zählen:

* ärztliche Behandlung einschließlich psychotherapeutischer Behandlung (§ 28 SGB V)
* zahnärztliche Behandlung einschließlich Zahnersatz (§§ 28–30 SGB V)

- Versorgung mit Arznei-, Heil-[118] und Hilfsmitteln[119] (§§ 32–33 SGB V)
- häusliche Krankenpflege und Haushaltshilfe (§§ 37–38 SGB V)
- Krankenhausbehandlung (§ 39 SGB V)
- ambulante und stationäre Palliativversorgung (§§ 37b, 39a SGB V)
- Leistungen zur Rehabilitation, Belastungserprobung und Arbeits- therapie (§§ 40–43 SGB V) sowie
- Fahrkosten, sofern sie im Zusammenhang mit einer anderen durch die Krankenkasse gewährten Leistung stehen; allerdings seit 2004 nur noch, wenn sie aus zwingenden Gründen erforderlich sind (§ 60 Abs. 1 SGB V). Fahrkosten zur ambulanten Behandlung werden seit dem 1. Januar 2004 nur noch in Ausnahmefällen und nach vorheri- ger Genehmigung durch die Krankenkasse übernommen.

Seit dem 1. Januar 2005 ist **Zahnersatz** als Sachleistung aus dem gesetz- lichen Leistungskatalog gestrichen, Versicherte haben seitdem gegen- über ihrer Krankenkasse nur noch einen Anspruch auf befund- orientierte Festzuschüsse in Höhe von 50 % zu einer sogenannten «Regelversorgung» mit Zahnersatz (§ 55 SGB V). Die Grundsätze des- sen, was als «Regelversorgung» zu gelten hat, sind im Gesetz festgelegt (§ 56 SGB V), die konkrete Festlegung der Regelversorgung wurde dem Gemeinsamen Bundesausschuss übertragen. Der Zuschuss kann um weitere 20 % steigen, sofern der Gebisszustand eine regelmäßige Zahn- pflege erkennen lässt und jährliche zahnärztliche Untersuchungen in den letzten fünf Jahren nachgewiesen werden. Eine weitere Erhöhung um 10 % ist vorgesehen, wenn in den zehn Jahren vor Beginn der Be- handlung die jährlichen zahnärztlichen Untersuchungen jedes Jahr durchgeführt wurden. Um eine ausreichende Versorgung von Versi- cherten mit geringem Einkommen sicherzustellen, sieht das Gesetz für definierte Versichertengruppen zusätzliche Zahlungen der Kranken- kassen zur Vermeidung «unzumutbarer Belastungen» dieser Versicher- ten vor (§ 55 Abs. 2 SGB V).

---

118 Zu den Heilmitteln zählen u. a. Massagen, Bäder, Krankengymnastik etc.
119 Zu den Hilfsmitteln zählen u. a. Brillen, Hörgeräte, Prothesen, orthopädische Schuhe etc.

Sofern Versicherte Zahnersatzleistungen wählen, die über die Regelversorgung hinausgehen, sind die anfallenden Kosten von den Versicherten allein zu tragen. Da es sich dabei im Einzelfall, je nach gewähltem Versorgungsstandard, durchaus um mehrere Tausend Euro handeln kann, haben in der Folge der Neuregelung zunehmend mehr GKV-Versicherte dieses Kostenrisiko über eine private Zusatzversicherung abgesichert. Für das Jahr 2010 wies die private Krankenversicherung insgesamt bereits ca. 12,2 Mio. privater Zahnzusatzversicherungen aus (PKV 2011). Eine Erhebung des Verbandes der Ersatzkrankenkassen ergab, dass im Jahr 2009 die Krankenkassenleistungen bei den Versicherten der Angestelltenkrankenkassen nur noch 38 % der Gesamtkosten für Zahnersatz abdeckten und bereits ca. 62 % der abgerechneten Kosten den Versicherten privat in Rechnung gestellt wurden (vdek 2010). Sofern die Versicherten über eine private Zahnzusatzversicherung verfügten, übernahm diese auf dem Wege der Kostenerstattung den im Versicherungsvertrag vereinbarten Anteil der Zahnarztrechnung.

Krankenkassen gewähren auch Leistungen bei **Schwangerschaft** und **Mutterschaft** sowie Leistungen zur künstlichen Befruchtung, allerdings nur in bestimmten medizinisch begründeten Fällen (§§ 195–200b RVO). Zum gesetzlichen Leistungskatalog zählen auch Leistungen bei nicht rechtswidrigem Schwangerschaftsabbruch und medizinisch indizierte Sterilisationen. Versicherte bis zum vollendeten 20. Lebensjahr haben zudem Anspruch auf Versorgung mit Empfängnis regelnden Mitteln (§§ 24a, 24b, 27a SGB V).

Seit 1977 wurden im Rahmen der zahlreichen Gesundheitsreformen schrittweise zunehmend mehr Zuzahlungen für Versicherte eingeführt. Mittlerweile werden Zuzahlungen in unterschiedlicher Höhe für alle wichtigen Leistungsbereiche verlangt wie beispielsweise ambulante ärztliche Behandlung, Arzneimittel, Heil- und Hilfsmittel, Fahrkosten, Krankenhausbehandlung und medizinische Rehabilitation. Seit dem 1. Januar 2004 gilt als allgemeine Regel, dass Versicherte 10 % der Kosten, höchstens jedoch 10 Euro und mindestens 5 Euro selbst zu tragen haben. Leistungen, die weniger als 5 Euro kosten, sind in voller Höhe zu zahlen. Für die Krankenhausbehandlung, häusliche Krankenpflege und Rehabilitation ist eine Obergrenze von 28 Tagen pro Kalenderjahr vorgesehen und für die häusliche Krankenpflege zusätzlich noch eine Gebühr von 10 Euro für jede Verordnung. Erstmalig in der Geschichte der Bundesrepublik wurde durch das GKV-Modernisierungsgesetz zum 1. Januar 2004 auch eine Zuzahlung für ambulante ärztliche Behandlung eingeführt. Für die erste Inanspruchnahme in einem Kalendervierteljahr waren als sogenannte «Praxisgebühr» 10 Euro an den Arzt zu entrichten. Die «Praxisgebühr» wurde zum 1.1.2013 wieder abgeschafft. Zuzahlungen müssen in der Regel die Versicherten an den jeweiligen Leistungserbringer zahlen, dessen Vergütungsanspruch gegenüber der Krankenkasse sich um den jeweiligen Betrag reduziert.

Um unzumutbare Belastungen für Versicherte mit geringem Einkommen und für chronisch Kranke zu vermeiden, enthält das SGB V eine **Belastungsgrenze** für die Gesamtsumme der zu entrichtenden Zuzahlungen pro Jahr (§ 62 Abs. 1 SGB V). Als Grundsatz gilt, dass die Summe der Zuzahlungen eines Versicherten auf 2 % der jährlichen Bruttoeinnahmen zum Lebensunterhalt begrenzt ist. Versicherte, die wegen derselben schwerwiegenden Erkrankung in Dauerbehandlung sind, gelten als «chronisch Kranke», und für sie gilt ebenso wie auch für Teilnehmer an strukturierten Behandlungsprogrammen (DMP) eine Belastungsgrenze von 1 % der jährlichen Bruttoeinnahmen zum Lebensunterhalt. Bei der Ermittlung der Belastungsgrenze werden die Zuzahlungen und die Bruttoeinnahmen zum Lebensunterhalt der mit dem Versicherten in einem Haushalt lebenden Angehörigen jeweils zusammengerechnet (§ 62 Abs. 2 SGB V). Eine Reihe von Einkommensleistungen der sozialen Sicherung bleiben dabei jedoch unberücksichtigt, so beispielsweise Behindertenrenten, und die zu berücksichtigenden Einkommen der Angehörigen werden um bestimmte im Gesetz festgelegte Anteile reduziert. Wird die Belastungsgrenze erreicht, stellt die Krankenkasse eine Bescheinigung darüber aus, durch die die betreffenden Versicherten von allen weiteren Zuzahlungen befreit werden.

Nach Überschreiten der jeweiligen Belastungsgrenze von Zuzahlungen befreit waren im Jahr 2010 ca. 7 Mio. oder ca. 10 % der Versicherten (Tab. 5-4, S. 196/197). Für den weit überwiegenden Teil von ihnen galt aufgrund einer chronischen Krankheit die 1 %-Belastungsgrenze (6,5 Mio. oder 9,4 % aller Versicherten).

Die beiden in Bezug auf das Finanzvolumen bedeutendsten Zuzahlungen waren im Jahr 2010 die Praxisgebühr und die Zuzahlungen für Arznei-, Verbands- und Heilmittel, darunter vor allem Arzneimittel. Im Jahr 2010 wurden insgesamt Zuzahlungen in Höhe von ca. 5 Mrd. Euro entrichtet, davon entfielen ca. 1,5 Mrd. Euro auf die Praxisgebühr und ca. 1,7 Mrd. Euro auf Arznei-, Verbands- und Hilfsmittel (Tab. 5-5). Das Volumen der Zuzahlungen insgesamt ist in den letzten Jahren leicht rückläufig, es lag 2010 um 8 % unter dem Niveau von 2005. Der Rückgang ist fast ausschließlich auf die Ausweitung von Arzneimittelfestbeträgen und Rabattverträgen zurückzuführen, in deren Folge zunehmend mehr Arzneimittel zuzahlungsfrei wurden (Näheres dazu im Kapitel 7: Arzneimittelversorgung).

5.1.5 Finanzierung

Die Leistungen der gesetzlichen Krankenversicherung werden weit überwiegend durch **Beiträge** der Mitglieder und zu einem geringen Teil durch sonstige Einnahmen finanziert.

Die **sonstigen Einnahmen** lagen bis Ende 2003 deutlich unter 1% der Gesamteinnahmen und bestanden vor allem aus Erstattungen für bestimmte Leistungsbereiche, in denen die GKV nach Auffassung des Gesetzgebers Aufgaben anderer Politikbereiche übernimmt. Dazu wurden beispielsweise das Mutterschaftsgeld als Leistung staatlicher Familienpolitik oder die Ausgaben der Landwirtschaftlichen Krankenkassen für Altenteiler in der Landwirtschaft als Teil der Landwirtschaftspolitik gerechnet.

Mit dem GKV-Modernisierungsgesetz wurde 2004 erstmals ein eigenständiger **Bundeszuschuss** zur finanziellen Stützung der GKV eingeführt (§ 221 SGB V in der Fassung des GMG 2004). Er lag zunächst bei 1 Mrd. Euro, stieg 2005 auf 2,5 Mrd. Euro und sollte 2006 auf 4,0 Mrd. ansteigen. Durch das GKV-Wettbewerbsstärkungsgesetz (GKV-WSG) 2007 wurde der Betrag für 2006 zwar auf 4,2 Mrd. Euro angehoben, für die Jahre 2007 und 2008 allerdings wieder auf 2,5 Mrd. abgesenkt. Ab 2009 sollte der Bundeszuschuss dann in jährlichen Schritten von 1,5 Mrd. Euro bis zu einer Zielgröße von 14 Mrd. Euro angehoben werden (Tab. 5-6, S. 198/199).

Tabelle 5-4: Zuzahlungsbefreite Versicherte der GKV

	2005	2006
GKV-Versicherte insgesamt	70 500 455	70 398 755
davon		
Zuzahlungsbefreite	6 986 066	7 010 238
in % der Versicherten insg.	*9,9*	*10,0*
davon		
Zuzahlungsbefreite, für die die Belastungsgrenze von 2 % gilt	634 168	532 891
in % der Versicherten insg.	*0,9*	*0,8*
Zuzahlungsbefreite, für die die Belastungsgrenze von 1 % gilt	6 351 898	6 477 347
in % der Versicherten insg.	*9,0*	*9,2*

Quelle: Bericht des Spitzenverbandes Bund der Krankenkassen zur Evaluation der Ausnahmeregelungen von der Zuzahlungspflicht (BT-Drs. 17/8722: 31)

Tabelle 5-5: Zuzahlungen von Versicherten der GKV (Angaben in Mio. Euro)

	2005	2006
Zuzahlungen insgesamt	5 445,1	5 336,4
davon		
Ärztliche Behandlung	1 620,1	1 555,8
Zahnärztliche Behandlung	384,1	375,5
Arznei-, Verband- und Hilfsmittel aus Apotheken und Arznei- und Verbandmittel von Sonstigen	2 125,3	2 005,6
Heil- und Hilfsmittel, Behandlung durch sonstige Heilpersonen	517,5	514,3
Krankenhausbehandlung	654,3	735,8
Fahrkosten	66,4	55,7
Ambulante Vorsorgeleistungen, stationäre Vorsorge- und Rehabilitationsleistungen, medizinische Leistungen für Mütter und Väter	46,0	61,0
Empfängnisverhütung, Sterilisation, Schwangerschaftsabbruch	3,9	2,6
Ergänzende Leistungen zur Rehabilitation	4,4	4,5
Häusliche Krankenpflege	22,9	25,6

Quelle: Statistisches Bundesamt

2007	2008	2009	2010	2005–2010	
				Anzahl	in %
70 326 816	70 234 292	70 011 718	69 803 236	–697 219	–1,0
6 849 145	7 065 859	6 922 894	7 052 551	66 485	1,0
9,7	10,1	9,9	10,1		
542 621	537 543	529 563	478 201	–155 967	–24,6
0,8	0,8	0,8	0,7		
6 306 524	6 528 316	6 393 331	6 574 350	222 452	3,5
9,0	9,3	9,1	9,4		

2007	2008	2009	2010	2005–2010	
				Mio. Euro	in %
4 829,9	4 871,5	4 846,2	5 009,3	–435,9	–8,0
1 526,3	1 520,6	1 501,9	1 546,5	–73,6	–4,5
372,3	402,6	374,5	381,7	–2,5	–0,6
1 642,5	1 663,0	1 650,0	1 683,1	–442,2	–20,8
521,8	544,8	544,2	561,6	44,1	8,5
618,6	582,6	596,0	680,8	26,5	4,0
58,4	60,8	62,3	61,8	–4,7	–7,0
55,7	59,5	68,0	53,2	7,2	15,6
3,0	3,1	3,5	4,0	0,1	1,5
5,2	7,4	7,8	6,0	1,6	37,2
25,9	27,1	37,9	30,7	7,7	33,8

Tabelle 5-6: Entwicklung des Bundeszuschusses für die gesetzliche
Krankenversicherung (Angaben in Mrd. Euro)

	2004	2005	2006
Bundeszuschuss insgesamt	1,0	2,5	4,2
davon			
Haushaltsbegleitgesetz 2011	–	–	–
Sozialversicherungs-Stabilisierungsgesetz (SozVersStabG) (2009)	–	–	–
Konjunkturpaket II (2009)	–	–	–
GKV-Wettbewerbsstärkungsgesetz (GKV-WSG) (2007)	–	–	4,2
GKV-Modernisierungsgesetz (GMG) (2004)	1,0	2,5	(4,0)

Quelle: Bundesregierung; eigene Berechnungen

Anfang 2009 wich die damalige große Koalition aus CDU/CSU und SPD jedoch von dieser Planung ab und beschloss zur Kompensation konjunkturbedingter Mindereinnahmen der GKV im zweiten «Konjunkturpaket» eine Anhebung des Bundesschusses für das Jahr 2009 auf 7,2 Mrd. Euro und für das Jahr 2010 auf 11,8 Mrd. Euro. Im Jahr 2011 sollte der Bundeszuschuss schließlich auf 13,3 Mrd. Euro steigen und 2012 die aus dem GKV-WSG stammende Zielgröße von 14 Mrd. Euro erreichen.

Nach der Bundestagswahl im Herbst 2009 verabschiedete die Regierungskoalition aus CDU/CSU und FDP als eine ihrer ersten gesetzgeberischen Maßnahmen das Sozialversicherungs-Stabilisierungsgesetz, in dessen Zentrum die Zahlung eines einmaligen Bundeszuschusses in Höhe von 3,9 Mrd. Euro für das Jahr 2010 stand. Dadurch stieg der Bundeszuschuss zur GKV im Jahr 2010 auf insgesamt 15,7 Mrd. Euro. Für das Jahr 2011 galt weiterhin die entsprechende Festlegung im Konjunkturpaket II, nach der der Bundeszuschuss 13,3 Mrd. Euro betragen sollte. Um Mittel für einen möglicherweise erforderlichen «Sozialausgleich» zur Vermeidung einer Überforderung von Beziehern niedriger Einkommen durch Zusatzbeiträge bereit zu stellen, wurden mit dem Haushaltsbegleitgesetz 2011 zusätzliche 2 Mrd. Euro Bundeszuschuss für die GKV bereit gestellt, sodass sich der Bundeszuschuss im Jahr 2011 auf insgesamt 15,3 Mrd. Euro belief. Nach Auslaufen der einmaligen Zuschüsse sank der Bundeszuschuss im Jahr 2012 auf die bereits im GKV-WSG

2007	2008	2009	2010	2011	2012	2013	2014
2,5	2,5	7,2	15,7	15,3	14,0	14,0	14,0
-	-	-	-	2 0	-	-	-
-	-	-	3,9	-	-	-	-
-	-	7,2	11,8	13 3	14,0	14,0	14,0
2,5	2,5	(4,0)	(5,5)	7 0	8,5	10,0	11,5
-	-	-	-	-	-	-	-

2007 festgelegte Zielgröße von 14 Mrd. Euro. Über die Höhe des Bundeszuschusses ab 2015 soll im Jahr 2014 entschieden werden (§ 221b Abs. 1
SGB V). Trotz der Anhebung des Bundeszuschusses bleibt der aus Steuern stammende Finanzierungsanteil der gesetzlichen Krankenversicherung aber immer noch deutlich unter 10 % und die GKV weiterhin eine
weit überwiegend beitragsfinanzierte Sozialversicherung.

Die **Beiträge** zur gesetzlichen Krankenversicherung werden – mit
Ausnahme des Zusatzbeitrages – als Prozentsatz der beitragspflichtigen Einnahmen erhoben. **Beitragspflichtige Einnahmen** sind:

- Arbeitsentgelte aus einer versicherungspflichtigen Beschäftigung

- Rentenzahlbeträge und andere Alterseinnahmen aus früheren Be-
  schäftigungsverhältnissen (Versorgungsbezüge)

- Arbeitseinkommen von Rentnern aus einer versicherungspflichtigen Beschäftigung oder selbständigen Tätigkeit.

Beiträge werden nur bis zur **Beitragsbemessungsgrenze** erhoben, die
wie die Versicherungspflichtgrenze jährlich der allgemeinen Einkommensentwicklung angepasst wird (Tab. 5-7). Auf Einkommensanteile
oberhalb der Beitragsbemessungsgrenze sind keine Beiträge zu entrichten, sodass mit dieser Grenze zugleich eine Art Höchstbeitrag festgelegt
wird.

Tabelle 5-7: Sozialversicherungsgrenzen für die gesetzliche Krankenversicherung 2012 (Angaben in Euro)

	Monat	Jahr
Versicherungspflichtgrenze	4 237,50	50 850,00
Beitragsbemessungsgrenze	3 825,00	45 900,00

Quelle: BMG.

Die Tragung der Beiträge auf Arbeitsentgelte erfolgte bis Ende 2003 nach dem in der deutschen Sozialversicherung vorherrschenden Grundsatz der **paritätischen Beitragsfinanzierung** durch Arbeitgeber und Beschäftigte. Mit dem GKV-Modernisierungsgesetz 2004 wurde dieser Grundsatz jedoch durchbrochen. Seit dem 1. Juli 2005 tragen die Mitglieder 0,9 %-Punkte des allgemeinen Beitragssatzes allein, und die Arbeitgeber haben nur die Hälfte des verbleibenden, also um 0,9 Beitragssatzpunkte reduzierten allgemeinen Beitragssatzes zu tragen (§ 249 Abs. 1 SGB V). Im Falle der Rentner tritt der Rentenversicherungsträger an die Stelle des Arbeitgebers und trägt die Hälfte des verbleibenden allgemeinen Beitrages.

In der GKV werden seit dem 1. Januar 2009 die folgenden **Beitragssatzarten** unterschieden (§§ 241 bis 248 SGB V):

- **Allgemeiner Beitragssatz:** Der allgemeine Beitragssatz ist regulärer Beitragssatz für alle Mitglieder, die bei Arbeitsunfähigkeit einen Anspruch auf Lohnfortzahlung haben. Seine Höhe wird gesetzlich festgelegt und lag im Jahr 2012 bei 15,5 % (§ 241 SGB V).

- **Paritätisch finanzierter Beitragssatz:** Der zur Hälfte vom Arbeitgeber zu tragende Beitragssatz ist der um 0,9 %-Punkte verminderte allgemeine Beitragssatz (§ 249 Abs. 1 SGB V).

- **Ermäßigter Beitragssatz:** Ein ermäßigter Beitragssatz wird von erwerbstätigen Mitgliedern erhoben, die keinen Anspruch auf Krankengeld haben (§ 243 SGB V).

- **Pauschaler ermäßigter Beitragssatz bei geringfügiger Beschäftigung:** Für geringfügig Beschäftigte mit einem Verdienst von bis zu

450 Euro im Monat[120] gilt ein pauschaler Beitragssatz von 13%, der vom Arbeitgeber allein zu tragen ist, und für Beschäftigte in Privathaushalten ein Beitragssatz von 5% des Arbeitsentgelts, der ebenfalls allein vom Arbeitgeber zu zahlen ist (§ 249b SGB V).

- **Gesonderter ermäßigter Beitragssatz:** Er gilt für Wehr- und Zivildienstleistende und wird vom Bund getragen (§ 244 SGB V).

- **Beitragssatz für Studenten und Praktikanten:** Er ist gesetzlich auf sieben Zehntel des allgemeinen Beitragssatzes der Krankenkassen festgelegt und von den Studenten zu tragen (§ 245 SGB V).

- **Beitragssatz aus Renten:** Für Bezieher einer Rente der gesetzlichen Rentenversicherung gilt der allgemeine Beitragssatz. Die Rentenversicherung trägt – analog zum Arbeitgeberanteil für abhängig Beschäftigte – die Hälfte des paritätisch zu finanzierenden Beitragssatzes (§ 249a SGB V).

Im Unterschied zu Pflichtmitgliedern haben **freiwillige Mitglieder** den allgemeinen Beitragssatz ihrer Krankenkasse in voller Höhe zu zahlen. Sie haben jedoch einen sozialrechtlichen Anspruch gegenüber ihrem Arbeitgeber auf einen **Beitragszuschuss** in Höhe der Hälfte des um 0,9 Beitragssatzpunkte verminderten allgemeinen Beitrags, höchstens jedoch der Hälfte des tatsächlich gezahlten Beitrags (§ 257 Abs. 2 SGB V).

Die Einführung des Gesundheitsfonds zum 1. Januar 2009 war zugleich mit der Einführung einer neuen Beitragssatzart verbunden, dem allein von den Mitgliedern zu zahlenden Zusatzbeitrag. Der **Zusatzbeitrag** war zunächst auf maximal ein Prozent des Haushaltseinkommens begrenzt, konnte allerdings – zur Vermeidung von verwaltungsaufwändigen Einkommensprüfungen – bis zu einem Betrag von acht Euro monatlich als einkommensunabhängige Pauschale erhoben werden. Eines der zentralen Reformvorhaben der im Herbst 2009 gewählten Regierungskoalition aus CDU/CSU und FDP war bzw. ist die schritt-

---

120 Die Einkommensgrenze wurde zum 1. Januar 2013 von zuvor 400 Euro auf 450 Euro angehoben.

weise Umstellung der GKV-Finanzierung auf ein System einkommens-unabhängiger Arbeitnehmerbeiträge. Zusatzbeiträge sind in diesem Reformmodell als Einstieg in ein solches System gedacht und sollen langfristig einen immer weiter steigenden Anteil am Beitragsaufkommen der GKV ausmachen. Dementsprechend wurde mit dem GKV-Finanzierungsgesetz beschlossen, dass Zusatzbeiträge ab dem 1. Januar 2011 nur noch als einkommensunabhängige Pauschale und ohne Obergrenze zu erheben sind. Krankenkassen sind gesetzlich verpflichtet, Zusatzbeiträge zu erheben, wenn die Zuweisungen aus dem Gesundheitsfonds nicht ausreichen, um die laufenden Ausgaben zu decken und die gesetzlich vorgeschriebenen Rücklagen vorzuhalten.

Da die Höhe von Zusatzbeiträgen nicht mehr begrenzt ist, sieht das 2011 eingeführte System der GKV-Finanzierung einen sogenannten **Sozialausgleich** vor, durch den Mitglieder mit niedrigem Einkommen vor finanzieller Überforderung geschützt werden sollen. Übersteigt der durchschnittliche Zusatzbeitrag in der gesetzlichen Krankenversicherung die Grenze von 2 % der beitragspflichtigen Einnahmen eines Mitglieds, hat das Mitglied Anspruch auf einen sogenannten «Sozialausgleich» (§ 242b Abs. 1 SGB V). Der Sozialausgleich wird durchgeführt, indem der einkommensabhängige Beitragsanteil des Mitglieds in dem Maße verringert wird, wie der durchschnittliche Zusatzbeitrag 2 % der beitragspflichtigen Einnahmen übersteigt. Die Reduzierung des einkommensabhängigen Beitragsanteils ist von der den Beitrag abführenden Stelle vorzunehmen (§ 242b Abs. 2 SGB V). Wichtig ist, darauf hinzuweisen, dass für den Anspruch auf einen «Sozialausgleich» nicht der tatsächlich von der jeweiligen Krankenkasse erhobene und vom Mitglied zu zahlende Zusatzbeitrag maßgeblich ist, sondern der «durchschnittliche» Zusatzbeitrag. Dieser wird auf Grundlage der Prognose des Schätzerkreises beim Bundesversicherungsamt durch das BMG Ende des Jahres für das jeweilige Folgejahr festgelegt (§ 242a SGB V).

Ob ein Anspruch auf Sozialausgleich besteht und in welcher Höhe, richtet sich allein nach diesem durchschnittlichen Zusatzbeitrag. Somit erhält ein Mitglied beispielsweise auch dann einen Sozialausgleich, wenn die betreffende Kasse keinen Zusatzbeitrag verlangt aber der durchschnittliche Zusatzbeitrag nach § 242a SGB V höher ist als 2 %

des beitragspflichtigen Einkommens des betreffenden Mitglieds. Ist der zu zahlende tatsächliche Zusatzbeitrag dagegen höher als der durchschnittliche Zusatzbeitrag, so besteht Anspruch auf einen Sozialausgleich nur in dem Umfang wie der durchschnittliche Zusatzbeitrag 2 % des beitragspflichtigen Einkommens des einzelnen Mitglieds überschreitet. Dazu ein Beispiel: Verdient ein Mitglied 1000 Euro, so liegt die Überforderungsgrenze bei 20 Euro. Beträgt der durchschnittliche Zusatzbeitrag 10 Euro und verlangt die betreffende Krankenkasse aber 30 Euro, so hat das Mitglied keinen Anspruch auf einen Sozialausgleich und muss die vollen 30 Euro zahlen, da allein der durchschnittliche Zusatzbeitrag maßgeblich ist, der mit 10 Euro in diesem Beispiel die Überforderungsgrenze nicht übersteigt.

Durch das GKV-Wettbewerbsstärkungsgesetz wurde zum 1. April 2007 eine Reihe neuer Beitragssatzmodelle eingeführt, und einige vorhandene Modelle, die zuvor nur für freiwillige Mitglieder angeboten werden durften, sind seitdem allen Mitgliedern anzubieten. Es handelt sich um Angebote der Krankenkassen, die Mitglieder frei wählen können, und sie werden in Anlehnung an den Begriff des «Versicherungstarifs» der privaten Versicherungswirtschaft «**Wahltarife**» genannt. Einige Wahltarife müssen alle Krankenkassen anbieten, andere sind nicht verpflichtend vorgegeben und können als Satzungsleistungen angeboten werden. Folgende Wahltarife sieht das Krankenkassenrecht vor (§ 53 SGB V):

- **Selbstbehalte (§ 53 Abs. 1 SGB V):** Dieses aus der privaten Krankenversicherung bekannte Modell sieht vor, dass bis zu einem zuvor vereinbarten jährlichen Betrag die anfallenden Rechnungen selbst bezahlt werden und die Versicherung erst für die darüber hinausgehenden Kosten aufkommt. Selbstbehalte können in verschiedenen Stufen angeboten werden, beispielsweise in Höhe von 300, 600 oder 900 Euro. Bis zu dieser Summe sind die Kosten folglich selbst zu tragen. Als Ausgleich dafür wird in der Regel der Beitragssatz ermäßigt. Da unter den Bedingungen des Gesundheitsfonds die Krankenkassen den allgemeinen Beitragssatz nicht mehr selbst festsetzen und somit auch nicht ermäßigen können, sieht das Gesetz Prämienzahlungen an die betreffenden Mitglieder vor. Die jeweilige Kasse hat Versicherten, die einen solchen Wahltarif wählen, einen Teil des gezahlten allgemeinen Beitragssatzes als Prämie zurückzuzahlen. Die Höhe der Prämie ist im Falle des Selbstbehalttarifes abhängig von der Höhe des gewählten Selbstbehalts. Selbstbehalte konnten Krankenkassen bereits seit 2004 ihren freiwilligen Mitgliedern anbieten, die Kostenerstattung gewählt hatten, und dafür deren Beitragssatz ermäßigen. Diese Möglichkeit wurde nun auf alle Mitglieder ausgeweitet.

- **Prämien für Nichtinanspruchnahme (§ 53 Abs. 2 SGB V):** Nehmen Mitglieder und ihre mitversicherten Angehörigen in einem Kalenderjahr keine Leistungen in Anspruch, kann die Krankenkasse bis zu einem Zwölftel des Jahresbeitrages als Prämie an das Mitglied zahlen. Auch dieses Modell ist der PKV entlehnt und wird dort Beitragsrückerstattung genannt. Beitragsrückerstattung war bereits vor dem 1. April 2007 in der GKV möglich, allerdings nur als Satzungsleistung für freiwillige Mitglieder.

- **Prämien für die Teilnahme an besonderen Versorgungsformen (§ 53 Abs. 3 SGB V):** Krankenkassen sind verpflichtet, Versicherten die an besonderen Versorgungsformen wie beispielsweise Disease Management Programmen, integrierter Versorgung oder Hausarztversorgung teilnehmen, Prämien zu zahlen oder Zuzahlungen zu ermäßigen (§ 53 Abs. 3 SGB V).

- **Kostenerstattung (§ 53 Abs. 4 SGB V):** Verschiedene nach der Höhe der Kostenerstattung differenzierte Wahltarife können allen Versicherten angeboten werden. Wählt ein Versicherter einen Kostenerstattungstarif, sind je nach Höhe der Kostenerstattung Prämienzahlungen der Kasse vorzusehen.

- **Besondere Therapierichtungen (§ 53 Abs. 5 SGB V):** Die Kostenübernahme für Arzneimittel besonderer Therapieformen (z. B. Homöopathie), die regulär nicht zum Leistungskatalog der GKV zählen, kann im Rahmen eines entsprechenden Wahltarifes gegen Zahlung einer zusätzlichen Prämie des Versicherten als Wahltarif angeboten werden.

- **Krankengeld** (**§ 53 Abs. 6 SGB V**): Alternativ zum gesetzlich vorgeschriebenen Anspruch auf Krankengeld sind Krankenkassen verpflichtet, für Selbständige und abhängig Beschäftigte, die keinen
  Anspruch auf Entgeltfortzahlung haben, einen Wahltarif «Krankengeld» anzubieten. Um zu unterbinden, dass für diesen Wahltarif –
  wie in der PKV üblich – risikoäquivalente Beiträge erhoben werden,
  ist ausdrücklich vorgeschrieben, dass die Prämien unabhängig von
  Alter, Geschlecht oder Krankheitsrisiko zu kalkulieren sind.

- **Eingeschränkter Leistungsumfang** (**§ 53 Abs. 7 SGB V**): Für bestimmte Mitgliedergruppen kann als Wahltarif ein eingeschränkter
  Leistungsanspruch angeboten werden. Diese Neuregelung zielt insbesondere auf Beamte, die von ihrem Dienstherrn sogenannte «Beihilfe» zu den entstandenen Behandlungskosten erhalten, in der
  Regel in Höhe von 50 % der Kosten. Die GKV kann – analog zu den
  entsprechenden Angeboten der PKV – für diese Gruppen einen
  Wahltarif für die Erstattung der nicht durch die Beihilfe gedeckten
  Behandlungskosten anbieten.

5.1.6 Der Gesundheitsfonds

Mit der Gesundheitsreform 2007 (GKV-WSG) war die Einführung
eines Gesundheitsfonds zum 1. Januar 2009 beschlossen worden.
Trotz sehr kontroverser Diskussionen, heftiger Kritik und der von
mehreren Seiten erhobenen Forderung nach einer Aussetzung oder
Verschiebung des Gesundheitsfonds hielt die damalige Große Koalition aus CDU/CSU und SPD an dem beschlossenen Datum der Einführung fest. Seit dem 1. Januar 2009 erfolgt die Finanzierung der
GKV somit über das Regelwerk des Gesundheitsfonds und eines neu-
en, morbiditätsorientierten Risikostrukturausgleichs (Morbi-RSA).
Lediglich die Landwirtschaftlichen Krankenkassen (LKKn) sind aufgrund ihrer besonderen Bedingungen und Finanzierungsregelungen
davon ausgenommen (zu den Besonderheiten der LKKn vgl. Kap.
5.1.1).

Der **Gesundheitsfonds** ist der institutionelle Ort, an den die Beitragseinnahmen aller Krankenkassen sowie der Bundeszuschuss über-

wiesen werden, eine Art Gemeinschaftskonto der Krankenkassen bei der Bundesbank.[121] Die Mittel des Gesundheitsfonds werden als Sondervermögen vom Bundesversicherungsamt (BVA) verwaltet. Die Krankenkassen erheben zwar weiterhin von ihren Mitgliedern bzw. den jeweiligen Arbeitgebern die Beiträge, die Einnahmen aus dem allgemeinen Beitragssatz sind für sie aber nur ein durchlaufender Posten, da sie diese Mittel direkt an den Gesundheitsfonds weiterzuleiten haben (Abb. 5-2). Lediglich die Einnahmen aus Zusatzbeiträgen verbleiben ihnen.

Aus dem Gesundheitsfonds erhalten die Krankenkassen nach festgelegten Regeln und Kriterien verschiedene Zuweisungen je Versicherten zur Deckung der laufenden Ausgaben. Diese Regeln und Kriterien bilden in ihrer Gesamtheit den neuen, morbiditätsorientierten Risikostrukturausgleich. Zentrale Rechtsvorschriften für die Ausgestaltung des RSA sind die §§ 266-272 SGB V und die Risikostruktur-Ausgleichsverordnung (RSAV). Die Verteilung erfolgt im Grundsatz so, dass für jeden Versicherten eine Grundpauschale sowie mehrere für alle Versicherten einheitliche Pauschalen zugrunde gelegt werden, wie beispielsweise eine einheitliche Pauschale für Verwaltungsausgaben. Diese Pauschalen werden je nach Alter, Geschlecht und Zugehörigkeit der Versicherten zu definierten Morbiditätsgruppen um Zuschläge erhöht oder Abschläge vermindert.

Die wichtigsten Zuweisungen aus dem Gesundheitsfonds sind (BVA 2011a, 2011b):[122]

- eine für alle Versicherten einheitliche Grundpauschale (2012: monatlich ca. 209,48 Euro)

---

121 Weitergehende Informationen und zentrale Dokumente zum Gesundheitsfonds sind auf den Internetseiten des Bundesgesundheitsministeriums (http://www.bmg.bund.de) und des Bundesversicherungsamtes zu finden (http://www.bundesversicherungsamt.de).

122 Die Euro-Angaben sind hier auf die zweite Nachkommastelle gerundet. Die vom BVA bekannt gegebenen Werte weisen zwölf Nachkommastellen auf, um eine sachgerechte Verteilung der zu verteilenden ca. 170 Mrd. Euro für ca. 70 Mio. GKV-Versicherte zu gewährleisten.

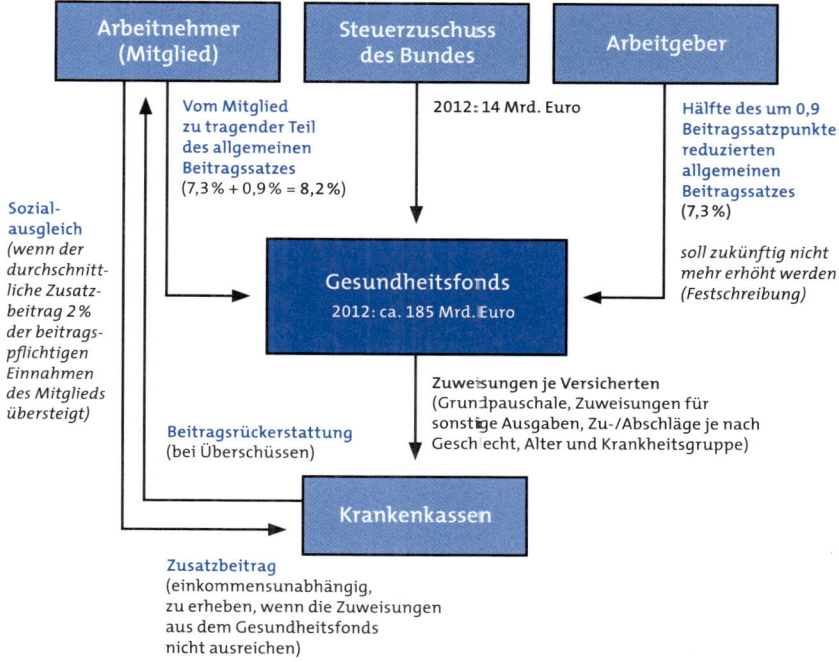

Abbildung 5-2: Der Gesundheitsfonds (Stand 2012)

- eine einheitliche Pauschale je Versicherten für Verwaltungsausgaben (2012: monatlich ca. 5,75 Euro)

- eine Pauschale je Versicherten, der an einem strukturierten Behandlungsprogramm (DMP) teilnimmt (2012: monatlich 12,76 Euro)

- unterschiedlich hohe Zuweisungen, Zu- und Abschläge je nach Alter, Geschlecht und Erkrankung der Versicherten (für 2012 vgl. BVA 2011b).

Zur Veranschaulichung der Größenordnungen der je nach Alter, Geschlecht und Morbiditätsgruppe unterschiedlich hohen Zu- und Abschläge hier einige exemplarische Beispiele (vgl. BVA 2011b):

- Für gesunde Versicherte der Geschlechts- und Altersgruppe «weiblich, 40–44 Jahre» war beispielsweise ein monatlicher Abschlag in Höhe von ca. 124,65 Euro vorgesehen und für die Gruppe «männlich, 40–44 Jahre» ein Abschlag in Höhe von ca. 144,56 Euro.

- Für Versicherte der Morbiditätsgruppe «Diabetes mellitus Typ I» sah der Katalog für 2012 einen monatlichen Zuschlag in Höhe von ca. 148,81 Euro vor.

- Für Versicherte der Morbiditätsgruppe «Hämophilie mit Dauermedikation» erhielt eine Krankenkasse je Versicherten einen monatlichen Zuschlag in Höhe von ca. 15 816,64 Euro.

Die Höhe der Versichertenpauschalen sowie der Zuschläge und Abschläge wird vom BVA jeweils bis November des Jahres auf Grundlage der vorliegenden Ausgabendaten und Versichertenzahlen eines vergangenen Jahres für das folgende Jahre vorläufig festgestellt. Die Werte für 2012 wurden folglich im November 2011 bekannt gegeben und basierten auf den Daten des Jahres 2010. Die endgültigen Zuweisungen können vom BVA erst nach Ablauf des betreffenden Kalenderjahres auf Grundlage der Geschäfts- und Rechnungsergebnisse der Krankenkassen ermittelt werden. Gegebenenfalls zu viel oder zu wenig gezahlte Zuweisungen sind vom BVA über zukünftige Zuweisungen auszugleichen. Die Zuweisungen gelten insofern nur als Abschlagszahlungen auf eine erst nach Ablauf des Kalenderjahres feststellbare endgültige Höhe der Zuweisungen (§ 266 Abs. 6 SGB V).

Vereinfacht kann das neue System nach Einführung des Gesundheitsfonds so beschrieben werden, dass die Kassen den allgemeinen Beitragssatz für das Bundesversicherungsamt einziehen und an das BVA weiterleiten. Das Bundesversicherungsamt überweist jeder einzelnen Krankenkasse dann aus den Gesamteinnahmen den ihr zustehenden Anteil am Gesundheitsfonds.

Sofern der Finanzbedarf einer Krankenkasse höher ist als die Summe der Zuweisungen aus dem Gesundheitsfonds, ist sie gesetzlich verpflichtet, von ihren Mitgliedern einen für alle Mitglieder gleichen, pauschalen Zusatzbeitrag zu erheben (§ 242 SGB V). Ist der Finanzbedarf einer Krankenkasse geringer als die Summe der Zuweisungen aus dem

Gesundheitsfonds, kann sie einen daraus resultierenden Überschuss in Form von pauschalen, für alle Mitglieder gleich hohen «Prämien» auszahlen.[123]

5.1.7 Ausgaben

Die gesetzliche Krankenversicherung ist bedeutendster Finanzierungsträger des deutschen Gesundheitssystems, wenngleich ihr Anteil in den letzten beiden Jahrzehnten leicht rückläufig ist. Lag ihr Anteil an den Gesamtausgaben für das Gesundheitswesen 1992 noch bei ca. 62 %, so ging er bis 2010 auf knapp 58 % zurück (s. Tab. 4-1, S. 134). Dabei ist allerdings zu bedenken, dass die Krankenkassen zwischen 1991 und 1995/1996 im Vorgriff auf die geplante Pflegeversicherung Leistungen bei Schwerpflegebedürftigkeit finanzierten, die ab 1995/1996 in den Leistungskatalog der sozialen Pflegeversicherung übergingen. Vergleicht man den Ausgabenanteil des Jahres 1997, dem ersten Jahr, in dem die Leistungen für Pflegebedürftige vollständig auf die Pflegeversicherung übergegangen waren, mit dem Jahr 2010, so zeigt sich lediglich ein leichter Rückgang des GKV-Anteils an den Gesundheitsausgaben von 58,8 % (1997) auf 57,6 % (2009).

Legt man das Bruttoinlandsprodukt als Referenzgröße zugrunde, so lagen die **Ausgaben der GKV** seit Herstellung der deutschen Einheit bis 2008 relativ konstant bei ca. 6 % des BIP. Im Jahr 2009 stieg ihr Anteil, wie auch der Anteil der Gesundheitsausgaben insgesamt am BIP, sprunghaft an. Dies hatte – wie an früherer Stelle bereits erläutert – seine Ursache jedoch nicht in einem plötzlichen starken Ausgabenanstieg, sondern war vor allem Ergebnis eines absoluten Rückgangs der Wirtschaftsleistung infolge der Finanzmarktkrise.

---

123 Vor dem Hintergrund von Haushaltsüberschüssen mehrerer Krankenkassen und einer 2012 geführten öffentlichen Diskussion über die Verwendung dieser Überschüsse sei an dieser Stelle darauf hingewiesen, dass die entsprechende Rechtsvorschrift eine Ausschüttung von Überschüssen nicht zwingend vorgibt (Stand: Mitte 2012), sondern die Entscheidung der einzelnen Krankenkasse überlässt. Sie «kann» eine Auszahlung in ihrer Satzung festlegen, sie muss es aber nicht (§ 242 Abs. 2 SGB V).

Tabelle 5-8: Ausgaben der gesetzlichen Krankenversicherung (in Mrd. Euro)

	1995	2000
Ausgaben insgesamt	124,0	133,7
darunter		
Leistungsausgaben insgesamt	117,0	125,9
darunter:		
Ärztliche Behandlung	19,7	22,0
in % der Ausgaben insgesamt	15,9	16,5
Zahnärztliche Behandlung	10,8	11,2
in % der Ausgaben insgesamt	8,7	8,4
Zahnärztliche Behandlung ohne Zahnersatz	7,1	7,7
in % der Ausgaben insgesamt	5,7	5,8
Zahnersatz	3,8	3,5
in % der Ausgaben insgesamt	3,1	2,6
Arzneimittel	16,4	19,4
in % der Ausgaben insgesamt	13,2	14,5
Heil- und Hilfsmittel	7,1	8,6
in % der Ausgaben insgesamt	5,7	6,4
Krankenhausbehandlung	40,8	44,2
in % der Ausgaben insgesamt	32,9	33,0
Krankengeld	9,4	7,1
in % der Ausgaben insgesamt	7,6	5,3
Fahrkosten	2,0	2,5
in % der Ausgaben insgesamt	1,6	1,8
Vorsorge- und Rehabilitationsleistungen	2,6	2,7
in % der Ausgaben insgesamt	2,1	2,0
Häusliche Krankenpflege	1,7	1,6
in % der Ausgaben insgesamt	1,4	1,2
Netto-Verwaltungskosten	6,1	7,3
in % der Ausgaben insgesamt	5,0	5,5

Quelle: Statistisches Bundesamt; eigene Berechnungen

2005	2010	1995–2000		2000–2005		2005–2010	
		Mrd. EUR	in %	Mrd. EUR	in %	Mrd. EUR	in %
143,8	176,0	9,7	7,8	10,1	7,6	32,2	22,4
134,9	165,0	9,0	7,7	8,9	7,1	30,1	22,3
22,0	27,1	2,3	11,9	-0,1	-0,3	5,1	23,4
15,3	15,4	24,1	-	-	-	-	-
9,9	11,4	0,4	3,6	-1,3	-11,7	1,5	15,1
6,9	6,5	4,0	-	-	-	-	-
7,5	8,3	0,7	9,4	-0,2	-2,9	0,8	10,8
5,2	4,7	6,8	-	-	-	-	
2,4	3,1	-0,3	-7,1	-1,1	-31,0	0,7	28,4
1,7	1,8	-2,8	-	-	-	-	-
24,7	30,2	3,0	18,5	5,3	27,1	5,5	22,3
17,2	17,1	31,2	-	-	-	-	-
8,9	10,6	1,5	21,5	0,3	3,6	1,7	19,0
6,2	6,0	15,7	-	-	-	-	-
48,5	58,1	3,4	8,4	4,4	9,9	9,6	19,8
33,7	33,0	35,2	-	-	-	-	-
5,9	7,8	-2,4	-25,0	-1,2	-16,9	1,9	32,9
4,1	4,4	-24,2	-	-	-	-	-
2,8	3,6	0,5	25,5	0,4	15,4	0,8	26,8
2,0	2,0	5,2	-	-	-	-	-
2,4	2,4	0,1	3,8	-0,3	-11,9	0,0	0,4
1,7	1,4	1,0	-	-	-	-	-
2,0	3,2	-0,1	-6,5	0,4	22,6	1,3	64,1
1,4	1,8	-1,1	-	-	-	-	-
8,2	9,5	1,2	18,9	0,9	11,8	1,4	16,5
5,7	5,4	12,0	-	-	-	-	-

Im Jahr 2010 beliefen sich die Gesamtausgaben der GKV auf ca. 176 Mrd. Euro (Tab. 5-8). Davon entfielen auf:

- ambulante ärztliche Behandlung 27,1 Mrd. Euro oder 15,4 %

- ambulante zahnärztliche Behandlung 11,4 Mrd. Euro oder 6,5 %

- Zahnersatz 3,1 Mrd. Euro oder 1,8 %

- Arzneimittel aus öffentlichen Apotheken 30,2 Mrd. Euro oder 17,1 %

- Heil- und Hilfsmittel 10,6 Mrd. Euro oder 6,0 %

- häusliche Krankenpflege 3,2 Mrd. Euro oder 1,8 %

- Krankenhausbehandlung 58,1 Mrd. Euro oder 33,0 %

- Krankengeld 7,8 Mrd. Euro oder 4,4 %

- Verwaltungskosten 9,5 Mrd. Euro oder 5,4 %.

Betrachtet man die **Entwicklung der einzelnen Ausgabenbereiche** (Abb. 5-3), so weisen diese über den Zeitraum von 1994 bis 2010 überwiegend eine weitgehend konstante Entwicklung auf. Lediglich die Arzneimittelausgaben sind über einen längeren Zeitraum überproportional gestiegen. Im Jahr 1994 lag ihr Anteil an den Gesamtausgaben der GKV noch bei 12,9 %, im Jahr 2003 hingegen bereits bei 16,1 %. Kurzfristige Kostendämpfungsmaßnahmen im GMG 2004 bewirkten nur eine sehr kurz anhaltende Entlastung der Krankenkassen, und bereits im Jahr 2005 erfolgte ein erneuter und starker Anstieg auf 17,1 %. Diese starke Zunahme war schließlich Anlass für eine weitgehende Reform des Arzneimittelpreissystems im Jahr 2010, die bereits im selben Jahr deutliche Wirkungen bei der Ausgabenentwicklung zeigte. Ob das neue Arzneimittelpreisrecht auch eine dauerhafte Begrenzung der Ausgabenentwicklung bewirken wird, werden erst die nächsten Jahre zeigen.

Deutliche Veränderungen in einzelnen Ausgabenbereichen zeigen sich auch beim Krankengeld und der zahnärztlichen Versorgung. Der über einen längeren Zeitraum erkennbare Rückgang des Ausgabenanteils für **Krankengeld** ist weniger ein Hinweis auf eine verbesserte ge-

Ausgaben der GKV: unterschiedliche Angaben durch unterschiedliche Abgrenzungen

Bei Veröffentlichungen, Tabellen und Grafiken zu Ausgaben der GKV ist zu beachten als was sie ausgewiesen werden. Werden sie als «Ausgaben» oder «Ausgaben insgesamt» ausgewiesen, so schließen sie auch die Verwaltungsausgaben der GKV mit ein. «Leistungsausgaben» der GKV beziehen sich dagegen nur auf die Ausgaben für die einzelnen Leistungsarten ohne Verwaltungsausgaben der GKV. Dies ist insbesondere auch für die Betrachtung und Analyse von Ausgabenanteilen von Bedeutung, da es zu unterschiedlichen Prozentangaben führt.

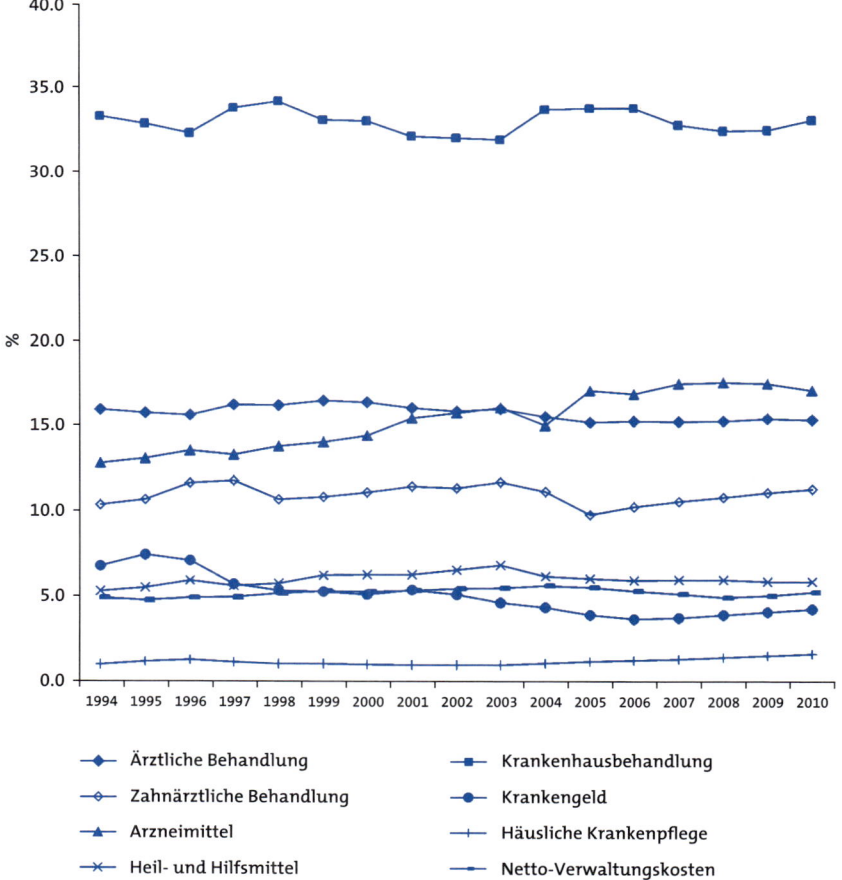

Abbildung 5-3: Ausgaben der gesetzlichen Krankenversicherung. Anteile ausgewählter Ausgabenbereiche (Angaben in %)

sundheitliche Lage der abhängig Beschäftigten, sondern ist zum einen auf Veränderungen des GKV-Leistungskatalogs zurückzuführen und weist zum anderen auf konjunkturelle Veränderungen hin. So dürfte der starke Rückgang der Krankengeldausgaben zwischen 1996 und 1998 vor allem auf die mit dem Beitragsentlastungsgesetz 1997 beschlossene Kürzung des Krankengeldes zurückzuführen sein. Der kontinuierliche Rückgang in der ersten Hälfte des letzten Jahrzehnts dürfte hingegen vor allem auch durch eine sich verschlechternde konjunkturelle Entwicklung und anhaltend hohe Arbeitslosigkeit beeinflusst sein. Beide Faktoren tragen dazu bei, dass die Zahl der Arbeitsunfähigkeitstage zurückgeht. Der in den letzten Jahren zu verzeichnende Anstieg der Krankengeldzahlungen scheint insbesondere auch auf eine Zunahme psychischer Erkrankungen zurückzuführen zu sein, die zumeist einen deutlich längeren Verlauf als somatische Erkrankungen aufweisen (vgl. u. a. TK 2010, 2012). Durch ihren längeren Verlauf wirken sie sich auch stärker auf die Ausgaben für das erst nach sechs Wochen Arbeitsunfähigkeit zu zahlende Krankengeld aus. Zudem wird vermutet, dass Krankengeld eine zunehmende Bedeutung in der sozialen Sicherung älterer Arbeitsloser spielt (Verlängerung des Anspruchs auf Arbeitslosengeld, Überbrückung von Zeiten bis zur Berentung).

Die auffälligen Veränderungen bei der Entwicklung der Ausgaben für **zahnärztliche Versorgung** in den Jahren 1997/1998 und 2004/2005 dürften vor allem durch Veränderungen des Leistungskatalogs der GKV verursacht sein. Als Bestandteil des Beitragsentlastungsgesetzes 1997 wurde Zahnersatz für Versicherte, die nach dem 31. Dezember 1978 geboren sind, bis auf wenige Ausnahmen als Kassenleistung gestrichen. Das GKV-Modernisierungsgesetz 2004 sah die vollständige Streichung des Zahnersatzes aus dem GKV-Leistungskatalog vor. Er sollte ab dem 1. Januar 2005 stattdessen verpflichtende Satzungsleistung der Krankenkassen sein. Die Streichung wurde zwar wenige Monate später wieder aufgehoben, die Umstellung der Kassenleistungen auf befundbezogene Festzuschüsse von in der Regel nur 50 % der Kosten einer Regelversorgung blieb allerdings bestehen.

5.1.8 Finanzierungsprobleme der gesetzlichen Krankenversicherung

Obwohl sich die Ausgaben der GKV relativ zum Bruttoinlandsprodukt über einen langen Zeitraum weitgehend konstant entwickelten, hatte die gesetzliche Krankenversicherung in der Vergangenheit mehrfach Defizite in Milliardenhöhe zu verzeichnen. Deren Ursache ist allerdings weniger in kurzfristigen Ausgabensteigerungen zu finden, als vielmehr vor allem auf der Einnahmeseite der GKV. Die gesetzliche Krankenversicherung finanziert sich weit überwiegend aus Beiträgen, die auf Arbeitseinkommen erhoben werden. Diese Finanzierungsgrundlage der GKV wächst jedoch durch mehrere Faktoren bedingt seit mittlerweile mehr als drei Jahrzehnten geringer als das Bruttoinlandsprodukt. Entsprach die Summe der beitragspflichtigen Einnahmen der GKV-Mitglieder 1982 in der alten BRD noch 41,1% des Bruttoinlandsproduktes, so lag ihr Anteil 1991 nur noch bei 36,6%. Dieser Trend hat sich nach Herstellung der deutschen Einheit im gesamten Deutschland fortgesetzt (Abb. 5-4).

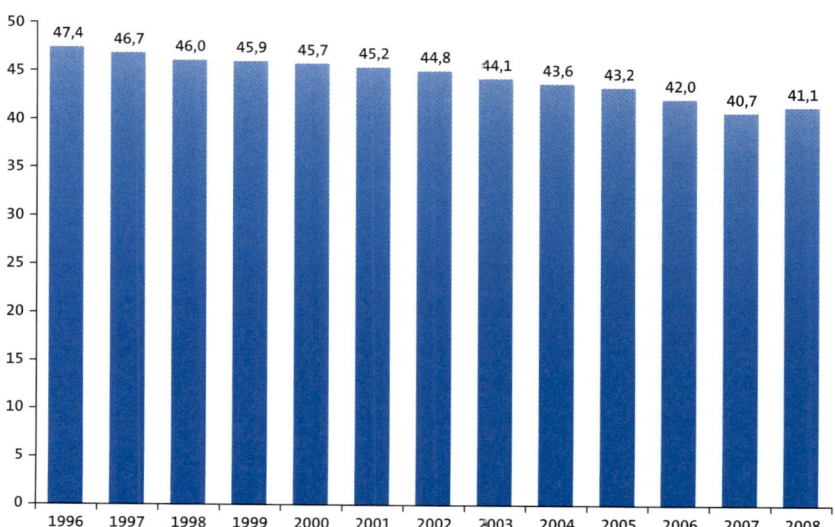

Abbildung 5-4: Beitragspflichtige Einnahmen der GKV-Mitglieder insgesamt (Angaben in Prozent des Bruttoinlandsprodukts)

Nicht nur in der Wissenschaft, sondern auch in der Gesundheits-politik wird mittlerweile weitgehend anerkannt, dass die gesetzliche Krankenversicherung in Deutschland seit ca. drei Jahrzehnten nicht in erster Linie an der Kostenentwicklung im Gesundheitswesen leidet, sondern vor allem ein Einnahmeproblem hat (vgl. u. a. Sitte 2001; SVR-KAiG 2003; Wille 2003). Als Ursachen der **Einnahmeproblematik der GKV** werden verschiedene Faktoren diskutiert, die in zwei Gruppen zusammengefasst werden können:

- **Unterproportionales Wachstum der Löhne und Gehälter:** Vor allem niedrige Tarifabschlüsse und eine anhaltend hohe Arbeitslosig-keit schmälern die Einnahmebasis der GKV. Darüber hinaus trägt auch eine Erosion des Normalarbeitsverhältnisses zur Verschärfung der Finanzprobleme der Krankenkassen bei. Wenn Vollzeitbeschäf-tigungen in Teilzeit- und geringfügige Beschäftigungen umgewan-delt werden, verringert sich die Beitragszahlung, die Leistungen der Krankenkasse für die betreffenden Versicherten bleiben jedoch gleich (abgesehen vom Krankengeld).

- **«Politik der Verschiebebahnhöfe»:** Seit 1977 hat es zahlreiche grö-ßere und kleinere politische Eingriffe gegeben, durch die der GKV zu Gunsten anderer Sozialversicherungszweige oder des Bundes-haushaltes Einnahmen entzogen wurden. So diente beispielsweise das erste Kostendämpfungsgesetz 1977 dazu, ein Defizit der Renten-versicherung vor allem dadurch zu beseitigen, dass die Beitragsüber-weisungen der Rentenversicherung für die Krankenversicherung der Rentner um ein Drittel gekürzt wurden. Mitte der 1990er-Jahre wurde beispielsweise die Arbeitslosenversicherung zu Lasten der GKV entlastet, indem die Bemessungsgrundlage für Beitragsüber-weisungen der Arbeitslosenversicherung an die Krankenversiche-rung um 20 % reduziert wurde. Das Gesamtvolumen der durch die zahlreichen neueren «Verschiebebahnhöfe» verursachten Belastun-gen der GKV wurde allein für die Jahre 1995 bis 2003 auf ca. 30 Mrd. Euro geschätzt (Beske et al. 2002).

Die Einnahmeprobleme der Krankenkassen sind für die Einrichtungen des Gesundheitswesens insofern von außerordentlicher Bedeutung, als

Beitragspflichtige Einnahmen

Die beitragspflichtigen Einnahmen der GKV-Mitglieder sind nicht identisch mit der Lohnsumme oder dem Bruttoeinkommen aus unselbständiger Arbeit. Die Lohnsumme umfasst die Gesamtsumme der ausgezahlten Bruttolöhne und -gehälter und ihr werden auch die Sozialbeiträge der Arbeitgeber hinzugerechnet, sowohl die tatsächlich gezahlten Arbeitgeberanteile zur Sozialversicherung als auch unterstellte Sozialbeiträge der Arbeitgeber wie beispielsweise Arbeitgeberzahlungen für Betriebsrenten, Rückstellungen der öffentlichen Hand für Pensionszahlungen etc. Der Bruttolohn- und der Gehaltssumme nicht zugerechnet werden beispielsweise Lohnersatzleistungen und Rentenzahlungen, die aber in die Berechnung der beitragspflichtigen Einnahmen der GKV-Mitglieder eingehen.

Die beitragspflichtigen Einnahmen der GKV-Mitglieder weichen somit bereits aus definitorischen Gründen von den Bruttoeinkommen aus unselbständiger Arbeit ab. Bei dem Begriff «beitragspflichtige Einnahmen» handelt es sich um einen im Sozialrecht definierten feststehenden Begriff. Für die gesetzliche Krankenversicherung ist in den §§ 226–240 SGB V festgelegt, was alles zu den beitragspflichtigen Einnahmen der GKV-Mitglieder zählt. Es sind vor allem Arbeitseinkommen aus einer versicherungspflichtigen Beschäftigung, Renten und Versorgungsbezüge sowie Ausbildungsvergütungen. Arbeitseinkommen unterliegen allerdings nur bis zur Beitragsbemessungsgrenze der Beitragspflicht. Darüber hinausgehende Einkommen sind folglich keine beitragspflichtigen Einnahmen und gehen nicht in die Berechnung entsprechender Summen ein. Eine überproportionale Steigerung höherer Löhne und Gehälter führt somit zwar zu einer Erhöhung der Bruttolohn- und Gehaltssumme, nicht aber der Summe beitragspflichtiger Einnahmen der GKV-Mitglieder.

die Entwicklung der Vergütungen seit dem Gesundheitsstrukturgesetz 1993 in vielen Bereichen an die Entwicklung der beitragspflichtigen Einnahmen der GKV gebunden ist. Der Grundsatz der Beitragssatzstabilität verpflichtet sowohl Krankenkassen als auch Leistungserbringer dazu, die Vergütungsvereinbarungen so zu gestalten, «dass Beitragssatzerhöhungen ausgeschlossen werden» (§ 71 Abs. 1 SGB V). Damit Beitragssatzerhöhungen vermieden werden können, haben sich die Vergütungsvereinbarungen an der Veränderungsrate der beitragspflichtigen Einnahmen aller Krankenkassenmitglieder je Mitglied zu orientieren. Ziel dieser Anbindung ist die Vermeidung von Beitragssatzerhöhungen in der gesetzlichen Krankenversicherung. Dass dies dennoch in den letzten Jahren nicht gelungen ist, ist zum einen darauf zurückzuführen, dass die Einnahmeentwicklung häufig noch hinter den ohnehin bereits niedrigen Vorausschätzungen zurückgeblieben ist und zum anderen auf sozialpolitische Eingriffe im Rahmen einer «Politik der Verschiebebahnhöfe», durch die den Kassen mehrfach weitere Einnahmen entzogen und zusätzliche Ausgaben aufgebürdet worden sind.

Aus Sicht der Einrichtungen des Gesundheitswesens ist die Anbindung an die Entwicklung der beitragspflichtigen Einnahmen der GKV-Mitglieder aus mehreren Gründen problematisch: Zum einen nimmt eine solche Anbindung keine Rücksicht auf die Entwicklung der Morbidität und verlagert damit – so eine häufig formulierte Kritik – das Morbiditätsrisiko, für dessen Absicherung die GKV gegründet wurde, auf die Leistungserbringer. Zum anderen sind jährliche Steigerungsraten von unter 2 % und in den letzten Jahren teilweise sogar unter 1 Prozent nicht ausreichend, um Steigerungen der Personalkosten selbst bei moderaten Tarifabschlüssen zu decken. Dieser Aspekt ist für Einrichtungen des Gesundheitswesens insofern von besonderer Bedeutung, als sie im Vergleich zu anderen Wirtschaftsbereichen überproportional personalintensiv sind. Der Personalkostenanteil in Krankenhäusern liegt beispielsweise bei ca. zwei Drittel der Gesamtkosten.

Der Gesetzgeber hat auf das Problem der schrumpfenden Einnahmegrundlage der GKV in den letzten Jahren bereits mehrfach reagiert, um den Krankenkassen neue und zusätzliche Einnahmequellen zu eröffnen. So wurde beispielsweise die Pflichtversicherungsgrenze zum 1. Januar 2003 deutlich heraufgesetzt, um GKV-Mitglieder mit hohem Einkommen in der GKV zu halten. Im Rahmen des GKV-Modernisierungsgesetzes 2004 wurde als weiterer Schritt beschlossen, die Tabaksteuer zur Finanzierung von Krankenkassenausgaben in den Jahren 2004 und 2005 schrittweise zu erhöhen. Allerdings wurde dieser Beschluss zum Zweck der Konsolidierung des Bundeshaushalts wenig später wieder revidiert; der Bundeszuschuss sollte sogar vollständig entfallen. Im Rahmen der Beratungen zum GKV-WSG wurde schließlich die bereits an früherer Stelle erwähnte schrittweise Steigerung des Bundeszuschusses auf bis zu 14 Mrd. Euro beschlossen.

Auch die 2009 gewählte Regierungskoalition aus CDU/CSU und FDP setzte diese Politik fort, indem sie zur Überwindung konjunktureller Mindereinnahmen der GKV einmalige Bundeszuschüsse zahlte und an der Zielgröße für einen dauerhaften Bundeszuschuss in Höhe von 14 Mrd. Euro festhielt.

Unabhängig davon wird die Verbreiterung und Stabilisierung der GKV-Einnahmen aber auch zukünftig eine der zentralen Herausforderungen der Gesundheitspolitik bleiben, da zur Lösung dieses Problems weitere und vor allem grundlegende Reformen notwendig sein werden.

5.2 Private Krankenversicherung

Private Krankenversicherungen werden in Deutschland als Krankheitskostenvollversicherungen oder als ergänzende Zusatzversicherungen angeboten. Die private Krankheitskostenvollversicherung kann als «substitutive Krankenversicherung» den Versicherungsschutz der GKV ersetzen, sofern eine Person nicht der Versicherungspflicht in der GKV unterliegt. Private Zusatzversicherungen dienen der Ergänzung oder Erweiterung des Leistungsumfangs der gesetzlichen oder privaten Krankheitskostenvollversicherung. Der Abschluss einer privaten Krankheitskostenvollversicherung steht nur Personen offen, die nicht oder nicht mehr der Versicherungspflicht in der gesetzlichen Krankenversicherung (GKV) unterliegen. Dies sind vor allem Selbständige, Freiberufler, Beamte und abhängig Beschäftigte mit einem Einkommen oberhalb der Versicherungspflichtgrenze der GKV. Private Zusatzversicherungen können hingegen auch von Versicherten der GKV abgeschlossen werden.

Die nachfolgenden Ausführungen zum System der PKV beziehen sich vor allem auf die private Krankheitskostenvollversicherung, die als substitutive Krankenversicherung den Versicherungsschutz der GKV ersetzt.

5.2.1 Private Versicherungsunternehmen und staatliche Regulierung

Auch die private Krankenversicherung unterliegt **staatlicher Regulierung**, die allerdings bei weitem nicht so detailliert und umfangreich ist wie für die gesetzliche Krankenversicherung. Wichtigste **Rechtsgrundlagen** für private Krankenversicherungen sind das Versicherungsaufsichtsgesetz (VAG), das Versicherungsvertragsgesetz (VVG) und – in

Teilbereichen – auch das SGB V sowie, für die Kalkulation der Prämien, die Kalkulationsverordnung (KalV). Unternehmen, die private Krankenversicherungen anbieten, unterliegen ebenso wie die übrigen privaten Versicherungsunternehmen **staatlicher Aufsicht**. Zuständige Aufsichtsbehörde auf Bundesebene ist die Bundesanstalt für Finanzdienstleistungsaufsicht (BaFin).

Private Krankenversicherungen wurden im Jahr 2010 von insgesamt ca. 80 Unternehmen angeboten. Die größten 46 **PKV-Unternehmen** waren im Verband der privaten Krankenversicherung e.V. zusammengeschlossen, 43 von ihnen als ordentliche Mitglieder und ein Unternehmen als außerordentliches Mitglied. Zwei weitere Unternehmen, die Krankenversorgung der Bundesbahnbeamten sowie die Postbeamtenkrankenkasse, sind mit PKV-Unternehmen verbundene Einrichtungen.

Bei den nicht dem PKV-Verband angehörenden privaten Krankenversicherungen handelt es sich zumeist um kleine und kleinste Unterstützungskassen, die keine Krankheitskostenvollversicherung, sondern nur Zusatzleistungen anbieten (PKV 2011a). Die in diesem Kapitel verwendeten Daten beziehen sich nur auf die dem PKV-Verband angehörenden Unternehmen, da für die übrigen keine verlässlichen Daten verfügbar sind.[124] Diese Beschränkung erscheint jedoch insofern vertretbar, als der Anteil der nicht dem PKV-Verband angehörenden Unternehmen an den gesamten Prämieneinahmen aller PKV-Unternehmen weit unter 1 % liegt (ebd.).

Versicherungen dürfen in Deutschland nur in drei Rechtsformen betrieben werden, als Versicherungsverein auf Gegenseitigkeit (VVaG), als Aktiengesellschaft (AG) oder als Körperschaft bzw. Anstalt des öffentlichen Rechts (§ 7 Abs. 1 VAG). Unternehmen der PKV sind in Deutschland nur in zwei **Rechtsformen** anzutreffen, der VVaG und die Aktiengesellschaft (PKV 2011a: 10). Von den 43 ordentlichen Mitgliedern des PKV-Verbandes waren 2010 24 Aktiengesellschaften und 19 Versicherungsvereine auf Gegenseitigkeit.

---

124 Auch die Daten des Statistischen Bundesamtes basieren auf den Zahlenberichten des PKV-Verbandes.

Die Rechtsform des Versicherungsvereins auf Gegenseitigkeit ist eine Besonderheit der Versicherungsbranche und zeigt noch die gemeinsamen historischen Wurzeln von GKV und PKV in Deutschland. Beide wurzeln in der Tradition genossenschaftlicher Selbsthilfe der Hilfskassen des 19. Jahrhunderts und stammen letztlich von den Zünften, Gilden, Gesellenbruderschaften etc. des Mittelalters ab. Während die Aktiengesellschaft im Auftrag der Anteilseigner geleitet wird und Gewinne an die Aktionäre ausschüttet, zeichnet sich der Versicherungsverein auf Gegenseitigkeit dadurch aus, dass es – ähnlich wie in der GKV – eine Mitgliedervertreterversammlung gibt, die einen Aufsichtsrat wählt, der den Vorstand bestellt und dessen Geschäfte überwacht. Auch fließen die Überschüsse entweder in eine Rücklage oder werden an die Mitglieder in Form von Prämiensenkungen weitergegeben.[125] Die faktische Entscheidungssituation im VVaG entspricht heute aber eher der einer Aktiengesellschaft (Farny 2006: 195–205). Der VVaG unterliegt im Versicherungsgeschäft denselben hier beschriebenen Rechtsvorschriften wie eine Aktiengesellschaft. Er führt ebenso wie die PKV-Aktiengesellschaft Gesundheitsprüfungen durch, berechnet risikoäquivalente Prämien und bildet Alterungsrückstellungen, die er auf dem Kapitalmarkt anlegt. Wie wenig die heutigen Versicherungsvereine auf Gegenseitigkeit noch mit dem Genossenschaftsgedanken insbesondere der Hilfskassen des 19. Jahrhunderts gemein haben, wird auch daran deutlich, dass Versicherungsvereine auf Gegenseitigkeit eigene PKV-Aktiengesellschaften als Tochtergesellschaften betreiben.[126]

5.2.2 Versicherungspflicht und Versicherte

Bis Ende 2008 galt für die nicht der Versicherungspflicht in der GKV unterworfenen Personen keine Versicherungspflicht, sie konnten somit auch vollständig auf eine Krankenversicherung verzichten und mussten

---

125 Informationen zu den Besonderheiten der Rechtsform eines VVaG bietet u. a. die Internetseite der Arbeitsgemeinschaft der Versicherungsvereine auf Gegenseitigkeit (http://www.arge-vvag.de).

126 Im Jahr 2010 waren 10 der 24 PKV-Aktiengesellschaften Tochtergesellschaft eines VVaG (PKV 2011a: 10).

dann im Falle der Inanspruchnahme von Leistungen des Gesundheitswesens die damit verbundenen Kosten selbst tragen.

Zu Beginn des letzten Jahrzehnts stieg die Zahl der Nichtversicherten, die nicht in der Lage waren, anfallende Behandlungskosten aus eigener Tasche zu bezahlen, deutlich an (Greß/Walendzik/Wasem 2005). Betroffen waren insbesondere nichtversicherte Selbständige mit geringem Einkommen. Als Reaktion auf diese Entwicklung beschloss die Große Koalition aus SPD und CDU/CSU im Rahmen des GKV-Wettbewerbsstärkungsgesetzes (GKV-WSG) 2007 die schrittweise Einführung einer **allgemeinen Krankenversicherungspflicht** für alle Einwohner der Bundesrepublik Deutschland. Seit dem 1.1.2009 sind alle Personen mit Wohnsitz in Deutschland, die nicht der gesetzlichen Versicherungspflicht in der GKV unterliegen, gesetzlich verpflichtet, für sich und die eigenen Kinder eine private Krankheitskostenversicherung abzuschließen, die mindestens die Kosten für ambulante und stationäre Behandlungen abdeckt (§ 193 Abs. 3 VVG). Der in der PKV mögliche Selbstbehalt darf in der substitutiven Krankenversicherung 5000 Euro pro Kalenderjahr nicht übersteigen. Eine Versicherungspflicht für andere als die in § 193 VVG genannten Kosten, beispielsweise für Zahnbehandlung und Zahnersatz, besteht nicht.

Anders als in der gesetzlichen Krankenversicherung gibt es in der PKV keine kostenlose Mitversicherung von Familienangehörigen. Für jede zu versichernde Person muss ein eigener Versicherungsvertrag abgeschlossen und müssen gesonderte Versicherungsprämien gezahlt werden. Dies gilt nicht nur für nicht erwerbstätige Ehegatten, sondern auch für Kinder.

Ist ein Elternteil privat und ein Elternteil gesetzlich versichert, darf das Kind dann nicht in der gesetzlichen Krankenversicherung beitragsfrei mitversichert werden, wenn das Einkommen des privat versicherten Elternteils regelmäßig höher ist als das Einkommen des gesetzlich versicherten Elternteils (§ 10 Abs. 3 SGB V). Diese Regelung soll verhindern, dass Kinder gut verdienender PKV-Versicherter beitragsfrei in der GKV versichert werden, beispielsweise über eine geringfügige Beschäftigung der Ehefrau im eigenen Betrieb.

Kommt eine Person ihrer gesetzlichen Pflicht zum Abschluss einer privaten Krankheitskostenvollversicherung bis spätestens einen Monat

nach Entstehen der Versicherungspflicht nicht nach, so ist als eine Art
«Strafzahlung» an die aufnehmende Versicherung ein Prämienzuschlag
zu entrichten (§ 192 Abs. 4 VVG). Für jeden angefangenen Monat der
Nichtversicherung ist ab dem zweiten bis zum fünften Monat ein
Zwölftel der Jahresprämie zu zahlen und ab dem sechsten Monat für
jeden weiteren angefangenen Monat ein Sechstel der monatlichen Prämie (§ 193 Abs. 4 VVG). Kann die Dauer der Nichtversicherung nicht
ermittelt werden, sind für die Berechnung des Prämienzuschlags fünf
Jahre zugrunde zu legen. Sollte die sofortige Zahlung des Prämienzuschlags eine ungewöhnliche Härte darstellen, kann eine Ratenzahlung
vereinbart werden.

Da in der substitutiven privaten Krankenversicherung von einer
besonderen Schutzbedürftigkeit auszugehen ist, wurde den PKV-Unternehmen die Kündigung von Krankheitskostenvollversicherungen,
die zur Erfüllung der allgemeinen Versicherungspflicht dienen, untersagt (§ 206 Abs. 1 VVG). Komplementär dazu darf ein Versicherungsnehmer seinen Versicherungsvertrag nur kündigen, wenn er bei einem
anderen Versicherungsunternehmen einen neuen Vertrag abschließt
(§ 205 Abs. 6 VVG). Die Kündigung wird erst wirksam, wenn er eine
unmittelbar anschließende neue Versicherung nachweist.

Zusammen mit der Einführung der allgemeinen Versicherungspflicht wurden die Unternehmen der privaten Krankenversicherung
verpflichtet, einen branchenweiten einheitlichen **Basistarif** einzuführen, dessen Beitrag nicht höher sein darf als der GKV-Höchstbeitrag.
Für den Basistarif gilt ein gesetzlich vorgegebener «Kontrahierungszwang», der alle PKV-Unternehmen verpflichtet, jeden Antragsteller in
den Basistarif aufzunehmen, der die Zugangsvoraussetzungen erfüllt.

Versicherte der PKV sind vor allem Selbständige, Freiberufler und
Beamte sowie Arbeiter und Angestellte mit einem Verdienst oberhalb
der Versicherungspflichtgrenze der GKV (Tab. 5-9). Im Jahr 2010 hatten
ca. 8,9 Mio. Einwohner oder 11 % der Bevölkerung eine private
Krankheitskostenvollversicherung abgeschlossen.

Abhängig Beschäftigte können nur dann von der GKV zur PKV
wechseln und eine private Krankheitskostenvollversicherung abschließen, wenn ihr Einkommen die Versicherungspflichtgrenze
überschreitet. Die Versicherungspflicht endet mit Ablauf des Kalen-

Tabelle 5-9: Versicherte der privaten Kranken- und Pflegeversicherung nach Art ihrer Versicherung

	2000	2001	2002	2003
Personen mit Krankheitsvollversicherung	7 493 800	7 710 200	7 923 800	8 110 400
darunter				
Versicherte mit Beihilfe	–	–	–	–
in % der Vollversicherten				
Versicherte ohne Beihilfe	–	–	–	–
in % der Vollversicherten	–	–	–	–
darunter				
Versicherte im Standardtarif	3 024	6 507	7 919	10 997
in % der Vollversicherten	0,04	0,08	0,10	0,14
Versicherte im Basistarif	–	–	–	–
in % der Vollversicherten	–	–	–	–
Personen mit privater Pflegepflichtversicherung	8 303 400	8 619 400	8 827 100	8 999 300
Zusatzversicherungen (1)	13 824 700	13 913 000	14 160 700	14 687 600
davon				
Krankentagegeldversicherung	920 300	988 600	1 043 800	1 173 800
Krankenhaustagegeldversicherung	8 935 600	8 888 200	8 789 900	8 906 700
Pflegezusatzversicherung	605 100	655 700	690 000	749 600
davon				
Pflegetagegeldversicherung	–	–	–	–
Pflegekostenversicherung	–	–	–	–
Zusatzversicherungen zum GKV-Schutz insgesamt	–	–	–	–
in % der Personen mit Zusatzversicherung	–	–	–	–
davon				
ambulante Tarife	4 416 100	4 608 100	4 792 600	5 094 000
in % der Personen mit Zusatzversicherung				
Tarife für Wahlleistungen im Krankenhaus	4 394 400	4 452 700	4 472 900	4 715 100
in % der Personen mit Zusatzversicherung	–	–	–	–
Zahntarife	–	–	–	–
in % der Personen mit Zusatzversicherung	–	–	–	–

1) Zahlenangaben beziehen sich auf Versicherungsverträge, nicht auf Personen (eine Person kann mehrere Zusatzversicherungen abgeschlossen haben)

Quelle: Statistisches Bundesamt; eigene Berechnungen

2004	2005	2006	2007	2008	2009	2010	2000–2010 in %	2005–2010 in %
8259400	8373000	8489100	8549000	8639300	8810900	8895500	18,7	6,2
–	–	4141800	4148900	4161500	4194000	4226300	–	–
		48,8	48,5	48,2	47,6	47,5		
–	–	4347300	4400100	4477800	4616900	4669200	–	–
–	–	51,2	51,5	51,8	52,4	52,5	–	–
15110	19864	24819	31046	36461	38400	40200	1229,4	102,4
0,18	0,24	0,29	0,36	0,42	0,44	0,45		
–	–	–	–	–	13500	21000	–	–
–	–	–	–	–	0,15	0,24	–	–
9117600	9164300	9276800	9320000	9373900	9534100	9593000	15,5	4,7
15897900	17087800	18400500	20009400	20983200	21478400	21969400	58,9	28,6
1263200	1297300	3337000	3371300	3404000	3450800	3536600	284,3	172,6
8948500	8841700	8743800	8648100	8545700	8449900	8333900	–6,7	–5,7
787100	832900	988800	1174000	1316200	1500500	1699500	180,9	104,0
–	667800	817600	993300	1131200	1308100	1505500	–	125,4
–	173200	184800	201900	268200	273900	289500	–	67,1
–	11692800	12999500	14381600	15394100	16118400	16513300	–	41,2
	68,4	70,6	71,9	73,4	75,0	75,2	–	–
6181300	5037600	5892400	6347100	6627800	6761700	7443200	68,5	47,8
	29,5	32,0	31,7	31,6	31,5	33,9		
4804400	5040000	5096500	5167600	5382700	5565400	5643500	28,4	12,0
–	29,5	27,7	25,8	25,7	25,9	25,7	–	–
–	7794200	9376300	10974300	11769700	12382200	12192100	–	56,4
–	45,6	51,0	54,8	56,1	57,6	55,5	–	–

derjahres, in dem die Einkommensgrenze überschritten wird (§ 6 Abs. 4 SGB V).

Arbeiter und Angestellte mit einer privaten Krankheitskostenvollversicherung haben Anspruch auf einen **Beitragszuschuss** ihres **Arbeitgebers** in Höhe der Hälfte des um 0,9 % reduzierten allgemeinen Beitragssatzes, höchstens jedoch in Höhe des tatsächlich gezahlten Beitrags (§ 257 SGB V).

Beamte unterliegen nicht der Versicherungspflicht in der GKV (§ 6 Abs. 1 Nr. 2 SGB V). Ihr «Dienstherr» gewährt ihnen vielmehr einen direkten Zuschuss zu den tatsächlich entstandenen Behandlungskosten, die sogenannte «Beihilfe» (zum Beihilfesystem vgl. u.a. Sacher 2004: 66–89). Das System der Beihilfe funktioniert vereinfacht dargestellt so, dass Arztrechnungen, Apothekenrezepte etc. der zuständigen Beihilfestelle des Dienstherrn eingereicht werden und die Beihilfestelle für alle beihilfefähigen Behandlungskosten den entsprechenden Beihilfesatz abzüglich der zu leistenden Zuzahlungen an den Beamten überweist. Der **Beihilfesatz** für die Beamten selbst beträgt in der Regel 50 % der Kosten, für Beamte mit mindestens zwei Kindern 70 %, für Ehegatten ebenfalls 70 % und für Kinder 80 %. Pensionäre erhalten Beihilfe in Höhe von 70 % der Behandlungskosten. Grundlage der Gewährung von Beihilfe sind § 80 Bundesbeamtengesetz (BBG), die Bundesbeihilfeverordnung (BBhV) oder länderspezifische Beihilfeverordnungen. Der Leistungsumfang der Beihilfe orientiert sich am Leistungskatalog der gesetzlichen Krankenversicherung, und Änderungen des GKV-Leistungskatalogs werden in der Regel wirkungsgleich übernommen. Für Beihilfeempfänger gelten im Grundsatz auch die gleichen Zuzahlungsregelungen wie für GKV-Versicherte. Die entsprechenden Zuzahlungen werden bei der Beihilfegewährung vom Auszahlungsbetrag abgezogen. Die Leistungen der Beihilfe sind zudem auf «notwendige» Leistungen beschränkt und auf Höchstbeträge begrenzt. So wird für persönliche ärztliche Leistungen beispielsweise in der Regel nur bis zum 2,3-Fachen des GOÄ-Gebührensatzes erstattet. Höhere Gebührensätze werden nur bei ausreichender medizinischer Begründung gewährt.

Aufgrund der Beihilferegelungen brauchen Beamte nur für den nicht durch die Beihilfe gedeckten Teil der Behandlungskosten eine private Krankenversicherung abzuschließen. Die PKV-Unternehmen bieten dafür sogenannte «Prozenttarife» an, bei denen die Höhe des privaten Versicherungsumfangs je nach persönlichem Beihilfesatz vereinbart wird. Bis Ende 2008 stand es Beamten frei, auf eine Krankenversicherung zu verzichten. Seit Einführung der allgemeinen Krankenversicherungspflicht zum 1. Januar 2009 sind sie gesetzlich verpflichtet, sich und ihre nicht erwerbstätigen Angehörigen für den nicht durch die Beihilfe abgedeckten Teil der Behandlungskosten privat zu versichern (§ 193 Abs. 3 VVG).

Beamte und ihre Angehörigen stellen die mit Abstand größte Gruppe von Versicherten in der PKV. Im Jahr 2010 waren knapp 48 % der Vollversicherten in der PKV beihilfeberechtigt (vgl. Tab. 5-9).

5.2.3 Zugang zum Versicherungsschutz

Wie im Kapitel zur gesetzlichen Krankenversicherung dargelegt, werden Personen, die der Versicherungspflicht in der GKV unterliegen, durch Gesetz einer Krankenkasse zugewiesen oder können unter den allgemein geöffneten Kassen frei wählen. Die Aufnahme in eine Krankenkasse erfolgt dabei nicht durch Entscheidung der betreffenden Krankenkassenverwaltung, sondern durch die Beitrittserklärung des Mitglieds. Indem das betreffende Mitglied einer Krankenkasse mitteilt, dass es ihr beitritt, wird der Beitritt zugleich auch vollzogen. In der GKV gilt der Grundsatz, dass Krankenkassen keine Person ablehnen dürfen, die der Versicherungspflicht in der GKV unterliegt.

Anders hingegen verhält es sich bei der privaten Krankenversicherung. Der Zugang zu einer privaten Krankenversicherung erfolgt durch Abschluss eines individuellen privaten Versicherungsvertrages zwischen einem «**Versicherungsnehmer**» (Versicherter) und einem «**Versicherer**» (Versicherungsunternehmen). Der Versicherungsnehmer hat hierzu einen **Antrag auf Abschluss eines Versicherungsvertrages** beim Versicherer zu stellen. Der Antrag gilt als angenommen, wenn der Versicherer den Antragsteller darüber unterrichtet, dass er den Vertrag abgeschlossen hat.

Um zu klären, welche Risiken zu versichern sind und ob überhaupt ein Versicherungsvertrag abgeschlossen werden soll, fordern private

Krankenversicherungen von Versicherungsnehmern vor Vertragsabschluss Auskünfte insbesondere über den Gesundheitszustand und Vorerkrankungen. Versicherungsnehmer haben eine gesetzliche Pflicht zur wahrheitsgemäßen Auskunft. Verletzt ein Versicherungsnehmer diese «**vorvertragliche Anzeigepflicht**», so kann die Versicherung vom Vertrag zurücktreten und ist nicht zur Gewährung von Versicherungsleistungen verpflichtet (§ 19 VVG). Darüber hinaus verlangen private Krankenversicherungen von den Antragstellern zumeist auch eine schriftliche Erklärung, in der sie alle bisherigen behandelnden Ärzte und Einrichtungen, beispielsweise der letzten zehn Jahre, von der Schweigepflicht entbinden und der Krankenversicherung das Recht einräumen, Auskünfte über bisherige Diagnosen und Behandlungen einzuholen (Sacher 2004: 214). Zu den Voraussetzungen für den Abschluss eines Versicherungsvertrages gehört zudem in der Regel auch eine **Gesundheitsprüfung** und ärztliche Bestätigung des aktuellen Gesundheitszustandes.

Im Falle von Antragstellern, die zuvor bei einem anderen PKV-Unternehmen versichert waren, erfolgt in der Regel eine sogenannte «Versichertenumfrage» oder «Vorversicherungsanfrage». Bei einer **Versichertenumfrage** fragt der neue Versicherer im Verdachtsfall vor Vertragsabschluss zunächst bei allen Unternehmen der Branche nach, ob der Neukunde bereits wegen einer Vertragsverletzung, einer Doppelversicherung oder eines Betrugs auffällig geworden ist. Zudem wird im Rahmen einer solchen Umfrage auch ermittelt, ob der Antragsteller bereits von einer anderen Versicherung abgelehnt wurde. Die **Vorversicherungsanfrage** ist dagegen allein an die vorherige Versicherung gerichtet und dient beispielsweise dazu, die Richtigkeit der Angaben des Antragsstellers zu Vorerkrankungen zu überprüfen. Für beide Arten von Abfragen holt der neue Versicherer zuvor das Einverständnis des Antragsstellers ein. Ohne ein solches Einverständnis kommt zumeist auch kein Vertragsabschluss zustande.

Ergeben die Auskünfte oder die Gesundheitsprüfung schwere gesundheitliche Beeinträchtigungen oder eine Behinderung, so kann der Versicherer den Abschluss eines Versicherungsvertrages ablehnen. Die **Ablehnung** eines Versicherungsvertrages ist vor allem dann zu erwarten, wenn das Kostenrisiko als zu hoch und nicht versicherbar eingeschätzt wird. Medizinische Diagnosen, die als nicht versicherbar gelten, werden «**Ablehnungsdiagnosen**» genannt und sind in einem gesonderten Nachschlagewerk der PKV aufgelistet.[127]

Eine restriktive Handhabung der Ablehnungen von Antragstellern mit gesundheitlichen Einschränkungen, Leistungsausschlüsse und Risikozuschläge führen zu Kostenersparnissen in der Zukunft, in der Sprache der Versicherungswirtschaft werden sie «**Selektionsersparnisse**» genannt (Expertenkommission 1996: 90). Diese wiederum tragen zur Stabilisierung der Prämien der Bestandskunden des Tarifes bei und verbessern durch die so gesteigerte Attraktivität der Tarife die Wettbewerbsposition der betreffenden PKV. Im Vergleich zu anderen PKV-Unternehmen relativ niedrige Prämien bei sonst gleichen Versicherungsleistungen können darum auch Ergebnis einer überdurchschnittlich restriktiven Aufnahmepolitik des Unternehmens sein.

Da in den letzten Jahren die Zahl der Versicherten, die mit ihren Prämienzahlungen in Rückstand gerieten, angestiegen ist, führen mittlerweile einige PKV-Unternehmen vor Vertragsabschluss auch eine **Bonitätsprüfung** durch, um die Aufnahme nicht ausreichend zahlungsfähiger Kunden zu vermeiden.

Die Ablehnung einer privaten Krankenversicherung muss nicht begründet werden, und der Abschluss eines Krankenversicherungsvertrages kann auch nicht eingeklagt werden.

Von diesem Grundsatz sind nur zwei Gruppen von Antragstellern ausgenommen. Im Rahmen einer **Kindernachversicherung** sind die Unternehmen der privaten Krankenversicherung bereits seit langem verpflichtet, ein Neugeborenes zu versichern, wenn am Tag der Geburt für mindestens einen Elternteil bereits eine Versicherung bei dem Unternehmen besteht und die Anmeldung zur Versicherung spätesten zwei Monate nach dem Tag der Geburt rückwirkend erfolgt (§ 198 VVG). Die andere Ausnahme ist die Verpflichtung zur Aufnahme von Antragstel-

---

127 Zuverlässige, von unabhängigen Institutionen erhobene Daten zur Quote der Ablehnungen, Leistungsausschlüsse und Risikozuschläge liegen nicht vor. In einer Anfang 2008 von Journalisten durchgeführten Recherche gaben befragte Versicherungsmakler an, dass durchschnittlich ca. 20 % Ablehnungen erfolgten und in ca. 30 % der Anträge Risikozuschläge erhoben wurden (Wirtschaftswoche vom 7.04.2008: 154 f.).

lern in den **Basistarif**, sofern diese die gesetzlichen Voraussetzungen für eine Aufnahme in den Basistarif erfüllen.

Im Falle von Erkrankungen oder Behinderungen wird aber offenbar eher selten ein Versicherungsvertrag abgelehnt, sondern es wird zumeist ein Leistungsausschluss im Vertrag festgelegt oder ein Risikozuschlag auf die normale Versicherungsprämie verlangt. Dies ist PKV-Unternehmen ausdrücklich gesetzlich erlaubt. Sie dürfen «mit Rücksicht auf ein erhöhtes Risiko einen angemessenen Risikozuschlag oder einen Leistungsausschluss vereinbaren» (§ 203 Abs. 1 VVG).

Bei einem **Leistungsausschluss** wird im Vertrag festgelegt, dass die Folgekosten bestimmter Erkrankungen beziehungsweise bestimmte Leistungen nicht versichert werden. An Stelle eines Leistungsausschlusses kann auch ein **Risikozuschlag** auf die normale Versicherungsprämie erhoben werden, mit dem die gegenüber einem gesunden Versicherungsnehmer erhöhte Schadenswahrscheinlichkeit abgedeckt werden soll. In der Sprache der Versicherungswirtschaft werden diese als «Überschaden» bezeichnet.

Ein weiterer Unterschied der PKV gegenüber der GKV sind sogenannte Wartezeiten. Als «**Wartezeiten**» werden Zeiten zu Beginn des Versicherungsverhältnisses bezeichnet, in denen der Versicherungsvertrag zwar eine Prämienzahlung, aber noch keine Leistungspflicht des Versicherers vorsieht. Es gibt eine allgemeine Wartezeit für alle Leistungen, die auch in den allgemeinen Versicherungsbedingungen des PKV-Verbandes enthalten ist und drei Monate umfasst (§ 3 MB/KK). Darüber hinaus steht es Versicherungsunternehmen frei, längere besondere Wartezeiten für einzelne Leistungsbereiche in den Vertrag aufzunehmen, beispielsweise acht Monate für Leistungen im Zusammenhang mit einer Geburt oder zahnärztliche Behandlungen.

Private Krankenversicherungen werden in einer Vielzahl unterschiedlicher **Tarife** angeboten. Im Jahr 2012 boten die ca. 80 PKV-Unternehmen laut Auskunft der Bundesregierung insgesamt mehr als 5000 Einzeltarife an (Bundesregierung 2012a).[128] Da innerhalb eines Tarifes je nach Alter, Geschlecht und Vorerkrankungen weitere Preis-

---

128 So bot beispielsweise allein die DKV Mitte 2012 über 160 verschiedene Krankenversicherungstarife an (http://www.dkv.com).

differenzierungen vorgenommen werden, liegt durch die verschiedenen Kombinationsmöglichkeiten die Zahl maximal möglicher Einzeltarife sogar erheblich höher. Eine Analyse der Tarifangebote der 32 größten PKV-Unternehmen ergab 2012 allein für diese 32 Unternehmen insgesamt mehr als 250 000 unterschiedliche Preismodelle (IfMDA/PremiumCircle 2012).

Angesichts dieser Vielzahl von Tarifangeboten ist es üblich, dass für die Auswahl eines Versicherers und eines Tarifes sowie für die Vertragsanbahnung die Unterstützung eines professionellen Vermittlers in Anspruch genommen wird. Entsprechende Dienstleistungen bieten vor allem drei unterschiedliche Gruppen von Vermittlern an:

- **Außendienstmitarbeiter:** Einige Versicherungsunternehmen beschäftigen eigene Außendienstmitarbeiter, die die Beratung auf Wunsch auch in der Wohnung des Antragstellers durchführen. Die Beratung erfolgt aus naheliegenden Gründen natürlich nur zu den Tarifangeboten der jeweiligen Versicherung. Die Außendienstmitarbeiter erhalten in der Regel ein Grundgehalt und eine erfolgsabhängige Vergütung in Form von Provisionen für jeden einzelnen Vertragsabschluss.

- **Freie Versicherungsmakler:** Überwiegend werden jedoch die Dienste unabhängiger Versicherungsmakler in Anspruch genommen, die entsprechend den Wünschen der Interessenten passende Tarifangebote aus dem Gesamtangebot aller Versicherer zusammenstellen und Empfehlungen für einzelne Tarife oder Versicherer aussprechen. Unabhängige Versicherungsmakler finanzieren sich in der Regel vor allem oder ausschließlich durch Provisionen, die sie bei Vertragsabschluss von der jeweiligen Versicherung erhalten.

- **Honorarberater:** Noch eher selten anzutreffen ist die Inanspruchnahme sogenannter Honorarberater. Auch sie arbeiten unabhängig von einer einzelnen Versicherung, finanzieren sich allerdings nicht aus Provisionen der Versicherungen, sondern aus Beratungsgebühren, die sie von ihren Kunden für die Beratungsdienstleistung und unabhängig vom Zustandekommen eines Versicherungsvertrages verlangen.

Die sicherlich höchste Wahrscheinlichkeit für eine unabhängige und in erster Linie an den Interessen der Versicherungsnehmer orientierte Beratung dürften unabhängige Honorarberater bieten. Ihre Dienste sind jedoch – wie bereits erwähnt – im Unterschied zu den beiden anderen Dienstleistergruppen mit unmittelbaren Kosten für die Ratsuchenden verbunden. Allerdings sind auch die beiden anderen Modelle für die Versicherten nicht kostenlos. Sofern ein Vertrag zustande kommt, werden die Kosten der Vertragsanbahnung und des Vertragsabschlusses als «**Abschlussaufwendungen**» in die Versicherungsprämien einkalkuliert. Im Jahr 2010 entfielen auf Abschlussaufwendungen immerhin 6,2 % aller PKV-Ausgaben (ohne Alterungsrückstellungen) (s. Tab. 5-12, S. 262).

In den letzten Jahren ist das Geschäftsmodell unabhängiger Versicherungsmakler zudem zunehmend in die Kritik geraten. Ein Teil der Versicherungsmakler hatte vermehrt Kunden dahingehend beraten, bereits nach relativ kurzer Vertragsdauer in einen anderen, auf den ersten Blick kostengünstigeren Tarif einer anderen Versicherungsgesellschaft zu wechseln. In der Sprache der Versicherungswirtschaft wird eine solche Praxis «**Umdeckung**» genannt.

Sofern die Kündigung des alten Versicherungsvertrages nach Ablauf einer sogenannten Stornohaftung erfolgt, kann der Makler die Provision für den gekündigten Vertrag behalten und für den neuen Vertrag eine erneute Provision berechnen. Erfolgt die Kündigung während der Zeit einer **Stornohaftung**, muss der Makler die Provision anteilig an die Versicherung zurückzahlen oder er erhält – falls die Provision anteilig auf die Zeit der Stornohaftung verteilt gezahlt wird – nur den der Vertragslaufzeit entsprechenden Teil der Provision. Wesentlichen Anteil an dieser Entwicklung hatten offenbar einige PKV-Unternehmen, die Maklern überdurchschnittlich hohe Provisionen boten, um so vermehrt Neukunden gewinnen zu können. Teilweise wurden bis zu 18 Monatsprämien als Provision gezahlt.

Insbesondere auch auf Wunsch von PKV-Unternehmen, die durch Umdeckungen Kunden verloren, reagierte der Gesetzgeber und verlängerte ab dem 1. April 2012 die Zeit der Stornohaftung von zuvor zwei Jahren auf fünf Jahre und begrenzte die Höhe zulässiger Provisionen für Versicherungsmakler auf maximal neun Monatsprämien.

Umdeckungen zum Zweck der Maximierung von Provisionen erfolgten offenbar vielfach in Tarife, die nur von einem Teil der Unternehmen überhaupt angeboten und auch innerhalb der PKV-Branche als «**Billigtarife**» kritisiert wurden. Die relativ niedrigen Prämien solcher Tarife kamen offenbar vor allem dadurch zustande, dass der neue Tarif einen geringeren Leistungsumfang aufwies als der alte und der in der Prämie enthaltene Anteil für die Alterungsrückstellung zu gering kalkuliert wurde. Eine solche Kalkulationspraxis ist für die Versicherungsnehmer mit dem Risiko verbunden, dass wichtige Leistungsbereiche nicht versichert sind und die Versicherungsprämie infolge zu gering kalkulierter Alterungsrückstellungen im Alter stark ansteigen kann.[129]

5.2.4 Versicherungsleistungen

Private Krankenversicherungen werden als **Individualversicherungen** abgeschlossen. Einzelne Versicherungsunternehmen bieten allerdings auch **Gruppenversicherungen** an, beispielsweise für Angehörige einzelner freier Berufe wie niedergelassene Ärzte, Apotheker, Architekten, Rechtsanwälte etc. oder für leitende Angestellte eines bestimmten Unternehmens. Gruppentarife werden in der Regel zu günstigeren Konditionen angeboten als für normale Individualversicherungen, insbesondere wenn es sich um Personengruppen mit unterdurchschnittlichem Krankheitsrisiko handelt. So kann in einem Gruppenversicherungsvertrag beispielsweise grundsätzlich auf Wartezeiten verzichtet werden oder es werden allen Gruppenmitgliedern Prämiennachlässe gewährt (Sacher 2004: 170). Es gibt unterschiedliche Arten von Gruppenversicherungen. So kann beispielsweise ein Arbeitgeber einen Gruppenversicherungsvertrag für leitende Angestellte abschließen und auch die Prämienzahlungen übernehmen, oder die Führung eines Berufsverbandes schließt eine Vereinbarung mit einem PKV-Unternehmen ab, die Vergünstigungen für die Gruppenmitglieder bei Abschluss von Krankenversicherungsverträgen beinhaltet, und empfiehlt ihren Mitgliedern

---

129 Erläuterungen zu den Grundsätzen der Prämienkalkulation und zu Alterungsrückstellungen folgen an späterer Stelle.

den Abschluss von Einzelversicherungsverträgen bei dem entsprechenden Versicherer.

Private Krankenversicherungen können in zwei grundsätzliche Arten unterschieden werden: Krankheitskostenvollversicherungen und
Krankheitskostenteilversicherungen. Währen die Krankheitskostenvollversicherung einen möglichst umfassenden Versicherungsschutz
bieten soll, dient eine Krankheitskostenteilversicherung nur zur Absicherung einzelner Leistungsbereiche und kann als Zusatzversicherung
auch von GKV-Versicherten abgeschlossen werden, beispielsweise als
Zahnzusatzversicherung.

Wichtigste Versicherungsart in der privaten Krankenversicherung
ist die private **Krankheitskostenvollversicherung**, die als «substitutive
Krankenversicherung» angeboten wird und «ganz oder teilweise den im
gesetzlichen Sozialversicherungssystem vorgesehenen Kranken- oder
Pflegeversicherungsschutz ersetzen kann» (§ 12 VAG). Der tatsächliche
Umfang des Versicherungsschutzes ist bei Vertragsabschluss zwischen
dem Versicherungsnehmer und dem Versicherungsunternehmen zu
vereinbaren und unterliegt innerhalb eines gesetzlich vorgegebenen
Rahmens grundsätzlich der Vertragsfreiheit. Durch die in § 12 VAG
enthaltene Öffnung «oder teilweise» ist auch ein Versicherungsschutz
mit geringerem Umfang zugelassen, als ihn die GKV bietet. So zählen
beispielsweise Zahnbehandlung und Zahnersatz nicht zu den gesetzlich
vorgeschriebenen Inhalten der substitutiven Krankenversicherung.
Lediglich zum Umfang des 1994 eingeführten Standardtarifs und des
2009 eingeführten Basistarifs gibt es die gesetzliche Vorgabe, dass ihre
Leistungen mindestens denen der GKV entsprechen müssen.[130] Beide
haben allerdings für die PKV nur eine sehr geringe finanzielle Bedeutung. Im Jahr 2010 befanden sich in beiden Tarifen zusammengenommen lediglich ca. 0,8 % der Versicherten.

Neben der Krankheitskostenvollversicherung bieten PKV-Unternehmen
auch zahlreiche **Krankheitskostenteilversicherungen** an, so beispielsweise

---

130 Erläuterungen zum Basistarif folgen an späterer Stelle dieses Kapitels.

- Zusatzversicherungen
- Krankentagegeldversicherungen
- Krankenhaustagegeldversicherungen
- Reisekrankenversicherungen
- Auslandskrankenversicherungen
- Pflege-Pflichtversicherung
- freiwillige Pflegekosten- und Pflegetagegeldversicherungen.

Während private Krankheitskostenvollversicherungen nur von Personen abgeschlossen werden dürfen, die nicht der Versicherungspflicht in der GKV unterliegen, stehen private Zusatzversicherungen auch GKV-Versicherten offen. Im Jahr 2010 handelte es sich bei ca. 75 % aller Zusatzversicherungen um Zusatzversicherungen zum GKV-Schutz (vgl. Tab. 5-9, S. 224). Der größte Teil davon waren mit ca. 12,2 Mio. Zahnzusatztarife, deren Absatz vor allem durch die in den letzten Jahren mehrfach erfolgten gesetzlichen Kürzungen des GKV-Leistungskataloges gefördert wurde.

Zu den typischen Zusatzversicherungen, die von PKV-Versicherten abgeschlossen werden, zählt beispielsweise die Krankentagegeldversicherung, mit der sich Freiberufler oder Selbständige gegen Einkommensausfälle im Falle von Krankheit absichern, ähnlich dem Krankengeld in der GKV. Bei Angestellten mit Einkommen oberhalb der Beitragsbemessungsgrenze in der GKV kann eine Krankentagegeldversicherung beispielsweise die Differenz zwischen dem Krankengeld, das nur auf Grundlage des Einkommens bis zur Beitragsbemessungsgrenze gezahlt wird, und dem tatsächlichen Nettogehalt auffüllen.

Zwar sind bei der Zahl der Zusatzversicherungsverträge in den letzten Jahren deutlich höhere Zuwachsraten zu verzeichnen als bei Krankheitskostenvollversicherungen, dennoch aber bleiben die Vollversicherungen immer noch das wichtigste Geschäftsfeld der PKV. Mehr noch, ihre wirtschaftliche Bedeutung für die PKV hat in den letzten beiden Jahrzehnten sogar noch zugenommen. Dies wird bei einem Vergleich der Anteile an den gesamten Prämieneinnahmen der PKV deutlich. Im Jahr 1991 trugen die Prämieneinnahmen aus der Krankheitskostenvollversicherung mit 68,5 % zum gesamten Prämienaufkommen bei, im Jahr 2010 waren es 72,4 % (Tab. 5-10). Trotz gestiegener Zahl der Zusatzversicherungsverträge sank ihr Anteil am Prämienaufkommen von 31,5 % im Jahr 1991 auf 21,9 % im Jahr 2000 und lag 2010 bei nur noch 19,3 %.

Die Leistungen der PKV werden in der Regel als Geldleistungen und auf dem Wege der **Kostenerstattung** gewährt. Die Höhe der jeweiligen Kostenerstattung ist abhängig von dem im jeweiligen Versicherungsvertrag gewählten Versicherungstarif (Faustregel: Je höher die vereinbarte Kostenerstattung, desto höher ist die Versicherungsprämie).

Die privaten Krankenversicherungen schließen keine Versorgungsverträge mit Ärzten oder Krankenhäusern, folglich gibt es – anders als in der GKV – auch keine durch Vertrag für die PKV insgesamt oder einzelne Krankenversicherungen zugelassenen Leistungserbringer. Die

Tabelle 5-10: Prämieneinnahmen der privaten Kranken- und Pflegeversicherung (in Mio. Euro)

	1991	1995
Prämieneinnahmen insgesamt	10 517,8	16 407,7
davon		
Krankheitsvollversicherung	7 208,4	10 877,8
in % der Beitragseinnahmen insgesamt	*68,5*	*66,3*
Pflegepflichtversicherung	–	1 253,0
in % der Beitragseinnahmen insgesamt	–	*26,1*
Zusatzversicherungen	3 309,4	4 276,9
in % der Beitragseinnahmen insgesamt	*31,5*	*26,1*
davon		
Zusatzversicherungen zum GKV-Schutz	1 743,6	2 603,3
in % der Beitragseinnahmen insgesamt	*16,6*	*15,9*
Krankentagegeldversicherung	776,4	863,9
in % der Beitragseinnahmen insgesamt	*7,4*	*5,3*
Krankenhaustagegeldversicherung	789,4	809,7
in % der Beitragseinnahmen insgesamt	*7,5*	*4,9*
Pflegezusatzversicherung	–	–
in % der Beitragseinnahmen insgesamt	–	–
Besondere Versicherungsformen	–	–
in % der Beitragseinnahmen insgesamt	–	–

Quelle: Statistisches Bundesamt; eigene Berechnungen

Versicherten der PKV haben die freie Wahl unter allen Leistungserbringern und sind deren direkte Vertragspartner. Der einzelne Arzt oder das einzelne Krankenhaus behandelt den Versicherten und stellt ihm die erbrachten Leistungen in Rechnung. Schuldner der Rechnung ist der jeweilige behandelte Versicherte beziehungsweise – bei Kindern – dessen gesetzlicher Vertreter. Der Versicherungsnehmer hat die Rechnung zu begleichen und kann sie seiner Krankenversicherung zur Erstattung einreichen. Die Versicherung erstattet dem Versicherungsnehmer daraufhin den vertraglich vereinbarten Prozentsatz des Rechnungsbetrages.

Da bei einer **Krankenhausbehandlung** in der Regel hohe Rechnungsbeträge anfallen, führt das in der PKV übliche Verfahren der Kostenerstattung für die PKV-Versicherten im Fall einer Krankenhaus-

2000	2005	2010	2000–2005 in %	2005–2010 in %
20 712,1	27 347,7	33 270,3	32,0	21,7
13 721,5	19 665,2	24 072,1	43,3	22,4
66,2	71,9	72,4	–	–
2 008,6	1 867,5	2 096,0	–7,0	12,2
21,9	19,2	19,3	–	–
4 533,1	5 253,1	6 406,4	15,9	22,0
21,9	19,2	19,3	–	–
2 858,4	3 284,5	4 338,2	14,9	32,1
13,8	12,0	13,0	–	–
896,2	1 047,3	1 018,8	16,9	–2,7
4,3	3,8	3,1	–	–
778,5	751,3	610,9	–3,5	–18,7
3,8	2,7	1,8	–	–
–	170,0	438,5	–	157,9
–	0,6	1,3	–	–
448,9	561,9	695,8	25,2	23,8
2,2	2,1	2,1	–	–

behandlung zu erheblichen finanziellen Belastungen. Die anfallenden Rechnungsbeträge liegen bei mehreren Tausend Euro und können durchaus auch Beträge von mehreren Zehntausend Euro erreichen. Um Zahlungsausfälle zu vermeiden, gehört es zur üblichen Praxis, dass Kliniken bei planbaren Krankenhausbehandlungen Vorauszahlungen in erheblicher Höhe bereits vor der Krankenhausaufnahme von den betroffenen PKV-Versicherten verlangen. Bereits in den 1980er-Jahren begannen Unternehmen der PKV zur Vermeidung dieser Belastungen von Versicherten, ein Verfahren der Direktabrechnung zwischen Krankenhaus und PKV zu etablieren. Das betreffende PKV-Unternehmen gibt dabei eine sogenannte Klinik-Card an seine Versicherten aus und schließt Verträge mit Kliniken über die Modalitäten einer Direktabrechnung. Mittlerweile nehmen ca. 30 PKV-Unternehmen und ca. 1100 Krankenhäuser an dem Verfahren der Direktabrechnung teil (PKV-Publik 5/2012: 5).[131] Faktisch praktizieren diese PKV-Unternehmen damit in diesem Bereich das in der GKV übliche Sachleistungsprinzip. Die Direktabrechnung ist allerdings nur auf die allgemeinen Krankenhausleistungen beschränkt. Die Wahlleistungen (Chefarztbehandlung, Unterkunft) werden auch im Klinik-Card-System weiterhin zwischen Patient und behandelndem Arzt abgerechnet. Der Patient erhält die Rechnungen für die Unterbringung in einem Ein- oder Zweibettzimmer und die Chefarztbehandlung sowie die vom behandelnden Chefarzt veranlassten Leistungen anderer Chefärzte im Krankenhaus (z. B. Labor, Röntgen etc.) oder externer Leistungserbringer, muss diese bezahlen und bei seiner PKV zur Kostenerstattung einreichen. Da nicht alle Kliniken und PKV-Unternehmen eine Direktabrechnung vereinbart haben, bleibt weiterhin ein Teil der PKV-Unternehmen und Krankenhäuser, bei denen die Versicherten vor Beginn der Behandlung erst eine Vorauszahlung leisten müssen, die Rechnung des Krankenhauses bezahlen und zur Kostenerstattung ihrer Versicherung einreichen müssen.

---

131 PKV Publik ist eine Zeitschrift des PK-Verbandes und auf dessen Internetseite als PDF verfügbar (http://www.pkv.de).

Analog zur Klinik-Card stellen PKV-Unternehmen Versicherungsnehmern auch eine «Card für Privatversicherte» aus, sofern dies ge-
wünscht ist (PKV o. J.). Die Karte kann bei niedergelassenen Ärzten,
Zahnärzten aber auch in Apotheken vorgelegt werden und soll Verwal-
tungsvorgänge vereinfachen, vor allem bei der Ausstellung von Rezep-
ten und Rechnungen. Auf der Karte sind lediglich Name, Adresse und
Geburtsdatum des Versicherten sowie Angaben zum Krankenversiche-
runternehmen gespeichert. Auch GKV-Versicherte mit einer privaten
Zusatzversicherung können sich eine solche Card ausstellen lassen, auf
der dann auch der Umfang des jeweiligen Versicherungsschutzes angegeben ist. Anders als bei der Klinik-Card für Krankenhausbehandlung
dient die Card für Privatversicherte bei der ambulanten Behandlung
jedoch nicht als Grundlage für eine Direktabrechnung zwischen Leistungserbringer und Krankenversicherung. Die Rechnung wird auch bei
Vorlage der Card weiterhin den Versicherten ausgestellt.

Grundlage der **Rechnung der Leistungserbringer** hat die jeweils
geltende Gebührenordnung zu sein. Im Falle ambulanter privatärztlicher Behandlungen ist dies die Gebührenordnung für Ärzte (GOÄ)
und bei privatzahnärztlichen Behandlungen die Gebührenordnung für
Zahnärzte (GOZ). Im Falle einer Krankenhausbehandlung gilt sowohl
für GKV-Versicherte als auch für Privatpatienten bei der Vergütung
der allgemeinen Krankenhausleistungen der DRG-Fallpauschalenkata-
log. Die während der Krankenhausbehandlung erbrachten privatärztlichen Leistungen und Laborleistungen der Chefärzte sind hingegen auf
Grundlage der GOÄ abzurechnen.

Im Falle **privatärztlicher Leistungen** kann je nach Schwierigkeits-
grad der Leistung und dem erforderlichen Zeitaufwand bis zum
2,3-Fachen des GOÄ-Satzes in Rechnung gestellt werden und für überdurchschnittlich aufwendige Behandlungen sogar bis zum 3,5-Fachen.
Da die private Krankenversicherung ihre Kostenerstattungen in der
Regel auf bestimmte Steigerungssätze begrenzt, werden bei größeren
Eingriffen häufig die Kostenvoranschläge oder Kostenschätzungen von
den Versicherungsnehmern vor Beginn der Behandlung der jeweiligen
Versicherung vorgelegt, um abzuklären, ob und in welchem Umfang
die Versicherung die voraussichtlich entstehenden Kosten erstattet.
Liegt das vom behandelnden Arzt verlangte Honorar über dem Erstat-

tungssatz der Versicherung, kann der Versicherte mit dem Arzt über eine Minderung des Honorarsatzes verhandeln oder muss die Differenz aus eigener Tasche zahlen.

Private Krankenversicherungen bieten auch die Vereinbarung von Selbstbehalten, ähnlich der Kfz-Versicherung, an. Als **Selbstbehalt** wird der Teil der Behandlungskosten bezeichnet, den ein Versicherter selbst zu zahlen hat, bevor die Versicherung eintritt. Die Höhe des Selbstbehalts wird im Voraus vereinbart. Die Vereinbarung ist verbunden mit einer Reduzierung der Versicherungsprämie: Je höher der Selbstbehalt, desto geringer die Versicherungsprämie. Ist ein Selbstbehalt vereinbart worden, erstattet die Versicherung die angefallenen Rechnungen erst nach Überschreiten des vereinbarten Selbstbehaltes. Beträgt der vereinbarte jährliche Selbstbehalt beispielsweise 1000 Euro, so hat der Versicherungsnehmer alle anfallenden Rechnungen bis zum Betrag von 1000 Euro im Jahr selbst zu tragen und erst für darüber hinausgehende Aufwendungen einen Anspruch auf Kostenerstattung.

Wurden in einem Kalenderjahr keine und oder nur sehr geringe Leistungen in Anspruch genommen, gewähren private Krankenversicherungen in der Regel **Prämienrückerstattungen** bis zur Höhe von mehreren Monatsprämien.

Wie bei anderen privaten Versicherungen auch, ist die Gewährung von Versicherungsleistungen vor allem von der regelmäßigen Prämienzahlung des Versicherungsnehmers abhängig. Erfüllt der Versicherungsnehmer seine Pflicht zur Prämienzahlung nicht, ist der Versicherer im Grundsatz von der Leistungspflicht frei. Da aber im Falle einer privaten Krankheitskostenvollversicherung eine besondere Schutzbedürftigkeit der Versicherungsnehmer vorliegt und zudem eine allgemeine Versicherungspflicht gilt, geben die entsprechenden gesetzlichen Vorschriften ein gestuftes Vorgehen der Versicherer vor und schließen die in anderen Versicherungszweigen übliche Kündigung der Versicherung grundsätzlich aus.

Gerät ein Versicherungsnehmer der privaten Krankenversicherung in einen **Zahlungsrückstand** und ist mit Prämienanteilen für zwei Monate im Rückstand, hat zunächst eine Mahnung zu erfolgen, in der auf die Folgen des Zahlungsrückstandes hingewiesen wird. Ist der Rückstand zwei Wochen nach der Mahnung noch höher als eine monatliche Prämie, so tritt ein «**Ruhen der Leistungen**» ein. Während der Ruhenszeit trägt die Versicherung nur die Kosten der Behandlung akuter Erkrankungen und Schmerzzustände sowie die Aufwendungen für Schwangerschaft und Mutterschaft (§ 193 Abs. 6 VVG). Für jeden angefangenen Monat des Prämienrückstandes hat der Versicherungsnehmer einen Säumniszuschlag in Höhe von 1 % des säumigen Betrages zu zahlen. Werden die Prämienrückstände, Säumniszuschläge und Mahngebühren innerhalb eines Jahres nicht vollständig beglichen, wird die Versicherung im **Basistarif** fortgesetzt (§ 193 Abs. 6 VVG).

5.2.5 Grundsätze der Prämienkalkulation

Bei der Kalkulation und Festsetzung der Versicherungsprämien unterliegt die PKV einer Reihe von rechtlichen Vorgaben. Die maßgeblichen Rechtsvorschriften hierzu finden sich im Versicherungsaufsichtsgesetz (VAG), Versicherungsvertragsgesetz (VVG) und in einer eigens für die PKV geschaffenen Kalkulationsverordnung (KalV) (zu Kalkulationsmethoden vgl. Milbrodt 2005; Sacher 2004).

Die **Prämienkalkulation** in der privaten Krankenversicherung hat entsprechend den Vorgaben in VAG, VVG und KalV nach dem sogenannten versicherungstechnischen «**Äquivalenzprinzip**» zu erfolgen. Danach ist die Prämie so zu kalkulieren, dass die Summe der während der gesamten zu erwartenden Versicherungsdauer zu leistenden Prämienzahlungen dem Barwert aller während der Versicherungsdauer voraussichtlich in Anspruch genommenen Versicherungsleistungen entspricht (vgl. u. a. Führer/Grimmer 2009: 76 f.; Sacher 2004: 174). Die nach dem Äquivalenzprinzip zu berechnenden Versicherungsprämien werden in der Fachliteratur und gesundheitspolitischen Diskussion üblicherweise «**risikoäquivalente Prämien**» und in der Kalkulationsverordnung «**risikogerechte Prämien**» genannt (§ 10 Abs. 1 KalV). Die Risikoäquivalenz wird in der PKV allerdings nicht für jeden einzelnen Versicherungsnehmer angestrebt, sondern für Gruppen von Versicherungsnehmern innerhalb eines Tarifs, die gleichartige Versicherungsrisiken aufweisen.

Als **Tarif** wird ein nach seinem Leistungsumfang definiertes Versicherungsangebot bezeichnet, für das eine bestimmte Prämie verlangt wird.

Beiträge oder Prämien?

In den einschlägigen Rechtsvorschriften für die private Krankenversicherung wie auch in der gesundheitspolitischen Diskussion wird für die Zahlungen des Versicherungsnehmers an den Versicherer sowohl der Begriff «Beitrag» als auch der Begriff «Prämie» verwendet. Bis vor einigen Jahren wurde zumindest in den Rechtsvorschriften für private Versicherungen allerdings unterschieden. Danach erhoben Versicherungsvereine auf Gegenseitigkeit «Beiträge», und Aktiengesellschaften verlangten «Prämien» (DKV 2012).

Auch wenn diese Unterscheidung durch die Reformen der letzten Jahre zunehmend aufgelöst wurde, so ist in den Rechtsvorschriften doch immer noch ein Rest an regelhaft unterschiedlicher Begriffsverwendung erkennbar. So ist beispielsweise im Versicherungs-aufsichtsgesetz bei den Regelungen zur PKV lediglich im Zusammenhang mit dem Basistarif von Beiträgen die Rede (z. B. § 12 Abs. 1c VAG). In allen anderen Regelungsberei-chen wird der Begriff «Prämie» verwendet. Auch in der Kalkulationsverordnung findet sich weit überwiegend nur der Begriff der Prämie.

Als Regel hinter der Unterscheidung zwischen Beiträgen und Prämien kann angesehen werden, dass Versicherungsvereine auf Gegenseitigkeit als Organisationen mit genossen-schaftlicher Tradition eine deutliche Nähe zur gesetzlichen Krankenversicherung aufwei-sen und der Basistarif ein eindeutiges GKV-Element in der PKV ist.

Insofern erscheint eine Unterscheidung zwischen «Beiträgen» und «Prämien» dahinge-hend begründbar, dass Mitglieder genossenschaftlicher Organisationen und Vereine Bei-träge in eine gemeinsame Kasse einzahlen und Versicherungsnehmer privater Versicherun-gen Prämien für individuelle, vertraglich vereinbarte Versicherungsprodukte entrichten.

Auch wenn eine systematisch unterschiedliche Begriffsverwendung nicht zwingend aus den Rechtsvorschriften abgeleitet und zweifelsfrei begründet werden kann, so wird sie in diesem Buch doch praktiziert. Für den Bereich der PKV wird mit Ausnahme des Stan-dardtarifs und Basistarifs der Begriff «Prämie» bzw. «Versicherungsprämie» verwendet. Der Begriff «Beitrag» bleibt der GKV vorbehalten. Lediglich für den Basistarif als GKV-Element im PKV-System wird auch der Begriff «Beitrag» verwendet. Eine Unter-scheidung innerhalb der PKV zwischen Aktiengesellschaften und Versicherungsvereinen auf Gegenseitigkeit wird hier aus Gründen der Vereinfachung unterlassen.

Die Unterscheidung soll vor allem dazu dienen, die grundlegenden Unterschiede zwi-schen GKV und PKV auch in der Bezeichnung der Zahlungen der Versicherten an die jeweilige Versicherung bzw. Krankenkasse deutlich zu machen.

Zu einem Tarif gehören folglich bestimmte vertraglich festgelegte Versi-cherungsleistungen und eine dafür kalkulierte Versicherungsprämie.

Gruppen von Versicherungsnehmern mit gleichem Tarif und glei-chen Versicherungsrisiken werden in der Sprache der Versicherungs-wirtschaft auch als «homogene Risikogruppe», «**Kohorte**» oder «**Versi-chertenkohorte**» bezeichnet. Kriterien für die Bildung **homogener**

Risikogruppen in der PKV sind in erster Linie Art und Umfang der versicherten Leistungen, das Alter sowie Vorerkrankungen und gesundheitliche Einschränkungen.

Aus naheliegenden Gründen ist für die Höhe der Prämie zunächst einmal und vor allem die Art und der Umfang der vertraglich vereinbarten **Versicherungsleistungen** maßgeblich. Je umfangreicher der Versicherungsschutz ist, desto höher wird in einem Tarif bei ansonsten gleichen Risiken die Prämie ausfallen.

Das **Alter** bei Versicherungsbeginn ist insofern von Bedeutung für die Prämienkalkulation, als davon ausgegangen wird, dass mit steigendem Alter auch das Krankheitsrisiko steigt.[132] Zudem hat das Alter zu Versicherungsbeginn wesentlichen Einfluss darauf, wie viel Zeit für die Bildung der Alterungsrückstellung verbleibt. Der gesetzlich vorgegebene Zeitraum für die Bildung einer Alterungsrückstellung beginnt frühestens mit Vollendung des 21. Lebensjahres und endet mit Vollendung des 60. Lebensjahres (§ 12 Abs. 4a VAG). Erfolgt der Eintritt in die private Krankenversicherung beispielsweise mit 21 Jahren, so verbleibt für das Ansparen einer Alterungsrückstellung, die ab dem 65. Lebensjahr zur Prämienminderung eingesetzt wird, ein längerer Zeitraum, als beispielsweise bei einem Versicherungsbeginn im Alter von 40 Jahren. Da somit der in die Prämie einzukalkulierende Sparanteil für die Alterungsrückstellung in jungen Jahren geringer angesetzt werden kann, sind Prämien für jüngere Versicherungsnehmer in der Regel niedriger als Prämien für ältere. Für die Festlegung von Alterskohorten schreibt § 10 Abs. 1 KalV vor, dass nur Einzelalter verwendet werden dürfen und keine Altersgruppen (wie z. B. 21–25, 26–30 etc.).

Bei Verträgen, die vor dem 21. Dezember 2012 abgeschlossen wurden, diente bzw. dient auch das **Geschlecht** als Kriterium für die Bildung von Risikogruppen. Für Frauen waren bzw. sind – in den noch bestehenden Altverträgen – die Prämien in der Regel höher als die für Männer, was zumeist damit begründet wurde, dass Frauen im Durchschnitt eine höhere Lebenserwartung haben und mehr Versicherungsleistungen in Anspruch nehmen. Nach einer Entscheidung des Euro-

---

132 Einen Überblick über die altersspezifischen Krankheitskostenprofile in der PKV bieten die Zahlenberichte des PKV-Verbandes (z. B. PKV 2011b: 72).

päischen Gerichtshofes vom März 2011 ist bei Versicherungsverträgen, die nach dem 21. Dezember 2012 abgeschlossen werden, eine Prämiendifferenzierung nach Geschlecht allerdings nicht mehr erlaubt. Es dürfen in der gesamten Versicherungswirtschaft nur noch sogenannte «**Unisex-Tarife**» angeboten werden.

Unisex-Tarife

Bis Ende 2012 war eine Prämiendifferenzierung nach Geschlecht zulässig und übliche Praxis. Frauen hatten bei gleichen Versicherungsleistungen, gleichem Alter und Gesundheitszustand in der Regel eine höhere Prämie zu zahlen als Männer. Begründet wurde dies insbesondere mit ihrer höheren Lebenserwartung und einer durchschnittlich höheren Leistungsinanspruchnahme. Bis Ende 2007 wurden darüber hinaus auch die Kosten für Schwangerschaft und Geburt allein in die Prämien der Frauen einkalkuliert. Im Jahr 2004 hatte die Europäische Union in einer Richtlinie allerdings bereits festgestellt, dass eine Prämiendifferenzierung aufgrund des Geschlechts diskriminierend und deshalb unvereinbar mit europäischem Recht sei.[133] Den Mitgliedsländern der EU wurde allerdings das Recht eingeräumt, für einen nicht näher definierten Übergangszeitraum von der Gleichstellungsrichtlinie abweichende Regelungen zuzulassen.

Die Bundesregierung machte von dieser Möglichkeit Gebrauch, und verpflichtete die Versicherungsunternehmen im Allgemeinen Gleichbehandlungsgesetz (AGG) 2006 nur dazu, ab dem 1. Januar 2008 die Kosten von Schwangerschaft und Geburt auf beide Geschlechter gleich zu verteilen (§ 20 Abs. 2 AGG; § 6 Abs. 1 und 5 KalV). Ansonsten waren nach Geschlecht unterschiedene Versicherungsprämien weiterhin zulässig, sofern ihre Kalkulation auf genauen versicherungsmathematischen Berechnungen und statistischen Daten beruhten. Von verschiedenen Tageszeitungen in den letzten Jahren durchgeführte Tarifvergleiche erbrachten nicht selten, dass die Krankenversicherungsprämien für Frauen im gleichen Tarif um bis zu 30–60% über denen der Männer lagen (so u. a. Handelsblatt vom 9. Februar 2012: 18; FAZ vom 10. Februar 2012: 19).

Der Europäische Gerichtshof (EuGH) setzte dieser Praxis durch ein Urteil vom März 2011 ein Ende und entschied, dass nationale Ausnahmeregelungen Ende 2012 auslaufen und ab dem 21. Dezember 2012 die Versicherungsprämien für Neuverträge in allen EU-Ländern geschlechtsneutral als sogenannte «Unisex-Tarife» zu gestalten sind.[134] Da bestehende Altverträge mit einer nach Geschlecht differenzierten Prämienstruktur weiter gelten werden, wird es somit ab 2013 beide Arten von Prämien geben. Allerdings haben privat krankenversicherte Frauen mit einem alten Vertrag grundsätzlich die Möglichkeit, in einen leistungsgleichen aber preisgünstigeren Unisex-Tarif ihres Versicherungsunternehmens zu wechseln.

---

133 Richtlinie 2004/113 vom 13. Dezember 2004 zur Verwirklichung des Grundsatzes der Gleichbehandlung von Männern und Frauen beim Zugang zu und der Versorgung mit Gütern und Dienstleistungen (ABl. I. 373, S. 37).

134 EuGH, Urteil vom 1. März 2011, Rs. C-236/09.

Weitere, in der PKV gebräuchliche, wenngleich nicht überall gleich angewendete Kriterien für die Bildung von Risikogruppen können der Beruf, Wohnort, Hobbys, Ernährungsgewohnheiten etc. sein (Führer/Grimmer 2009: 51; Milbrodt 2005: 40).

Von besonderer Bedeutung für die Prämienkalkulation sind **Vorerkrankungen** und **gesundheitliche Einschränkungen**. Da es für private Krankenversicherungen außer für den Basistarif keinen Kontrahierungszwang gibt, sie somit gesetzlich nicht zur Annahme eines Antrags und zum Abschluss eines Versicherungsvertrages verpflichtet sind, steht es Versicherern frei, Antragsteller im Falle schwerer Vorerkrankungen oder gesundheitlicher Einschränkungen auch abzulehnen. Die Regel scheint jedoch zu sein, dass im Vertrag Risikozuschläge auf die reguläre Prämie erhoben oder Leistungsausschlüsse vorgenommen werden. Beides ist gesetzlich zugelassen (§ 204 Abs. 1 VVG).

Mit einem **Risikozuschlag** zur regulären Prämie wird entsprechend dem Grundsatz der risikogerechten Prämienberechnung versucht, die über die Kosten eines «normalen» Versicherungsrisikos hinausgehenden zu erwartenden zukünftigen Kosten einzukalkulieren. In der Sprache der Versicherungswirtschaft ist von «Normalkosten» und «**Überschaden**» die Rede, der durch den Zuschlag gedeckt werden soll (Milbrodt 2005: 41). Ausgehend vom gesetzlich vorgeschriebenen Grundsatz der Kalkulation risikogerechter Versicherungsprämien haben folglich die Prämien für Personen mit gesundheitlichen Einschränkungen höher zu sein als für gesunde Versicherungsnehmer. Und je schwerwiegender die gesundheitliche Einschränkung ist, desto höher der Risikozuschlag.

Verschlechtert sich der Gesundheitszustand eines Versicherten nach Abschluss des Versicherungsvertrages, so rechtfertigt dies allein keine Erhöhung der vereinbarten Versicherungsprämie. Will ein Versicherter aufgrund einer aufgetretenen Erkrankung jedoch seinen Versicherungsschutz erweitern, so ist dies ein **Tarifwechsel**, der nur nach erneuter Gesundheitsprüfung und neuer Prämienkalkulation möglich ist. Ergibt die Gesundheitsprüfung ein höheres Versicherungsrisiko, kann der Tarifwechsel entweder von der Versicherung abgelehnt oder es kann ein Risikozuschlag verlangt werden.

Ein **Leistungsausschluss** im Versicherungsvertrag bedeutet – wie der Begriff bereits nahelegt – dass bestimmte Leistungen von der Versicherung ausgeschlossen werden. In der privaten Krankenversicherung wird dies vor allem solche Leistungen betreffen, die im Zusammenhang zu bestimmten Vorerkrankung stehen. Da der Versicherte für diese Leistungen auch keinen Versicherungsvertrag von einer anderen privaten Krankenversicherung erhalten wird, muss er im Krankheitsfall die entsprechenden Kosten selbst tragen. Führt dies im Falle einer schweren Erkrankung zu nicht tragbaren finanziellen Belastungen, so steht dem Betroffenen der Wechsel in den Basistarif seiner Versicherung offen. Die Versicherungsunternehmen sind verpflichtet, alle Antragsteller, die die gesetzlichen Voraussetzungen dazu erfüllen, ohne Gesundheitsprüfung, Risikozuschläge und Leistungsausschlüsse in den Basistarif aufzunehmen.

Rechnungsgrundlage für die Kalkulation risikogerechter Prämien haben die für die jeweilige Risikogruppe zu erwartenden sogenannten «Kopfschäden» zu sein. Als **Kopfschäden** werden die innerhalb eines bestimmten Beobachtungszeitraums, beispielsweise eines Kalenderjahres, in einer Risikogruppe je Versicherungsnehmer durchschnittlich zu erwartenden Versicherungsleistungen bezeichnet (§ 6 Abs. 1 KalV).

Die vom Versicherungsnehmer zu zahlende **Versicherungsprämie** wird in eine Bruttoprämie und eine Nettoprämie unterschieden (Führer/ Grimmer 2009: 80). Als **Nettoprämie** wird der Teil der Prämie bezeichnet, der zur Deckung der zu erwartenden durchschnittlichen Kopfschäden der zu einer Risikogruppe zusammengefassten Gruppe der Versicherungsnehmer erforderlich ist. Die **Bruttoprämie** enthält über die zu erwartenden Kopfschäden hinaus auch die Kosten des Versicherungsunternehmens. Diese bestehen insbesondere aus den Verwaltungskosten des Versicherungsunternehmens, den unmittelbaren Abschlusskosten und einem gesetzlich vorgeschriebenen Sicherheitszuschlag. Zu den **Abschlusskosten** werden insbesondere die Kosten der Antragsbearbeitung, der Gesundheitsprüfungen und – vor allem – der Provisionen gerechnet, die für den Abschluss von Versicherungsverträgen an versicherungseigene Außendienstmitarbeiter oder freie Versicherungsmakler gezahlt werden. Weiterer Bestandteil der Bruttoprämie ist ein durch § 7 KalV vorgeschriebener **Sicherheitszuschlag** in Höhe von mindestens 5 % der Bruttoprämie. Er soll dazu dienen, unvorhergesehene Schwankungen im Schadensaufkommen eines Jahres auszugleichen.

Um die Einhaltung der Rechtsvorschriften und korrekte Anwendung versicherungsmathematischer Methoden sicherzustellen, hat jedes Versicherungsunternehmen einen «verantwortlichen **Aktuar**» zu bestellen (§ 12 Abs. 2 VAG).[135] Er hat die Aufgabe, zu prüfen, ob die gesetzlichen Vorgaben bei der Berechnung der Versicherungsprämien und insbesondere der Alterungsrückstellungen eingehalten werden. Dabei hat er insbesondere auch zu überprüfen, ob die Finanzlage des Unternehmens eine dauerhafte Erfüllung der aus den Versicherungsverträgen resultierenden Leistungsverpflichtungen gewährleistet. Das Ergebnis der Prüfungen hat er unter der Bilanz zu bestätigen (§ 12 Abs. 3 VAG).

Da die Lebenserwartung eine wesentliche Einflussgröße bei der Kalkulation risikoäquivalenter Prämien ist, haben die Versicherungsunternehmen jährlich die kalkulierten Sterbewahrscheinlichkeiten mit den in sogenannten «**Sterbetafeln**» zusammengestellten tatsächlichen Sterbewahrscheinlichkeiten zu vergleichen (§ 12b Abs. 2 VAG).[136] Ergibt sich bei dem Vergleich eine Abweichung von mehr als 5 %, so sind die Versicherungsprämien entsprechend anzupassen. In der Kalkulationsmethodik der PKV wirkt sich eine steigende durchschnittliche Lebenserwartung aus naheliegenden Gründen prämiensteigernd aus, denn durch die steigende Lebenserwartung verlängert sich der Zeitraum der Inanspruchnahme von Versicherungsleistungen und folglich muss die Alterungsrückstellung höher kalkuliert werden.

Bei der ersten Prämienberechnung werden weder die zukünftigen allgemeinen **Preissteigerungen** noch die zu erwartenden besonderen

---

135 Aktuare sind Sachverständige, die insbesondere über versicherungsmathematische Kenntnisse verfügen müssen. Die fachliche Eignung eines Aktuars muss gegenüber der Aufsichtsbehörde BaFin nachgewiesen werden. Informationen zum Berufsbild und zur Ausbildung sind u. a. auf der Internetseite der Deutschen Aktuarsvereinigung zu finden (https://aktuar.de/dav). Die Aktuarsvereinigung ist insofern von besonderer Bedeutung für das System der Privatversicherungen, als die Mitgliedschaft in der Vereinigung in der Regel als Nachweis der fachlichen Eignung gegenüber der BaFin gilt und die Aufnahme in die Aktuarsvereinigung erst nach dem Bestehen mehrerer fachlicher Prüfungen erfolgt (Milbrodt 2005: 3).

136 Die Sterbetafeln werden vom PKV-Verband auf Grundlage der Todesfallstatistiken der Mitgliedsunternehmen erstellt. Nähere Informationen hierzu bieten u. a. die Rechenschaftsberichte des PKV-Verbandes (vgl. u. a. PKV 2012b: 149 ff.).

Preissteigerungen im Gesundheitswesen einkalkuliert (Führer/Grimmer 2009: 87; Milbrodt 2005: 14, 45, 84). Insofern ist eine jährliche Überprüfung der Kalkulation und gegebenenfalls Anpassung an Preisentwicklungen erforderlich. Gleiches gilt auch für die zu erwartende zukünftige Leistungsmenge. Teilweise werden gewisse Sicherheitspolster für zukünftige Preis- und Mengenentwicklungen einkalkuliert. Eine jährliche Überprüfung der Kalkulation ist aber dennoch unerlässlich und auch gesetzlich vorgeschrieben.

Jede private Krankenversicherung ist deshalb gesetzlich verpflichtet, mindestens jährlich zu prüfen, ob die kalkulierten Prämien für einen Tarif zur Deckung der tatsächlichen Kosten ausreichen (§ 12b Abs. 2 VAG). Ergibt die Prüfung eine nicht nur vorübergehende Abweichung von mehr als 10 %, sind die Prämien anzupassen. Im Rahmen der Prämienanpassung dürfen auch Selbstbehalte und Prämienzuschläge geändert werden (§ 12b Abs. 2 VAG; § 203 Abs. 2 VVG).

Prämienänderungen dürfen allerdings erst in Kraft gesetzt werden, nachdem ein unabhängiger Treuhänder dem zugestimmt hat (§ 12b VAG; § 203 Abs. 2 VVG). Der Treuhänder hat zu prüfen, ob die Berechnung der Prämien den geltenden Rechtsvorschriften entsprechend erfolgt ist. **Treuhänder** sind von den PKV-Unternehmen zu bestellen, müssen allerdings von diesen unabhängig sein und dürfen insbesondere keinen Anstellungsvertrag oder sonstige vertragliche Beziehungen mit dem Versicherungsunternehmen haben. Sie müssen über eine ausreichende fachliche Eignung verfügen und sind vor ihrer Bestellung der zuständigen Aufsichtsbehörde zu benennen (§ 12b Abs. 3 und 4 VAG). Hat die Aufsichtsbehörde Bedenken gegen einen benannten Treuhänder, kann sie die Benennung einer anderen Person verlangen. Können sich Versicherungsunternehmen und Aufsichtsbehörde nicht auf einen Treuhänder einigen, kann die Aufsichtsbehörde den Treuhänder selbst bestellen (§ 12 Abs. 4 VAG).

5.2.6 Alterungsrückstellungen in der PKV

Würden die Prämien in der privaten Krankenversicherung strikt risikogerecht berechnet, so hätten Versicherte mit steigendem Alter immer weiter steigende Versicherungsprämien zu zahlen. Die Prämien würden vor allem nach dem Ausscheiden aus dem Berufsleben und dem Wechsel in den Ruhestand erheblich ansteigen. Da die Rente oder Pension deutlich niedriger ist als das vorherige Arbeitseinkommen, könnte ein zunehmender Teil der älteren PKV-Versicherten ihre Versicherungsprämien schließlich nicht mehr zahlen.[137]

Um eine solche Entwicklung zu vermeiden, ist in Deutschland die substitutive private Krankenkostenvollversicherung nur nach Art der Lebensversicherung zugelassen (§ 12 Abs. 1 VAG). Das bedeutet vor allem, dass die Versicherungen verpflichtet sind, sogenannte «**Alterungsrückstellungen**» zu bilden, die zur Finanzierung von Prämienermäßigungen im Alter dienen (§ 341f Abs. 3 HGB; § 12 Abs. 1 VAG). Dazu wird die Versicherungsprämie in jüngeren Jahren höher angesetzt als dies zur Deckung der tatsächlichen Leistungsausgaben notwendig wäre. Die Differenz wird als Sparbetrag einer individualisierten Alterungsrückstellung zugeführt, und die Rückstellungen aller Versicherungsnehmer werden auf dem Kapitalmarkt angelegt. Ab dem 65. Lebensjahr werden aus den Alterungsrückstellungen Mittel entnommen und zur Prämienermäßigung eingesetzt (§ 12a Abs. 2a VAG).

Dieses System der Bildung von Alterungsrückstellungen wird in der gesundheitspolitischen und wissenschaftlichen Diskussion auch **Kapitaldeckung** oder Kapitaldeckungsverfahren genannt, abgeleitet daraus, dass ein Teil der gezahlten Prämien auf dem Kapitalmarkt angelegt wird.

In den 1990er-Jahren waren teilweise zu geringe Alterungsrückstellungen gebildet worden, und die Prämien für ältere Versicherungsnehmer waren stark angestiegen. Daraufhin wurde den PKV-Unternehmen eine verschärfte Vorgabe für den Aufbau von Alterungsrückstellungen gemacht. Seit dem Jahr 2000 ist bei allen Versicherten der substitutiven Krankenversicherung, die das 21. Lebensjahr vollendet haben, bis zur Vollendung des 60. Lebensjahres ein zusätzlicher Prämienzuschlag in Höhe von 10 % der jährlichen Prämie zu erheben, der den Alterungsrückstellungen zuzuführen und zur Prämienermäßigung im Alter zu

---

137 vgl. zu dieser Problematik insbesondere die Ausführungen der vom Bundestag 1994 eingesetzten unabhängigen Expertenkommission zur Untersuchung der Problematik steigender Beiträge für ältere PKV-Versicherte in den 1990er-Jahren (Expertenkommission 1996).

verwenden ist (§ 12 Abs. 4a VAG). Dass der Zuschlag für die Bildung einer Alterungsrückstellung bereits ab dem 60. Lebensjahr nicht mehr erhoben wird, soll eine erste Prämienminderung bewirken und insbesondere ältere Versicherte entlasten, die in eine Altersteilzeit oder den Ruhestand wechseln (Expertenkommission 1996: 34).

Mittlerweile haben PKV-Unternehmen Alterungsrückstellungen in erheblichem Umfang gebildet. Im Jahr 2010 betrug die Summe der Alterungsrückstellungen aller im PKV-Verband zusammengeschlossenen Unternehmen ca. 158 Mrd. Euro oder das Siebenfache der jährlichen Aufwendungen für Versicherungsfälle (vgl. Tab. 5-12, S. 262).

Eine wesentliche Einflussgröße für die Entwicklung der Alterungsrückstellungen ist die jährliche Verzinsung des angesparten Betrages. Der in der Kalkulation zugrunde zu legende Zinssatz für die Verzinsung der Alterungsrückstellungen wird «**Rechnungszins**» genannt und darf 3,5 % nicht überschreiten (§ 4 KalV). Liegt die tatsächliche Verzinsung am Kapitalmarkt über dem Rechnungszins, entstehen höhere Zinseinnahmen, in der Fachdiskussion «**Überzinsen**» genannt. Diese sind zu mindestens 90 % für zusätzliche Prämienermäßigungen im Alter zu verwenden (§ 12a VAG).

Dass für den Rechnungszins eine Obergrenze vorgegeben ist und keine Untergrenze, liegt in den spezifischen Risiken eines zu hoch angesetzten Rechnungszinses für die Versicherungsnehmer. Lässt sich der in der Kalkulation verwendete Rechnungszins auf dem Kapitalmarkt nicht realisieren, so kann auch die Alterungsrückstellung bis zur «Aufzehrungsphase» nicht in dem Umfang gebildet werden, der bei der Prämienkalkulation unterstellt wurde. Folglich kann die vorgesehene Prämienermäßigung im Alter nicht in dem Umfang erfolgen, wie sie vorgesehen war. Um dies zu vermeiden, bliebe nur eine Prämienerhöhung in der Ansparphase. So oder so zieht ein Rechnungszins, der auf dem Kapitalmarkt nicht zu realisieren ist, spätere Prämienerhöhungen nach sich. Dieser Zusammenhang und die Notwendigkeit der Vorgabe einer Obergrenze für den Rechnungszins gewinnen insbesondere in Zeiten sinkender Zinsen auf den Kapitalmärkten an Bedeutung, wie sie seit einigen Jahren im Gefolge der Finanzmarktkrise zu verzeichnen sind. Lag die Gesamt-Nettoverzinsung in PKV-Branche im Jahr 2000 noch bei 7,2 %, so war sie bis zum Jahr 2010 auf 4,3 % gesunken

(Bundesregierung 2012a: 4). Die Spannweite der Verzinsungen in einzelnen Krankenversicherungsunternehmen reichte von 5,1 % bis 0,1 %.

Die Vorgabe einer Obergrenze für den Rechnungszins hat darüber hinaus auch Bedeutung für die Regulierung des Wettbewerbs der PKV-Unternehmen um Neukunden. Denn je höher ein Unternehmen den Rechnungszins ansetzt, desto niedriger kann die Einstiegsprämie ausfallen. Würde keine Obergrenze vorgegeben, könnten Neukunden mit sehr niedrigen Prämienangeboten gelockt werden, ohne zu wissen, dass diese scheinbar preisgünstigen Versicherungsangebote vor allem aus einem zu hoch angesetzten Rechnungszins resultieren.

Erfolgt dann im Alter ein deutlicher Anstieg der Prämien, ist es für einen Wechsel zu einem anderen Versicherungsunternehmen zumeist zu spät. Zwar steht jedem Versicherungsnehmer formal ein **Kündigungsrecht** aufgrund von Prämienerhöhungen zu, faktisch wird ein Wechsel zu einem anderen Versicherungsunternehmen allerdings durch mehrere Besonderheiten der PKV erheblich erschwert oder sogar unmöglich gemacht.

Da bei einem **Wechsel** ein neuer Versicherungsvertrag abgeschlossen werden muss, wird die neue Versicherung eine erneute Gesundheitsprüfung verlangen und gegebenenfalls aufgrund von mittlerweile eingetretenen Erkrankungen Leistungsausschlüsse vornehmen oder Risikozuschläge erheben. Da Alterungsrückstellungen nicht oder nur zum Teil übertragbar sind, verliert der wechselnde Versicherungsnehmer vor allem aber einen erheblichen Teil seiner Rückstellung oder sogar die gesamte Alterungsrückstellung. Die nicht übertragbaren Alterungsrückstellungen verbleiben bei dem jeweiligen Versicherungsunternehmen und fallen an die dortigen Versicherten, in der Sprache der PKV wird dies als «Vererben» bezeichnet (Expertenkommission 1996: 60). Durch diese «Erbschaft» steigt die Summe der Alterungsrückstellungen der in der Versicherung verbleibenden Versicherungsnehmer der Risikogruppe, was sich für sie prämienmindernd auswirkt. Wer trotz dieser erheblichen Nachteile dennoch wechseln will, muss damit rechnen, dass die Einstiegsprämie bei dem neuen Unternehmen aufgrund des vorgerückten Alters auch bei gleichem Versicherungsumfang deutlich höher sein wird als die vorherige, da nun die Alterungsrückstellung für die Krankheitskosten ab dem 65.

Lebensjahr in dem verbleibenden kürzeren Zeitraum aufgebaut werden müssen.

Bis Ende 2008 war eine sogenannte **Portabilität der Alterungsrückstellungen** überhaupt nicht gegeben, und jeder Versicherungsnehmer verlor seine gesamte Alterungsrückstellung im Falle eines Wechsels zu einem anderen Versicherungsunternehmen. Erst das 2007 in Kraft getretene GKV-Wettbewerbsstärkungsgesetz brachte zum 1. Januar 2009 einen Einstieg in die Portabilität der Alterungsrückstellungen, jedoch nicht für alle PKV-Versicherten und auch nur in begrenztem Umfang. Seit dem 1. Januar 2009 gilt für alle neu abgeschlossenen Verträge, dass die Neukunden ihre Alterungsrückstellung bei einem Wechsel zu einem anderen Versicherungsunternehmen mitnehmen können, allerdings nur in dem Umfang, wie es dem Basistarif entspricht. Die darüber hinausgehende Alterungsrückstellung geht weiterhin bei einem Wechsel verloren. «Bestandskunden» der PKV hatten nur in einem begrenzten Zeitfenster vom 1. Januar bis 30. Juni 2009 die Möglichkeit, in den Basistarif eines anderen PKV-Unternehmens zu wechseln und dabei auch ihre Alterungsrückstellungen mitzunehmen, allerdings auch nur im Umfang des Basistarifs (§ 12 Abs. 1b VAG).

5.2.7 Standardtarif und Basistarif

Um zu verhindern, dass privat Versicherte durch stark steigende Krankenversicherungsbeiträge zu stark belastet werden, hatte die Politik in den 1990er-Jahren damit begonnen, den Unternehmen der PKV bestimmte Mindestleistungen vorzuschreiben, für die nicht mehr als der GKV-Höchstbeitrag verlangt werden darf. Der entscheidende Hebel hierzu war und ist, dass der Arbeitgeberzuschuss nur für private Krankenversicherungen gezahlt werden darf, die bestimmte Bedingungen erfüllen, die in § 257 Abs. 2a SGB V definiert wurden.

In einem ersten Schritt wurden die Unternehmen der PKV durch das Gesundheitsstrukturgesetz (GSG) 1993 verpflichtet, ab 1994 einen branchenweiten **Standardtarif** anzubieten, in den insbesondere ältere PKV-Versicherte wechseln können, wenn sie die Prämien für ihren bisherigen Tarif nicht mehr tragen können. In späteren Gesundheitsreformen wurde die soziale Schutzfunktion des Standardtarifs weiter ausgebaut. So wurde vorgegeben, dass der Wechsel in den Standardtarif allen Versicherten offenstehen muss, die das 55. Lebensjahr vollendet haben und deren Gesamteinkommen die Versicherungspflichtgrenze der GKV nicht übersteigt. Der Leistungsumfang des Standardtarifs musste den Leistungen der GKV entsprechen, und als Beitragssatz für Einzelpersonen durfte nicht mehr als der durchschnittliche Höchstbeitrag der GKV und für Ehegatten oder Lebenspartner zusammen nicht mehr als das Anderthalbfache des durchschnittlichen Höchstbeitrages der GKV verlangt werden. Eine weitere Bedingung war, dass die Versicherung diesen Standardtarif auch Personen anbietet, die wegen erheblicher Vorerkrankungen sonst überhaupt nicht oder nur zu ungünstigen Konditionen versichert würden. Außerdem musste das Versicherungsunternehmen vertraglich auf sein ordentliches Kündigungsrecht verzichten.

Durch das GKV-WSG 2007 wurde diese Entwicklung weitergeführt, gekoppelt mit der Einführung einer allgemeinen Versicherungspflicht für alle Personen mit Wohnsitz in Deutschland und einem Kontrahierungszwang der PKV für einen neu eingeführten Basistarif. Seit dem 1. Januar 2009 sind die Unternehmen der privaten Krankenversicherung gesetzlich verpflichtet, Bestandskunden und neuen Antragstellern Zugang zu einem brancheneinheitlichen **Basistarif** zu gewähren (§ 193 Abs. 5 VVG; § 12 Abs. 1b VAG). Die wichtigsten Kennzeichen des Basistarifs sind:

- Er hat in seinem Leistungsumfang den Leistungen der GKV zu entsprechen (§ 12 Abs. 1a VAG).

- Er hat brancheneinheitlich zu sein. Dem PKV-Verband wurde zur Erreichung dieses Ziels das Recht eingeräumt, Art, Umfang und Höhe der Leistungen sowie die Kalkulationsgrundlagen des Basistarifs für alle PKV-Unternehmen einheitlich und verbindlich festzulegen (§ 12 Abs. 1d VAG).

- Alle Unternehmen der PKV unterliegen für den Basistarif einem Kontrahierungszwang und müssen alle berechtigten Anträge auf Aufnahme in den Tarif bewilligen (§ 193 Abs. 5 VVG).

- Die übliche Risikoprüfung zur Einschätzung der Krankheitsrisiken vor Vertragsabschluss ist nicht erlaubt. Sie darf lediglich für Zwecke eines unternehmensübergreifenden Risikoausgleichs erfolgen, nicht aber um Versicherte in Beitragsklassen einzustufen oder gar abzulehnen (§ 203 Abs. 1 VVG).

- Der für den Basistarif verlangte Beitrag darf den Höchstbeitrag der GKV nicht übersteigen (§ 12 Abs. 1c VAG).

Höchstbeitrag im Basistarif

Zur Erläuterung soll das folgende Zitat aus einer Information des PKV-Verbandes dienen:

«Der Beitrag ist abhängig von Alter und Geschlecht des Versicherten. Unabhängig davon wird er ab einer bestimmten Höhe gekappt. Der pro versicherte Person zu zahlende Höchstbeitrag entspricht dem jeweils gültigen Höchstbeitrag in der GKV (2012: 592,88 Euro). Dieser Höchstbeitrag ergibt sich aus der Multiplikation des allgemeinen Beitragssatzes der GKV mit der aktuellen Beitragsbemessungsgrenze plus dem durchschnittlichen Zusatzbeitrag (§ 12 Abs. 1c VAG).

Ab welchem Alter der Höchstbeitrag erreicht wird, ist unter anderem abhängig von Zahl und Versichertenstruktur der Versicherten im Basistarif. Die durch das Verbot von Risikozuschlägen entstehende Finanzlücke ist auf alle im Basistarif Versicherten durch Prämienzuschläge zu verteilen. Das bedeutet: Je mehr Personen mit Vorerkrankungen sich im Basistarif versichern, desto schneller wird der Höchstbeitrag erreicht.

Hilfebedürftigkeit

Wenn durch die Zahlung des Beitrags Hilfebedürftigkeit entsteht, reduziert sich der zu zahlende Beitrag um die Hälfte (§ 12 Abs. 1c Satz 4 bis 6 VAG). Entsteht auch durch die Zahlung des reduzierten Beitrags Hilfebedürftigkeit, beteiligt sich der nach dem Sozialgesetzbuch zuständige Träger (Bundesagentur für Arbeit oder Sozialamt) im erforderlichen Umfang am Beitrag, soweit dadurch Hilfebedürftigkeit vermieden wird.

Beispiel: Ein Versicherter im Basistarif hat den Höchstbeitrag in Höhe von 592,88 Euro zu leisten. Die Zahlung ruft bei ihm Hilfebedürftigkeit hervor, weshalb der Beitrag auf die Hälfte (296,44 Euro) reduziert wird. Von dem reduzierten Beitrag ist es ihm möglich, 180 Euro selbst zu tragen. Darüber hinausgehende Zahlungen würden bei ihm jedoch Hilfebedürftigkeit verursachen. Der zuständige Träger zahlt ihm in diesem Fall einen Zuschuss von 116,44 Euro.

Besteht unabhängig von der Höhe des zu zahlenden Beitrags Hilfebedürftigkeit, wird der Beitrag auf die Hälfte des Höchstbeitrags (2012: 296,44 Euro) reduziert. Die weiteren erforderlichen staatlichen Zuschüsse zur Kranken- und Pflegeversicherung werden ab dem 1. April 2012 direkt von den Grundsicherungsträgern an das Versicherungsunternehmen gezahlt. Die Hilfebedürftigkeit ist vom zuständigen Träger auf Antrag des Versicherten zu prüfen und zu bescheinigen. Die Bescheinigung ist dem privaten Krankenversicherungsunternehmen vorzulegen.» (PKV 2012a)

- Der Beitrag für den Basistarif ist auf gemeinsamer Grundlage für alle beteiligten Unternehmen einheitlich zu kalkulieren (§ 12 Abs. 4b VAG).

- Analog zum Risikostrukturausgleich in der GKV erfolgt für die Versicherten des Basistarifs ein Ausgleich der Belastungen zwischen allen Unternehmen der PKV («Risikoausgleich» nach § 12g VAG).

Personen, die bereits vor dem 1. Januar 2009 bei einer PKV versichert waren, erhielten die Möglichkeit, innerhalb eines Zeitfensters vom 1. Januar bis 30. Juni 2009 in den Basistarif einer anderen Versicherung zu wechseln. Bestandskunden, die 55 Jahre oder älter sind, die eine Rente oder Beamtenpension beziehen oder die hilfebedürftig sind, haben auch weiterhin die Möglichkeit, in den Basistarif zu wechseln, allerdings nur den des Unternehmens, bei dem sie bereits versichert sind.

5.2.8 Finanzergebnisse der PKV

Im Jahr 2010 haben die im PKV-Verband zusammengeschlossenen Unternehmen insgesamt ca. 26,7 Mrd. Euro ausgegeben. Davon entfielen ca. 21,9 Mrd. Euro oder 82 % auf Versicherungsleistungen, ca. 3,7 Mrd. Euro oder ca. 14 % auf Beitragsrückerstattungen und ca. 1,0 Mrd. oder ca. 4 % auf zusätzliche Mittel gemäß § 12a VAG für Prämienermäßigungen im Alter (Tab. 5-11). Betrachtet man die Ausgabenentwicklung von 2000 bis 2010, so ist in der PKV ein im Vergleich zu den Gesamtausgaben für das Gesundheitswesen wie auch im Vergleich zur GKV deutlich stärkerer Anstieg zu verzeichnen. Während die gesamten Gesundheitsausgaben 2000 bis 2010 um 35 % anstiegen und die Ausgaben der GKV um 33,6 % zunahmen (s. Tab. 4-1, S. 134), stiegen die Ausgaben der PKV im selben Zeitraum um 59,8 %.

Die Frage nach den Ursachen dieser überproportionalen **Ausgabenentwicklung** lässt sich anhand der Daten nur zum Teil und letztlich nicht ausreichend zuverlässig beantworten. Auf jeden Fall muss in Rechnung gestellt werden, dass im Zeitraum von 2000 bis 2010 die Zahl der Vollversicherten in der PKV um 18,7 % und die Zahl der privaten Zusatzversicherungen um 58,9 % zugenommen hat

Tabelle 5-11: Ausgaben der privaten Kranken- und Pflegeversicherung (in Mio. Euro)

	1991	1995
Gesamtleistungen[1]	7 630,6	11 716,6
davon		
Versicherungsleistungen	6 732,6	10 719,4
in % der Gesamtleistungen	*88,2*	*91,5*
Krankenversicherung	6 732,6	10 626,7
Ambulante Versorgung (o. Zahnbehandlung)	2 616,3	3 705,5
in % der Versicherungsleistungen	*38,9*	*34,6*
Arztkosten ambulant	1 576,9	2 295,9
in % der Versicherungsleistungen	*23,4*	*21,4*
Heilpraktikerbehandlung	–	–
in % der Versicherungsleistungen	–	–
Arzneien und Verbandmittel	624,4	804,3
in % der Versicherungsleistungen	*9,3*	*7,5*
Heilmittel	180,0	275,4
Hilfsmittel	235,0	329,9
Sonstiges	–	–
Krankenhausbehandlung	3 044,1	4 067,0
in % der Versicherungsleistungen	*45,2*	*37,9*
Allg. Krankenhausleistungen	1 054,2	1 565,7
in % der Versicherungsleistungen	*15,7*	*14,6*
Wahlleistung Unterkunft	651,1	766,8
in % der Versicherungsleistungen	*9,7*	*7,2*
Wahlleistung Chefarzt	1 338,8	1 734,5
in % der Versicherungsleistungen	*19,9*	*16,2*
Ersatz-Krankenhaustagegeld	–	–
Sonstiges	–	–
Zahnmedizinische Versorgung	–	1 652,7
in % der Versicherungsleistungen	–	*15,4*
Zahnbehandlung	–	668,6
in % der Versicherungsleistungen	–	*6,2*
Zahnersatz	–	898,2
in % der Versicherungsleistungen	–	*8,4*
Kieferorthopädie	–	85,9
in % der Versicherungsleistungen	–	*0,8*
Sonstiges	–	–
Krankenhaustagegeld	541,8	543,7
in % der Versicherungsleistungen	*8,0*	*5,1*
Krankentagegeld	467,0	569,1
in % der Versicherungsleistungen	*6,9*	*5,3*
Sonstige Leistungen	60,1	85,6
Besondere Versicherungsformen	–	–
Zusatzleistung im Todesfall	3,3	3,1

2000	2005	2010	2000–2010 in %
16 719,0	20 368,3	26 710,8	*59,8*
13 614,5	17 300,2	21 915,5	*61,0*
81,4	*84,9*	*82,0*	*–*
13 143,4	16 750,4	21 216,7	*61,4*
5 265,6	7 382,8	9 556,7	*81,5*
38,7	*42,7*	*43,6*	*–*
3 162,9	4 164,0	5 238,9	*65,6*
23,2	*24,1*	*23,9*	*–*
–	151,5	218,7	*–*
–	*0,9*	*1,0*	*–*
1 260,4	1 798,0	2 406,3	*90,9*
9,3	*10,4*	*11,0*	*–*
411,8	596,2	800,5	*94,4*
430,5	590,1	762,3	*77,1*
–	83,0	130,0	*–*
4 662,2	5 203,8	6 425,8	*37,8*
34,2	*30,1*	*29,3*	*–*
2 073,4	2 628,5	3 458,2	*66,8*
15,2	*15,2*	*15,8*	*–*
760,3	506,9	525,9	*–30,8*
5,6	*2,9*	*2,4*	*–*
1 828,5	1 942,2	2 293,0	*25,4*
13,4	*11,2*	*10,5*	*–*
–	58,7	51,1	*–*
–	67,5	97,6	*–*
1 852,5	2 436,9	3 214,4	*73,5*
13,6	*14,1*	*14,7*	*–*
791,5	937,9	1 145,0	*44,7*
5,8	*5,4*	*5,2*	*–*
944,1	1 321,4	1 852,6	*96,2*
6,9	*7,6*	*8,5*	*–*
116,9	166,1	210,1	*79,7*
0,9	*1,0*	*1,0*	*–*
–	11,5	6,7	*–*
545,9	508,9	504,3	*–7,6*
4,0	*2,9*	*2,3*	*–*
684,9	717,9	840,2	*22,7*
5,0	*4,1*	*3,8*	*–*
128,6	52,7	50,5	*–60,7*
–	432,8	589,4	*–*
3,7	–	–	*–*

Tabelle 5-11: Ausgaben der privaten Kranken- und Pflegeversicherung (in Mio. Euro) *(Fortsetzung)*

	1991	1995
Pflegeversicherung	–	92,7
in % der Versicherungsleistungen	–	*0,9*
Pflegepflichtversicherung	–	92,7
in % der Versicherungsleistungen	–	*0,9*
Pflegezusatzversicherung	–	–
in % der Versicherungsleistungen	–	–
Beitragsrückerstattungen	898,0	997,2
in % der Gesamtleistungen	*11,8*	*8,5*
Barausschüttung	–	–
in % der Gesamtleistungen	–	–
Beiträge zur Beitragslimitierung	–	–
in % der Gesamtleistungen	–	–
Mittel für Limitierung²	–	–
in % der Gesamtleistungen	–	–

1) Ohne Zuführungen zu den allgemeinen Alterungsrückstellungen und Aufwendungen für den Versicherungsbetrieb (Verwaltungskosten, Provisionen für Versicherungsmakler)
2) Zuführung zur Alterungsrückstellung von Beträgen gemäß § 12a Versicherungsaufsichtsgesetz (VAG)

Quelle: Statistisches Bundesamt; eigene Berechnungen

(s. Tab. 5-9, S. 224).[138] Da der PKV-Verband keine Daten veröffentlicht, in denen die Ausgaben differenziert für Krankheitskostenvollversicherungen und Zusatzversicherungen ausgewiesen werden, kann somit auch nicht identifiziert werden, welcher Anteil der Ausgabenentwicklung auf die sehr starke Zunahme der Zusatzversicherungen zurückzuführen ist. Es kann wohl davon ausgegangen werden, dass

---

138 Bei der Interpretation dieser Daten ist zu beachten, dass es sich bei Angaben zu Zusatzversicherungen um die Zahl der Verträge handelt, nicht der versicherten Personen. Da eine Person mehrere Zusatzversicherungen abschließen kann, dürfte die Zahl der Personen mit Zusatzverträgen deutlich niedriger sein. Die Personenzahl geht aus den Angaben des PKV-Verbandes leider nicht hervor.

2000	2005	2010	2000–2010 in %
471,1	564,4	734,2	55,8
3,5	3,3	3,4	–
471,1	549,8	698,8	48,3
3,5	3,2	3,2	–
–	14,6	35,4	–
–	0,1	0,2	–
2 062,1	2 097,7	3 762,1	82,4
12,3	10,3	14,1	–
652,9	911,8	1 268,5	94,3
3,9	4,5	4,7	–
1 409,2	1 185,9	2 493,6	77,0
8,4	5,8	9,3	–
1 042,4	970,4	1 033,2	–0,9
6,2	4,8	3,9	–

die Steigerung von 96,2 % bei den Ausgaben für Zahnersatz vor allem aus dem starken Anstieg der Zahl der Zahnzusatzversicherungen für GKV-Versicherte resultiert.

Die starke Zunahme der Ausgaben für ambulante ärztliche Behandlung und für Arzneimittel wird allerdings seit einigen Jahren sowohl innerhalb der PKV als auch in der Gesundheitspolitik als Entwicklung diskutiert, die nicht durch den Anstieg der Zahl der Vollversicherten zu erklären ist. Als Ursache des überproportionalen Anstiegs der ambulanten Arztkosten wird diskutiert, dass ein zunehmender Teil der niedergelassenen Ärzte die Budgetierung der GKV-Leistungen durch eine Ausweitung der Leistungsmengen bei Privatpatienten und die Abrechnung höherer GOÄ-Steigerungssätze kompensiert. Vor diesem Hintergrund fordert der PKV-Verband seit längerem eine Reform der Gebührenordnung für Ärzte, die ihm die Möglichkeit einräumt, Direktverträge mit Ärzten oder Arztgruppen abzuschließen und darin auch Regelungen zur Anwendung der Steigerungssätze zu vereinbaren. Eine solche sogenannte «Öffnungsklausel» lehnen die Ärzteverbände jedoch ab. Eine Reform der GOÄ wurde zwar im Koalitionsvertrag von 2009 vereinbart, bislang jedoch noch nicht beschlossen (Stand: Mitte 2012).

Der starke Anstieg der Ausgaben für Arzneimittel um 90,9 % im Zeitraum 2000–2010 dürfte ebenso wie in der GKV vor allem auf die zunehmende Verschreibung neuer und hochpreisiger Arzneimittel, insbesondere auch von Scheininnovationen, zurückzuführen sein. Um den PKV-Unternehmen Entlastung in diesem Ausgabenbereich zu verschaffen, wurde die PKV in die Neuregelungen des Arzneimittelpreisrechts durch das 2011 in Kraft getretene Arzneimittelmarktneuordnungsgesetz (AMNOG) einbezogen. Ob und in welchem Umfang die Neuregelungen zu einer dauerhaften Entlastung der PKV führen werden, bleibt abzuwarten.

In einigen Leistungsbereichen sind allerdings auch unterproportionale oder sogar rückläufige Ausgabenentwicklungen zu verzeichnen. So sind die Ausgaben für die Wahlleistung «Unterkunft» im Krankenhaus (Ein- oder Zweibettzimmer) zwischen 2000 und 2008 sogar absolut rückläufig gewesen und erst danach wieder leicht angestiegen. Ursache war ein im Jahr 2000 mit einer BGH-Entscheidung erfolgreich abgeschlossener Rechtsstreit, den die PKV gegen Krankenhäuser angestrengt hatte, um eine in den 1990er-Jahren zu beobachtende starke Erhöhung der Wahlleistungsentgelte zu stoppen und eine Bindung der Entgelthöhe an bestimmte Leistungsstandards zu erreichen. Die Ausgaben für die Wahlleistung «Unterkunft» im Krankenhaus gingen daraufhin von 752 Mio. Euro im Jahr 2000 auf 555 Mio. Euro im Jahr 2001 zurück. Im Jahr 2002 schlossen der PKV-Verband und die Deutsche Krankenhausgesellschaft daraufhin eine Rahmenvereinbarung zu Leistungsstandards und zulässigen Vergütungshöhen, und bis 2012 schloss die PKV Einzelverträge zur Wahlleistung «Unterkunft» mit über 1500 Krankenhäusern.

Die veröffentlichten **Finanzergebnisse** der im PKV-Verband zusammengeschlossenen PKV-Unternehmen weisen für 2010 insgesamt

Einnahmen (Erträge) in Höhe von ca. 43,3 Mrd. Euro aus, denen Gesamtausgaben (Aufwendungen) in Höhe von ca. 43,0 Mrd. Euro gegenüberstanden (Tab. 5-12). Die verbleibenden ca. 0,3 Mrd. Euro wurden den freien Rücklagen zugeführt.

Die **Einnahmen** stammten zu 76,6 % aus Versicherungsprämien und zu 16,5 % aus Kapitalerträgen. Die Kapitalerträge resultierten aus den am Kapitalmarkt angelegten Alterungsrückstellungen. Die **Ausgaben** flossen zu 51,5 % in die Regulierung von Versicherungsfällen und zu 8,1 % in Aufwendungen für den Versicherungsbetrieb, von denen wiederum mit 6,2 % der größte Teil auf Abschlussaufwendungen entfiel. Dabei handelt es sich um Provisionen, die an Außendienstmitarbeiter oder freie Versicherungsmakler für den Abschluss neuer Versicherungsverträge gezahlt werden. Es erscheint durchaus angemessen, auch die Abschlussaufwendungen als Verwaltungskosten anzusehen, da es sich um Aufwendungen für Dienstleistungen handelt, die beispielsweise in der GKV von Krankenkassenbeschäftigten erbracht werden. Fasst man beide Ausgabenpositionen zu einer Position «Verwaltungsausgaben» zusammen, so lagen diese der PKV im Jahr 2010 mit 8,2 % deutlich über denen der GKV (2010: 5,4 %).

Wie zuvor dargelegt, sind PKV-Unternehmen gesetzlich verpflichtet, **Alterungsrückstellungen** zu bilden, aus denen Prämienermäßigungen für ältere Versicherungsnehmer finanziert werden sollen. Die Bedeutung der Alterungsrückstellungen für die PKV kann ein Vergleich zu den jährlichen Prämieneinnahmen veranschaulichen. Da Alterungsrückstellungen nur in der Krankheitskostenvollversicherung und Pflegepflichtversicherung zu bilden sind, ist vor allem deren Prämienaufkommen eine geeignete Referenzgröße. Die jährlichen Prämieneinnahmen aus der Krankheitskostenvollversicherung und Pflegepflichtversicherung ergaben 2010 zusammen ca. 26,2 Mrd. Euro. Davon wurden 12,7 Mrd. Euro oder fast 50 % den Alterungsrückstellungen zugeführt (s. Tab. 5-12). Die Summe aller vorhandenen Alterungsrückstellungen lag im Jahr 2010 bei 158 Mrd. Euro. Dies entsprach dem Sechsfachen des jährlichen Prämienaufkommens für Krankheitskostenvollversicherungen und Pflegepflichtversicherung. Bezogen auf alle Leistungsausgaben lag die Summe der Alterungsrückstellungen 2010 um das Siebenfache über den Gesamtausgaben für alle Versicherungs-

Tabelle 5-12: Jahresergebnis der privaten Kranken- und Pflegeversicherung (in Mio. Euro)

	2000	2005	2010	2000– 2010 in %
Erträge	27 442,6	34 611,0	43 330,8	57,9
darunter				
Einnahmen aus Versicherungsprämien	20 708,0	27 340,8	33 250,6	60,6
in % der Erträge	75,5	79,0	76,7	–
Einmalbeiträge aus den Rückstellungen für Prämienrückerstattung	1 768,0	1 457,3	2 914,6	64,9
in % der Erträge	6,4	4,2	6,7	–
Kapitalerträge (Erträge aus Kapitalanlagen)	4 966,6	5 812,9	7 165,6	44,3
in % der Erträge	18,1	16,8	16,5	–
Aufwendungen	27 141,6	34 256,7	43 016,1	58,5
darunter				
Versicherungsfälle	13 815,2	17 451,4	22 171,0	60,5
in % der Aufwendungen	50,9	50,9	51,5	–
Beitragsrückerstattungen	2 861,1	3 444,1	3 760,1	31,4
in % der Aufwendungen	10,5	10,1	8,7	–
Zuführungen zu den Alterungsrückstellungen	7 410,2	9 559,3	12 680,6	71,1
in % der Aufwendungen	27,3	27,9	29,5	–
in % der Beitragseinnahmen	35,8	35,0	38,1	–
Aufwendungen für den Versicherungsbetrieb	2 633,9	3 142,7	3 464,0	31,5
in % der Aufwendungen	9,7	9,2	8,1	–
darunter				
Abschlussaufwendungen	1 921,5	2 361,0	2 649,0	37,9
in % der Aufwendungen	7,1	6,9	6,2	–
Verwaltungsaufwendungen	712,4	781,7	815,0	14,4
in % der Aufwendungen	2,6	2,3	1,9	–
Steuern	241,1	389,4	280,4	16,3
in % der Aufwendungen	0,9	1,1	0,7	–
Sonstige Aufwendungen	180,0	269,8	660,0	266,7
in % der Aufwendungen	0,7	0,8	1,5	–
Mittel zur Bildung gesetzlich vorgeschriebener und freier Rücklagen	301,0	354,3	314,7	4,5
Alterungsrückstellungen	59 551,0	103 370,9	158 004,8	165,3
in % der Prämieneinnahmen	287,6	378,1	475,2	–
in % der Aufwendungen	219,4	301,8	367,3	–
in % der Aufwendungen für Versicherungsfälle	431,1	592,3	712,7	–

Quelle: PKV-Verband; eigene Berechnungen

fälle, einschließlich der Zusatzversicherungen. Um was für ein Finanzvolumen es sich handelt, kann auch ein Bezug zur GKV veranschaulichen: Die Ende 2010 vorhandenen Alterungsrückstellungen der PKV (158 Mrd. Euro) entsprachen ca. 90 % der Gesamtausgaben der gesetzlichen Krankenversicherung im Jahr 2010 (176 Mrd. Euro).

Aus den Daten des PKV-Verbandes nicht ersichtlich sind die erzielten **Überschüsse** der Versicherungsunternehmen. Bei den 19 Versicherungsvereinen auf Gegenseitigkeit kann davon ausgegangen werden, dass erzielte Überschüsse in Form von Prämienrückzahlungen oder -ermäßigungen in vollem Umfang an die Versicherten ausgezahlt wurden. Bei den 24 gewinnorientierten Aktiengesellschaften des PKV-Verbandes ist hingegen zu erwarten, dass sie Gewinne erzielt und diese an ihre Aktionäre ausgeschüttet haben.

5.3 Gesetzliche und private Krankenversicherung: Eine Gegenüberstellung zentraler Merkmale

Abschließend sollen die beiden Arten von Krankenversicherung kurz zusammengefasst und gegenüber gestellt werden (**Tab. 5-13**). Die Gegenüberstellung soll sich hier nur auf die wichtigsten Merkmale konzentrieren, ohne auf Ausnahmen und Besonderheiten noch einmal einzugehen. Ziel ist die Herausarbeitung dessen, was als wesentlich angesehen werden kann.

Die **gesetzliche Krankenversicherung** ist Teil der staatlichen Sozialversicherung und soll dazu dienen, den Verfassungsauftrag zur staatlichen Daseinsvorsorge für die Bürger zu erfüllen. Zentrales und tragendes Prinzip der Sozialversicherung GKV ist das Solidaritätsprinzip, worunter zu verstehen ist, dass alle Mitglieder einer Solidargemeinschaft sind und ihrer individuellen finanziellen Leistungsfähigkeit entsprechend alle anfallenden Ausgaben der GKV gemeinsam tragen (Umlageverfahren). Dem Grundsatz der gemeinsamen und solidarischen Tragung aller Ausgaben nach Leistungsfähigkeit wird mit einer Finanzierung durch für alle Mitglieder prozentual gleich hohe und somit einkommensabhängige Beiträge auf das durch Gesetz definierte beitragspflichtige Einkommen entsprochen (Leistungsfähigkeitsprinzip).

Tabelle 5-13: Gegenüberstellung zentraler Merkmale der GKV und PKV

Merkmal	GKV	PKV
Organisation	• staatliche Sozialversicherung durch Krankenkassen als Körperschaften des öffentlichen Rechts und mittelbare Staatsverwaltung	• Individualversicherung durch private Versicherungsunternehmen
Zugänglichkeit	• Wahlfreiheit unter allen geöffneten Krankenkassen	• substitutive, die GKV ersetzende private Krankenversicherung nur für Personen, die nicht der gesetzlichen Versicherungspflicht in der GKV unterliegen • private Zusatzversicherungen zugänglich auch für GKV-Versicherte
Zugangsverfahren	• Aufnahme erfolgt durch Beitrittserklärung • alle Krankenkassen unterliegen einer gesetzlichen Aufnahmepflicht	• Aufnahme erst nach Gesundheitsprüfung und Risikoeinschätzung • keine Pflicht zur Aufnahme (außer Basistarif, Kindernachversicherung)
Art und Umfang der Leistungen	• Sachleistungen • Anspruch auf alle medizinisch notwendigen Leistungen	• Kostenerstattung • Leistungspflicht nur für die im Versicherungsvertrag vereinbarten Leistungen (evtl. Leistungsausschlüsse)
Versicherung von Familienangehörigen	• beitragsfreie Mitversicherung von Ehegatten und Kindern	• individueller Versicherungsvertrag für jede Person (Ehegatte, Kinder)
Finanzierung durch Beiträge/Prämien	• für alle Mitglieder gleicher, einkommensabhängiger allgemeiner Beitragssatz • pauschaler, einkommensunabhängiger Zusatzbeitrag • Zuzahlungen	• individuell unterschiedliche Prämien je nach gewähltem Tarif und individuellem Versicherungsrisiko (z.B. Gesundheitszustand, Beruf etc.) • Selbstbehalte
Finanzierung aus sonstigen Quellen	• Steuerzuschuss des Bundes	• Kapitalerträge aus Alterungsrückstellungen

Weder die Absicherung für den Krankheitsfall noch die Beteiligung an der solidarischen Tragung der finanziellen Lasten soll der individuellen Entscheidung und individuellen Nutzenkalkülen überlassen bleiben, darum zwingt der Staat den weit überwiegenden Teil der Bevölkerung in Deutschland durch eine gesetzliche Versicherungspflicht zur Mitgliedschaft in einer Krankenkasse.

Krankenkassen sind Träger der staatlichen Sozialversicherung und haben als Körperschaften des öffentlichen Rechts und mittelbare Staatsverwaltung die Aufgabe, staatliches Sozialrecht auszuführen. Sie sind verpflichtet, alle der gesetzlichen Versicherungspflicht unterworfenen Bürger aufzunehmen und ihnen alle durch das Sozialrecht vorgegebenen medizinisch notwendigen und wirtschaftlich erbrachten Leistungen zu gewähren.

Da aus historischen Gründen der zentrale Anknüpfungspunkt für die Versicherungspflicht die abhängige Beschäftigung ist, Ziel staatlicher Sozialversicherung aber die solidarische Sicherung nicht nur der Beschäftigten selbst, sondern auch ihrer nicht erwerbstätigen Angehörigen zu sein hat, dient die Institution der beitragsfreien Mitversicherung von Familienangehörigen letztlich der Erfüllung des Verfassungsauftrags zur Daseinsvorsorge des Staates für seine Bürger.[139]

Die Unternehmen der **privaten Krankenversicherung** sind hingegen nicht Teil des Systems staatlicher Daseinsvorsorge, sondern stehen außerhalb dieses Systems. Als private Wirtschaftsunternehmen verfolgen sie einzelwirtschaftliche Ziele und bieten ihre Versicherungen zu erwerbswirtschaftlichen Zwecken an. Sie sind entstanden vor allem aus den freien Hilfskassen der Handlungsgehilfen (Angestellten) des 19. und beginnenden 20. Jahrhunderts, die nicht als Ersatzkassen dem GKV-System eingegliedert wurden. Sie wurzeln letztlich in der dem Bismarck'schen Sozialversicherungsmodell zugrunde liegenden und auch heute noch vertretenen Auffassung, dass Selbständige, Freiberufler und abhängig Beschäftigte mit hohem Einkommen nicht «schutzbedürftig» seien und für sich selbst vorsorgen können und sollen. Insofern wurden sie nicht der Versicherungspflicht in der GKV unterworfen und hatten auch die Freiheit, sich nicht abzusichern. Diese Freiheit

---

139 Die beitragsfreie Mitversicherung insbesondere der Kinder als «versicherungsfremde Leistung» anzusehen, wie dies in der gesundheitspolitischen Diskussion vielfach der Fall ist, verkennt, dass es sich bei der GKV nicht um eine Versicherung im privatrechtlichen Sinn handelt, der eine beitragsfreie Mitversicherung in der Tat «fremd» ist.

endete erst mit der Einführung der allgemeinen Krankenversicherungspflicht durch das GKV-WSG 2007.

Geblieben sind jedoch die Nichteinbeziehung in die Verpflichtung
zur Beteiligung an der Solidargemeinschaft GKV und der Grundsatz
individueller Vorsorge. Privater Krankenversicherungsschutz funktioniert nach den Prinzipien der individuellen Schadensversicherung wie
beispielsweise der privaten Unfallversicherung, Kfz-Versicherung oder
Haftpflichtversicherung, erweitert vor allem um die Auflage, zur Vermeidung starker Prämiensteigerungen im Alter «Alterungsrückstellungen» zu bilden. Private Krankenversicherungen weisen dementsprechend in zentralen Punkten Ähnlichkeiten zu anderen privaten
Versicherungen auf: Die Versicherungen unterliegen grundsätzlich der
Vertragsfreiheit und müssen – bis auf wenige Ausnahmen – niemanden
zwingend aufnehmen, sie berechnen risikoäquivalente Prämien, die
umso höher sind, je höher das zu versichernde Risiko ist. So wie beispielsweise in der Kfz-Versicherung unterschiedlich hohe Prämien je
nach Schadensfreiheitsklasse verlangt werden, so sind die Prämien der
PKV für Personen mit gesundheitlichen Einschränkungen höher als für
gesunde, für alte Neukunden höher als für junge etc. Auch die Möglichkeit, für bestimmte Krankheiten die dafür notwendigen Leistungen aus
der Leistungspflicht auszuschließen oder dafür Risikozuschläge zu verlangen, folgt dem für die private Versicherungswirtschaft grundlegenden Äquivalenzprinzip.

Bei der GKV und der PKV handelt es sich – das dürfte deutlich geworden sein – um zwei grundverschiedene Modelle der Absicherung
für den Krankheitsfall. Mit dieser Dualität bei der Absicherung der
Krankheitskosten nimmt Deutschland nicht nur in Europa eine Sonderstellung ein. Ob das zweigeteilte System aus gesetzlicher Krankenversicherung und privater Krankheitsvollkostenversicherung aufrechterhalten oder verändert werden soll und – wenn verändert – in welche
Richtung, wird eine der zentralen Fragen der Gesundheitspolitik der
nächsten Jahre sein.

Literatur

Gesetzliche Krankenversicherung

BMAS, Bundesministerium für Arbeit und Sozialordnung (2012): Übersicht über das Sozialrecht. 9., veränderte Auflage. Nürnberg: Verlag Bildung und Wissen.

Igl, G.; Welti, F. (2010): Sozialrecht. Ein Studienbuch, 8. neu bearbeitete Auflage. Baden-Baden: Nomos.

Private Krankenversicherung

Farny, Dieter (2011): Versicherungsbetriebslehre. 5., überarbeitete Auflage. Karlsruhe: Verlag Versicherungswirtschaft.

Führer, Christian; Grimmer, Arnd (2009): Versicherungsbetriebslehre. Ludwigshafen: Friedrich Kiehl Verlag.

Sacher, Peter (2004): Private Kranken- und Pflegeversicherung. Karlsruhe: Verlag Versicherungswirtschaft.

Verband der privaten Krankenversicherung (lfd. ge.): Zahlenbericht. Köln: PKV.

Als Einführung in die Funktionsweise der PKV ist insbesondere das Lehrbuch von Sacher (2004) geeignet. Auch wenn es mittlerweile nicht mehr in allen Bereichen aktuell ist, so bietet es doch eine sehr gut strukturierte und verständliche Darstellung und Einführung in Grundfragen der PKV.

Der PKV-Verband stellt auf seiner Internetseite zahlreiche Informationen und Broschüren über die PKV und einzelne Themenbereiche sowie seine Rechenschafts- und Zahlenberichte für den Download zur Verfügung (http://www.pkv.de).

Daten

Daten zur **gesetzlichen Krankenversicherung** werden auf der Internetseite des Statistischen Bundesamtes (http://www. gbe-bund.de) sowie auf der Internetseite des Bundesministeriums für Gesundheit (http://www.bmg.bund.de) veröffentlicht.

Daten zur **privaten Krankenversicherung** werden ebenfalls auf der Internetseite des Statistischen Bundesamtes (http://www. gbe-bund.de) und in den jährlich erscheinenden Zahlenberichten des PKV-Verbandes auf dessen Internetseite (http://www.pkv.de) veröffentlicht.

6 Die ambulante ärztliche Versorgung

Die ambulante ärztliche und zahnärztliche Versorgung erfolgt in Deutschland fast ausschließlich durch niedergelassene Ärzte und Zahnärzte. Sie sind in der Regel die erste Anlaufstelle für Patienten bei gesundheitlichen Problemen, führen den weit überwiegenden Teil der Diagnostik und Therapie durch, verordnen Arznei-, Heil- und Hilfsmittel und weisen im Bedarfsfall zur weiteren Abklärung und Behandlung einer Erkrankung in ein Krankenhaus ein. Ambulante ärztliche Versorgung ist in Deutschland im Grunde gleichbedeutend mit ambulanter ärztlicher Versorgung von Krankenkassenpatienten, da ca. 90 % der Bevölkerung in einer der Krankenkassen versichert sind. An der ambulanten ärztlichen Versorgung von GKV-Versicherten dürfen Ärzte allerdings nur teilnehmen, wenn sie hierzu als «Vertragsarzt» der GKV zugelassen sind. Im Sozialrecht wird die ambulante ärztliche Versorgung von Kassenpatienten darum als «vertragsärztliche Versorgung» bezeichnet.[140] Ambulant tätige Ärzte, die nicht zur vertragsärztlichen Versorgung zugelassen sind, können als «Privatärzte» in der Regel nur Privatpatienten oder Kassenpatienten auf deren eigene Rechnung behandeln.

Da ca. 95 % der niedergelassenen Ärzte Vertragsärzte der GKV sind, konzentriert sich die nachfolgende Darstellung auf die vertragsärztliche Versorgung. Das System der vertragszahnärztlichen Versorgung wird nicht gesondert dargestellt, da es in seinen wesentlichen Grundstrukturen weitgehend identisch ist mit dem der ambulanten ärztlichen Versorgung.

---

140 Bis 1992 wurden die zur ambulanten ärztlichen Behandlung von Kassenpatienten zugelassenen Ärzte im Sozialrecht als «Kassenärzte» bezeichnet. Die Änderung erfolgte durch das Gesundheitsstrukturgesetz zum 1. Januar 1993.

6.1 Strukturmerkmale

Die ambulante ärztliche Versorgung in Deutschland weist eine Reihe von zentralen Strukturmerkmalen auf. Dies sind im Einzelnen:

- Niederlassungsfreiheit der Ärzte

- freie Arztwahl der Patienten

- Übertragung zentraler Aufgaben auf Kassenärztliche Vereinigungen

- Bedarfsplanung und Zulassungsbegrenzungen

- Gliederung in hausärztliche und fachärztliche Versorgung

- Gruppenverhandlungen zwischen Kassenärztlichen Vereinigungen und Krankenkassen

- gemeinsame Selbstverwaltung durch Kassenärztliche Vereinigungen und Krankenkassen.

Niederlassungsfreiheit: Jeder Bürger der Bundesrepublik Deutschland hat das Grundrecht auf freie Wahl des Berufes (Art. 12 GG). Dieses Grundrecht gilt auch für den ärztlichen Beruf. Insofern besteht in Deutschland für Ärzte im Grundsatz die Freiheit der Niederlassung und Eröffnung einer Praxis.[141] Will ein niedergelassener Arzt allerdings an der vertragsärztlichen Versorgung von Kassenpatienten teilnehmen, braucht er eine gesonderte Zulassung als Vertragsarzt. Diese Zulassung wird nur erteilt, wenn der Arzt bestimmte gesetzliche und in einer Zulassungsverordnung festgelegte Voraussetzungen erfüllt und in der Bedarfsplanung die für die vertragsärztliche Versorgung festgelegte Arztzahl je Einwohner in dem betreffenden Zulassungsbezirk nicht überschritten wird (vgl. «Bedarfsplanung» an späterer Stelle).

Freie Arztwahl: Im Grundsatz haben Patienten die Wahl, sich von einem Arzt ihres Vertrauens behandeln zu lassen. Für GKV-Versicherte

---

141 Dies wurde in einer Grundsatzentscheidung des Bundesverfassungsgerichtes aus dem Jahr 1960 festgestellt, nach dem Zulassungsbeschränkungen für Ärzte mit dem Grundrecht auf freie Berufsausübung nicht vereinbar seien (das sogenannte «Kassenarzturteil» vom 23. März 1960; BVerfGE Bd. 11, S. 30 ff.; NJW 1960, S. 715 ff.).

gelten allerdings Einschränkungen (§ 76 SGB V). Auf Kosten der Krankenkasse können sie sich nur durch zugelassene Vertragsärzte oder zur
vertragsärztlichen Versorgung ermächtigte Ärzte behandeln lassen
(z. B. ermächtigte Krankenhausärzte). Wählen sie einen anderen als den
nächst erreichbaren Vertragsarzt und entstehen dadurch Mehrkosten,
kann ihnen die Krankenkasse diese Mehrkosten in Rechnung stellen.
Privatärzte dürfen Versicherte der GKV nur in Notfällen auf Kosten der
Krankenkasse in Anspruch nehmen.

Übertragung zentraler Aufgaben auf **Kassenärztliche Vereinigungen:** Eine wesentliche Besonderheit des Systems der ambulanten ärztlichen Versorgung ist die zentrale Stellung der Kassenärztlichen Vereinigungen (KVen). Sie sind eine Institution ganz besonderer Art, da sie als
Körperschaft des öffentlichen Rechts sowohl staatliche Aufgaben wahrnehmen als auch Interessenvertretung der Vertragsärzte sind (§§ 77–81
SGB V). Ihnen ist vom Staat der sogenannte «Sicherstellungsauftrag»
für die ambulante ärztliche Versorgung übertragen worden (§ 75 Abs. 1
SGB V). Der Sicherstellungsauftrag verpflichtet die Kassenärztlichen
Vereinigungen dazu, in allen Bereichen ihres KV-Bezirks für eine ausreichende vertragsärztliche Versorgung zu sorgen. Die Kassenärztlichen Vereinigungen – und nicht die einzelnen Ärzte – sind in der Regel
Verhandlungspartner der Krankenkassen bei der Vereinbarung von
Verträgen und Vergütungen. Zudem nehmen die Kassenärztlichen
Vereinigungen die von den Krankenkassen gezahlten Gesamtvergütungen für die ambulante ärztliche Versorgung in Empfang und verteilen
sie nach festgelegten Regeln an die einzelnen Vertragsärzte.

Bedarfsplanung und **begrenzte Zulassung:** Um eine Überversorgung oder Unterversorgung zu vermeiden, wird die Kapazitätsentwicklung in der ambulanten ärztlichen Versorgung im Rahmen einer Bedarfsplanung reguliert (§§ 99–105 SGB V). Überversorgte Gebiete sind
den gesetzlichen Vorgaben entsprechend mit einer Zulassungssperre zu
belegen, für unterversorgte Gebiete sind Maßnahmen zu ergreifen, um
Ärzte zur Niederlassung in diesen Regionen zu motivieren.

Gliederung in hausärztliche und **fachärztliche Versorgung:** Die
vertragsärztliche Versorgung wird in einen hausärztlichen und einen
fachärztlichen Teil unterschieden (§ 73 SGB V). Im Zentrum der vertragsärztlichen Versorgung sollen die Hausärzte stehen, die das persön-

liche Umfeld des Patienten kennen, alle wesentlichen Befunde zusammenführen und den Patienten als Lotse durch das Gesundheitssystem begleiten. Die Inanspruchnahme von Fachärzten soll nach Möglichkeit nur auf Überweisung durch einen Hausarzt geschehen. Die Realisierung dieser gesundheitspolitischen Leitvorstellung ist bislang allerdings noch nicht in dem Maße vorangekommen, wie es der Gesetzgeber anstrebt.

Gruppenverhandlungen: Die wichtigsten Vereinbarungen über die Ausgestaltung und Vergütung der vertragsärztlichen Versorgung werden in der Regel nicht zwischen einzelnen Ärzten oder Arztgruppen und den Krankenkassen getroffen, sondern zwischen der zuständigen Kassenärztlichen Vereinigung und den Landesverbänden der Krankenkassen. Da alle Vertragsärzte Mitglied der zuständigen Kassenärztlichen Vereinigung sein müssen, kann diese auch für alle Vertragsärzte verhandeln. Die von ihr abgeschlossenen Verträge sind für alle Vertragsärzte bindend. Seit einigen Jahren treten neben die Kollektivverhandlungen zwischen der jeweils zuständigen KV und der Gemeinschaft der Krankenkassen allerdings zunehmend Verhandlungen zwischen den Vertretungen einzelner Arztgruppen und einzelnen Krankenkassen. Diese von der Politik geforderte und durch entsprechende Rechtsänderungen vorangetriebene Entwicklung erfolgt unter dem Leitbegriff der «Direktverträge» oder «Selektivverträge» (als Gegenmodell zum Kollektivvertrag). So wurde durch das GKV-WSG 2007 allen Krankenkassen der gesetzliche Auftrag erteilt, mit Gruppen von Hausärzten Verträge für eine hausarztzentrierte Versorgung abzuschließen. Durch das GKV-OrgWG wurde den Kassen schließlich sogar eine Frist bis Mitte 2009 vorgegeben, bis zu der sie zwingend Hausarztverträge abzuschließen hatten.

Gemeinsame Selbstverwaltung: Wichtige und zentrale Entscheidungen über die Ausgestaltung der vertragsärztlichen Versorgung werden auf Landes- und Bundesebene in Gremien getroffen, die paritätisch durch die Kassenärztlichen Vereinigungen und Krankenkassen besetzt sind. Zu diesen Gremien zählen beispielsweise Zulassungsausschüsse auf Landesebene, die über die Zulassung neuer Vertragsärzte entscheiden. In den Gremien der gemeinsamen Selbstverwaltung werden zentrale Entscheidungen nach Möglichkeit im Konsens getroffen. Ist eine Einigung jedoch nicht möglich, entscheidet ein ebenfalls paritätisch besetztes Schiedsgremium. Die Gremien der gemeinsamen Selbstverwaltung unterliegen staatlicher Aufsicht, die sich allerdings zumeist auf eine Rechtmäßigkeitsprüfung der Entscheidungen geschränkt. Wird der Schiedsspruch eines Schiedsamtes abgelehnt oder ist eine der Vertragsparteien mit der Entscheidung der Aufsichtsbehörde nicht einverstanden, bleibt beiden Seiten die Möglichkeit einer Klage vor einem Sozial- oder Verwaltungsgericht.

6.2 Basisdaten

Ambulante vertragsärztliche Versorgung erfolgt in Deutschland in der Regel in Einzel- oder Gemeinschaftspraxen. Krankenhausärzte dürfen nur in Ausnahmefällen und wenn sie dazu von der zuständigen Kassenärztlichen Vereinigung «ermächtigt» wurden, ambulante ärztliche Behandlungen durchführen. Die Gesamtzahl der **an der vertragsärztlichen Versorgung teilnehmenden Ärztinnen und Ärzte** steigt seit Jahrzehnten kontinuierlich an und lag 2010 um 17 % über dem Wert von 1993. Im Jahr 2010 nahmen insgesamt ca. 138 000 Ärztinnen und Ärzte an der ambulanten vertragsärztlichen Versorgung teil (**Tab. 6-1**). Davon waren ca. 120 150 als **Vertragsärzte** (86,8 %) freiberuflich selbständig tätig und ca. 1260 (0,9 %) waren sogenannte **Partnerärzte**. Als Partnerärzte werden Ärzte bezeichnet, die als selbständige Vertragsärzte in einer Berufsausübungsgemeinschaft mit einem bereits zugelassenen Vertragsarzt desselben Fachgebietes in dessen Praxis tätig sind (§ 101 Abs. 1 Nr. 4 SGB V). Bedingung ihrer Zulassung zur vertragsärztlichen Versorgung ist, dass durch die Berufsausübungsgemeinschaft der bisherige Praxisumfang nicht wesentlich überschritten wird.

Die Zahl der **angestellten Ärzte** lag 2010 bei ca. 7000 oder 5,1 %. Angestellte Ärzte haben in der Regel keine eigene Zulassung und werden vom jeweiligen Vertragsarzt oder Privatarzt vergütet oder an den Honorareinnahmen beteiligt. Die Zahl der angestellten Ärzte ist zwar immer noch relativ gering, in den letzten Jahren allerdings deutlich gestiegen. Offenbar haben insbesondere die im Rahmen des Vertragsarztrechtsänderungsgesetzes (VÄndG) 2007 beschlossenen Erleichterungen für die Anstellung von Ärztinnen und Ärzten in Vertragsarztpraxen

Tabelle 6-1: An der vertragsärztlichen Versorgung teilnehmende Ärzte nach
Teilnahmestatus

	1995	2000	2005
Teilnehmende Ärzte insgesamt	119 939	126 832	131 802
darunter			
Vertragsärzte	107 497	114 019	117 547
Anteil in %	*89,6*	*89,9*	*89,2*
Partnerärzte	–	472	1 287
Anteil in %	*–*	*0,4*	*1,0*
Angestellte Ärzte	1 377	1 572	2 170
Anteil in %	*1,1*	*1,2*	*1,6*
Ermächtigte Ärzte	11 065	10 769	10 798
Anteil in %	*9,2*	*8,5*	*8,2*

Quelle: Statistisches Bundesamt

diesen Trend befördert. Auch die Zunahme der Zahl der Medizinischen Versorgungszentren spielte eine wesentliche Rolle, da dort vor allem angestellte Ärzte tätig sind (KBV 2011b).

Als **ermächtigte Ärzte** nahmen ca. 10 000 (7,2 %) Krankenhausärzte an der ambulanten vertragsärztlichen Versorgung teil. Ihre Zahl ist seit Anfang der 1990er-Jahre rückläufig. Hatten 1994 noch 11 067 Krankenhausärzte eine Ermächtigung für die ambulante ärztliche Behandlung, so waren es 2010 nur noch 10 022 zurück. Der Anteil der Krankenhausärzte an der ambulanten vertragsärztlichen Versorgung ging dementsprechend von 9,4 % (1994) auf 7,2 % (2010) zurück. Der Rückgang ist weder auf ein abnehmendes Interesse von Krankenhäusern noch auf Veränderungen der rechtlichen Rahmenbedingungen zurückzuführen. Im Gegenteil: Die Krankenhausträger bekunden seit Jahrzehnten immer ihr Interesse an einer stärkeren Beteiligung der Krankenhäuser an der ambulanten Versorgung, und in der Gesundheitspolitik besteht seit langem ein relativ breiter Konsens drüber, dass Krankenhäuser mehr als bislang auch ambulante Behandlungen durchführen sollten. Die rückläufigen Zahlen deuten insofern auf eine zunehmend restriktivere Vergabe von Ermächtigungen durch die zuständigen Kassenärztlichen Vereinigungen hin. Da ambulante Behandlungen durch Krankenhau-

2010	1995-2000		2000-2010		1995-2010	
	Anzahl	in %	Anzahl	in %	Anzahl	in %
138 472	6 893	5,7	11 640	9,2	20 133	17,0
120 153	6 522	6,1	6 134	5,4	13 913	13,1
86,8	–	–	–	–	–	–
1 261	–	–	789	167,2	–	–
0,9	–	–	–	–	–	–
7 036	195	14,2	5 464	347,6	6 004	581,8
5,1	–	–	–	–	–	–
10 022	–296	–2,7	–747	–6,9	–1 045	–9,4
7,2	–	–	–	–	–	–

särzte auch aus der Gesamtvergütung der Vertragsärzte zu vergüten sind, geht eine Ausweitung von Ermächtigungen zu Lasten der Einkommen niedergelassener Vertragsärzte.

Ärzte können auch außerhalb der vertragsärztlichen Versorgung ambulant tätig sein, dann allerdings nur als reine **Privatärzte**. Ihre Zahl lag Ende 2008 bei ca. 5200 (KBV 2010a). Reine Privatärzte sind nicht zur vertragsärztlichen Versorgung zugelassen und wollen dies in der Regel auch nicht. Sie behandeln nur auf private Rechnung. Privatpatienten können diese Rechnungen dann ihrer privaten Krankenversicherung einreichen. Kassenpatienten dürfen eine privatärztliche Behandlung zu Lasten ihrer Krankenkasse nur im Notfall in Anspruch nehmen. Sie erhalten dann ebenfalls eine private Rechnung, die sie zur Kostenerstattung ihrer Krankenkasse einreichen können. Die Kasse darf allerdings nur bis zur Höhe des in der vertragsärztlichen Versorgung üblichen Honorarsatzes erstatten. Die Differenz hat der Versicherte zu tragen. Auch die Vertragsärzte der GKV erbringen privatärztliche Leistungen, sie sind allerdings – im Unterschied zu den reinen Privatärzten – zur vertragsärztlichen Versorgung zugelassen. Auf die Erbringung privatärztlicher Leistungen durch Vertragsärzte wird an späterer Stelle näher eingegangen.

Tabelle 6-2: An der vertragsärztlichen Versorgung teilnehmende Ärzte nach Arztgruppen[1]

	1993	1995	2000	2005
Teilnehmende Ärzte insgesamt	115 469	119 939	126 832	131 802
darunter				
Allgemeinärzte und Praktische Ärzte	44 075	44 670	44 107	43 503
Anteil in %	*38,2*	*37,2*	*34,8*	*33,0*
Fachärzte (ohne Allgemeinärzte)	71 394	75 269	82 725	88 299
Anteil in %	*61,8*	*62,8*	*65,2*	*67,0*
darunter				
Hausärzte	–	–	59 788	59 076
Anteil in %	–	–	*47,1*	*44,8*

1) bis 1992 liegen Daten nur für das frühere Bundesgebiet vor

Quelle: Statistisches Bundesamt

Die ambulante vertragsärztliche Versorgung wird unterteilt in hausärztliche und fachärztliche Versorgung. An der **hausärztlichen Versorgung** können Allgemeinärzte und Praktische Ärzte sowie Internisten ohne Fachgebietsbezeichnung und Kinderärzte teilnehmen, die sich bei der zuständigen Kassenärztlichen Vereinigung für die hausärztliche Versorgung eingeschrieben haben. Seit den 1990er-Jahren verfolgt die Gesundheitspolitik zwar das Ziel, die hausärztliche Versorgung zu stärken und auszubauen, dennoch ist die Zahl der Hausärzte nur geringfügig gestiegen und der Anteil der Hausärzte an der vertragsärztlichen Versorgung seit langem rückläufig. Der Anteil der als **Hausärzte** eingeschriebenen Vertragsärzte lag im Jahr 2000 noch bei 47,1 % und ging bis zum Jahr 2010 auf 43,6 % zurück **(Tab. 6-2)**.

Der überwiegende Teil der an der vertragsärztlichen Versorgung teilnehmenden Ärzte ist in der ambulanten **fachärztlichen Versorgung** tätig. Ihr Anteil lag 2010 bei 69,9 %.[142] Der hohe Anteil der **Fachärzte** in

142 Die Zahl der Hausärzte liegt höher als die Zahl der Allgemeinärzte und Praktischen Ärzte weil auch Internisten und Kinderärzte an der hausärztlichen Versorgung teilnehmen können.

2010	1993–2000		2000–2010		1993–2010	
	Anzahl	in %	Anzahl	in %	Anzahl	in %
138 472	11 363	*9,8*	11 640	*9,2*	23 003	*19,9*
42 051	32	*0,1*	-2 055	*-4,7*	-2 024	*-4,6*
30,4	-	-	-	-	-	-
96 421	11 331	*15,9*	13 695	*16,6*	25 027	*35,1*
69,6	-	-	-	-	-	-
60 397	-	-	609	*1,0*	-	-
43,6	-	-	-	-	-	-

der ambulanten Versorgung wird zum einen auf eine relativ hohe Bewertung fachärztlicher Leistungen im Rahmen des Vergütungssystems zurückgeführt und zum anderen auf die überwiegend fachärztlich ausgerichteten Aus- und Weiterbildungsstrukturen. Der praktische Teil der ärztlichen Ausbildung und die vorgeschriebene Weiterbildung nach Abschluss des Studiums erfolgen in der Regel in den Fachabteilungen von Krankenhäusern. Dominierende Orientierung in Aus- und Weiterbildung ist der Facharzt für ein bestimmtes medizinisches Fachgebiet.

In der ambulanten **zahnärztlichen Versorgung** waren 2010 insgesamt ca. 54 700 Zahnärztinnen und Zahnärzte tätig (Tab. 6-3). Davon nahmen 54 245 oder 80 % an der vertragszahnärztlichen Versorgung teil. Der Anteil der Vertragszahnärzte an der Gesamtzahl der ambulant tätigen Zahnärztinnen und Zahnärzte liegt damit etwas niedriger als in der vertragsärztlichen Versorgung, was in erster Linie auf den gegenüber der vertragsärztlichen Versorgung höheren Anteil angestellter Zahnärztinnen und Zahnärzte zurückzuführen ist. In der zahnärztlichen Versorgung wurden die durch das VÄndG 2007 eingeführten Erleichterungen für die abhängige Beschäftigung von Zahnärztinnen und Zahnärzten offensichtlich in stärkerem Maße genutzt als in der vertragsärztlichen

Tabelle 6-3: Zahnärzte[1]

	1992	1999
Zahnärzte insgesamt	71 528	78 068
davon		
Zahnärztlich tätige Zahnärzte	56 342	62 564
Niedergelassene Zahnärzte in eigener Zahnarztpraxis	44 328	52 995
in % aller Zahnärzte	*62,0*	*67,9*
In Zahnarztpraxen angestellte Zahnärzte	8 128	6 736
in % aller Zahnärzte	*11,4*	*8,6*
Außerhalb von Zahnarztpraxen zahnärztlich tätige Zahnärzte	3 886	2 833
in % aller Zahnärzte	*5,4*	*3,6*
Vertragszahnärzte[2]	45 676	52 678
in % aller zahnärztlich tätigen Zahnärztinnen und Zahnärzte	*81,1*	*84,2*
Nicht zahnärztlich tätige Zahnärzte	15 186	15 504
in % aller Zahnärzte	*21,2*	*19,9*

1) Die Bundeszahnärztekammer hat in Zusammenarbeit mit den Landeszahnärzte-kammern die Mitgliederstatistik ab dem Jahr 2000 überarbeitet. In einigen Fällen wurden daher Zahlen gegenüber früheren Publikationen verändert. Die Überarbeitung war zum Zeitpunkt der Erstellung dieser Tabelle noch nicht vollständig abgeschlossen. Die vor 2000 veröffentlichten Mitgliederzahlen sind aufgrund methodischer Änderungen nur bedingt mit den anderen Jahren vergleichbar.
2) Daten der KZBV

Quelle: Statistisches Bundesamt; KZBV

Versorgung. Der Anteil der angestellten Zahnärztinnen und Zahnärzte stieg daraufhin von 7,7 % im Jahr 2006 auf 11,9 % im Jahr 2010.

Die **Ausgaben** für die ambulante ärztliche Versorgung in Arztpraxen im Jahr 2010 betrugen 43,1 Mrd. Euro. Sie werden überwiegend von der **gesetzlichen Krankenversicherung** getragen. Auf die Krankenkassen entfielen im Jahr 2010 ca. 29,7 Mrd. Euro oder 68,9 % der Gesamtausgaben (**Tab. 6-4 und 6-5,** S. 280/281). Vor allem durch gesetzgeberische Eingriffe in den Leistungskatalog und das Vergütungssystem der vertragsärztlichen Versorgung ist der Anteil der GKV seit 1992 deutlich gesunken. Entfielen auf die Krankenkassen 1992 noch 78,9 % der Gesamtausgaben, so sank ihr Anteil im Gefolge der 1996–2002 beschlossenen Gesundheitsreformen bis auf 73,3 % im Jahr 2003. Die

			1992–1999		2001–2010	
2001	2005	2010	Anzahl	in %	Anzahl	in %
78 726	81 824	86 428	6 540	9,1	7 702	9,8
63 729	65 157	67 808	6 222	11,0	4 079	6,4
54 485	56 100	54 683	8 667	19,6	198	0,4
69,2	68,6	63,3	-	-	-	-
6 373	6 223	10 289	-1 392	-17,1	3 916	61,4
8,1	7,6	11,9				
2 871	2 834	2 836	-1 053	-27,1	-35	-1,2
3,6	3,5	3,3	-	-	-	-
54 095	55 605	54 245	7 002	15,3	150	0,3
84,9	85,3	80,0	-	-	-	-
14 997	16 667	18 620	318	2,1	3 623	24,2
19,0	20,4	21,5	-	-	-	-

stärkste Veränderung bislang bewirkte die Einführung der Praxisgebühr ab 2004. Dadurch sank der GKV-Anteil innerhalb eines Jahres um 4,7 Prozentpunkte auf 68,6 % im Jahr 2004.

An zweiter Stelle der Finanzierungsträger folgt die **private Krankenversicherung**, die 2010 ca. 5,6 Mrd. Euro oder 13 % der Ausgaben trug. Der Anteil der PKV ist in den letzten zwei Jahrzehnten kontinuierlich angestiegen, was nur zum Teil durch die gestiegene Zahl der PKV-Versicherten erklärt werden kann. Die hauptsächliche Ursache des überdurchschnittlichen Ausgabenanstiegs der PKV ist vielmehr in einer Leistungsausweitung bei privatärztlichen Leistungen zu suchen. Um Mindereinnahmen durch Budgetierung und Punktwertverfall in der vertragsärztlichen Versorgung zu kompensieren, haben Vertragsärzte

Tabelle 6-4: Ausgaben für Arztpraxen (in Mio. Euro)

	1992	1995	2000	2005
Ausgabenträger insgesamt	22 731	26 904	30 577	34 973
davon				
Öffentliche Haushalte	228	269	338	270
in %	*1,0*	*1,0*	*1,1*	*0,8*
Gesetzliche Krankenversicherung	17 933	20 989	22 970	23 813
in %	*78,9*	*78,0*	*75,1*	*68,1*
Gesetzliche Rentenversicherung	108	128	98	116
in %	*0,5*	*0,5*	*0,3*	*0,3*
Gesetzliche Unfallversicherung	481	617	629	618
in %	*2,1*	*2,3*	*2,1*	*1,8*
Private Krankenversicherung	2 058	2 625	3 477	4 549
in %	*9,1*	*9,8*	*11,4*	*13,0*
Arbeitgeber	1 517	1 723	2 124	2 539
in %	*6,7*	*6,4*	*6,9*	*7,3*
Private Haushalte und private Organisationen ohne Erwerbszweck	405	552	940	3066
in %	*1,8*	*2,1*	*3,1*	*8,8*

Quelle: Statistisches Bundesamt

Tabelle 6-5: Ausgaben für Zahnarztpraxen (in Mio. Euro)

	1992	1995	2000	2005
Ausgabenträger insgesamt	13 226	13 954	14 657	15 112
davon				
Öffentliche Haushalte	115	114	139	95
in %	*0,9*	*0,8*	*0,9*	*0,6*
Gesetzliche Krankenversicherung	9 166	9 137	9 691	8 855
in %	*69,3*	*65,5*	*66,1*	*58,6*
Gesetzliche Rentenversicherung	–	–	–	2
in %	*–*	*–*	*–*	*0,0*
Gesetzliche Unfallversicherung	17	21	24	25
in %	*0,1*	*0,2*	*0,2*	*0,2*
Private Krankenversicherung	1 221	1 523	1 667	2 154
in %	*9,2*	*10,9*	*11,4*	*14,3*
Arbeitgeber	1 005	1 092	1 083	1 257
in %	*7,6*	*7,8*	*7,4*	*8,3*
Private Haushalte und private Organisationen ohne Erwerbszweck	1701	2 068	2 052	2 725
in %	*12,9*	*14,8*	*14,0*	*18,0*

Quelle: Statistisches Bundesamt

2010	1992–2000		2000–2010		1992–2010	
	in Mio. EUR	in %	in Mio. EUR	in %	in Mio. EUR	in %
43 114	7 846	34,5	12 537	41,0	20 383	89,7
210	110	48,2	−128	−37,9	−18	−7,9
0,5	−	−	−	−	−	−
29 723	5 037	28,1	6 753	29,4	11 790	65,7
68,9						
132	−10	−9,3	34	34,7	24	22,2
0,3	−	−	−	−	−	−
739	148	30,8	110	17,5	258	53,6
1,7	−	−	−	−	−	−
5 592	1 419	69,0	2 115	60,8	3 534	171,7
13,0	−	−	−	−	−	−
3 024	607	40,0	900	42,4	1 507	99,3
7,0	−	−	−	−	−	−
3 693	535	132,1	2 753	292,9	3 288	811,9
8,6	−	−	−	−	−	−

2010	1992–2000		2000–2010		1992–2010	
	in Mio. EUR	in %	in Mio. EUR	in %	in Mio. EUR	in %
17 727	1 431	10,8	3 070	20,9	4 501	34,0
60	24	20,9	−79	−56,8	−55	−47,8
0,3	−	−	−	−	−	−
10 023	525	5,7	332	3,4	857	9,3
56,5	−	−	−	−	−	−
3	−	−	−	−	−	−
0,0	−	−	−	−	−	−
28	7	41,2	4	16,7	11	64,7
0,2						
2 777	446	36,5	1 110	66,6	1 556	127,4
15,7	−	−	−	−	−	−
1 320	78	7,8	237	21,9	315	31,3
7,4	−	−	−	−	−	−
3 516	351	20,6	1 464	71,3	1 815	106,7
19,8	−	−	−	−	−	−

vielfach privatärztliche Leistungen ausgeweitet und zunehmend höhere Honorarsätze (GOÄ-Steigerungssätze) in Rechnung gestellt.

Der Anteil der **privaten Haushalte** ist in den letzten beiden Jahrzehnten deutlich gestiegen. Lag er 1992 noch bei 1,8 %, so stieg er bis 2003 auf 4,1 %. Der Anstieg kann vor allem auf zwei Gründe zurückgeführt werden: die seit Ende der 1990er-Jahre zu verzeichnende Ausweitung von Selbstzahlerleistungen, in der Fachdiskussion vielfach «Individuelle Gesundheitsleistungen» (IGeL) genannt, und die Einführung der Praxisgebühr im Jahr 2004. Um Einkommenseinbußen durch die Budgetierung der vertragsärztlichen Vergütungen auszugleichen, werden seit ca. 1998 zunehmend mehr Leistungen, die nicht zum Leistungskatalog der GKV gehören, als Selbstzahlerleistungen von Ärzten angeboten und GKV-Versicherten auf eigene Kosten in Anspruch genommen.[143] Die Einführung der Praxisgebühr bewirkte 2004 einen sprunghaften Anstieg auf 8,7 %, und seitdem bewegt sich der Anteil ungefähr auf diesem Niveau. Im Jahr 2010 finanzierten die privaten Haushalte ca. 3,7 Mrd. Euro oder 8,6 % der Gesamtausgaben. Nach vorliegenden Schätzungen der GKV stammen davon ca. 2 Mrd. Euro aus der Praxisgebühr und ca. 1,5 Mrd. Euro aus Selbstzahlerleistungen (IGeL) der GKV-Versicherten (Zok 2010).

Der Anteil der Ausgaben der **Arbeitgeber** ist seit Anfang der 1990er-Jahre weitgehend unverändert und lag 2010 bei 7 % der Gesamtausgaben. Dabei ist zu bedenken, dass in dieser Abgrenzung nur die Zahlungen von Arbeitgebern erfasst werden, die sie direkt an Einrichtungen des Gesundheitswesens leisten. Die Sozialversicherungsbeiträge der Arbeitgeber sind ebenso wie die der Arbeitnehmer in den Ausgaben der Sozialversicherungen enthalten. Bei den direkten Arbeitgeberzahlungen handelt es sich insbesondere um direkte Vergütungen für die Behandlung von Angehörigen bestimmter Berufsgruppen mit besonderen Sicherungssystemen, deren Versorgung der betreffende Arbeitgeber direkt auf Grundlage einer der üblichen Gebührenordnungen vergütet (z. B. freie Heilfürsorge für Polizisten und Soldaten).

---

143 Zu «Individuellen Gesundheitsleistungen» vgl. die Erläuterungen am Ende dieses Kapitels.

Direkte Zahlungen der **öffentlichen Haushalte** trugen lediglich mit 0,3 % zur Finanzierung der ambulanten ärztlichen Versorgung bei. Dabei handelte es sich beispielsweise um Vergütungen für die ärztliche Behandlung von Sozialhilfeempfängern, die in keiner Krankenkasse versichert waren.

6.3 Organisation

Das System der ambulanten ärztlichen Versorgung kann in ein System der Binnenregulierung und ein System der Leistungserbringung und Vergütung unterteilt werden. Das System der Binnenregulierung wird getragen von zwei zentralen Institutionen, den Ärztekammern und den Kassenärztlichen Vereinigungen. Während die Ärztekammern vor allem für die Regulierung der Aus-, For- und Weiterbildung und der ärztlichen Berufsausübung aller Ärzte – und somit unter anderem auch der Krankenhausärzte – zuständig sind, erstreckt sich der Aufgaben- und Zuständigkeitsbereich der Kassenärztlichen Vereinigung nur auf die ambulante vertragsärztliche Versorgung. Vereinfacht ausgedrückt: Die Ärztekammern sind für Fragen des Berufsrechts aller Ärzte zuständig und die Kassenärztlichen Vereinigungen für die Zulassung und Vergütung der ambulant tätigen Vertragsärzte.

Die vorherrschende Organisationsform der ambulanten ärztlichen Leistungserbringung ist die **Einzelpraxis**, in der ein einzelner Arzt Patienten persönlich behandelt, in der Regel unterstützt von mehreren Arzthelferinnen. Weitere Organisationsformen sind die Praxisgemeinschaft, die Gemeinschaftspraxis und das Medizinische Versorgungszentrum. In einer **Praxisgemeinschaft** nutzen die zusammengeschlossenen Ärzte die Praxisräume und -einrichtungen gemeinsam, bleiben ansonsten aber eigenständig. Sie haben jeweils eigene Patientenkarteien und rechnen getrennt ab. Als **Gemeinschaftspraxis** gilt der Zusammenschluss zweier oder mehrerer Ärzte in einer Praxis, mit gemeinsamer Berufsausübung, gemeinsamer Patientenkartei und gemeinsamer Abrechnung. Von den ca. 128 000 an der vertragsärztlichen Versorgung teilnehmenden Ärztinnen und Ärzten im Jahr 2010 waren ca. 50 400 oder ca. 39 % in einer Gemeinschaftspraxis tätig (KBV 2011a). Der Anteil dieser Organisationsform hat in den letzten Jahren deutlich zugenommen. Im Jahr 1993 lag er noch bei lediglich ca. 28 %.

Durch das GKV-Modernisierungsgesetz 2004 wurde als neue Organisationsform für die ambulante Versorgung das **Medizinische Versorgungszentrum** (MVZ) eingeführt.[144] Medizinische Versorgungszentren sind ärztlich geleitete fachübergreifende Einrichtungen, in denen mindestens zwei Ärzte unterschiedlicher Fachgebiete als Vertragsärzte oder angestellte Ärzte tätig sind (§ 95 SGB V). Mit der Organisationsform MVZ soll an die Tradition der Polikliniken und Ambulatorien der Weimarer Zeit und der DDR angeknüpft werden. Sie sollen eine möglichst umfassende ambulante Versorgung aus einer Hand anbieten, an der sich auch andere Gesundheitsberufe und Leistungserbringer beteiligen, wie beispielsweise Apotheken, Physiotherapiepraxen, ambulante Pflegedienste, Sanitätshäuser etc. Auf Antrag erhalten Medizinische Versorgungszentren seit dem 1. Januar 2004 ebenso wie Vertragsärzte die Zulassung zur Behandlung von GKV-Versicherten, sofern die dort tätigen Ärzte im Arztregister eingetragen sind und das jeweilige MVZ die Voraussetzungen zur vertragsärztlichen Zulassung erfüllt.

Die Zahl der Medizinischen Versorgungszentren ist nach anfänglichem Zögern in den letzten Jahren deutlich gestiegen. Waren im vierten Quartal 2004 noch lediglich 70 Medizinische Versorgungszentren mit insgesamt ca. 250 Ärzten zugelassen, so waren es Mitte 2011 bereits 1730 MVZ mit insgesamt 9432 Ärzten, darunter 1320 Vertragsärzte und 8114 angestellte Ärzte (KBV 2011b). Auf besonderes Interesse stieß diese neue Organisationsform im Krankenhausbereich, da Krankenhäusern der Zugang zur ambulanten Versorgung immer noch nur sehr begrenzt möglich ist. Krankenhäuser waren Mitte 2011 mit 37,5 % nach den Vertragsärzten (42,3 %) die zweitgrößte Trägergruppe für Medizinische Versorgungszentren.

Für die Funktionsweise und das Verständnis der ambulanten ärztlichen Versorgung von zentraler Bedeutung sind die Ärztekammern und

---

144 Weiterführende Informationen zu Medizinischen Versorgungszentren einschließlich des jeweils aktuellen Standes der Entwicklung (aktuelle Daten) bieten insbesondere die Internetseiten der KBV und des BMG.

Kassenärztlichen Vereinigungen. Die Darstellung des Systems soll darum auch mit diesen beiden Organisationstypen beginnen.

6.3.1 Ärztekammern

Die Ausübung des ärztlichen Berufes unterliegt weitreichender staatlicher und berufsrechtlicher Regulierung. Die wichtigsten Rechtsvorschriften sind die durch Bundesgesetz vorgegebene Bundesärzteordnung und die als Rechtsverordnung des Bundes erlassene Approbationsordnung für Ärzte. Die **Bundesärzteordnung** (BOÄ) legt insbesondere fest, dass die Ausübung des ärztlichen Berufes der staatlichen Genehmigung (Approbation) bedarf (§ 2 BOÄ) und die Berufsbezeichnung «Arzt» oder «Ärztin» nur führen darf, wer als Arzt bzw. Ärztin approbiert ist (§ 2a BOÄ). Die Approbation wird auf Antrag erteilt, wenn die in der BOÄ festgelegten Voraussetzungen erfüllt sind, zu denen vor allem der erfolgreiche Abschluss eines Medizinstudiums zählt (§ 3 BOÄ). Die Approbation wird von der zuständigen Landesbehörde des Bundeslandes erteilt, in dem der Antragsteller/die Antragstellerin die ärztliche Prüfung abgelegt hat. Die **Approbationsordnung für Ärzte** (ÄApprO) regelt die ärztliche Ausbildung und legt insbesondere die Ziele, Gliederung und Ausbildungsinhalte sowie die abzulegenden Prüfungen fest.

Die ärztliche Berufsausübung wird in einem System von **Ärztekammern** auf Landesebene geregelt und überwacht. Ärztekammern sind Körperschaften des öffentlichen Rechts, die die Aufgabe haben, sowohl die beruflichen Interessen der Ärzte zu vertreten als auch deren Berufsausübung zu überwachen und gegebenenfalls korrigierend einzugreifen. Grundlage der Tätigkeit von Ärztekammern sind Heilberufs- und Kammergesetze der Länder.[145] Die Kammergesetze gelten in der Regel sowohl für Ärztekammern als auch für Zahnärztekammern, Apothekerkammern, Tierärztekammern und Psychotherapeutenkammern.

---

145 Die Landesgesetze weisen zwar gewisse Unterschiede auf, stimmen in den zentralen Regelungsbereichen allerdings inhaltlich überein. Die nachfolgenden Ausführungen beziehen sich exemplarisch auf das niedersächsische «Kammergesetz für die Heilberufe» (HKG).

Zu den gesetzlich vorgegebenen Aufgaben der Ärztekammern gehören insbesondere:

- die Regelung der Rechte und Pflichten der Ärzte in einer Berufsordnung

- die Regelung der Weiterbildung zum Facharzt in einer Weiterbildungsordnung

- die Aufsicht über die Einhaltung der Berufspflichten und die Ausübung der Berufsgerichtsbarkeit

- die Einrichtung einer Schlichtungs- und Gutachterkommission für ärztliche Behandlungsfehler

- die Einrichtung von Ethikkommissionen zur Beurteilung von Forschungsvorhaben.

In den Kammergesetzen legen die Länder insbesondere fest, dass alle Personen, die aufgrund einer Approbation den ärztlichen Beruf ausüben, Mitglied der zuständigen Ärztekammer sind. Die Vorgabe der Pflichtmitgliedschaft in einer Ärztekammer schafft ein umfassendes System der Regulierung und Überwachung ärztlicher Berufsausübung, da die Ärztekammern ermächtigt sind, für alle Ärzte verbindliche Berufsordnungen für die Berufsausübung und Weiterbildungsordnungen für die nach Abschluss des Studiums erfolgende Weiterqualifizierung zu beschließen. Die Ärztekammern unterliegen der staatlichen Aufsicht durch die zuständigen Landesbehörden und verfügen auch über eine eigenständige Berufsgerichtsbarkeit, die bei dem Verdacht auf ein Berufsvergehen gesetzlich verpflichtet ist, ein Verfahren einzuleiten und Ermittlungen durchzuführen. Im Falle einer Verurteilung kann die Berufsgerichtsbarkeit einen Verweis aussprechen oder eine Geldbuße. Schwerwiegende, strafrechtlich und zivilrechtlich relevante Verstöße fallen in die Zuständigkeit der ordentlichen Gerichtsbarkeit. Bei schwerwiegenden Verstößen gegen das Berufsrecht kann die zuständige Landesbehörde das Ruhen, die Rücknahme oder Widerrufung der Approbation anordnen.

Ärztekammern sind Einrichtungen der ärztlichen Selbstverwaltung und werden aus Beiträgen ihrer Mitglieder finanziert. Ihre wichtigsten Organe sind die Kammerversammlung und der Vorstand. Die von allen Kammermitgliedern gewählte Kammerversammlung beschließt insbesondere die Satzung, die Weiterbildungsordnung, den Haushalt etc. und wählt den Vorstand.

Anders als die Ärztekammern der Länder ist die **Bundesärztekammer** (BÄK) keine durch Gesetz geschaffene Körperschaft des öffentlichen Rechts, sondern eine Arbeitsgemeinschaft der Landesärztekammern. Ihre Hauptversammlung ist der **Deutsche Ärztetag** mit 250 von den Ärztekammern entsandten Delegierten. Die Bundesärztekammer hat in erster Linie koordinierende Funktion für die Landesärztekammern. Sie soll insbesondere den Erfahrungsaustausch organisieren und die Einheitlichkeit von Berufsordnungen und Weiterbildungsordnungen herbeiführen und sichern. Zudem vertritt sie die Belange und Positionen der Ärzteschaft in der Öffentlichkeit und gegenüber der Politik.

6.3.2 Kassenärztliche Vereinigung

Kassenärztliche Vereinigungen (KVen) sind durch Gesetz geschaffene Körperschaften des öffentlichen Rechts. Sie haben den gesetzlichen Auftrag, hoheitliche – also staatliche – Aufgaben in der ambulanten ärztlichen Versorgung wahrzunehmen und unterliegen staatlicher Aufsicht. Es gibt insgesamt 17 Kassenärztliche Vereinigungen, deren Bezirke mit einer Ausnahme mit den Grenzen der Bundesländer übereinstimmen. Lediglich Nordrhein-Westfalen hat zwei KVen, Nordrhein und Westfalen-Lippe.

Die **Kassenärztlichen Vereinigungen** werden gebildet von den Vertragsärzten eines KV-Bezirks. Bei diesem Zusammenschluss handelt es sich allerdings nicht um einen freiwilligen Zusammenschluss, sondern um einen gesetzlich erzwungenen. Wer an der ambulanten vertragsärztlichen Versorgung teilnehmen will, muss Mitglied einer Kassenärztlichen Vereinigung werden. Mit der Zulassung zur vertragsärztlichen Tätigkeit wird ein Arzt darum zugleich auch **ordentliches Mitglied** der zuständigen Kassenärztlichen Vereinigung. Er erwirbt damit Rechte und Pflichten eines KV-Mitglieds und wird in das System öffentlich-rechtlicher Verträge eingebunden, die seine Kassenärztliche Vereinigung abschließt, denn die von der Kassenärztlichen Vereinigung geschlossenen Verträge sind für ihre Mitglieder bindend. Ein Verstoß gegen diese Verträge kann von der KV mit Sanktionen geahndet werden, je nach Schwere des Verstoßes bis hin zum Entzug der Zulassung als Vertragsarzt.

Organe der Kassenärztlichen Vereinigung sind die Vertreterversammlung und der hauptamtliche Vorstand. Die **Vertreterversammlung** besteht in der Regel aus 30 Mitgliedern und wird von den ordentlichen Mitgliedern der Kassenärztlichen Vereinigung in unmittelbarer und geheimer Wahl gewählt. Sie beschließt über die Satzung und Satzungsänderungen, wählt und überwacht den Vorstand und wählt ebenso die ärztlichen Vertreter für die Ausschüsse der gemeinsamen Selbstverwaltung aus Ärzten und Krankenkassen (z. B. den Zulassungsausschuss). Sie entscheidet in Grundsatzfragen und beschließt über den Haushalt. Der **Vorstand** wird für sechs Jahre gewählt, vertritt die Kassenärztliche Vereinigung nach außen, überwacht die laufende **Geschäftsführung** und schließt Verträge und Vereinbarungen. Die laufenden Verwaltungsgeschäfte einer Kassenärztlichen Vereinigung liegen in der Hand einer hauptamtlichen Geschäftsführung, die je nach Größe der KV aus einer oder mehreren Personen besteht.

Die **Finanzierung** der Kassenärztlichen Vereinigungen erfolgt durch Mitgliedsbeiträge der Vertragsärzte. Der Beitrag wird in der Regel als Prozentsatz der vertragsärztlichen Vergütung von der Vertreterversammlung festgesetzt und bei der Verteilung der Gesamtvergütung an die einzelnen Vertragsärzte von der Kassenärztlichen Vereinigung einbehalten.

Durch Gesetz ist den Kassenärztlichen Vereinigungen eine Reihe von Aufgaben und Pflichten übertragen worden, deren Erfüllung durch Aufsichtsbehörden der Länder überwacht wird.

Die wichtigsten Aufgaben und Pflichten sind:

• Sicherstellungsauftrag

• Gewährleistungspflicht

- Interessenvertretung

- Mitarbeit in der gemeinsamen Selbstverwaltung.

Zentrale und wichtigste Aufgabe der Kassenärztlichen Vereinigungen ist die **Sicherstellung** einer ausreichenden ambulanten ärztlichen Versorgung einschließlich des Notdienstes außerhalb der Sprechstundenzeiten (§ 75 SGB V). Der Sicherstellungsauftrag bezieht sich nicht nur auf die Zahl der Vertragsärzte, sondern auch auf die Qualität der Behandlung. Sie muss ausreichend und zweckmäßig sein sowie dem allgemein anerkannten Stand der medizinischen Erkenntnisse entsprechen (§ 72 SGB V).

Um eine ausreichende und zweckmäßige Versorgung sicherstellen zu können, sind die Kassenärztlichen Vereinigungen verpflichtet, eine **Bedarfsplanung** durchzuführen und im Einvernehmen mit den Landesverbänden der Krankenkassen einen **Bedarfsplan** zu erstellen und jeweils der Entwicklung anzupassen (§§ 99–105 SGB V). Der Bedarfsplan bildet die Grundlage für Entscheidungen über Anträge auf Zulassung zur vertragsärztlichen Versorgung. Die Eröffnung neuer Praxen ist nur zulässig in Planungsbereichen, die nicht überversorgt sind.

Die Bedarfsplanung hat arztgruppenbezogen und auf Grundlage der Bedarfsplanungs-Richtlinie des Gemeinsamen Bundesausschusses zu erfolgen. Die bis Ende 2012 geltende **Bedarfsplanungs-Richtlinie** differenzierte in Anlehnung an die staatliche Raumordnungsplanung vier Regionstypen mit insgesamt zehn Untertypen (G-BA 2011). Für jede dieser Arten von Regionen wurden Verhältniszahlen für das Verhältnis von Einwohnern je Arzt für 14 Arztgruppen festgelegt, die als Sollgröße für die Zulassung von Vertragsärzten zugrunde zu legen sind. Die höchste Arztdichte – also die niedrigste Einwohnerzahl je Arzt – war für «Kernstädte in großen Verdichtungsräumen» vorgesehen, die niedrigste Arztdichte für «ländliche Kreise in ländlichen Regionen».

Durch das GKV-Versorgungsstrukturgesetz (GKV-VStG) wurde der G-BA beauftragt, die Bedarfsplanungs-Richtlinie zu überarbeiten und die neue zum 1. Januar 2013 in Kraft zu setzen. Damit wurde auf eine breite öffentliche Diskussion über Ärztemangel in ländlichen Regionen und eine teilweise sehr ungleiche Verteilung von Arztpraxen zwischen verschiedenen Stadtteilen in Großstädten reagiert. Für die neue Bedarfsplanung wurde den zuständigen Landesbehörden mehr Einfluss eingeräumt. Nach altem Recht brauchte die zuständige Landesbehörde im Grunde nur über die Planung informiert werden. Das neue Recht gibt der zuständigen Landesbehörde das Recht, eine Bedarfsplanung zu beanstanden und somit Änderungen zu erzwingen (§ 99 Abs. 1 SGB V). Die Landesbehörde kann auf dem Wege der Ersatzvornahme auch selbst den Bedarfsplan erlassen (§ 14 Abs. 2 Ärzte-ZV).

Wird in einem Zulassungsbezirk die für diesen Regionstyp vorgesehene Arztdichte in einer Arztgruppe um 10 % überschritten, gilt dies als **Überversorgung**. Die Feststellung von Überversorgung liegt in der Verantwortung des zuständigen Landesausschusses für Ärzte und Krankenkassen. Sie hat auf Grundlage des Vergleichs aktueller Einwohner-Arzt-Relationen mit den Verhältniszahlen zu erfolgen. Im Falle einer Überversorgung hat der Landesausschuss für den betreffenden Zulassungsbezirk Zulassungsbeschränkungen anzuordnen (§ 16b Abs. 2 Ärzte-ZV). In gesperrten Zulassungsbezirken sind Neuzulassungen dann – bis auf wenige Ausnahmen – nur noch auf dem Weg der Übernahme einer bestehenden Praxis oder Bildung einer Gemeinschaftspraxis durch Beteiligung eines neuen Vertragsarztes möglich.

Stellt der Landesausschuss in einem Zulassungsbezirk eine **Unterversorgung** fest, hat er die zuständige Kassenärztliche Vereinigung zu beauftragen, diese Unterversorgung binnen einer von ihm zu bestimmenden Frist zu beseitigen (§ 15, 16 Ärzte-ZV). Da weder der Landesausschuss noch die Kassenärztliche Vereinigung einen Arzt zur Niederlassung in einem unterversorgten Bezirk verpflichten können, bleiben nur indirekte Maßnahmen zur Beseitigung von Unterversorgung. So kann der Landesausschuss beispielsweise Zulassungsbeschränkungen für andere Bezirke außerhalb des unterversorgten Bezirks oder für einzelne Arztgruppen anordnen, solange bis der unterversorgte Bezirk bedarfsgerecht versorgt ist.

Als Mittel zur Beseitigung von Unterversorgung werden in der Regel aber zunächst wirtschaftliche Vergünstigungen eingesetzt, um Ärzte zur Übernahme unbesetzter Vertragsarztsitze zu motivieren. Dies verlangt auch § 105 Abs. 1 SGB V von den Kassenärztlichen Vereinigungen, indem er sie verpflichtet, «alle geeigneten finanziellen und sonstigen Maßnahmen zu ergreifen, um die Sicherstellung der vertragsärztlichen Versorgung zu gewährleisten». Zu den finanziellen Maßnahmen gehören beispielsweise Zuschüsse zu den Praxiskosten oder zinsgünstige Kredite zur Finanzierung einer Praxisübernahme oder Modernisierung; teilweise werden auch Mindestumsätze garantiert. Die Finanzierung dieser wirtschaftlichen Anreize erfolgt aus der Gesamtvergütung, die die Kassenärztliche Vereinigung von den Krankenkassen erhält. Dass sie zu Lasten der vertragsärztlichen Vergütungen geht, folgt aus dem Sicherstellungsauftrag der Kassenärztlichen Vereinigung. Typischerweise unterversorgte Gebiete sind ländliche Regionen und Inseln. In den letzten Jahren hat sich die Versorgungssituation zudem in einigen ostdeutschen Regionen deutlich verschlechtert.

Ausgelöst durch eine zunehmend intensiver geführte öffentliche Debatte über eine Unterversorgung vor allem ländlicher Gebiete und Überversorgung insbesondere wohlhabender Siedlungsgebiete erfolgte im Rahmen des GKV-Versorgungsstrukturgesetzes 2012 eine **Reform der Bedarfsplanung**, durch die die Instrumente zur Vermeidung von Über- und Unterversorgung erweitert wurden.

- So darf ab 2013 bei der Bedarfsplanung auf Landesebene von den Richtlinien des G-BA abgewichen werden, sofern dies für die Berücksichtigung regionaler Besonderheiten insbesondere bei der demografischen Entwicklung und Morbidität erforderlich ist (§ 99 Abs. 1 SGB V; § 12 Abs. 3 Ärzte-ZV).

- Die auf Grundlage der neuen ab 2013 geltenden Bedarfsplanungs-Richtlinie des G-BA zu erstellenden regionalen Planungsbereiche sind so festzulegen, dass eine flächendeckende Versorgung sichergestellt wird (§ 101 Abs. 1 SGB V). Diese Vorgabe soll insbesondere dazu dienen, kleinere Planungsbezirke festzulegen, um Ungleichverteilungen in Großstädten zu vermeiden. Die vorherigen Planungsbezirke erwiesen sich teilweise als zu groß, um eine gleichmäßige Verteilung von Arztpraxen insbesondere in großstädtischen Ballungsräumen gewährleisten zu können. So war beispielsweise Berlin ein einziger Planungsbezirk. Bei zu großen Planungsbezirken konnte es vorkommen – und ist auch vorgekommen – dass sich neu zugelassene Ärzte überproportional häufig in wohlhabenden Wohngebieten niederließen und vor allem soziale Brennpunkte und Stadtteile mit eher unterdurchschnittlicher Einkommensstruktur unterversorgt waren. Betroffen war nicht nur die fachärztliche Versorgung, sondern insbesondere auch die hausärztliche und kinderärztliche Versorgung. Auch war in einigen Großstädten zu beobachten gewesen, dass Krankenhausketten Arztsitze aufkauften und in ein neu gegründetes MVZ verlegten, das im gleichen Planungsbezirk, aber einem anderen Stadtteil lag. Eine solche Verlegung war insofern zulässig, als dadurch die Versorgungsdichte im gesamten Planungsbezirk nicht verändert wurde. Durch die Verkleinerung von Planungsbezirken sollen ab 2013 solche Entwicklungen unterbunden werden.

- Um bestehende Unterversorgung in ländlichen Regionen zu beseitigen, soll zukünftig bei der Besetzung freigewordener Vertragsarztsitze auch berücksichtigt werden, ob ein Bewerber vorher in einem unterversorgten Gebiet tätig war und ob er bereit ist, auch in einem nahegelegenen unterversorgten Gebiet tätig zu werden (§ 103 Abs. 4 SGB V).

- Kassenärztliche Vereinigungen können zudem einen Strukturfonds bilden, dessen Mittel zur Förderung von Niederlassungen in unterversorgten Planungsbezirken eingesetzt werden. Dazu können bis zu 0,1 % der Gesamtvergütung verwendet werden, und die Krankenkassen sind verpflichtet, den gleichen Betrag zusätzlich zur Gesamtvergütung in den Strukturfonds einzuzahlen (§ 105 Abs. 1a SGB V).

- Da sie als Hindernis für die Niederlassung in ländlichen Regionen galt, wurde die sogenannte Residenzpflicht abgeschafft (Streichung § 24 Abs. 2 Satz 2 Ärzte-ZV). Vertragsärzte müssen nun nicht mehr in unmittelbarer Nähe ihres Vertragsarztsitzes wohnen.

- Der Betrieb von Zweigpraxen wurde erleichtert (Änderung § 24 Ärzte-ZV).

- Besonders bemerkenswert ist die Erlaubnis für Kommunen, eigene Einrichtung mit angestellten Ärzten zur unmittelbaren medizinischen Versorgung zu betreiben. Allerdings ist ihnen dies nur in «besonders begründeten Ausnahmefällen» gestattet, insbesondere wenn die Versorgung anders nicht sichergestellt werden kann, und es bedarf der Zustimmung der zuständigen Kassenärztlichen Vereinigung.

• Um Überversorgung vor allem in städtischen Ballungsräumen und eher wohlhabenderen Siedlungsgebieten abzubauen und zukünftig zu verhindern, können KVen zukünftig frei werdende Praxen in überversorgten Gebieten aufkaufen und stilllegen (§ 103 Abs. 3a, § 105 Abs. 3 SGB V) oder Zulassungen befristen (§ 19 Abs. 4 Ärzte-ZV).

Eine weitere gesetzliche Aufgabe der Kassenärztlichen Vereinigungen ist die sogenannte **Gewährleistungspflicht** gegenüber den Krankenkassen. Die Kassenärztlichen Vereinigungen haben gegenüber den Krankenkassen die Gewähr dafür zu übernehmen, dass die vertragsärztliche Versorgung den gesetzlichen und vertraglichen Erfordernissen entspricht. Zu diesem Zweck haben sie die Vertragsärzte ihres Bezirks zu beraten und die Einhaltung der Pflichten durch die Vertragsärzte zu überwachen. Darunter fallen insbesondere die Überprüfung der Abrechnungen der Vertragsärzte (ordnungsgemäße Abrechnung) sowie die Durchführung von Wirtschaftlichkeitsprüfungen einzelner Vertragsärzte.

Bei Verstößen eines Vertragsarztes gegen seine gesetzlichen und vertraglichen Pflichten kann die zuständige Kassenärztliche Vereinigung Disziplinarmaßnahmen ergreifen, beispielsweise Verwarnungen oder Verweise aussprechen oder Geldbußen verhängen. Das Spektrum der Sanktionen reicht bis hin zum Entzug der Kassenzulassung bei sehr schwerwiegenden Verstößen. Über die Disziplinarmaßnahmen entscheidet ein Disziplinarausschuss, der von der Vertreterversammlung gewählt wird. Da es sich bei der Kassenärztlichen Vereinigung um eine Körperschaft des öffentlichen Rechts mit hoheitlichen Befugnissen handelt, sind ihre Entscheidungen Verwaltungsakte, die mit Rechtsbehelfsbelehrung zu versehen sind und gegen die die betroffenen Vertragsärzte im Konfliktfall auch vor dem zuständigen Sozialgericht klagen können.

Obwohl die Kassenärztliche Vereinigung als Körperschaft hoheitliche Aufgaben wahrnimmt, ist sie doch zugleich auch gesetzlich zur
Interessenvertretung der Vertragsärzte verpflichtet (§ 75 Abs. 2
SGB V). Dazu gehört vor allem die Vertretung der wirtschaftlichen Interessen der Vertragsärzte in den Vergütungsverhandlungen mit den
Krankenkassen. Darüber hinaus vertreten die Kassenärztlichen Vereinigungen die berufspolitischen Interessen der Vertragsärzte in der Öffentlichkeit und werden in der Regel in alle wichtigen gesundheitspolitischen Entscheidungen auf Landesebene einbezogen. Auf Bundesebene
nimmt diese Aufgabe die Kassenärztliche Bundesvereinigung (KBV)
wahr. Die Möglichkeiten der Kassenärztlichen Vereinigungen, Forderungen gegen Widerstand durchzusetzen, sind allerdings begrenzt. Da
sie mittelbare Staatsverwaltung sind und einen Sicherstellungsauftrag
zu erfüllen haben, steht ihnen kein Streikrecht zu. Der Verlust des
Streikrechts war quasi der «Preis», den die organisierte Kassenärzte-
schaft gezahlt hat für das Monopol auf die ambulante ärztliche Behandlung und die Schaffung einer so mächtigen Institution wie der Kassenärztlichen Vereinigung.

Auf die Drohung mit streikähnlichen Aktionen wie beispielsweise
der organisierten Rückgabe von Vertragsarztzulassungen hat die Politik
in der Vergangenheit mehrfach mit der Androhung staatlicher Sanktionen und Diskussionen über eine mögliche Abschaffung der Kassenärztlichen Vereinigungen geantwortet. Kommt es zu streikähnlichen Aktionen in einer Kassenärztlichen Vereinigung, so sieht das Gesetz weit
reichende Sanktionen vor. Weigert sich eine Kassenärztliche Vereinigung trotz entsprechender Anordnung der Aufsichtsbehörde ihre gesetzlichen Pflichten zu erfüllen, so kann die zuständige Aufsichtsbehörde einen Beauftragten einsetzen, der die Geschäftsführung der
Kassenärztlichen Vereinigung übernimmt und gegebenenfalls auch Verträge mit den Krankenkassen abschließt, die dann für die Kassenärztliche Vereinigung bindend sind (§ 79a SGB V). Geben mehr als 50 %
der Vertragsärzte eines Zulassungsbezirks oder regionalen Planungsbe-
reichs als Kampfmaßnahme ihre Zulassung zurück oder verweigern im
Rahmen eines Streiks die vertragsärztliche Versorgung, kann die zuständige Aufsichtsbehörde den Sicherstellungsauftrag auf die Krankenkassen übertragen (§ 72a SGB V). Damit wäre der Kassenärztlichen Verei-

nigung die Geschäftsgrundlage entzogen und die Vertragsärzte müssten Einzeldienstverträge mit den Krankenkassen abschließen. Mit Vertragsärzten, die ihre Zulassung im Rahmen der Auseinandersetzung zurückgegeben haben, dürfen die Kassen ausdrücklich keine Verträge abschließen (§ 72a Abs. 3 SGB V). Eine erneute Zulassung dieser Ärzte zur vertragsärztlichen Versorgung darf erst nach Ablauf von sechs Jahren nach Rückgabe der Zulassung erfolgen (§ 95b SGB V).

Zu den gesetzlichen Aufgaben einer Kassenärztlichen Vereinigung zählt auch die Mitarbeit in der **gemeinsamen Selbstverwaltung**. Dies ist zwar auch eine Pflicht, vor allem aber ein Recht, denn zahlreiche wichtige Entscheidungen über die Ausgestaltung der ambulanten ärztlichen Versorgung sind vom Gesetzgeber auf Gremien der gemeinsamen Selbstverwaltung übertragen worden. Da diese Gremien paritätisch von Vertretern der Vertragsärzte und der Krankenkassen und in der Regel zwei weiterer unparteiischen Mitgliedern sowie einem unparteiischen Vorsitzenden zu besetzen sind, hat die Kassenärztliche Vereinigung wesentlichen Einfluss auf die Gestaltung der Rahmenbedingungen vertragsärztlicher Tätigkeit. Die Vertreter der Vertragsärzte werden von der zuständigen Kassenärztlichen Vereinigung benannt.

Das Beispiel niedersächsischer Kieferorthopäden

Im Jahr 2004 gaben 60 von 267 Kieferorthopäden in Niedersachsen als Kampfmaßnahme zur Durchsetzung höherer Vergütungen kollektiv ihre Zulassung zurück. Dadurch kam es in Hannover, Hildesheim und Cuxhaven zu Versorgungsengpässen. Das Sozialministerium übertrug daraufhin für diese Bezirke den Sicherstellungsauftrag an die Krankenkassen, die zur Sicherstellung der kieferorthopädischen Versorgung Verträge mit Krankenhäusern schlossen und Ärzte aus Osteuropa anwarben.

Da in den Bezirken Hannover und Hildesheim mehr als die Hälfte der Kieferorthopäden ihre Zulassung zurückgegeben hatten, verhängte das Sozialministerium den Vorgaben des § 72a SGB V entsprechend gegen die betreffenden Kieferorthopäden eine Wiederzulassungssperre für sechs Jahre. Die Betroffenen klagten dagegen durch alle Instanzen, bis auch das Bundessozialgericht die Sperre bestätigte.

Im Frühjahr 2009 gab das Sozialministerium den Sicherstellungsauftrag für diese Bezirke wieder an die Kassenzahnärztliche Vereinigung Niedersachsen zurück, und ab Mitte 2010 konnten die gesperrten Ärzte wieder an der vertragszahnärztlichen Versorgung teilnehmen (Hannoversche Allgemeine Zeitung vom 11. Juni 2010: 5).

Wichtige paritätisch besetzte Ausschüsse der gemeinsamen Selbstverwaltung auf Landesebene sind:

- **Landesausschuss der Ärzte und Krankenkassen:** Im Landesausschuss entscheiden Ärzte und Krankenkassen gemeinsam über das Vorliegen von Über- oder Unterversorgung in bestimmten Planungsbereichen und die Verhängung von Zulassungsbeschränkungen für diese Bereiche (§ 90 SGB V).

- **Zulassungsausschuss und Berufungsausschuss:** Im Zulassungsausschuss entscheiden Vertreter der Kassenärztlichen Vereinigung und der Krankenkassen gemeinsam über Anträge auf Zulassung zur vertragsärztlichen Tätigkeit. Gegen die Entscheidung des Zulassungsausschusses kann Widerspruch beim Berufungsausschuss eingelegt werden (§§ 96, 97 SGB V).

- **Schiedsämter:** Wenn sich Kassenärztliche Vereinigung und Krankenkassen auf Landesebene nicht über den Inhalt einzelner Verträge einigen können, werden die strittigen Fragen Schiedsämtern zur Entscheidung vorgelegt. Die Schiedsämter bestehen aus Vertretern der Ärzte und Krankenkassen in gleicher Zahl sowie zwei unparteiischen Mitgliedern und einem unparteiischen Vorsitzenden (§ 89 SGB V).

Seit 2004 haben im Landesausschuss, Zulassungs- und Berufungsausschuss auch Vertreter zugelassener Patientenorganisationen ein Mitberatungsrecht (§ 140f Abs. 3 SGB V).

Durch das GKV-Versorgungsstrukturgesetz wurde den Ländern ab 2012 die Möglichkeit eingeräumt, durch Landesrecht ein «**Gemeinsames Landesgremium**» zu schaffen, das Empfehlungen zu Fragen der sektorenübergreifenden Versorgung und Stellungnahmen zur vertragsärztlichen Bedarfsplanung abgibt (§ 90a SGB V). Ihm sollen Vertreter des Landes, der Kassenärztlichen Vereinigung, der Krankenkassen und der Landeskrankenhausgesellschaft sowie weitere Beteiligte angehören. Damit wurde ein erster Schritt in Richtung einer sektorenübergreifenden Angebotsplanung gemacht, um die strikte Trennung der Angebotsplanung in ambulante ärztliche Versorgung und Krankenhausversorgung zu überwinden.[146]

Kassenärztliche Vereinigungen unterliegen staatlicher Rechtsaufsicht durch die für die Sozialversicherung zuständigen Landesbehörden. Die **staatliche Rechtsaufsicht** erstreckt sich auf die gesamte Tätigkeit der Körperschaft, sie reicht von der Genehmigung von Satzungsänderungen und Überwachung der Einhaltung von Gesetzen und sonstigem Recht über die Prüfung der Geschäfts- und Rechnungsergebnisse und Überwachung des Haushaltsplans bis hin zur Rechtmäßigkeitsprüfung von Vergütungsvereinbarungen und Genehmigungspflicht für Vermögensanlagen, Grundstückserwerb etc. Hat die Aufsichtsbehörde Beanstandungen, kann sie die Kassenärztliche Vereinigung (ebenso wie auch die körperschaftlich verfassten Krankenkassen) durch eine Aufsichtsanordnung zur Behebung der beanstandeten Tatbestände verpflichten. Gegen die Anordnung kann sich die Kassenärztliche Vereinigung durch eine Klage vor dem Sozialgericht wehren. Wird die Klage abgewiesen und weigert sich die KV weiterhin, kann die Aufsichtbehörde ihre Anordnung gegebenenfalls auch mit den Mitteln des Verwaltungsvollstreckungsrechts durchsetzen.

Auf Bundesebene sind die Kassenärztlichen Vereinigungen der Länder in der **Kassenärztlichen Bundesvereinigung** (KBV) zusammengeschlossen. Die KBV ist ebenfalls als Körperschaft verfasst, ihre Mitglieder sind jedoch nicht einzelne Vertragsärzte, sondern die 17 Kassenärztlichen Vereinigungen. Auch die KBV hat eine Vertreterversammlung und einen hauptamtlichen Vorstand. Die Vertreterversammlung besteht aus 60 Mitgliedern, davon 34 gesetzliche Mitglieder und 26 gewählte Mitglieder. Bei den gesetzlichen Mitgliedern handelt es sich um die Vorsitzenden der KVen und ihre Stellvertreter, die kraft ihrer Funktion zugleich auch Mitglied der KBV sind. Die gewählten Mitglie-

---

146 An dieser Stelle sei auch angemerkt, dass der im SGB V verwendete Begriff «Bedarfsplanung» im Grunde unzutreffend ist. Geplant wird nicht der Bedarf, sondern das Angebot durch Leistungserbringer. Aus diesem Grund wurde die frühere «Krankenhausbedarfsplanung» bereits vor längerer Zeit in «Krankenhausplanung» umbenannt.

der werden nach einem festgelegten Schlüssel durch die Vertreterversammlungen der KVen in die KBV gewählt. Der Vorstand besteht aus zwei Mitgliedern, einem Vertreter der Hausärzte und einem der Fachärzte. Sie leiten ihre jeweiligen Ressorts eigenverantwortlich. Die Kassenärztliche Bundesvereinigung nimmt analog zu den KVen ähnliche Aufgaben auf Bundesebene wahr. Zu ihren Aufgaben zählen insbesondere:

- Abschluss von Verträgen und Vereinbarungen auf Bundesebene, beispielsweise Bundesmanteltarifverträge (§ 82 SGB V), Einheitlicher Bewertungsmaßstab (§§ 82, 87 SGB V) oder Rahmenempfehlungen zu Verträgen auf Landesebene

- Erlass von bundeseinheitlichen Richtlinien (§ 75 SGB V)

- Mitwirkung im Gemeinsamen Bundesausschuss und im Bundesschiedsamt (§ 89 Abs. 4; § 90 Abs. 1 SGB V)

- Führung des Bundesarztregisters

- Interessenvertretung der Vertragsärzte gegenüber der Bundesregierung.

Die Kassenärztlichen Vereinigungen sind – dies dürfte deutlich geworden sein – Organisationen eines ganz besonderen Typs. Sie sind sowohl Körperschaft des öffentlichen Rechts und mittelbare Staatsverwaltung mit hoheitlichen Aufgaben und Sanktionsgewalt gegenüber ihren Mitgliedern als auch demokratisch gewählte, quasi gewerkschaftliche Interessenvertretung der Vertragsärzte. Dieser «janusköpfige» (Quasdorf 2007: 23) **Doppelcharakter** ist immer wieder auch kritisiert worden, weil Zweifel an der Vereinbarkeit der beiden einander widerstrebenden Aufgaben bestanden: Zum einen sollen die Kassenärztlichen Vereinigungen als öffentlich-rechtliche Körperschaften dem Gemeinwohl dienen, zum anderen aber auch als genossenschaftlicher Zusammenschluss die wirtschaftlichen Interessen freiberuflich tätiger Ärzte durchsetzen. Zwar wurde verschiedentlich auch die Forderung nach Abschaffung der Kassenärztlichen Vereinigungen erhoben, dennoch aber hat die Kassenärztliche Vereinigung als eine der zentralen Institution des deutschen Gesundheitswesens bislang alle gesundheitspolitischen Kontroversen überstanden. Dies dürfte vor allem auch darin begründet sein, dass diese Konstruktion nicht nur den niedergelassenen Ärzten eine starke Interessenvertretung verschafft, sondern auch den Staat und die Krankenkassen von zahlreichen administrativen Aufgaben entlastet, die den Kassenärztlichen Vereinigungen durch Gesetz übertragen wurden. Der Nutzen für den Sozialstaat dürfte vor allem aber darin liegen, dass mithilfe der sehr speziellen Konstruktion «Kassenärztliche Vereinigung» die freiberuflich tätigen Ärzte vom Staat für die Erfüllung einer als öffentliche Aufgabe begriffenen ambulanten ärztlichen Versorgung quasi «in Dienst genommen» werden, ohne aber dabei ihre Freiberuflichkeit abzuschaffen.

6.3.3 Vertragsärzte

Die ambulante ärztliche Versorgung der GKV-Versicherten und somit von ca. 90 % der Bevölkerung wird durch sogenannte «Vertragsärzte» der GKV erbracht. Zu den Vertragsärzten zählen seit 1999 auch zugelassene psychologische Psychotherapeuten sowie Kinder- und Jugendpsychotherapeuten, die ebenfalls Mitglied der zuständigen Kassenärztlichen Vereinigung sind und an der Honorarverteilung teilnehmen.

Vertragsärzte sind freiberuflich tätig, erfüllen als Vertragsarzt der GKV aber eine öffentliche Aufgabe. Sie sind als Mitglied einer Kassenärztlichen Vereinigung in ein System öffentlich-rechtlicher Verträge eingebunden und zur Erfüllung der gesetzlichen und vertraglichen Aufgaben eines Vertragsarztes verpflichtet. Aber auch wenn sie in ihrer Funktion als Vertragsarzt eine öffentliche Aufgabe erfüllen, so bleibt das direkte Arzt-Patienten-Verhältnis nach herrschender Rechtsauffassung doch ein privatrechtliches Dienstverhältnis nach § 611 ff. BGB. Das bedeutet: Der Arzt schuldet seinem Patienten – unabhängig von der Art der Versicherung und den Bestimmungen der Verträge – als Vertragspartner alle zu dessen Wohl erforderlichen medizinischen Maßnahmen und hat diese nach den Regeln der ärztlichen Kunst und unter Berücksichtigung des allgemein anerkannten Standes der medizinischen Erkenntnisse auszuführen. Im Gegenzug schuldet der Patient dem behandelnden Arzt eine angemessene Vergütung für seine Dienste. Im Falle eines Privatpatienten richtet sich der Vergütungsanspruch des Arztes an den behandelten Patienten, im Falle eines Kassenpatienten an die Kassenärztliche Vereinigung, die die von den Krankenkassen erhaltene Gesamtvergütung für die Versorgung aller Kassenpatienten an die Vertragsärzte weiterzuleiten hat.

Der Zugang zur vertragsärztlichen Tätigkeit sowie die vertragsärztliche Tätigkeit selbst sind durch das Sozial- und Vertragsarztrecht hochgradig reglementiert. Um als Vertragsarzt der GKV tätig werden zu können, bedarf es einer **Zulassung**. Über die Zulassung wird vom Zulassungsausschuss bei der Kassenärztlichen Vereinigung entschieden. Der **Zulassungsausschuss** ist paritätisch mit Vertretern der Kassenärztlichen Vereinigung und der Krankenkassen besetzt (§ 96 SGB V; § 34 Ärzte-ZV). In bestimmten Fällen müssen auch Patientenvertreter zu den Sitzungen eingeladen werden und haben ein Mitberatungsrecht (§ 140f Abs. 3 SGB V).

Das **Zulassungsverfahren** ist zweistufig und vor allem in den §§ 95 und 98 SGB V sowie der Zulassungsverordnung für Vertragsärzte (Ärzte-ZV) geregelt:

- **1. Stufe:** Zunächst muss der Arzt die Eintragung in das Arztregister der Kassenärztlichen Vereinigung beantragen. Voraussetzung für die Eintragung in das Arztregister ist die staatliche Zulassung zur Ausübung des ärztlichen Berufes (Approbation) und der erfolgreiche Abschluss einer mindestens fünfjährigen allgemeinmedizinischen Weiterbildung oder einer erfolgreich abgeschlossenen Facharztweiterbildung. Mit der Eintragung in das Arztregister wird der Arzt außerordentliches Mitglied der Kassenärztlichen Vereinigung.

- **2. Stufe:** Nach Eintragung in das Arztregister entscheidet der Zulassungsausschuss über den Antrag auf Zulassung zur vertragsärztlichen Versorgung. Der Antrag kann nicht unspezifisch und allgemein gestellt werden, sondern muss benennen, für welchen Vertragsarztsitz und unter welcher Arztbezeichnung die Zulassung beantragt wird. Voraussetzung ist folglich, dass in dem Planungsbereich noch Vertragsarztsitze unbesetzt sind oder durch Praxisaufgabe in absehbarer Zeit frei werden. Bei der Zulassung sind die Vorgaben der arztgruppenspezifischen Bedarfsplanung zu berücksichtigen. Für Planungsbereiche, in denen der Bedarf an Vertragsärzten bereits zu 110 % erfüllt ist, dürfen keine weiteren Zulassungen erfolgen.

Auch die Weitergabe von Praxen ist reglementiert. Zwar ist die Einrichtung und Ausstattung der Praxis Eigentum des Arztes, nicht jedoch der Vertragsarztsitz, für den der Nachfolger neu zugelassen werden muss. Wird ein Vertragsarztsitz frei und ist eine Praxis weiterzugeben, so schreibt die zuständige Kassenärztliche Vereinigung den Vertragsarztsitz aus und erstellt eine Liste der eingehenden Bewerbungen. Zudem führen die Kassenärztlichen Vereinigungen für jeden Planungsbereich Wartelisten mit Bewerbern für frei werdende Vertragsarztsitze. Die Entscheidung über die Vergabe der frei werdenden Praxis fällt der Zulassungsausschuss, nicht der Inhaber der Praxis. Bei der Übernahme zahlt der die Praxis übernehmende Arzt dem Vorbesitzer einen Kaufpreis für die Praxiseinrichtung. Können sich Vorbesitzer und Nachfolger nicht auf einen Kaufpreis einigen, kann der Verkehrswert der Praxis durch einen unabhängigen Gutachter festgestellt werden.

Da es in einer Reihe von Regionen und Planungsbezirken eine Überversorgung gab, wurden durch das GKV-Versorgungsstrukturgesetz den Kassenärztlichen Vereinigungen mehr Möglichkeiten zur Reduzierung von Überversorgung an die Hand zu geben:

*   In einem Planungsbereich ohne Zulassungsbeschränkungen mit einem Versorgungsgrad ab 100 % kann der Zulassungsausschuss neue Zulassungen befristen (§ 19 Abs. 4 Ärzte-ZV).

*   In einem Bezirk, für den Zulassungsbeschränkungen gelten, kann die Nachbesetzung einer freigewordenen Praxis vom Zulassungsausschuss abgelehnt werden, wenn sie aus Versorgungsgründen nicht erforderlich ist (§ 103 Abs. 3a SGB V).

*   In Planungsbereichen mit Zulassungsbeschränkung kann die KV den freiwilligen Verzicht auf die Zulassung als Vertragsarzt finanziell fördern und eine freiwerdende Praxis aufkaufen, wenn auf eine Nachbesetzung verzichtet wird (§ 105 Abs. 3 SGB V). Für den Besitzer der Praxis hat dies den Vorteil, dass er nicht das aufwändige Nachbesetzungsverfahren durchlaufen muss.

Hat ein Arzt die Zulassung erhalten, wird er dadurch ordentliches Mitglied der zuständigen Kassenärztlichen Vereinigung und ist berechtigt und verpflichtet, an der vertragsärztlichen Versorgung von Kassenpatienten teilzunehmen (§ 95 Abs. 3 SGB V). Die Zulassung endet mit dem Tod, dem Wirksamwerden eines Verzichts oder dem Wegzug des Vertragsarztes aus dem Bezirk der zuständigen Kassenärztlichen Vereinigung (§ 95 Abs. 7 SGB V). Bei gröblicher Verletzung der vertragsärztlichen Pflichten kann die Zulassung zudem für einen befristeten Zeitraum ruhen oder auch ganz entzogen werden (§ 95 Abs. 6 SGB V).

Mit der Zulassung erwirbt der Vertragsarzt **Rechte** und **Pflichten**. Zu den wichtigsten Rechten zählt das Recht zur Behandlung von Kassenpatienten und zur Teilnahme an der Verteilung der Gesamtvergütung. Im Gegenzug unterliegt er einer Reihe von Pflichten. Dazu zählen:

- **Einhaltung des Berufsrechts** (v. a. Berufsordnung): Das ärztliche Berufsrecht ist Bestandteil des Vertragsarztrechts. Es ist ebenso einzuhalten wie auch die von der KV oder KBV abgeschlossenen Verträge. Auch die Richtlinien der KV oder KBV sind für jeden einzelnen Vertragsarzt bindend.

- **Behandlungspflicht:** Jeder Vertragsarzt ist zur Behandlung von GKV-Versicherten verpflichtet.

- **Sprechstundentätigkeit:** Ein Vertragsarzt hat Sprechstunden abzuhalten und deren Zeiten öffentlich bekannt zu geben (z. B. Angabe der Uhrzeiten auf dem Praxisschild).

- **Teilnahme am Notdienst:** Da der Sicherstellungsauftrag der Kassenärztlichen Vereinigung auch den Notdienst einschließt, sind Vertragsärzte als Mitglieder der KV grundsätzlich auch zur Beteiligung am ärztlichen Notdienst verpflichtet.

- **Dokumentations- und Berichtspflicht:** Der Vertragsarzt ist zur Dokumentation seiner Leistungen und Erteilung von Auskünften an die Krankenkassen verpflichtet, die diese zur Erfüllung ihrer gesetzlichen Aufgaben benötigen.

- **Einhaltung des Wirtschaftlichkeitsgebots:** Die vom Vertragsarzt erbrachten Leistungen müssen ausreichend, zweckmäßig und wirtschaftlich sein, sie dürfen das Maß des Notwendigen nicht überschreiten.

Auch der **Inhalt der vertragsärztlichen Versorgung** ist gesetzlich geregelt. Zur vertragsärztlichen Versorgung gehört gemäß § 73 SGB V vor allem:

- die ärztliche Behandlung beziehungsweise zahnärztliche Behandlung einschließlich der Versorgung mit Zahnersatz und kieferorthopädischer Behandlung

- die Durchführung von Maßnahmen der Früherkennung von Krankheiten

- die ärztliche Betreuung bei Schwangerschaft und Mutterschaft

- die Verordnung von Leistungen zur medizinischen Rehabilitation

- die Anordnung von Hilfeleistungen anderer Personen

- die Verordnung von Arznei-, Verband-, Heil- und Hilfsmitteln, Krankentransporten sowie Krankenhausbehandlung oder Behandlung in Vorsorge- oder Rehabilitationseinrichtungen

- die Verordnung häuslicher Krankenpflege

- die Ausstellung von Bescheinigungen und Berichten für die Versicherten oder ihre Krankenkassen.

An dieser Aufzählung wird erkennbar, dass die Vertragsärzte im deutschen Gesundheitssystem eine zentrale Stellung einnehmen. Sie führen nicht nur die ärztliche oder zahnärztliche Behandlung selbst durch, sondern entscheiden auch weitgehend über die Gewährung der wichtigsten übrigen Leistungen durch entsprechende Verordnung oder Überweisung an einen anderen Arzt. Dies schließt nicht nur Arznei-, Heil- und Hilfsmittel ein, sondern auch Krankenhausbehandlung und häusliche Pflege. Die Notwendigkeit von Krankenhausbehandlung kann allerdings auch durch einen Krankenhausarzt festgestellt werden, wenn ein Patient im Notfall eine Krankenhausaufnahme aufsucht. Im Falle häuslicher Krankenpflege nach § 37 SGB V ist allerdings eine ärztliche Verordnung vorgeschrieben. Anders verhält es sich bei den Leistungen der Pflegeversicherung im Falle von Pflegebedürftigkeit. Diese Leistungen werden auf Grundlage eines Gutachtens des Medizinischen Dienstes der Krankenversicherung gewährt.

Die Leistungen der vertragsärztlichen Versorgung hat der Vertragsarzt persönlich und in eigener freier Praxis durchzuführen (§ 32 Ärzte-ZV). Er darf sich innerhalb von zwölf Monaten nur bis zu einer
Dauer von drei Monaten vertreten lassen und hat jede Vertretung, die
länger als eine Woche dauert, der zuständigen Kassenärztlichen Vereinigung mitzuteilen. Vertragsärzte dürfen auch **Assistenten**, die sich in
der Facharztausbildung befinden, oder einen **angestellten Arzt** des gleichen Fachgebiets beschäftigen. Beides bedarf allerdings der Genehmigung durch die Kassenärztliche Vereinigung (§ 32 Abs. 3, § 32b Abs. 2
Ärzte-ZV).

Mit dem am 1. Januar 2007 in Kraft getretenen Vertragsarztrechtsänderungsgesetz (VÄndG) wurde eine Reihe von Lockerungen im Zu-
lassungsrecht vorgenommen. So ist seit 2007 auch eine Teilzulassung
im Umfang der Hälfte einer hauptberuflichen Tätigkeit möglich (§ 19a
Abs. 2 Ärzte-ZV) und es ist Vertragsärzten erlaubt, gleichzeitig auch als
angestellte Ärzte in einem Krankenhaus zu arbeiten (§ 20 Abs. 2 Ärzte-ZV). Vertragsärzte können seit dem 1. Januar 2007 mehr als einen
Arzt anstellen und es können Zweigpraxen an weiteren Orten eröffnet
werden, auch im Bezirk einer anderen KV, sofern dadurch die Versorgung an diesen Orten verbessert und die Versorgung der Versicherten
am ersten Ort der Zulassung nicht beeinträchtigt wird (§ 24 Abs. 3,
§ 32b Abs. 1 Ärzte-ZV).

6.4 Vergütungssystem

Die Vergütung der vertragsärztlichen Behandlung ist seit Jahren eines
der zentralen Themen der Gesundheitspolitik. Das System ist mittlerweile allerdings derart komplex, dass es vollständig im Grunde nur von
wenigen Verbandsexperten und zuständigen Ministerialbeamten be-
herrscht und verstanden wird.[147]

---

147 Ein Beispiel für die Komplexität der Regelungen ist der für die vertragsärztliche
Vergütung zentrale § 85 SGB V. Er bestand im Jahr 1989 noch aus vergleichsweise
bescheidenen ca. 230 Wörtern, im Laufe von etwas mehr als zehn Jahren und mehreren Gesundheitsreformen wuchs dieser eine Paragraph bis Mitte 2003 auf ca.

Dennoch aber stellt sich nicht nur für die betroffenen Ärzte die Notwendigkeit, sich mit dem vertragsärztlichen Vergütungssystem zu befassen. Wer die Funktionsweise und gegenwärtigen Probleme der ambulanten ärztlichen Versorgung verstehen will, kommt nicht umhin, sich auch mit dem Vergütungssystem zu beschäftigen. Darüber hinaus wirkt das vertragsärztliche Vergütungssystem auch in andere Teilsysteme des Gesundheitswesens hinein. Es beeinflusst die Zusammenarbeit niedergelassener Ärzte mit Krankenhäusern ebenso wie die Kooperation mit der ambulanten und stationären Pflege, da ärztliche Entscheidungen nicht selten auch von Vergütungsregelungen beeinflusst werden.

Wegen seiner besonderen, über den Bereich der direkten vertragsärztlichen Versorgung hinausreichenden Bedeutung soll das Vergütungssystem im Folgenden etwas ausführlicher erläutert werden. Die Darstellung wird sich allerdings auf die Grundzüge beschränken und einige der zentralen Begriffe erklären. Für eine vertiefende Beschäftigung mit dem Vergütungssystem der ambulanten ärztlichen Versorgung sei auf die entsprechende Internetseite der Kassenärztlichen Bundesvereinigung und die im Anschluss an das Kapitel genannte Literatur verwiesen.[148]

Die Vergütung der ambulanten ärztlichen Behandlung erfolgt nicht im Rahmen eines einheitlichen, die gesamte ambulante ärztliche Versorgung umfassenden Vergütungssystems, sondern in drei sich nach Finanzierungsträgern unterscheidenden Teilsystemen.

2100 Wörter an und erreichte nach erneuter Änderung durch das GKV-Modernisierungsgesetz im Jahr 2004 den Umfang von ca. 2700 Wörtern. Rechnet man noch die durch das GMG neu hinzugefügten §§ 85a bis d SGB V (Regelleistungsvolumina) mit ca. 1700 Wörtern hinzu, so ergeben sich insgesamt ca. 5500 Wörter. Durch das VÄndG 2006 und das GKV-WSG 2007 wurden zwar die §§ 85a, b, d vollständig und 85c teilweise gestrichen, dafür aber der § 87 durch Erweiterung und/oder Einfügung neuer Absätze ausgeweitet und mit den §§ 87a bis c neue Paragraphen hinzugefügt. Im Grunde haben die §§ 72 bis 106a SGB V (zweiter Abschnitt des vierten Kapitels: Regelung der vertragsärztlichen und zahnärztlichen Versorgung) mittlerweile den Umfang eines eigenen Gesetzes im Gesetz erreicht.

148 Die KBV bietet ausführliche Informationen zum EBM und dessen laufender Überarbeitung auf ihrer Internetseite (www.kbv.de).

- Die **Krankenkassen** vergüten die vertragsärztliche Versorgung ihrer Versicherten vor allem über sogenannte Gesamtvergütungen, die sie als Pauschale je Mitglied an die Kassenärztlichen Vereinigungen überweisen und mit der in der Regel alle vertragsärztlichen Leistungen abgegolten sind.

- Die **übrigen Sozialleistungsträger** wie beispielsweise gesetzliche Unfallversicherung, Sozialhilfe, Postbeamten-Krankenkasse, Bundeswehr, Bundesgrenzschutz etc. vergüten ambulante ärztliche Leistungen mit Einzelleistungsvergütungen in der Regel auf Grundlage einer der auch für den Krankenkassenbereich geltenden Gebührenordnungen.

- Die **Privatpatienten** erhalten vom Arzt eine Rechnung auf Grundlage der von der Bundesregierung erlassenen Gebührenordnung für Ärzte (GOÄ). Sie reichen diese Rechnung bei ihrer privaten Krankenversicherung zur Kostenerstattung ein und die Versicherung erstattet ihnen den vertraglich vereinbarten Teil der Kosten ebenfalls auf Grundlage der GOÄ.

Wegen seiner überragenden Bedeutung soll im Folgenden vor allem auf das **Vergütungssystem der vertragsärztlichen Versorgung von Kassenpatienten** eingegangen werden. Dieses System wurde in den letzten Jahren in wichtigen Bereichen reformiert. Begonnen wurde die Reform mit dem GKV-Modernisierungsgesetz 2004, das die Eckpunkte einer grundlegenden Reform des Vergütungssystems der vertragsärztlichen Versorgung enthielt. Als Zeitpunkt für das Inkrafttreten des neuen Vergütungssystems war der 1. Januar 2007 vorgesehen. Dieser Zeitpan konnte allerdings nicht eingehalten werden. Mit dem GKV-Wettbewerbsstärkungsgesetz 2007 wurde an zentralen Eckpunkten der Reform festgehalten und der 1. Januar 2009 als neuer Termin für das Inkrafttreten der Honorarreform festsetzt. Dieser Termin konnte eingehalten werden.

Im Mittelpunkt der Honorarreform stehen zwei zentrale Änderungen:

- Seit dem 1. Januar 1993 unterlagen die Gesamtvergütungen für die ambulante vertragsärztliche Versorgung einer strikten Anbindung an die Entwicklung der beitragspflichtigen Einnahmen der Krankenkassenmitglieder je Mitglied (die sogenannte «Deckelung»). Diese Anbindung wurde zum 1. Januar 2009 gelockert. Bei der Vereinbarung der Gesamtvergütungen ist seitdem die Entwicklung der Morbidität der Versicherten im Bezirk der KV zu berücksichtigen. Die neuen Gesamtvergütungen werden dementsprechend als «**morbiditätsbedingte Gesamtvergütungen**» bezeichnet (§ 87a Abs. 3 SGB V). Auch wenn damit eine gewisse Öffnung des Vergütungssystems vorgenommen wurde, die Anbindung an die beitragspflichtigen Einnahmen ist nicht vollständig aufgehoben, da die Vertragspartner bei der Vereinbarung der Gesamtvergütungen auch weiterhin den Grundsatz der Beitragssatzstabilität zu beachten haben (§ 85 Abs. 3 SGB V).

• Die für die Vertragsärzte aber vermutlich bedeutendste Änderung durch die Honorarreform 2009 dürfte die Abschaffung «floatender» und Einführung **fester Punktwerte** sein. Bis Ende 2008 wusste ein Vertragsarzt letztlich erst nach Ablauf eines Quartals bzw. Jahres, wie hoch die tatsächliche Vergütung für seine erbrachten Leistungen war, da die Höhe des Punktwertes abhängig war von der Menge der in der betreffenden KV und Arztgruppe insgesamt erbrachten Leistungen.[149] Das neue Honorarsystem sieht für einen erheblichen Teil der vertragsärztlichen Leistungen im Voraus festgelegte Punktwerte vor. Als Leitwert dient ein auf Bundesebene jährlich zu vereinbarender «bundesweit einheitlicher Orientierungspunktwert» (§ 87 Abs. 2e SGB V). Durch die Vereinbarung von Zu- und Abschlägen auf der Ebene der einzelnen KVen soll daraus eine «regionale Euro-Gebührenordnung» werden (§ 87a Abs. 2 SGB V).

Durch die Einführung eines bundesweit einheitlichen Orientierungspunktwertes wurde nicht nur eine bessere Kalkulationsgrundlage für die einzelnen Praxen geschaffen, sondern zugleich auch eine Angleichung der zwischen den verschiedenen KV-Bezirken zum Teil sehr unterschiedlichen Vergütungsniveaus vollzogen. Dies war durchaus

---

149 zum alten System «floatender» Punktwerte und dem daraus resultierenden «Hamsterradeffekt» vgl. S. 205 f. der zweiten Auflage dieses Buches

politisch gewollt, insbesondere um eine Anhebung der unterdurch-schnittlichen Vergütungen in den ostdeutschen KVen zu erreichen. Zwar wurde die Honorarreform auch mit einer deutlichen Erhöhung des finanziellen Volumens der vertragsärztlichen Versorgung insgesamt verbunden (ca. 3 Mrd. Euro Erhöhung des GKV-Ausgabenvolumens für das Jahr 2009 gegenüber dem Jahr 2007), dennoch aber war absehbar, dass es zu Honorarverlusten einzelner Arztgruppen und auch einzelner KVen kommen würde. Die Honorarreform 2009 zielte auch auf eine Umverteilung innerhalb der Vertragsärzteschaft. Es sollte Gewinner geben und auch Verlierer. Zuvor unterdurchschnittliche Vergütungen und Einkommen sollten angehoben und deutlich überdurchschnittliche im Gegenzug abgesenkt werden.

Da keine Übergangsphase vorgesehen war, erfolgten die Kürzungen und Erhöhungen mit einem Schritt zum Jahreswechsel 2008/2009 und sorgten für erhebliche Verunsicherung und Proteste vor allem der «Verlierer» der Umverteilung. Dies waren in erster Linie Ärzte in Bayern und Baden-Württemberg, aber auch in Nordrhein-Westfalen. Aber auch innerhalb der verschiedenen KVen erfolgten Umverteilungen zwischen Arztgruppen und gab es dementsprechend auch in anderen KVen «Verlierer».

Die gemeinsame Selbstverwaltung aus KBV und GKV-Spitzenverband reagierte darauf mit verschiedenen Anpassungen, so unter anderem der Einführung einer Konvergenzphase, in der die Honorarabsenkungen verteilt über einen Zeitraum bis Ende 2010 erfolgen sollten. Zudem wurde in mehreren KVen festgelegt, dass Honorarkürzungen im ersten Schritt nicht mehr als 5 % betragen sollten.

Die Auseinandersetzungen innerhalb der Vertragsärzteschaft und scharfe Kritik insbesondere von Seiten der Verlierer der bundesweiten Anpassung führten schließlich dazu, dass mit dem GKV-Versorgungsstrukturgesetz 2012 (GKV-VStG) das Vorhaben einer bundesweiten Angleichung der Vergütungen aufgegeben und eine «Re-Regionalisierung» beschlossen wurde. Mit dem GKV-VStG wurden auch die 2009 eingeführten **Regelleistungsvolumina** als bundesweite Vorgabe wieder abgeschafft. Sie gelten nur noch bis zur Entscheidung der jeweiligen KV über einen neuen Honorarverteilungsmaßstab. Es steht den einzelnen KVen offen, weiterhin Regelleistungsvolumina anzuwenden, die zu verändern oder vollständig durch neue Regelungen zu ersetzen. Die 2009 vollzogene Umstellung auf morbiditätsbedingte Gesamtvergütungen wurde hingegen beibehalten.

Zur nachfolgenden Darstellung bleibt festzuhalten, dass die Honorarreformen der letzten Jahre zwar sehr bedeutende Veränderungen im Vergütungssystem brachten, die Grundelemente und Grundstrukturen des Vergütungssystem allerdings erhalten blieben. Es gibt weiterhin Gesamtverträge und Gesamtvergütungen, es gibt einen Einheitlichen Bewertungsmaßstab mit Bewertungsrelationen etc.

6.4.1 Gesamtverträge und Gesamtvergütung

Grundlage der vertragsärztlichen Vergütung sind Gesamtverträge, die die jeweilige Kassenärztliche Vereinigung mit den Landesverbänden der Primärkassen und den Landesvertretungen der bundesweit organisierten Ersatzkassen vereinbaren (§ 83 SGB V). Im Gesamtvertrag werden Inhalt und Vergütung der vertragsärztlichen Versorgung der Versicherten der jeweiligen Kassenart vereinbart. Die Vergütungsvereinbarung ist Bestandteil des Gesamtvertrages (§ 85 Abs. 1 SGB V). Für Gesamtverträge und Vergütungsvereinbarungen gelten allgemeine Vorgaben, die zwischen der Kassenärztlichen Bundesvereinigung und den Spitzenverbänden der GKV vereinbart werden und Bestandteil der Gesamtverträge sind (die sogenannten «Mantelverträge» auf Bundesebene).

Können sich die Kassenärztliche Vereinigung und eine Krankenkasse nicht auf einen neuen Gesamtvertrag einigen, wird ein von der KV und allen Krankenkassen gemeinsam besetztes Schiedsamt angerufen. Es setzt durch seinen Schiedsspruch den neuen Gesamtvertrag und damit auch die neue Vergütungsvereinbarung fest. Der Schiedsspruch muss der zuständigen Aufsichtsbehörde vorgelegt werden und tritt in Kraft, wenn die Behörde keine Beanstandungen hat. Ist eine Vertragsseite mit dem Schiedsspruch nicht einverstanden, kann sie Klage vor dem Sozialgericht einreichen.

Die Vergütung der vertragsärztlichen Versorgung besteht aus zwei Teilen:

- der Gesamtvergütung und

- Vergütungen außerhalb der Gesamtvergütung.

Die **Gesamtvergütung** ist die zentrale und wichtigste Vergütung in der vertragsärztlichen Versorgung. Sie ist definiert als «das Ausgabenvolumen für die Gesamtheit der zu vergütenden vertragsärztlichen Leistungen» (§ 85 Abs. 2 SGB V). Die Gesamtvergütungen zahlen die Krankenkassen nicht für vertragsäztliche Einzelleistungen, sondern für die Übernahme des Sicherstellungsauftrages durch die Kassenärztliche Vereinigung. Die Zahlung der Gesamtvergütung erfolgt «mit befreiender Wirkung» (§85 Abs. 1 SGB V). Das bedeutet: Mit der Überweisung der Gesamtvergütung hat die Krankenkasse ihre Vertragspflicht zur angemessenen Vergütung der vertragsärztlichen Leistungen erfüllt. Die Vergütungsansprüche der einzelnen Vertragsärzte für die mit der Gesamtvergütung abgegoltenen Leistungen haben sich an die Kassenärztliche Vereinigung zu richten, die die Gesamtvergütung erhalten hat. Die Verteilung erfolgt nach festgelegten Regeln und Kriterien, die vor allem durch den bundesweit geltenden Einheitlichen Bewertungsmaßstab (EBM) und den für jede KV gesondert festzulegenden Honorarverteilungsmaßstab (HVM) vorgegeben sind. Bis Ende 2011 waren die Grundsätze der Honorarverteilung noch in einem Honorarverteilungsvertrag mit den Krankenkassen zu vereinbaren. Durch das GKV-VStG wurde wieder zu der vor 2007 geltenden Regelung zurückgekehrt, dass die KV den HVM beschließt und die Festlegung ledig «im Benehmen» mit den Kassen zu erfolgen hat (§ 87b Abs. 1 SGB V). Die Kassen können zwar inhaltliche Einwände geltend machen, die Letztentscheidung liegt aber bei der KV.

Bis Ende 2008 wurden die Gesamtvergütungen der einzelnen Kassen als Kopfpauschale je Mitglied gezahlt, die unabhängig von der Morbiditätsstruktur der Kassenmitglieder und zudem in der Höhe sehr unterschiedlich war. Die teilweise erheblichen Unterschiede resultierten aus einer Fortschreibung von Ausgabenanteilen und Werten aus Anfang der 1990er-Jahre. Da die Pauschale je Mitglied gezahlt wurde, erfolgte auch keine Berücksichtigung der Zahl der mitversicherten Familienangehörigen. Dieses System, das – wie bereits erwähnt – auch mit floatenden und somit im Voraus nicht feststehenden Punktwerten verbunden war, stand seit den 1990er-Jahren in der Kritik.

Zum 1. Januar 2009 wurde es durch ein neues System ersetzt, in dem die Höhe der Gesamtvergütung aus dem Behandlungsbedarf der Versicherten einer Krankenkasse abgeleitet wird. Die neue Art der Gesamtvergütung wird **morbiditätsbedingte Gesamtvergütung** genannt (§ 87a SGB V). Zentrale Kennzahl für die Berechnung der morbiditätsorientierten Gesamtvergütung ist der voraussichtliche Behandlungsbedarf der Versicherten einer Krankenkasse. Er wird auf Grundlage der Leistungen eines vergangenen Abrechnungszeitraums für den zur Vereinbarung anstehenden zukünftigen Zeitraum zwischen KV und Krankenkasse vereinbart. Gemessen wird der Behandlungsbedarf in sogenannten «EBM-Punkten». EBM steht für den Einheitlichen Bewertungsmaßstab, der eine Art Gebührenordnung für die vertragsärztliche Versorgung ist.[150] Der EBM weist allerdings keine Eurobeträge aus, sondern nur Punktzahlen, die das wertmäßige Verhältnis der verschiedenen Leistungen zueinander ausdrücken. Für das Jahr 2009 galt ein bundesweiter Orientierungspunktwert von 3,5001 Cent, für 2010 betrug er 3,5048 Cent. Für die Jahre 2011 und 2012 wurde durch das GKV-FinG und GKV-VStG eine Erhöhung des Orientierungswertes ausgesetzt und lediglich eine Erhöhung des Behandlungsbedarfs um jeweils 1,25 % gesetzlich vorgegeben (§ 87d SGB V).

Die von einer Krankenkasse insgesamt an eine Kassenärztliche Vereinigung zu zahlende Gesamtvergütung ergibt sich aus der Multiplikation des durchschnittlichen Behandlungsbedarfs eines Versicherten der Kasse (in EBM-Punkten) mit der Zahl der Versicherten der Kasse (mit Wohnsitz im Bezirk der KV) und dem jeweils geltenden Punktwert (Abb. 6-1).

Um eine Anpassung der Gesamtvergütung bei einer unvorhersehbaren Entwicklung der Morbidität zu ermöglichen, wurde den Vertragsparteien die Möglichkeit eröffnet, im Falle eines nicht vorhersehbaren Anstiegs des morbiditätsbedingten Behandlungsbedarfs über eine Erhöhung der Gesamtvergütung im laufenden Vertragszeitraum nachzuverhandeln (§ 87a Abs. 3 SGB V). Die Einzelheiten des Verfahrens für

---

150 Der EBM wird in Kapitel 6.4.2 ab S. 332 näher erläutert.

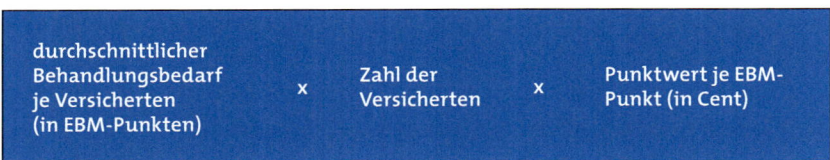

Abbildung 6-1: Grundformel für die Berechnung der morbiditätsbedingten Gesamtvergütung

eine Anpassung des Behandlungsbedarfs und der damit verbundenen zusätzlichen Zahlungen der Krankenkassen hat der gemeinsam von KBV und GKV besetzte Bewertungsausschuss festzulegen.

Die **Zahlung der Gesamtvergütung** erfolgt in der Regel quartalsweise, zum Teil werden aber auch monatliche Abschlagszahlungen vereinbart. Die Kassenärztliche Vereinigung erstellt dazu für jede Krankenkasse eine Rechnung über die erbrachten Leistungen und übermittelt der Krankenkasse die wesentlichen Abrechnungsdaten, die sie auf Grundlage der Abrechnungen der einzelnen Vertragsärzte zusammenstellt. Welche Daten im Einzelnen zu übermitteln sind, wird in den Bundesmantelverträgen und dem jeweiligen Gesamtvertrag festgelegt. Die Daten sind aus datenschutzrechtlichen Gründen jedoch nicht versicherten- oder arztbezogen, sondern nur fallbezogen zu übermitteln (§ 298 SGB V).

Als **Behandlungsfall** in der ambulanten ärztlichen Versorgung gilt die gesamte ambulante ärztliche Behandlung eines Arztes, die er für einen Versicherten in einem Kalendervierteljahr erbringt. Sucht der Versicherte in diesem Vierteljahr einen anderen Vertragsarzt auf oder werden Laboruntersuchungen in einem externen Labor durchgeführt, so sind dies jeweils neue eigenständige Behandlungsfälle. Hat ein Versicherter beispielsweise einen Hausarzt aufgesucht und hat dieser ihn an einen Facharzt überwiesen und der Facharzt eine externe Laboruntersuchung durchführen lassen, so erscheint dieser Versicherte als drei Behandlungsfälle in der Abrechnungsstatistik. Dementsprechend ist die Zahl der Abrechnungsfälle in der vertragsärztlichen Versorgung immer um ein Mehrfaches höher als die Zahl der GKV-Versicherten.

Da die **Daten** nicht versichertenbezogen übermittelt oder zusammengeführt werden dürfen, verfügen Krankenkassen im Regelfall nicht über Behandlungsprofile einzelner Versicherter. Dies erschwert sicherlich die Ermittlung von Betrugsfällen, schützt aber die Persönlichkeitsrechte der Versicherten. Eine arztbezogene Zusammenstellung und Übermittlung der Abrechnungsdaten ist im Regelfall ebenfalls nicht erlaubt, da das Ergebnis einer solchen Zusammenführung zu den schutzwürdigen Wirtschaftsgeheimnissen der Ärzte zählt. Werden bei den routinemäßigen Überprüfungen der Abrechnung allerdings Auffälligkeiten festgestellt und ergibt sich der Verdacht auf Abrechnungsbetrug, so hat die Prüfungsstelle der Kassenärztlichen Vereinigung Anspruch auf Herausgabe aller Daten des betreffenden Arztes und kann sie zu Prüfzwecken zusammenführen.

Da mit der Gesamtvergütung alle vertragsärztlichen Leistungen für die Versicherten mit Wohnsitz im Bezirk der Kassenärztlichen Vereinigung abgegolten sind, hat die Kassenärztliche Vereinigung aus dieser Gesamtvergütung auch die Honorare für ambulante ärztliche Leistungen zu zahlen, die nicht von ihren Vertragsärzten erbracht werden. Dazu zählen insbesondere Leistungen der **ermächtigten Ärzte**, beispielsweise von zur ambulanten Behandlung ermächtigten Krankenhausärzten, und Leistungen von sogenannten Fremdärzten. **Fremdärzte** sind im Sprachgebrauch des Kassenarztrechts Vertragsärzte, die aus Sicht der jeweiligen Kassenärztlichen Vereinigung ihren Vertragsarztsitz im Bezirk einer anderen Kassenärztlichen Vereinigung haben. Wenn Versicherte Leistungen eines Fremdarztes in Anspruch nehmen, beispielsweise Reisende oder Berufspendler zwischen zwei KV-Bezirken, so stellt die KV des Fremdarztes (Empfänger-KV) der für den Versicherten zuständigen KV (Zahler-KV) die erbrachten Leistungen in Rechnung. Das Verfahren wird **Fremdkassenzahlungsausgleich** genannt und auf Grundlage von Richtlinien der KBV über eine Clearingstelle der KBV abgewickelt. Der Ausgleich ist insofern folgerichtig, als die Zahler-KV von der Krankenkasse des Versicherten auch die Gesamtvergütung erhalten hat. Schließlich muss die zuständige Kassenärztliche Vereinigung aus der Gesamtvergütung auch die Leistungen der **Nichtvertragsärzte** (z. B. Privatärzte) vergüten, die diese unter Umständen im Rahmen einer Notfallbehandlung erbracht haben. Das

314 | 6 Die ambulante ärztliche Versorgung

Honorar hierfür richtet sich nach den für die vertragsärztliche Versorgung geltenden Grundsätzen.

Für eine Reihe von Leistungsbereichen werden gesonderte Vergütungen **außerhalb der Gesamtvergütung** gezahlt, auch **extrabudgetäre Vergütungen** genannt. Extrabudgetäre Vergütungen sind für einige Leistungen gesetzlich vorgeschrieben und werden darüber hinaus für eine Reihe von Leistungen, die aus Sicht einzelner Krankenkassen besonders förderungswürdig sind, aufgrund gesonderter vertraglicher Vereinbarungen gezahlt. Gesetzlich vorgeschrieben außerhalb der Gesamtvergütung zu vergüten sind beispielsweise Leistungen, die aus Sicht des Gesetzgebers besonders gefördert werden sollen. Dazu zählen beispielsweise Leistungen der Drogensubstitution mittels Methadon, der Prävention, nichtärztliche Dialysekosten oder Mutterschaftsvorsorge.

Vertraglich vereinbarte Vergütungen außerhalb der Gesamtvergütung werden beispielsweise gezahlt für:

- Leistungen, die im Rahmen besonderer, mit einzelnen Krankenkassen vereinbarter Verträge über Modellvorhaben (§§ 63, 64 SGB V), erbracht werden

- Leistungen im Rahmen strukturierter Behandlungsprogramme (DMP) (§ 137f–g SGB V)

- ambulante Operationen

- nicht im EBM enthaltene Leistungen, die regional vereinbart werden.

Extrabudgetäre Vergütungen werden in der Regel von der Kassenärztlichen Vereinigung gesondert mit den einzelnen Krankenkassen auf Grundlage der tatsächlich für Versicherte dieser Kasse erbrachten Leistungen abgerechnet und den betreffenden Ärzten direkt und teilweise auch auf Grundlage gesondert vereinbarter EBM-Punktwerte ausgezahlt. Die Vergütungen werden somit von den Kassen über die KV direkt an die jeweiligen Vertragsärzte gezahlt und fließen nicht in die allgemein zu verteilende morbiditätsbedingte Gesamtvergütung.

Aufgrund der Einführung und Ausweitung sogenannter **Selektiv-verträge,** auch **Direktverträge** genannt, hat sich ein weiterer zu-nehmend bedeutender werdender Vergütungsbereich außerhalb der morbiditätsbedingten Gesamtvergütung entwickelt. Während der Ge-samtvertrag und die morbiditätsbedingte Gesamtvergütung als Kollek-tivverträge zwischen der KV und allen Krankenkassen abgeschlossen werden, handelt es sich bei Selektiv- oder Direktverträgen um Verein-barungen zwischen einzelnen Krankenkassen und einzelnen Arztgrup-pen. Die Vergütung für die im Rahmen eines Selektivvertrags erbrach-ten Leistungen ist nicht Bestandteil der Gesamtvergütung und wird von der jeweiligen Krankenkasse direkt an die betreffenden Ärzte gezahlt. Um dabei eine Doppelvergütung zu verhindern, wird die Gesamtvergü-tung um entsprechende Vergütungsanteile gekürzt, in der Fachdiskus-sion wird dies «Bereinigung» genannt.

Die wichtigsten Selektivvertragsbereiche sind Verträge zur Integrier-ten Versorgung nach § 140a SGB V, zur hausarztzentrierten Versorgung nach § 73b SGB V und zur ambulanten fachärztlichen Versorgung nach § 73c SGB V. Der hinsichtlich seines Vergütungsvolumens sicherlich bedeutendste Leistungsbereich dürfte die **hausarztzentrierte Versor-gung** sein. Um eine hausarztzentrierte Versorgung zu etablieren und zu fördern, wurden die Krankenkassen durch das GKV-Modernisierungs-gesetz 2004 aufgefordert, mit einzelnen Gruppen von Hausärzten Ver-träge zur hausarztzentrierten Versorgung (HzV-Verträge) zu schließen (§ 73b SGB V). Durch das GKV-WSG 2007 wurden die Vorgaben erwei-tert und konkretisiert und mit dem GKV-OrgWG 2009 wurde den Kas-sen eine Frist bis zum 30. Juni 2009 gesetzt, innerhalb derer sie Haus-arztverträge abzuschließen haben. Obwohl es sich um eine gesetzliche Verpflichtung handelt, haben allerdings bislang noch nicht alle Kran-kenkassen HzV-Verträge abgeschlossen, auch weil es in einigen Kran-kenkassen erhebliche Kritik an diesem Vertragsmodell gibt.

Fasst man die morbiditätsbedingte Gesamtvergütung und die Sum-me der extrabudgetären Vergütungen zu einer Gesamtvergütung zu-sammen, so entfielen im ersten Halbjahr 2011 auf die morbiditäts-bedingte Gesamtvergütung im Bundesdurchschnitt ca. 75 % und auf die extrabudgetären Vergütungen ca. 25 % der Gesamtvergütung (KBV 2012).

6.4.2 Einheitlicher Bewertungsmaßstab

Grundlage der Vergütung der Leistungen des einzelnen Vertragsarztes ist der bundesweit geltende Einheitliche Bewertungsmaßstab (EBM).[151] Der einheitliche Bewertungsmaßstab wird im Bewertungsausschuss vereinbart. Der **Bewertungsausschuss** ist mit jeweils drei Vertretern der KBV und des GKV-Spitzenverbandes besetzt. Den Vorsitz führt abwechselnd ein Vertreter der KBV oder der GKV. Können sich die Vertragsparteien im Bewertungsausschuss nicht auf einen Beschluss einigen, kann der Bewertungsausschuss auf Verlangen von mindestens zwei Mitgliedern um einen unparteiischen Vorsitzenden und zwei weitere unparteiische Mitglieder erweitert werden. Aus dem Bewertungsausschuss wird dadurch der «**erweiterte Bewertungsausschuss**».

Der **Einheitliche Bewertungsmaßstab** (EBM) «bestimmt den Inhalt der abrechnungsfähigen Leistungen und ihr wertmäßiges, in Punkten ausgedrücktes Verhältnis zueinander» (§ 87 Abs. 2 SGB V). Im EBM sind alle gegenüber den Krankenkassen abrechnungsfähigen Leistungen aufgelistet (mittlere Spalte) und mit einer Abrechnungsziffer (linke Spalte) sowie einer Punktzahl (rechte Spalte) versehen (**Abb. 6-2**). In den Punktzahlen wird nur das relative Wertverhältnis der verschiedenen Leistungen zu einander ausgedrückt, die tatsächliche Vergütung ergibt sich erst durch die Multiplikation der angegebenen Punktzahl mit dem jeweils geltenden Auszahlungspunktwert.

Seit dem 1. Januar 2009 wird ein bundesweit einheitlicher Orientierungspunktwert vereinbart, der Grundlage für die Vergütungsverhandlungen auf der Ebene der einzelnen KVen ist. Er lag für 2009 bei 3,5001 Cent und 2010 bei 3,5048 Cent. Für die Jahre 2011 und 2012 wurde er aufgrund gesetzlicher Vorgaben zur Entlastung der Krankenkassen nicht erhöht. Der auf Grundlage des bundesweit geltenden Orientierungspunktwertes für die jeweilige KV vereinbarte Punktwert ist bei der Vergütung der in der betreffenden KV erbrachten vertragsärztlichen Leistungen anzuwenden (§ 87a Abs. 2 SGB V). Für die Abrechnung besonders förderungswürdiger Leistungen können auch abweichende Punktwerte angewendet werden.

---

151 Weiterführende Informationen zum EBM sind auf der Internetseite der Kassenärztlichen Bundesvereinigung zu erhalten (http://www.kbv.de).

Ziffer	Leistungsbeschreibung	EBM-Punktzahl
01	Arztgruppenübergreifende allgemeine Leistungen	
...	...	...
01 410	Besuch eines Kranken, wegen der Erkrankung ausgeführt	600
...	...	...
02	Allgemeine diagnostische und therapeutische Leistungen	
...	...	...
02 100	Infusion	160
...	...	...
III	Arztgruppenspezifische Leistungen	
IIIa	Hausärztlicher Versorgungsbereich	
03 110	Hausärztliche Versichertenpauschale für Versicherte bis zum vollendeten 5. Lebensjahr	1190
03 111	Hausärztliche Versichertenpauschale für Versicherte ab Beginn des 6. bis zum vollendeten 59. Lebensjahr	880
03 112	Hausärztliche Versichertenpauschale für Versicherte ab Beginn des 60. Lebensjahr	1020
...	...	...
03 240	Hausärztlich-geriatrisches Basisassessment	370
...	...	...
IIIb	Fachärztlicher Versorgungsbereich	
...	...	...
6	Augenärztliche Leistungen	
...	...	...
06 333	Binokulare Untersuchung des gesamten Augenhintergrundes	145
...	...	...
8	Frauenärztliche Leistungen, Geburtshilfe und Reproduktionsmedizin	
...	...	...
08 411	Betreuung und Leitung einer Geburt	5 740
...	...	...
08 550	In-vitro-Fertilisation (IVF) mit anschließendem Embryo-Transfer (ET) ...	24 805

Abbildung 6-2: Einheitlicher Bewertungsmaßstab (Stand: 1.07.2012). Auszug mit exemplarischen Leistungspositionen

Quelle: KBV. Der geltende EBM kann auf der Internetseite der KBV als html-Version eingesehen werden (http://www.kbv.de).

Der EBM ist für die vertragsärztliche Vergütung insofern von zentraler Bedeutung, als er Grundlage für die Abrechnung des einzelnen Vertragsarztes gegenüber seiner KV ist. Der Vertragsarzt weist anhand von EBM-Positionen gegenüber der KV die von ihm für Versicherte der GKV erbrachten Leistungen nach, und die KV zahlt ihm auf Grundlage der EBM-Punktzahlen das ihm für seine Leistungen zustehende Honorar als Anteil an der Gesamtvergütung, die die KV von den Krankenkassen erhalten hat.

Durch die Honorarreform 2009 hat der EBM – wie bereits zuvor erläutert – einen Bedeutungszuwachs erfahren, da er nun auch Grundlage für die Ermittlung des Behandlungsbedarfs der Versicherten und somit auch für die Vereinbarung der morbiditätsbedingten Gesamtvergütung ist.

Der EBM unterteilt die vertragsärztlichen Leistungen in drei große Bereiche:

- **Arztgruppenübergreifende allgemeine Leistungen** können grundsätzlich von jedem Vertragsarzt erbracht werden.

- **Arztgruppenspezifische Leistungen** können nur von Ärzten der entsprechenden Arztgruppe abgerechnet werden. Dieser Bereich ist unterteilt in Leistungen, die den Hausärzten vorbehalten sind, und fachärztliche Leistungen. Der fachärztliche Bereich wiederum ist nach den entsprechenden Fachgebietsbezeichnungen weiter differenziert. So dürfen beispielsweise augenärztliche Leistungen nur von Augenärzten, chirurgische Leistungen nur von Chirurgen etc. abgerechnet werden.

- **Arztgruppenübergreifende spezielle Leistungen** können nur abgerechnet werden, wenn der Arzt die hierzu im EBM geforderte besondere Fachkunde und notwendige apparative Ausstattung nachweist.

Ein weiteres zentrales Merkmal des EBM ist die Zusammenfassung von Bereichen des Leistungsspektrums zu **Leistungskomplexen** oder **Versichertenpauschalen**. Leistungskomplexe und Fallpauschalen dürfen in der Regel nur abgerechnet werden, wenn alle unter der entsprechenden EBM-Position genannten obligatorischen Leistungen erbracht wurden.

Der Bereich pauschalierter Vergütungen wurde in den letzten Jahren deutlich ausgeweitet, und auch die weitere Entwicklung sollte in Richtung einer zunehmenden Pauschalierung und Zusammenfassung von Einzelleistungen gehen. Mit dem 2012 in Kraft getretenen GKV-Versorgungsstrukturgesetz wurde dieses Ziel allerdings aufgeben und eine mehr in Richtung Einzelleistungsvergütungen gehende Entwicklung ermöglicht.[152]

6.4.3 Honorarverteilung

Die Verteilung der Gesamtvergütungen ist eine der wichtigsten Aufgaben der Kassenärztlichen Vereinigung. Sie hat dabei zum einen bundesweit geltende Grundsätze einzuhalten, die im SGB V festgelegt sind oder im Bewertungsausschuss vereinbart wurden, und zum anderen einen sogenannten **Honorarverteilungsmaßstab** (HVM) anzuwenden, der von der jeweiligen Kassenärztlichen Vereinigung im Benehmen mit den Krankenkassen festzulegen ist (§ 85 Abs. 4 SGB V).

Im Honorarverteilungsmaßstab ist insbesondere zu regeln, wie viel Prozent der Gesamtvergütung für die hausärztliche und wie viel für die fachärztliche Versorgung vorgesehen sind, für welche Leistungsbereiche welche Punktwerte bei der Honorarverteilung zugrunde zu legen sind, in welcher Art eine Abstaffelung von Punktwerten erfolgt, wenn einzelne Ärzte bestimmte Leistungsmengen überschreiten, für welche Leistungsbereiche Sonderregelungen gelten etc.

Zudem ist auch die Höhe einer gesetzlich vorgeschriebenen **Rückstellung** zu vereinbaren. Ein Teil der Gesamtvergütung ist zunächst von der Verteilung auszunehmen, um Mittel zurückzuhalten, insbesondere für:

---

152 Zuvor war vorgegeben, dass die im EBM aufgeführten Leistungen durch Versichertenpauschalen abzubilden «sind», durch das GKV-VStG wurde daraus, dass sie abgebildet werden «sollen» (§ 87 Abs. 2b SGB V).

- Mehrausgaben durch eine Zunahme der Zahl der Vertragsärzte im laufenden Vertragszeitraum

- Sicherstellungszuschläge

- eventuelle Berichtigungen und Forderungen, beispielsweise aufgrund des Fremdkassenausgleichs oder aufgrund von Sozialgerichtsentscheidungen

- und vor allem für die Vergütung zusätzlicher Leistungen, die den in Regelleistungsvolumina festgelegten Rahmen überschreiten.

Im Rahmen der Honorarreform 2009 wurde das System der internen Verteilung der Gesamtvergütungen in wesentlichen Punkten neu gestaltet. Eine zentrale Neuerung war die Einführung sogenannter arzt- und praxisbezogener **Regelleistungsvolumina** (§ 87b SGB V). Wie bereits erwähnt, wurde die gesetzliche Pflicht zur Festlegung und Anwendung von Regelleistungsvolumina durch das GKV-VStG 2012 gestrichen. Die bisherigen RLV waren nur noch bis zur Festlegung von neuen HVM anzuwenden. Es liegt seit Anfang 2012 in der Entscheidung der jeweiligen KV, ob sie die bisherigen RLV weiter anwendet, geänderte RLV verwendet oder andere Verfahren nutzt. Eine Umfrage der Ärzte Zeitung ergab, dass Mitte 2012 der überwiegende Teil der KVen die bisherigen RLV weiter nutze, teilweise auch in einer etwas modifizierten Form (Staeck 2012). Einer der wesentlichen Gründe dafür war offenbar, dass nach den Umverteilungen der letzten Jahre nicht eine erneute Umverteilung zwischen Arztgruppen erfolgen sollte, die mit hoher Wahrscheinlichkeit wieder für Kritik und Auseinandersetzungen innerhalb der Vertragsärzteschaft gesorgt hätte.

Da zum Zeitpunkt der Erstellung dieser Auflage offenbar von der Mehrzahl der KVen weiterhin RLV angewendet wurden, soll im Folgenden das System der RLV, wie es ab 2009 gesetzlich vorgegeben war, in seinen Grundzügen erläutert werden. Es muss dabei allerdings darauf hingewiesen werden, dass die Darstellung nur eine grobe Orientierung geben kann und letztlich die Beschlusslage der jeweiligen KV maßgeblich ist.

Das **Regelleistungsvolumen** (RLV) ist eine Grenze, bis zu der die erbrachten Leistungen eines Arztes oder einer Praxis mit dem festen

EBM-Punktwert vergütet werden. Bereits vor 2009 gab es Individual-budgets für Vertragsärzte, die allerdings mit floatenden Punktwerten honoriert wurden. Die eigentlich zentrale Änderung durch die Hono-rarreform 2009 ist folglich die Vergütung mit einem unveränderlichen, im Voraus feststehenden Punktwert.

Regelleistungsvolumina können vereinfacht begriffen werden als im Voraus festgesetzte Anteile eines Arztes oder einer Praxis an der Ge-samtvergütung der KV. Wie bereits zuvor dargelegt, wird die Gesamt-vergütung der KV nicht nach jedem Quartal vollständig an die Vertragsärzte ausgezahlt, und es gibt Vergütungen außerhalb der Ge-samtvergütung. Insofern bilden Regelleistungsvolumina nur einen Teil der Praxiseinnahmen aus vertragsärztlicher Tätigkeit, der allerdings unabhängig vom Leistungsaufkommen insgesamt ist und dem Vertrags-arzt deutlich mehr Kalkulationssicherheit für die wirtschaftliche Pla-nung seiner Praxis bietet, als dies im früheren System floatender Punkt-werte der Fall war.

Die Höhe des Regelleistungsvolumens eines Vertragsarztes ergibt sich aus der Multiplikation der arztspezifischen Fallzahl (Fallzahl$_{Arzt}$) des Vorjahresquartals mit dem durchschnittlichen Fallwert der Arzt-gruppe (Fallwert$_{AG}$). Bei der Ermittlung der maßgeblichen Fallzahl des Arztes werden Fälle im Notfalldienst und bestimmte Arten von Über-weisungen[153] nicht berücksichtigt. Der arztgruppenspezifische Fallwert wird ermittelt, indem das Vergütungsvolumen für die RLV aller Ärzte der betreffenden Arztgruppe der KV durch die Zahl der Behandlungs-fälle der Arztgruppe dividiert wird (Abb. 6-3).

Die Einführung der Regelleistungsvolumina diente nicht nur dazu, den Vertragsärzten eine verlässliche Kalkulationsgrundlage für die wirtschaftliche Planung zu geben, sondern auch und vor allem zur Ver-hinderung übermäßiger Leistungsausweitung. Dementsprechend wer-den im Falle der Anwendung von RLV nur die bis zu einer festgelegten Obergrenze erbrachten Leistungen mit dem festen Punktwert vergütet. Bei Überschreitung der Leistungsmenge erfolgt eine gestufte Abstaffe-lung des Auszahlungspunktwertes. Orientierungswert für die Feststel-

---

153 beispielsweise zum Zweck spezieller Untersuchungen oder Befundungen

$$\text{Regelleistungsvolumen}_{\text{Arzt}} = \text{Fallwert}_{\text{Arztgruppen}} \times \text{Fallzahl}_{\text{Arzt}}$$

Abbildung 6-3: Ermittlung des arztbezogenen Regelleistungsvolumens

lung einer Überschreitung ist die durchschnittliche Fallzahl der Arzt-gruppe. Die Grundsätze und Stufen der Abstaffelung hatte der Bewertungsausschuss zu vereinbaren. Für das Jahr 2009 galten folgende Grenzen:

- Eine Abstaffelung erfolgt erst bei einer Überschreitung der durch-schnittlichen Fallzahl der Arztgruppe um mehr als 150 %.

- Für Fälle, die die durchschnittliche Fallzahl der Arztgruppe um mehr als 150 bis 170 % überschreiten, wird die Vergütung um 25 % gekürzt.

- Für Fälle, die die durchschnittliche Fallzahl der Arztgruppe um mehr als 170 bis 200 % überschreiten, wird die Vergütung um 50 % gekürzt.

- Für Fälle, die die durchschnittliche Fallzahl der Arztgruppe um mehr als 200 % überschreiten, wird die Vergütung um 75 % gekürzt.

6.4.4 Von der Einzelleistungsabrechnung bis zum Honorarbescheid

Im Folgenden wird das System der internen Honorarermittlung, Prü-fung und Verteilung innerhalb der KVen in seinen wesentlichen Zügen vorgestellt (vgl. hierzu KBV 2010b).

Ausgangspunkt der Honorarverteilung ist die vierteljährliche **Ab-rechnung** des Vertragsarztes mit der Kassenärztlichen Vereinigung. Die Abrechnung wird erstellt auf Grundlage der für jeden einzelnen Ver-sicherten erbrachten dokumentierten Leistungen. Die Dokumentation und Übermittlung der Abrechnungsdaten an die KV erfolgt in der Re-gel datenträgergestützt. Für die EDV-gestützte Abrechnung dürfen nur

Programme benutzt werden, die von der zuständigen KV geprüft und zugelassenen sind (zertifiziert wurden).

Nachdem der Vertragsarzt seine Daten übermittelt hat, erfolgt eine mehrstufige **Prüfung der Abrechnung** durch die Kassenärztlichen Vereinigung. Im Rahmen einer sogenannten **Fallaufbereitung** werden die Daten zunächst auf ihre Vollständigkeit sowie sachliche und rechnerische Richtigkeit hin überprüft. Es wird zugleich auch geprüft, ob der Arzt die notwendigen Genehmigungen zur Abrechnung der eingereichten Leistungen hat. Bestimmte Leistungen sind bestimmten Arztgruppen vorbehalten (z. B. nur Hausärzten oder nur Fachärzten) oder sind nur abrechnungsfähig, wenn der Arzt eine bestimmte zur ihrer Erbringung erforderliche Qualifikation oder Genehmigung der KV besitzt.

Als Teil einer **Plausibilitätsprüfung** wird zudem geprüft, ob beispielsweise die Leistungen zu den Diagnosen und anderen abgerechneten Leistungen passen und ob die für einen Tag abgerechneten Leistungen mit den vorhandenen personellen Ressourcen und vom Zeitumfang her überhaupt an einem Arbeitstag zu erbringen sind.

Im Rahmen einer gesetzlich vorgeschriebenen **Wirtschaftlichkeitsprüfung** werden die Abrechnungsdaten mit Durchschnittswerten anderer ähnlich strukturierter Praxen der gleichen Arztgruppe oder vorgegebenen Richtgrößen verglichen. Dabei werden nicht nur die Notwendigkeit und Angemessenheit der abgerechneten Leistungen je Behandlungsfall geprüft, sondern auch die ausgestellten Arbeitsunfähigkeitsbescheinigungen. Sollte sich herausstellen, dass die Voraussetzungen für Arbeitsunfähigkeit in einem Fall nicht vorlagen, können der Arbeitgeber und die betreffende Krankenkasse von dem Arzt Schadensersatz fordern (§ 106 Abs. 3a SGB V).

Über diese standardmäßigen Prüfungen hinaus werden in jedem Quartal 2 % der Vertragsärzte im Rahmen von **Stichprobenprüfungen** einer gesonderten eingehenderen Überprüfung unterzogen (§ 106 Abs. 2 SGB V). Die Auswahl der einzubeziehenden Ärzte legen Krankenkassen und KV gemeinsam fest.

Die Notwendigkeit der Prüfungen ergibt sich in erster Linie aus dem sogenannten **Gewährleistungsauftrag** der Kassenärztlichen Vereinigung. Die Kassenärztlichen Vereinigungen haben den Krankenkassen gegenüber die Gewähr nicht nur für eine ausreichende vertragsärztliche Versorgung, sondern auch für eine ordnungsgemäße Abrechnung zu übernehmen. Zum anderen liegt es aber auch im Interesse der Vertragsärzteschaft, dass alle Vertragsärzte ordnungsgemäß abrechnen. Werden nicht erbrachte Leistungen vergütet, geht dies im System einer gedeckelten Gesamtvergütung zu Lasten der anderen Vertragsärzte. Insofern haben auch die Kassenärztlichen Vereinigungen ein Interesse an der Aufdeckung nicht nur von versehentlichen sachlich-rechnerischen Fehlern, sondern insbesondere auch von wissentlich falscher Abrechnung (Abrechnungsbetrug).

Ergeben sich bei den Prüfungen Auffälligkeiten, die den Verdacht auf Abrechnungsbetrug begründen, erfolgen sogenannte Auffälligkeitsprüfungen der betreffenden Vertragsärzte und eine Mitteilung an die Krankenkassen (§ 296 SGB V). Bestätigt sich der Verdacht des Abrechnungsbetruges, so hat die Kassenärztliche Vereinigung disziplinarische Maßnahmen zu ergreifen und Strafanzeige zu stellen. Abrechnungsbetrug in der vertragsärztlichen Versorgung gilt als Wirtschaftskriminalität. Disziplinarische Maßnahmen der Kassenärztlichen Vereinigung können von der Abmahnung bis hin zum Entzug der Vertragsarztzulassung reichen.

Nachdem die Prüfung der Abrechnungen abgeschlossen ist, kann die Aufteilung der Gesamtvergütung erfolgen. Wichtigstes Regelwerk hierfür ist der **Honorarverteilungsmaßstab** (HVM). Die Honorarverteilung hat zudem eine Reihe von Vorgaben des Sozialrechts einzuhalten (§ 85 SGB V):

- Die Verteilung ist auf Grundlage der anerkannten Leistungen des einzelnen Vertragsarztes vorzunehmen.

- Die Gesamtvergütung ist getrennt für hausärztliche und fachärztliche Versorgung zu verteilen.

- Es ist eine gleichmäßige Verteilung über das ganze Jahr sicherzustellen.

- Der HVM darf keine Anreize zur übermäßigen Ausdehnung von Leistungen enthalten.

Die Aufteilung der Gesamtvergütung in einen **hausärztlichen** und einen **fachärztlichen Teil** ist seit 2000 vorgeschrieben und soll zur Förderung und Stärkung der hausärztlichen Versorgung dienen (**Abb. 6-4**). Dazu wurde zunächst der EBM dahingehend geändert, dass ein Teil der Leistungen seitdem nur noch von Hausärzten abgerechnet werden darf und der Einstiegspunktwert in die getrennten Budgettöpfe auf Grundlage des für die Hausärzte günstigsten Jahres seit 1996 bestimmt wurde. Daraus ergab sich in der Regel eine Aufteilung der Gesamtvergütung auf Hausärzte und Fachärzte im Verhältnis von ca. 40/60: Ungefähr 40 % der Gesamtvergütung stehen den Hausärzten zu und ca. 60 % verbleiben für die Fachärzte. Das genaue Verhältnis der Aufteilung, der sogenannte **Trennungsfaktor**, war von jeder Kassenärztlichen Vereinigung für ihren Zuständigkeitsbereich gesondert zu ermitteln.

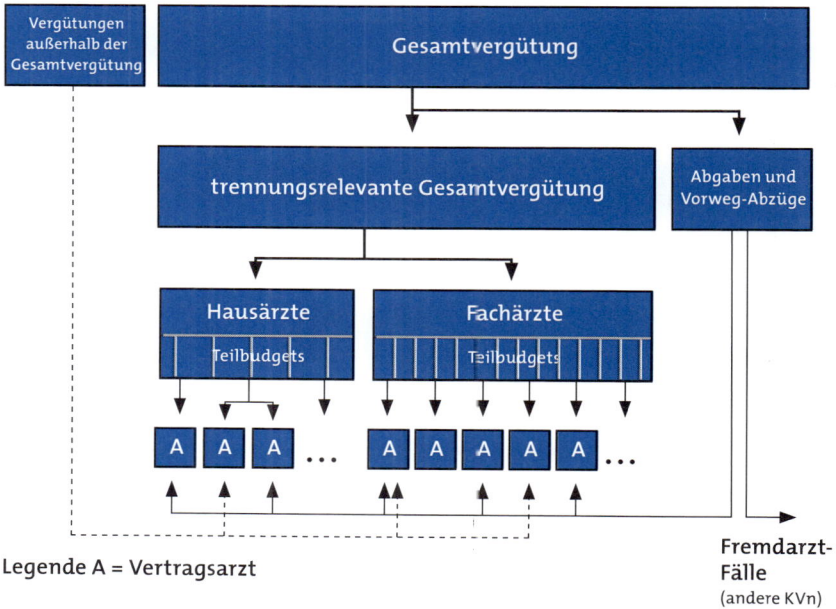

Abbildung 6-4: Grundzüge der Honorarverteilung in der vertragsärztlichen Versorgung

Die Aufteilung in einen hausärztlichen und einen fachärztlichen Teil bezieht sich jedoch nicht auf das Gesamtvolumen, sondern nur auf die sogenannte «trennungsrelevante Gesamtvergütung». Vom Gesamthonorarvolumen der Kassenärztlichen Vereinigung, dem sogenannten **Bruttohonorar**, werden zunächst die verschiedenen von allen Vertragsärzten zu tragenden **Abgaben** abgezogen. Dies sind insbesondere die Verwaltungskostenumlage zur Finanzierung der Kassenärztlichen Vereinigung und die Sicherstellungsumlage, aus der beispielsweise Maßnahmen zur Förderung der Niederlassung in unterversorgten Gebieten finanziert werden.

Der nach Abzug der Abgaben verbleibende Teil der Gesamtvergütung, das sogenannte **Nettohonorar**, steht zur Verteilung an die Vertragsärzte zur Verfügung. Dabei sind die Vorgaben sowohl des EBM als auch des HVV zu beachten sowie die verschiedenen gesonderten vertraglichen Vereinbarungen mit Einzelkassen, beispielsweise die Vereinbarung eines festen Punktwertes für bestimmte Leistungen, um diese besonders zu fördern.

Das Nettohonorar wird nun zunächst um die sogenannten **Vorwegabzüge** reduziert. Vorwegabzüge sind feststehende Einzelvergütungen, deren Höhe und Anzahl von der Menge der insgesamt in der KV erbrachten Leistungen unabhängig ist. Zu den Vorwegabzügen zählen beispielsweise Vergütungen für Fremdarztfälle, die Vergütungen für den ärztlichen Notdienst, Pauschalerstattungen nach EBM und Vergütungen für bestimmte Leistungen, die in gesonderten Verträgen mit den Krankenkassen vereinbart sind.

- **Fremdarztfälle** sind ambulante ärztliche Behandlungen von Versicherten, für die die KV den Sicherstellungsauftrag übernommen hat, durch Ärzte einer anderen Kassenärztlichen Vereinigung. Die Vergütung erfolgt auf Grundlage der Punktwerte der anderen KV (Empfänger-KV).

- **Pauschale Erstattungen nach EBM** werden zum Beispiel gezahlt für Arztbesuche, Portokosten und bestimmte Telefongebühren.

- **Vergütungen für besondere Versorgungsformen**, die mit einzelnen Krankenkassen vereinbart wurden, werden ebenfalls im Rah-

men der Vorwegabzüge von der allgemein zu verteilenden Gesamtvergütung abgezogen und an die betreffenden Arztgruppen oder
einzelnen Ärzte ausgezahlt. Dazu zählen beispielsweise Leistungen
für Krebspatienten, chronisch Schmerzkranke oder die sozialpsych-
iatrische Versorgung von Kindern und Jugendlichen.

Das Ergebnis des langen und komplexen Berechnungsweges – von der
Gesamtvergütung bis zur Ermittlung des Auszahlungsbetrages für den
einzelnen Vertragsarzt – wird dem Arzt im sogenannten Honorarbescheid mitgeteilt. Im **Honorarbescheid** informiert die Kassenärztliche
Vereinigung den Vertragsarzt über das anerkannte Leistungsvolumen
eines Kalendervierteljahres, also auch über Berichtigungen, Kürzungen
oder Beanstandungen und das zu zahlende Honorar. Da die Kassenärztliche Vereinigung eine Körperschaft des öffentlichen Rechts ist,
handelt es sich beim Honorarbescheid um einen Verwaltungsakt, der
mit einer Rechtsmittelbelehrung zu versehen ist und gegen den der Arzt
Widerspruch einlegen und gegebenenfalls auch vor dem Sozialgericht
klagen kann.

6.4.5 Vergütung privatärztlicher Leistungen

Die Vergütung privatärztlicher Leistungen erfolgt auf Grundlage der
Gebührenordnung für Ärzte (GOÄ), privatzahnärztliche Leistungen
werden auf Grundlage der **Gebührenordnung für Zahnärzte** (GOZ)
vergütet. Die folgende Darstellung bezieht sich nur auf die GOÄ, die
GOZ folgt aber auch den gleichen Grundsätzen.

GOÄ und GOZ sind Verordnungen der Bundesregierung und von
den Ärzten und Zahnärzten verpflichtend anzuwenden. In der Preisgestaltung für ihre Leistungen sind Ärzte folglich auch gegenüber Privatpatienten nicht vollkommen frei. Allerdings gibt ihnen die GOÄ einen
gewissen Spielraum in der Honorargestaltung, da je nach Aufwändig-
keit der Leistung unterschiedlich hohe sogenannte Steigerungssätze des
einfachen Gebührensatzes berechnet werden dürfen. Für persönlich
erbrachte ärztliche Leistungen kann beispielsweise bis zum 2,3-Fachen
und in besonders begründeten Fällen auch bis zum 3,5-Fachen des einfachen Satzes in Rechnung gestellt werden.

Die Gebührenordnung für Ärzte ist nicht nur Grundlage für die Abrechnung der Ärzte gegenüber Privatpatienten, sondern auch für die **Kostenerstattung** der privaten Krankenversicherung gegenüber ihren Versicherten. Welcher Steigerungssatz für welche Leistungen erstattet wird, richtet sich allerdings nach den allgemeinen Vertragsbedingungen oder Bestimmungen des jeweiligen Versicherungsvertrages. Verlangt ein Arzt einen höheren Steigerungssatz als die Versicherung erstattet, hat der Versicherte die Differenz zu tragen. Vor größeren Behandlungen ist es darum für Versicherte ratsam, zunächst abzuklären, ob der verlangte Steigerungssatz von der Versicherung als Grundlage der Kostenerstattung akzeptiert wird.

Die **Gebührenordnung für Ärzte** ist im Prinzip ähnlich aufgebaut wie der Einheitliche Bewertungsmaßstab. In einer linken Spalte ist für jede abrechnungsfähige Leistung eine laufende GOÄ-Nummer aufgeführt, die bei der Rechnungsstellung in der Regel zur Kennzeichnung der abgerechneten Leistungen benutzt wird. In einer mittleren Spalte sind die Leistungen sprachlich definiert und in zwei weiteren, rechts daneben angeordneten Spalten sind jeder GOÄ-Position eine Punktzahl zugeordnet und die jeweilige einfache Gebühr in Euro aufgeführt.

Die Ermittlung des privatärztlichen Honorars erfolgt ebenso wie in der vertragsärztlichen Versorgung durch die Multiplikation der Punktzahl mit dem vorgegebenen Punktwert. Anders als in der vertragsärztlichen Versorgung gibt es für die privatärztliche Vergütung allerdings keine floatenden Punktwerte, sondern seit jeher einen bundesweit einheitlichen Punktwert, der in der GOÄ festgelegt ist (§ 5 GOÄ). Er lag Ende 2012 bei 5,82873 Cent (unverändert seit 2002).

Welcher Steigerungssatz verlangt werden darf, ergibt sich aus den Vorgaben der GOÄ und ist für verschiedene Arten von Leistungen unterschiedlich hoch. Ein höherer Gebührensatz als der einfache darf nur berechnet werden, sofern die Schwierigkeit und der Zeitaufwand der einzelnen Leistung dies rechtfertigen. Für vom Arzt persönlich erbrachte Leistungen darf bis zum 2,3-Fachen des einfachen Gebührensatzes berechnet werden, für medizinisch-technische Leistungen bis zum 1,8-Fachen und für Laborleistungen bis zum 1,5-Fachen. Bei den genannten Steigerungssätzen handelt es sich um sogenannte **Regelhöchstsätze**. Die GOÄ erlaubt auch die Berechnung eines höheren

Gebührensatzes, sofern darüber eine gesonderte schriftliche Honorar-vereinbarung zwischen Arzt und Patient abgeschlossen wurde. Die Kostenerstattungen der privaten Krankenversicherung sind allerdings zumeist auf die Regelhöchstsätze begrenzt. Vor dem Abschluss einer

Individuelle Gesundheitsleistungen (IGeL)

Seit Ende der 1990er-Jahre bieten Vertragsärzte ihren in der GKV versicherten Patienten in zunehmendem Maße privat zu finanzierende Zusatzleistungen an, in der Fachdiskussion «Individuelle Gesundheitsleistungen» (IGeL) oder «Selbstzahlerleistungen» genannt. Individuelle Gesundheitsleistungen werden seit Jahren sehr kontrovers diskutiert und sind auch in der Ärzteschaft umstritten, da es zumeist an wissenschaftlichen Belegen für ihre Wirksamkeit mangelt. Ein Teil dieser Leistungen gilt als durchaus sinnvoll und nützlich, wie beispielsweise Malariaprophylaxe vor Reisen in gefährdete Gebiete. Einige Leistungen gelten aber auch als problematisch, da sie mit Risiken verbunden sind. Von ihnen raten KBV und Bundesärzte-kammer in einem gemeinsamen IGeL-Ratgeber für Patienten und Ärzte deshalb auch aus-drücklich ab (BÄK/KBV 2012).

Der Begriff «Individuelle Gesundheitsleistungen (IGeL)» wurde 1998 von der KBV einge-führt und offenbar gewählt, um die entsprechenden Leistungsangebote positiv zu konnotie-ren. Sachlich angemessener dürfte der eher neutrale Begriff der «Selbstzahlerleistungen» sein, denn bei diesen Leistungen handelt es sich um Leistungen, die nicht zum Leistungskatalog der gesetzlichen Krankenversicherung gehören und deshalb nicht im Rahmen der vertrags-ärztlichen Versorgung gegenüber den Krankenkassen abgerechnet werden können. Es sind somit privatärztliche Leistungen, die auf Grundlage der GOÄ in Rechnung gestellt werden und von den Patienten selbst bezahlt werden müssen. Lediglich sofern eine Krankenkasse die Übernahme der Kosten für bestimmte Selbstzahlerleistungen in ihrer Satzung festgelegt hat, können Versicherte einen Teil der Rechnung oder den gesamten Betrag von ihrer Kasse er-stattet bekommen. Die in Rechnung gestellten Preise variieren je nach Leistung und Arzt, auch in Abhängigkeit vom jeweils berechneten GOÄ-Steigerungssatz, und reichen von ca. 10 Euro bis weit über 1000 Euro. Eine repräsentative Versichertenbefragung des Wissen-schaftlichen Instituts der AOK ergab, dass im Jahr 2010 für eine Selbstzahlerleistung durch-schnittlich ca. 100 Euro gezahlt wurden (Zok 2010).

Entsprechend der GOÄ ist für die Erbringung von Selbstzahlerleistungen der Abschluss einer schriftlichen Honorarvereinbarung erforderlich, und der Arzt hat eine Rechnung mit detaillierter Auflistung der erbrachten Leistungen und jeweiligen Preise auszustellen. Diese Vorgaben werden aber offenbar nicht immer eingehalten (Zok 2010).

Zur Unterstützung und Beratung der GKV-Versicherten und Patienten bietet ein Internet-portal mit dem Namen www.igel-monitor.de sowohl allgemeine Informationen zum Thema als auch Informationen über den Stand der wissenschaftlichen Erkenntnisse zur Wirksamkeit einzelner Leistungen. Inhaltlich wird das Portal von einem interdisziplinären Team von Wis-senschaftlern aus dem Bereich der Evidenzbasierten Medizin gestaltet, finanziert wird es vom Medizinischen Dienst des GKV-Spitzenverbandes (MDS).

gesonderten Honorarvereinbarung über einen höheren Gebührensatz ist es folglich ratsam, zunächst abzuklären, ob die private Krankenversicherung die daraus resultierenden Behandlungskosten auch in der vereinbarten Höhe übernimmt.

Die **Abrechnung** erfolgt direkt mit dem behandelten Patienten, der Schuldner der Rechnung ist. Er reicht die Rechnung in der Regel seiner privaten Krankenversicherung zur Kostenerstattung ein und erhält von dieser eine Erstattung der entstandenen Kosten. Die Höhe der Kostenerstattung richtet sich nach den Bestimmungen des Versicherungsvertrages beziehungsweise nach den geltenden Beihilfevorschriften.

6.5 Zusammenfassung: Der Regelkreis der ambulanten ärztlichen Versorgung

Auf Grundlage der vorhergehenden Erläuterungen soll nun die Organisation der ambulanten ärztlichen Versorgung noch einmal zusammenfassend dargestellt werden. Die erste Ebene bezieht sich auf den Regelkreis der direkten Leistungserbringung und Vertragsbeziehungen, die zweite Ebene erweitert den Blick auf das gesamte Teilsystem und bezieht die gemeinsame Selbstverwaltung auf Bundesebene wie auch die staatliche Aufsicht mit ein. Die Darstellung greift auf die vorhergehenden Abschnitte zurück und beginnt mit der Versicherungspflicht abhängig Beschäftigter. Sie schließt folglich auch die gesetzliche Krankenversicherung mit ein.

Mit Aufnahme einer abhängigen Beschäftigung ist zugleich die gesetzliche Pflicht zur Versicherung in einer Krankenkasse verbunden. Der **Versicherungspflicht** unterliegen zwar die Beschäftigten, aber auch der Arbeitgeber ist in die Einhaltung dieser Pflicht eingebunden. Er hat seine Beschäftigten bei einer Krankenkasse anzumelden und den Arbeitnehmerwie auch den Arbeitgeberanteil des Krankenkassenbeitrages an die zuständige Krankenkasse zu überweisen. **Mitgliedschaft** und Versicherungsschutz beginnen mit dem ersten Arbeitstag und somit noch vor der ersten Beitragszahlung.

Mit der Mitgliedschaft erwirbt das Mitglied für sich und gegebenenfalls mitversicherte Familienangehörige einen Anspruch auf die Gewährung von Leistungen durch die Krankenkasse. Sowohl das Mitglied als auch die mitversicherten Familienangehörigen erhalten von der Krankenkasse jeweils eine **Krankenversichertenkarte**. Die Karte enthält auf einem Mikrochip Daten, die für die Abrechnung der Leistungserbringer erforderlich sind (z. B. Krankenkasse, Name und Vorname des Versicherten, Geburtsdatum, Anschrift, Krankenversichertennummer etc.).

Die Krankenkasse ist verpflichtet, den Versicherten alle medizinisch notwendigen Leistungen zu gewähren. Da die Krankenkasse medizinische Leistungen nicht selbst erbringen darf, muss sie entsprechende Verträge mit Leistungserbringern abschließen. Im Falle der ambulanten ärztlichen Versorgung schließt sie einen **Gesamtvertrag** mit der Kassenärztlichen Vereinigung, in deren Bereich der Versicherte wohnt. In dem Gesamtvertrag verpflichtet sich die Kassenärztliche Vereinigung zur Sicherstellung der ambulanten ärztlichen Versorgung aller Versicherten der Krankenkasse und die Krankenkasse zur Vergütung der ärztlichen Leistungen. Als Vergütung zahlt die Kasse der Kassenärztlichen Vereinigung eine **Gesamtvergütung**, mit der pauschal alle für ihre Versicherten erbrachten Leistungen abgegolten sind.

Bedarf der Versicherte ambulanter ärztlicher Behandlung und sucht deshalb eine Arztpraxis auf, hat er zunächst seine Krankenversichertenkarte vorzulegen. Die Karte dient zwar in erster Linie zu Abrechnungszwecken, mit ihrer Vorlage macht der Versicherte zugleich aber auch einen **Behandlungsanspruch** gegenüber dem Vertragsarzt geltend. Der Vertragsarzt unterliegt einer **Behandlungspflicht**. Er ist gesetzlich – und als Mitglied der Kassenärztlichen Vereinigung auch durch den Gesamtvertrag – verpflichtet, alle zur vertragsärztlichen Versorgung gehörenden medizinisch notwendigen Leistungen für den Versicherten zu erbringen oder zu veranlassen. Stellt der Vertragsarzt eine Arbeitsunfähigkeit fest, so hat er eine Kopie der Arbeitsunfähigkeitsbescheinigung an die Krankenkasse zu senden. Hat die Krankenkasse Nachfragen zur vertragsärztlichen Versorgung des Versicherten, so hat der Vertragsarzt ihr die erforderlichen Auskünfte zu erteilen. Die **Auskunftpflicht** ist allerdings beschränkt auf Auskünfte, die die Krankenkasse zur Erfüllung ihrer gesetzlichen Aufgaben benötigt.

Nach Ablauf des Quartals, in dem der Versicherte Leistungen des Vertragsarztes in Anspruch genommen hat, leitet der Arzt die Daten über erbrachte Leistungen für alle Kassenpatienten zur **Abrechnung** an die zuständige Kassenärztliche Vereinigung. Die Kassenärztliche Vereinigung überweist dem Vertragsarzt nach Prüfung seiner Abrechnungsunterlagen zunächst eine Abschlagszahlung. Die endgültige Abrechnung und **Überweisung des Honorars** erfolgt nach Abrechnung aller im Bezirk der KV erbrachten Leistungen.

Im Falle von **Privatpatienten** erstellt der Arzt nach Ablauf des Quartals eine Rechnung über alle im abgelaufenen Quartal für den Patienten erbrachten Leistungen und sendet sie ihm zu. Der Patient hat die Rechnung innerhalb einer angegebenen Frist zu bezahlen und kann sie seiner privaten Krankenversicherung zur Kostenerstattung einreichen.

Oberhalb der individuellen Ebene setzt sich die Beziehung zwischen Versicherten und Vertragsärzten in der sogenannten Selbstverwaltung und gemeinsamen Selbstverwaltung fort. Im Rahmen der **Selbstverwaltung der Krankenkassen** wählen die Mitglieder der GKV in Sozialwahlen ihre Vertreter in den Verwaltungsrat der jeweiligen Krankenkasse; der Verwaltungsrat wählt den Vorstand, der die Verhandlungen mit der Kassenärztlichen Vereinigung führt. Im Rahmen der **vertragsärztlichen Selbstverwaltung** wählen die Vertragsärzte in ihrer Funktion als Mitglied der Kassenärztlichen Vereinigung eine Vertreterversammlung, die ihrerseits den Vorstand der KV wählt sowie die Maßstäbe zur Verteilung der Gesamtvergütung festlegt. Der Vorstand der KV führt die Verhandlungen über den Gesamtvertrag und die Gesamtvergütung.

Im Rahmen der **gemeinsamen Selbstverwaltung** auf **Landesebene** besetzen die Landesverbände der Krankenkassen und die Kassenärztliche Vereinigung gemeinsam und paritätisch Ausschüsse, die eine Reihe zentraler Entscheidungen treffen – wie beispielsweise die Zulassung von neuen Vertragsärzten oder die Feststellung von Über- oder Unterversorgung. Auf **Bundesebene** setzt sich die gemeinsame Selbstverwaltung in Gremien fort, die von den Spitzenverbänden der Krankenkassen und der Kassenärztlichen Bundesvereinigung gemeinsam besetzt werden. Wichtigstes Gremium der gemeinsamen Selbstverwaltung auf Bundesebene ist der Gemeinsame Bundesausschuss. Er entscheidet unterhalb der zumeist nur sehr allgemeinen gesetzlichen Regelungen darüber, welche Leistungen Bestandteil des GKV-Leistungskataloges und damit auch Bestandteil der Versorgungsaufträge von Leistungserbringern sind. Mitglieder des Ausschusses sind dementsprechend zumeist die Vorstandsvorsitzenden der verschiedenen GKV-Bundesverbände sowie hochrangige Vertreter der KBV und der Kassenärztlichen Vereinigungen. Darüber hinaus sind auch Patientenvertreter mit beratender Stimme im Gemeinsamen Bundesausschuss vertreten.

Die Entscheidungen der Selbstverwaltung von Krankenkassen und Kassenärztlichen Vereinigungen sowie die der gemeinsamen Selbstverwaltung unterliegen **staatlicher Aufsicht**. Auf Landesebene nehmen die Sozial- oder Gesundheitsministerien oder die für das Gesundheitswesen zuständigen Senatsbehörden diese Funktion wahr, auf Bundesebene das Bundesministerium für Gesundheit. Alle wichtigen Vereinbarungen zwischen Krankenkassen und Kassenärztlichen Vereinigungen sind der zuständigen Aufsichtsbehörde zu einer Rechtmäßigkeitsprüfung vorzulegen (**Abb. 6-5**).

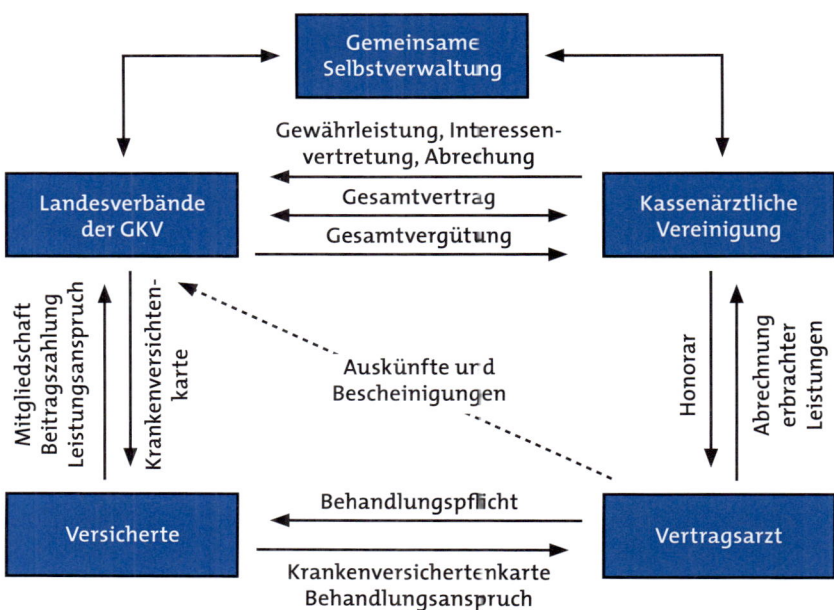

Abbildung 6-5: Regelkreis der ambulanten vertragsärztlichen Versorgung

Literatur

Daten der vertragsärztlichen Versorgung

KBV, Kassenärztliche Bundesvereinigung (Hrsg.) (lfd. Jge.): Grunddaten zur Vertragsärztlichen Versorgung in Deutschland. Köln: KBV (auch als PDF-Datei auf der Internetseite der KBV verfügbar unter: http://www.kbv.de)

Das System der vertragsärztlichen Versorgung

KBV, Kassenärztliche Bundesvereinigung (Hrsg.) (2010): Die vertragsärztliche Versorgung im Überblick, 4. erweiterte Auflage. Köln: Deutscher Ärzteverlag.

Hilfreiche Einführungen in Teilaspekte der vertragsärztlichen Versorgung bieten die
KBV-Fortbildungshefte, die als PDF auf der Internetseite der KBV verfügbar sind.

Mehrere Kassenärztliche Vereinigungen bieten auf ihren Internetseiten zum Teil sehr
umfangreiches Datenmaterial und eine Vielzahl von Originaldokumenten als PDF-Datei (z. B. Vergütungsvereinbarungen). Besonders zu empfehlen sind beispielsweise die
Internetseiten der Kassenärztlichen Vereinigungen Berlin und Nordrhein (http://www.
kvberlin.de; http://www.kvno.de).

7 Die Arzneimittelversorgung

Die Versorgung mit Arzneimitteln ist wesentlicher Bestandteil der medizinischen Versorgung. Sie erfolgt in Deutschland durch ein System aus Arzneimittelherstellern, pharmazeutischem Großhandel und öffentlichen Apotheken sowie Krankenhausapotheken. Die Bezeichnung als öffentliche Apotheke bezieht sich nicht auf die Trägerschaft, sondern auf den allgemeinen öffentlichen Zugang für Verbraucher. Anders als öffentliche Apotheken sind Krankenhausapotheken nicht für den allgemeinen Publikumsverkehr geöffnet. Sie stellen vor allem die Arzneimittelversorgung der voll- und teilstationären Krankenhauspatienten sicher. Im Unterschied zu einigen anderen Ländern, auch der EU, unterliegen Ärzte in Deutschland einem Dispensierverbot und dürfen nicht selbst Arzneimittel an Patienten abgeben. Ausgenommen ist lediglich die Abgabe von Ärztemustern in kleineren Mengen und natürlich die direkte Gabe von Arzneimitteln im Rahmen der ärztlichen Behandlung, beispielsweise Injektionen oder der Einsatz diagnostischer Mittel bei einer Untersuchung.

Als **Arzneimittel** gelten in Deutschland «Stoffe und Zubereitungen aus Stoffen, die dazu bestimmt sind, durch Anwendung am oder im menschlichen oder tierischen Körper Krankheiten, Leiden, Körperschäden oder krankhafte Beschwerden zu heilen, zu lindern, zu verhüten oder zu erkennen» (§ 2 AMG). Darüber hinaus gelten als Arzneimittel auch Mittel, die zu diagnostischen Zwecken am oder im menschlichen Körper eingesetzt werden (Diagnostika) oder Mittel, die Körperflüssigkeiten ersetzen (z. B. Blutkonserven, Sera).

Arzneimittel werden nach ihrer Zugänglichkeit für Verbraucher in vier Gruppen unterteilt:

- **Freiverkäufliche Arzneimittel** gelten zwar als Arzneimittel, sind aber für den Verkauf auch in Lebensmittelgeschäften oder Drogerien freigegeben. Sie werden auch als OTC-Arzneimittel bezeichnet («over the counter»).

- **Apothekenpflichtige Arzneimittel** dürfen nur in Apotheken verkauft werden, erfordern für die Abgabe aber nicht in jedem Fall eine ärztliche Verordnung.

- **Verschreibungspflichtige Arzneimittel** dürfen nur in Apotheken und nach Vorlage einer ärztlichen Verordnung an Verbraucher abgegeben werden. Welche Arzneimittel verschreibungspflichtig sind, wird in einer Verordnung des Bundesministeriums für Gesundheit und Soziale Sicherung festgelegt.

- **Betäubungsmittel** dürfen nur unter Beachtung besonders strenger Auflagen in den Verkehr gebracht werden. Voraussetzung und Verfahren der Abgabe sowie die erforderliche Dokumentation der Abgabe sind gesondert durch das Betäubungsmittelgesetz geregelt.

Die Arzneimittelversorgung erfolgt weit überwiegend in Form von Fertigarzneimitteln. **Fertigarzneimittel** sind «Arzneimittel, die im Voraus hergestellt und in einer zur Abgabe an den Verbraucher bestimmten Packung in den Verkehr gebracht werden» (§ 4 Abs. 1 AMG).[154] In relativ geringem Umfang werden Arzneimittel auch in Apotheken für einzelne Kunden hergestellt, beispielsweise spezielle Salben oder Tinkturen.

Die Arzneimittelversorgung unterliegt einer weit reichenden staatlichen Regulierung, die im Vergleich zu den anderen Bereichen des Gesundheitssystems die Besonderheit aufweist, dass sie über die direkte Leistungserbringung für die Versicherten hinaus reicht und auch Vorschriften zur Herstellung und zum Vertrieb von Arzneimitteln einschließt. Wichtigste Rechtsvorschriften für die Arzneimittelversorgung sind:

---

154 Weitere Definitionen wichtiger Begriffe des Arzneimittelrechts sind ebenfalls in § 4 AMG zu finden.

- **Arzneimittelgesetz** (AMG): Es regelt als zentrale Rechtsvorschrift vor allem die Herstellung, Zulassung und Abgabe von Arzneimitteln sowie die staatliche Überwachung der Arzneimittelversorgung.

- **Apothekengesetz** (ApoG) und **Apothekenbetriebsordnung** (ApBetrO): Sie regeln die Voraussetzungen zur Erlaubnis für und die Anforderungen an den Betrieb von Apotheken.

- **Arzneimittelpreisverordnung** (AMPreisV): Sie macht insbesondere Vorgaben über die zulässigen Preisaufschläge des pharmazeutischen Großhandels und der Apotheken.

- **SGB V**: Die Leistungsansprüche der GKV-Versicherten, Aufgaben der gemeinsamen Selbstverwaltung und Rahmenvorgaben zur Arzneimittelversorgung für Versicherte sind im SGB V geregelt, vor allem in den §§ 31–35b, 84 und 129–131 SGB V.

7.1 Strukturmerkmale

Das System der Arzneimittelversorgung ist geprägt durch folgende Merkmale:

- eine staatliche Regulierung und staatliche Überwachung

- die Leistungserbringung (Produktion, Vertrieb und Abgabe) durch private Unternehmen

- ein Monopol der Arzneimittelabgabe durch Apotheken

- die staatliche Regulierung der Preisbildung

- einen Leistungsanspruch der GKV-Versicherten

- die Vereinbarung von Rahmensetzungen durch die gemeinsame Selbstverwaltung.

Die Arzneimittelversorgung unterliegt in Deutschland einer umfassenden staatlichen Regulierung. Zweck der staatlichen Regulierung und Aufsicht ist es, «im Interesse einer ordnungsgemäßen Arzneimittelversorgung von Mensch und Tier für die Sicherheit im Verkehr mit Arzneimitteln, insbesondere für die Qualität, Wirksamkeit und Unbedenklichkeit der Arzneimittel (…) zu sorgen» (§ 1 AMG). Diese Aufgabenstellung verweist letztlich auf das Sozialstaatsgebot des Grundgesetzes und die daraus abgeleitete Pflicht des Staates zur Daseinsvorsorge für seine Bürger. Die staatliche Daseinsvorsorge bezieht sich in diesem Bereich auf die Vorgabe von Qualitätsstandards und Überwachung der Produktion, des Vertriebs und der Abgabe an Endverbraucher. Es sollen keine Arzneimittel in den Verkehr kommen oder im Verkehr bleiben, die die Gesundheit von Mensch und Tier schädigen. Zu diesem Zweck ist das Bundesministerium für Gesundheit ermächtigt, durch Rechtsverordnungen Vorschriften zur Herstellung und zum Vertrieb von Arzneimitteln zu erlassen und die Anwendung von bestimmten Arzneimitteln gegebenenfalls zu untersagen (§ 6 Abs. 1 AMG).

Zur Unterstützung bei der Durchführung staatlicher Aufgaben wurden zwei Bundesbehörden eingerichtet. Das Bundesinstitut für Arzneimittel und Medizinprodukte (BfArM) ist vor allem für die Zulassung von Fertigarzneimitteln zuständig und das Bundesamt für Sera und Impfstoffe (Paul-Ehrlich-Institut) für die Zulassung und Freigabe insbesondere von Sera, Impfstoffen und Blutprodukten.

Zugelassene Arzneimittel sowie alle Betriebe und Einrichtungen, die Arzneimittel herstellen, prüfen, lagern, verpacken oder in den Verkehr bringen, unterliegen einer **staatlichen Überwachung** (§ 64 AMG). Im Rahmen der Arzneimittelüberwachung sammeln die zuständigen Behörden des Bundes Berichte von Ärzten und Arzneimittelherstellern über aufgetretene Nebenwirkungen und werten sie aus. Sie können gegebenenfalls den Hersteller verpflichten, die Gebrauchsinformationen für das betreffende Arzneimittel zu ändern oder – bei schwerwiegenden Nebenwirkungen – auch die Zulassung zurücknehmen. Zur Überwachung der Betriebe und Einrichtungen sind die Mitarbeiter der zuständigen Landesbehörden unter anderem befugt, die Geschäftsräume zu betreten, Unterlagen einzusehen, Auskünfte zu verlangen und gegebenenfalls auch vorläufige Anordnungen zu treffen.

Die **Leistungserbringung** – Herstellung, Vertrieb und Verkauf – erfolgt abgesehen von den Krankenhausapotheken ausschließlich durch private Unternehmen. Zu den Leistungserbringern der Arzneimittelversorgung werden üblicherweise die Arzneimittelhersteller (pharmazeutische Industrie), die Unternehmer des pharmazeutischen Großhandels und die Apotheken gerechnet.

Die **Abgabe** des weit überwiegenden Teils der Arzneimittel darf nur in Apotheken erfolgen (apothekenpflichtige Arzneimittel). Insofern haben die Apotheken ein Monopol auf die Arzneimittelabgabe, zumal den Ärzten bis auf wenige Ausnahmen die Abgabe von Arzneimitteln verboten ist.

Wegen der besonderen Schutzbedürftigkeit der Verbraucher und insbesondere auch, um die Ausgabenentwicklung der GKV zu begrenzen, unterliegt die **Preisbildung** einer staatlichen Regulierung. Bei der Festsetzung des Preises für neue Arzneimittel sind die Hersteller im Grundsatz frei, bei der Kalkulation von Zuschlägen sind aber sowohl dem Großhandel als auch den Apotheken Obergrenzen vorgegeben.[155]

Versicherte der GKV haben einen **Leistungsanspruch** auf medizinisch notwendige Arzneimittelversorgung (§ 31 Abs. 1 SGB V). Der Anspruch erstreckt sich für Erwachsene seit dem 1. Januar 2004 jedoch nur noch auf verschreibungspflichtige Arzneimittel, sofern diese von der Versorgung der GKV-Versicherten nicht ausdrücklich ausgeschlossen sind. Vor dem Inkrafttreten des GKV-Modernisierungsgesetzes 2004 erstreckte sich der Anspruch noch auf alle apothekenpflichtigen Arzneimittel. In medizinisch begründeten Ausnahmenfällen können nicht verschreibungspflichtige Arzneimittel allerdings dennoch zu Lasten der GKV verordnet werden, sofern sie gemäß entsprechenden Richtlinien des Gemeinsamen Bundesausschusses bei der Behandlung schwerwiegender Erkrankungen zum Therapiestandard gehören (§ 34 Abs. 1 SGB V).

Von der Leistungspflicht der GKV durch Gesetz grundsätzlich ausgeschlossen sind sogenannte Bagatellarzneimittel wie beispielsweise Schnupfenmittel, leichtere Schmerzmittel, Husten dämpfende Mittel, Mund- und Rachentherapeutika, Abführmittel oder Arzneimittel ge-

---

155 Durch das Arzneimittelmarktneuordnungsgesetz (AMNOG) wurde das Arzneimittelpreisrecht ab 2011 allerdings in zentralen Punkten geändert und die Freiheit der Preisfestsetzung deutlich eingeschränkt. Darauf wird an späterer Stelle näher eingegangen.

gen Reisekrankheit (§ 34 Abs. 1 SGB V). Der Kreis der nicht von der GKV übernommenen verschreibungspflichtigen Arzneimittel wurde durch das GKV-Modernisierungsgesetz 2004 um sogenannte «Lifestyle-Medikamente» erweitert, die nicht zur Behandlung einer Krankheit dienen, sondern bei deren Anwendung die Erhöhung der Lebensqualität im Vordergrund steht. Hierzu zählen unter anderem Arzneimittel zur Raucherentwöhnung, Appetitzügler, Haarwuchsmittel oder Mittel zur Steigerung der sexuellen Potenz.

Auch für die Arzneimittelversorgung gibt es eine **gemeinsame Selbstverwaltung,** die den gesetzlichen Auftrag hat, gewisse Rahmensetzungen vorzunehmen. Allerdings ist sie für den Bereich der Arzneimittelversorgung deutlich schwächer ausgeprägt als beispielsweise in der vertragsärztlichen Versorgung. Die wichtigsten Rahmensetzungen werden zudem nicht zwischen den Krankenkassen und Arzneimittelherstellern oder Apothekervereinigungen vereinbart, sondern zwischen Krankenkassen und Vertragsärzten als Teil der Regulierung der vertragsärztlichen Versorgung. Von besonderer Bedeutung sind hier die Arzneimittel-Richtlinien des Gemeinsamen Bundesausschusses, in denen die Grundsätze für die Verordnung von Arzneimitteln festgelegt sind. Nach Abschaffung der Arzneimittelbudgets für die ambulante ärztliche Versorgung haben Krankenkassen und Kassenärztliche Vereinigungen seit 2002 den gesetzlichen Auftrag, für das jeweils folgende Kalenderjahr Arznei- und Heilmittelvereinbarungen abzuschließen (§ 84 SGB V). Darin sollen das Ausgabenvolumen für die insgesamt von den Vertragsärzten veranlassten Leistungen sowie auch Maßnahmen zur Einhaltung des vereinbarten Ausgabenvolumens vereinbart werden.

Die Apotheker sind, ebenso wie die Ärzte, Pflichtmitglieder einer Kammer auf Landesebene. Die **Landesapothekerkammern** sind Körperschaften des öffentlichen Rechts, denen einerseits staatliche Aufgaben übertragen wurden, die aber auch – ähnlich wie die Kassenärztlichen Vereinigungen – die berufspolitischen Interessen ihres Berufsstandes wahrzunehmen haben. Zu den übertragenen staatlichen Aufgaben gehört vor allem die Überwachung der Berufsausübung der Apotheker einschließlich einer Berufsgerichtsbarkeit und die Regulierung und Organisation der Aus-, Fort- und Weiterbildung. Darüber hinaus haben sie auch die staatlichen Behörden bei der Überwachung der Arzneimittelsicherheit und -qualität zu unterstützen. Die 17 Landesapothekerkammern sind auf Bundesebene in der **Bundesapothekerkammer** zusammengeschlossen.

Zur Vertretung ihrer wirtschaftlichen Interessen haben die Apotheker parallel zu den Landesapothekerkammern **Apothekervereine** gebildet. Die Apothekervereine wiederum sind im **Deutschen Apothekerverband** (DAV) zusammengeschlossen. Der DAV vertritt die ökonomischen Interessen der Apotheker auf Bundesebene und ist Vertragspartner der Krankenkassen bei entsprechenden Vereinbarungen zur Arzneimittelversorgung.

Apothekerkammern und Apothekervereine bilden zusammen als übergreifenden Dachverband die **Bundesvereinigung Deutscher Apothekerverbände** (ABDA), die die Interessen der Apotheker auf Bundesebene gegenüber der Politik und in der Öffentlichkeit vertritt.[156]

7.2 Basisdaten

Arzneimittel wurden in Deutschland im Jahr 2010 von ca. 880 Unternehmen der **pharmazeutischen Industrie** mit insgesamt ca. 108 000 Beschäftigten hergestellt (BPI 2010). Den Vertrieb an die Apotheken übernahmen 13 Unternehmen des **pharmazeutischen Großhandels** mit ca. 110 Niederlassungen (PHAGRO 2012). Die Abgabe an die Endverbraucher erfolgte durch öffentliche Apotheken und Krankenhausapotheken sowie – bei nicht apothekenpflichtigen Arzneimitteln – in geringem Umfang auch durch Drogerien und Verbrauchermärkte. Im Jahr 2010 gab es in Deutschland 21 859 **Apotheken**, davon 21 441 öffentliche Apotheken und 418 Krankenhausapotheken (Tab. 7-1). Während die Zahl der öffentlichen Apotheken seit 1991 weitgehend gleich geblieben ist, hat die der Krankenhausapotheken um mehr als ein Drittel abgenommen. Dies dürfte in erster Linie auf eine Verringerung der Zahl der Krankenhäuser durch Krankenhauszusammenschlüsse sowie

---

156 Weitere Informationen sind auf der Internetseite der ABDA zu finden (http://www.abda.de).

Tabelle 7-1: Öffentliche Apotheken und Krankenhausapotheken

	1993	1995	2000	2005	2010	1993–2010 Anzahl	1993–2010 in %
Apotheken insgesamt	21 297	21 753	22 155	21 968	21 859	562	2,6
Öffentliche Apotheken	20 648	21 119	21 592	21 476	21 441	793	3,8
Krankenhaus-apotheken	649	634	563	492	418	−231	−35,6

Quelle: Statistisches Bundesamt; eigene Berechnungen

auf einen Trend zur Zentralisierung bei Krankenhausapotheken zurückzuführen sein. Zunehmend mehr Krankenhausverbünde verlagern die Arzneimittelversorgung auf Zentralapotheken, die alle Kliniken des Krankenhausverbundes versorgen. In öffentlichen Apotheken waren im Jahr 2010 ca. 154 000 Beschäftigte tätig, darunter ca. 50 600 approbierte Apothekerinnen und Apotheker (**Tab. 7-2**, S. 344/345).

Die Zahl der für den Verkehr zugelassenen oder registrierten **Arzneimittel** lag Mitte 2012 bei ca. 90 100 (**Tab. 7-3**, S. 344). Davon waren ca. 44 000 verschreibungspflichtig, 19 000 apothekenpflichtig, ca. 26 000 frei verkäuflich, und ca. 1000 fielen unter das Betäubungsmittelgesetz (**Tab. 7-4**, S. 345). Bei der Gesamtzahl der Arzneimittel ist allerdings zu bedenken, dass jede Darreichungsform sowie jede Dosierungsstärke als eigenständiges Arzneimittel gezählt wird, und der Arzneimittelbegriff relativ weit gefasst ist, sodass auch beispielsweise Heilwässer dazu gerechnet werden. Zudem sind es unter den verschreibungspflichtigen Arzneimitteln nur relativ wenige, die den weit überwiegenden Bedarf abdecken. So entfielen 2011 ca. 90 % der Verordnungen auf lediglich ca. 2000 Arzneimittel (VFA 2011: 48).

Die **Ausgaben für Arzneimittel** beliefen sich im Jahr 2010 auf insgesamt ca. 46,3 Mrd. Euro (**Tab. 7-5**, S. 346/347). Davon trug die gesetzliche Krankenversicherung mit ca. 33,8 Mrd. Euro oder 73,1 % den weitaus größten Teil. An zweiter Stelle folgten die privaten Haushalte mit 7,1 Mrd. Euro oder 15,4 % der Gesamtausgaben. Davon entfielen ca. 1,7 Mrd. Euro oder 25 % auf Zuzahlungen von GKV-Versicherten und ca. 3,5 Mrd. Euro oder ca. 50 % auf nicht verschreibungspflichtige und freiverkäufliche Arzneimittel (Tab. 7-6, S. 346/347 und 7-7, S. 348/349).

Die Ausgaben für Arzneimittel sind seit Mitte der 1990er-Jahre überdurchschnittlich stark gestiegen (vgl. Tab. 7-5). Während die Gesundheitsausgaben insgesamt 2010 um ca. 76 % über denen des Jahres 1993 lagen, waren es bei den Arzneimitteln ca. 94 %. Durch mehrere gesetzgeberische Eingriffe wurde versucht, diesen Anstieg zu dämpfen. So enthielt beispielsweise das GMG eine Erhöhung des gesetzlich vorgegebenen Herstellerrabattes für Krankenkassen von 6 % auf 16 %, und verschreibungspflichtige Arzneimittel wurden bis auf wenige Ausnahmen ab dem 1. Januar 2004 von der Erstattung durch die Krankenkassen ausgeschlossen. Darüber hinaus wurden die Zuzahlungen für Arzneimittel vor allem durch die Einführung einer Mindestzuzahlung in Höhe von 5 Euro erhöht. Die Entlastung der Krankenkassen war jedoch nur von kurzer Dauer. Nachdem die Erhöhung des Herstellerrabatts auslief, stiegen die GKV-Ausgaben wieder an, allein im Jahr 2005 um ca. 17 %. Der Gesetzgeber reagierte darauf Anfang 2006 mit dem Arzneimittelverordnungs-Wirtschaftlichkeitsgesetz (AVWG).[157] Das am 1. Mai 2006 in Kraft getretene Gesetz verfügte unter anderem einen zweijährigen Preisstopp. In der Zeit vom 1. April 2006 bis 31. März 2008 erhielten die Krankenkassen einen bei jeder Preiserhöhung fälligen Rabatt in Höhe der jeweiligen Preiserhöhung (§ 130a Abs. 3a SGB V).

Bei der Analyse der Einflussfaktoren für die Ausgabenentwicklung wird üblicherweise zwischen einer Mengen- und einer Strukturkomponente unterschieden (Nink/Schröder 2007; Schwabe 2007b; SVR-G 2005). Zur **Mengenkomponente** zählen beispielsweise die Zahl der Verordnungen (Präparate) und verschriebenen Tagesdosen. Zur **Strukturkomponente** zählt die Preisentwicklung und vor allem der jeweilige Anteil preiswerter und teurer Medikamente.

---

157 Gesetz zur Verbesserung der Wirtschaftlichkeit in der Arzneimittelversorgung, BGBl. 2006, Teil I, S. 964.

Tabelle 7-2: Beschäftigte in Apotheken

Beschäftigte insgesamt
darunter
Apotheker/innen
in % der Beschäftigten insges.
darunter
Apothekenleiter/innen (öffentliche Apotheken)
in % der Beschäftigten insges.
Approbierte Mitarbeiter/innen
in % der Beschäftigten insges.
Verwalter/innen (Leiter/innen) (Krankenhausapotheken)
Praktikant(en)/innen, Assistent(en)/innen, Pharmazeutisch-technische Assistent(en)/innen (PTA)
in % der Beschäftigten insges.
Helfer/innen, Pharmazeutisch-Kaufmännische Assistent(en)/innen (PKA), Sonstige
in % der Beschäftigten insges.

Quelle: Statistisches Bundesamt; eigene Berechnungen

Tabelle: 7-3: Verkehrsfähige Arzneimittel (Stand: 14.08.2012)

Anzahl der Arzneimittel	Art des Zulassungsverfahrens
32 214	Zulassung nach § 21/25 AMG
1 148	Registrierung nach § 38/39 AMG
14 514	Zentrale EU-Zulassung [1]
33 495	Standardzulassung/-registrierung
5 991	Nachzulassung nach § 105 AMG
2 730	Nachregistrierung nach § 39/105 AMG
90 092	insgesamt

1) jede Packung wird als Arzneimittel gezählt

Quelle: Bundesinstitut für Arzneimittel und Medizinprodukte

					1993–2010	
1993	1995	2000	2005	2010	Anzahl	in %
130012	132156	142075	145706	154009	23997	18,5
42887	44696	47907	48058	50604	7717	18,0
33,0	33,8	33,7	33,0	32,9	–	–
20886	21338	21853	20905	18525	-2361	–11,3
16,1	16,1	15,4	14,3	12,0	–	–
21354	22726	25491	26669	31667	10313	48,3
16,4	17,2	17,9	18,3	20,6	–	–
647	632	563	484	412	-235	–36,3
43668	45552	53129	59275	66754	23086	52,9
33,6	34,5	37,4	40,7	43,3	–	–
43457	41908	41039	38373	36651	-6806	–15,7
33,4	31,7	28,9	26,3	23,8	–	–

Tabelle: 7-4: Verkehrsfähige Arzneimittel nach Zugänglichkeit (Stand: 14.08.2012)

Verkehrsfähige Arzneimittel insgesamt	90092
davon	
freiverkäuflich	25981
apothekenpflichtig	19089
verschreibungspflichtig	43983
betäubungsmittelrezeptpflichtig	1034
sonderrezeptpflichtig	5

Quelle: Bundesinstitut für Arzneimittel und Medizinprodukte

Tabelle 7-5: Ausgaben für Arzneimittel (Angaben in Mio. Euro)

	1993	1995
Ausgabenträger insgesamt	23 845	26 330
davon		
Öffentliche Haushalte	248	250
in % der Ausgaben insgesamt	*1,0*	*0,9*
Gesetzliche Krankenversicherung	15 817	17 938
in % der Ausgaben insgesamt	*66,3*	*68,1*
Gesetzliche Rentenversicherung	162	156
in % der Ausgaben insgesamt	*0,7*	*0,6*
Gesetzliche Unfallversicherung	96	104
in % der Ausgaben insgesamt	*0,4*	*0,4*
Private Krankenversicherung	1 167	1 233
in % der Ausgaben insgesamt	*4,9*	*4,7*
Arbeitgeber	861	820
in % der Ausgaben insgesamt	*3,6*	*3,1*
Private Haushalte und private Organisationen ohne Erwerbszweck	5 494	5 830
in % der Ausgaben insgesamt	*23,0*	*22,1*

Quelle: Statistisches Bundesamt; eigene Berechnungen

Tabelle: 7-6: Zuzahlungen von GKV-Versicherten für Arzneimittel (Angaben in Mrd. Euro)

	1995	1996	1997	1998	1999	2000	2001
Zuzahlungen	1,534	1,534	2,200	2,760	2,147	1,940	1,940

Quelle: ABDA

| | | | 1993–2010 | |
2000	2005	2010	Anzahl	in %
31 520	39 315	46 297	22 452	94,2
328	306	212	–36	–14,5
1,0	0,8	0,5	–	–
21 776	27 610	33 826	18 009	113,9
69,1	70,2	73,1	–	–
68	58	71	–91	–56,2
0,2	0,1	0,2	–	–
139	167	207	111	115,6
0,4	0,4	0,4	–	–
1788	2423	3140	1973	169,1
5,7	6,2	6,8	–	–
1122	1437	1730	869	100,9
3,6	3,7	3,7	–	–
6298	7313	7110	1616	29,4
20,0	18,6	15,4	–	–

2002	2003	2004	2005	2006	2007	2008	2009	2010
1,960	1,730	2,314	2,149	1,979	1,626	1,674	1,696	1,767

Tabelle 7-7: Umsatzstruktur der Apotheken (Angaben in Mrd. Euro)

	1993
Sortimentsbereich insgesamt	16,26
davon	
Arzneimittelverordnungsvolumen GKV, PKV und sonstige	12,43
in % des Gesamtumsatzes	*76,4*
Verschreibungspflichtige Arzneimittel	9,87
in % des Gesamtumsatzes	*60,7*
Apothekenpflichtige Arzneimittel, verordnet	2,56
in % des Gesamtumsatzes	*15,7*
Selbstmedikation	2,76
in % des Gesamtumsatzes	*17,0*
Apothekenpflichtige Arzneimittel, nicht verordnet	2,45
in % des Gesamtumsatzes	*15,1*
Freiverkäufliche Arzneimittel	0,31
in % des Gesamtumsatzes	*1,9*
Krankenpflegeartikel	0,56
in % des Gesamtumsatzes	*3,4*
Apothekenübliches Ergänzungssortiment	0,51
in % des Gesamtumsatzes	*3,1*

Quelle: Statistisches Bundesamt; eigene Berechnungen

Analysen ausgewählter Indikatoren der Arzneimittelversorgung zeigten, dass die Ausgabensteigerungen der letzten Jahre offensichtlich nicht durch Mengenausweitungen verursacht wurden, sondern in erster Linie durch Veränderungen der Strukturkomponente. So ging beispielsweise im Zeitraum 1995 bis 2003 die Zahl der Verordnungen zu Lasten der GKV um 23 % zurück, die Arzneimittelausgaben der GKV stiegen hingegen um 45 % an. Dieser Ausgabenanstieg war nicht auf Preiserhöhungen zurückzuführen, sondern auf einen seit Jahren zu beobachtenden Trend zur Verordnung teurer Arzneimittel (Schwabe 2007b: 32 f.).

Vielfach waren dies **Analogpräparate**, sogenannte Mee-too-Präparate. Dabei handelt es sich um bereits bekannte Arzneimittel, die in leicht abgewandelter Form unter neuem Namen und zu einem deutlich höheren Preis als neues Medikament auf den Markt gebracht werden (Schwabe 2007a). Da sie zumeist keine therapeutischen Vorzüge gegenüber dem Vorläuferpräparat besitzen, werden sie auch als «Scheininno-

				1993–2010	
1995	2000	2005	2010	Anzahl	in %
18,06	26,90	35,30	39,90	23,64	145,4
13,91	21,17	27,90	32,60	20,17	162,3
77,0	78,7	79,0	81,7		
11,10	18,10	26,70	31,50	21,73	220,2
61,5	67,3	75,6	79,2		
2,81	3,07	1,20	1,00	–1,56	–60,9
15,6	11,4	3,4	2,5		
2,97	3,94	3,80	3,50	0,74	26,8
16,4	14,6	10,8	8,3		
2,66	3,53	3,50	3,30	0,85	34,7
14,7	13,1	9,9	8,3		
0,31	0,41	0,30	0,20	–0,11	–35,5
1,7	1,5	0,8	0,5		
0,64	0,97	1,60	1,70	1,14	203,6
3,5	3,6	4,5	4,3		
0,54	0,82	2,00	2,10	1,59	311,8
3,0	3,0	5,7	5,3		

vationen» bezeichnet. Auf diese Arzneimittelgruppe entfielen 2005 ca. 7 % der Verordnungen, aber immerhin knapp 15 % des Umsatzes (GKV-Spitzenverband 2006). Der Erfolg dieser Strategie von Pharmaunternehmen wird darauf zurückgeführt, dass viele Ärzte und Patienten annehmen, neue Arzneimittel seien besser als bereits bekannte, und daher auch bereit sind, einen höheren Preis zu akzeptieren (Schwabe 2007a: 107).

Mit dem GKV-Wettbewerbsstärkungsgesetz 2007 wurde auf diese Strategien reagiert und eine «vierte Hürde» bei der Arzneimittelzulassung eingeführt. Der Hersteller musste nun nicht nur die Wirksamkeit, Unbedenklichkeit und pharmazeutische Qualität eines neuen Präparats nachweisen, sondern dieses Präparat sollte auch – wie international vielfach üblich – einer Kosten-Nutzen-Bewertung durch das Institut für Qualität und Wirtschaftlichkeit im Gesundheitswesen unterzogen werden (§ 139a Abs. 3 Nr. 5 SGB V).

Eine weitere Maßnahme, die auf die Reduzierung der Verordnung teurer Arzneimittel zielt, ist die im GKV-WSG enthaltene Vorgabe, dass Arzneimittel, die Wirkstoffe enthalten, deren Verordnung besondere Fachkenntnisse erfordert, nur noch in Abstimmung mit einem Arzt für besondere Arzneimitteltherapie verordnet werden dürfen (§ 73d SGB V). Solche hochpreisigen Spezialpräparate trugen in den letzten Jahren nicht unwesentlich zum Ausgabenanstieg bei, insbesondere dadurch, dass Krankenhäuser derartige Medikamente einsetzten und als Entlassmedikation an die niedergelassenen Ärzte weitergaben. Krankenhäuser konnten solche teuren Medikamente trotz Budgetierung oftmals auch deshalb einsetzen, weil Hersteller ihnen für die Präparate hohe Rabatte gewährten, vermutlich genau mit dem Ziel, dass über diesen Weg die Präparate Eingang in die ambulante Langzeitbehandlung finden (Schwabe 2007b: 36). Mit dem AVWG 2006 wurden die Krankenhäuser deshalb aufgefordert, als Entlassmedikation nur solche Arzneimittel anzugeben, die auch in der ambulanten Versorgung zweckmäßig und wirtschaftlich sind (§ 115c SGB V).

Da diese Maßnahmen nicht die erhoffte ausgabendämpfende Wirkung zeigten, einigte sich die Regierungskoalition 2010 auf eine grundlegende Reform des Arzneimittelpreisrechts. Durch das Anfang 2011 in Kraft getretene Arzneimittelmarktneuordnungsgesetz (AMNOG) wurde die Freiheit von Arzneimittelherstellern zur Preisfestsetzung bei neu eingeführten Arzneimitteln erheblich eingeschränkt, und es wurden direkte Preisverhandlungen zwischen dem GKV-Spitzenverband und Arzneimittelherstellern eingeführt. Auf das neue System der Preisfindung wird an späterer Stelle dieses Kapitels näher eingegangen.

7.3 Organisation

Die Organisation der Arzneimittelversorgung wird im Folgenden entlang der Versorgungskette von der Herstellung über den Vertrieb bis zur Abgabe an die Verbraucher dargestellt.

7.3.1 Herstellung

Für die Herstellung von Arzneimitteln ist in Deutschland eine staatliche **Erlaubnis** durch die hierfür zuständigen Landesbehörden erforderlich (§ 13 AMG). Voraussetzung für die Erteilung der Erlaubnis ist insbesondere der Nachweis der erforderlichen Sachkenntnis, beispielsweise durch die Approbation als Apotheker oder ein abgeschlossenes Hochschulstudium der Pharmazie, Chemie, Biologie oder Humanmedizin (§ 15 AMG).

Die industriellen Hersteller von Arzneimitteln in Deutschland können in drei Gruppen unterteilt werden, die sich auch in getrennten Interessenverbänden organisiert haben.

- Im Bundesverband der Pharmazeutischen Industrie (BPI) haben sich ca. 260 überwiegend kleine und mittelständische Unternehmen zusammengeschlossen, darunter vor allem auch die Generika-Hersteller.[158]

- Der Verband Forschender Arzneimittelhersteller (VFA) repräsentiert ca. 40 forschende Arzneimittelhersteller, darunter die großen Pharma-Konzerne.[159]

- Der Bundesfachverband der Arzneimittelhersteller (BAH) vertritt ca. 460 Mitgliedsunternehmen, die vor allem nicht verschreibungspflichtige Arzneimittel herstellen.[160]

7.3.2 Zulassung

Fertigarzneimittel dürfen in Deutschland nur in den Verkehr gebracht werden, wenn sie von der zuständigen Bundesbehörde oder der EU zugelassen sind (§ 21 AMG). Homöopathische Arzneimittel bedürfen in der Regel keiner Zulassung, sondern sind lediglich bei der zuständi-

---

158 Informationen unter http://www.bpi.de
159 Informationen unter http://www.vfa.de
160 Informationen unter http://www.bah-bonn.de

gen Bundesbehörde zu registrieren (§ 38 AMG). Für die **Zulassung** muss das pharmazeutische Unternehmen die Wirksamkeit, Unbedenklichkeit und pharmazeutische Qualität des Produkts durch entsprechende Unterlagen nachweisen, darunter insbesondere auch die Ergebnisse klinischer Prüfungen (§ 22 AMG). Die Zulassung erfolgt auf Grundlage einer Prüfung der eingereichten Unterlagen und erlischt in der Regel nach fünf Jahren, sofern nicht zuvor eine Verlängerung beantragt und bewilligt wurde (§ 31 Abs. 1 AMG). Nach ihrer Verlängerung gilt die Zulassung unbefristet. Zuständig für die Arzneimittelzulassung sind das Bundesinstitut für Arzneimittel und Medizinprodukte (BfArM) und das Paul-Ehrlich-Institut (PEI).[161]

Seit 1995 kann die Zulassung von Arzneimitteln auch EU-weit erfolgen. Es werden dabei ein zentrales und ein dezentrales Verfahren sowie ein Verfahren der gegenseitigen Anerkennung unterschieden. Bei dem **zentralen Zulassungsverfahren** erfolgt die Erstzulassung durch die Europäische Arzneimittelagentur (EMEA) und hat Gültigkeit für alle EU-Mitgliedsstaaten. Bei dem **dezentralen Zulassungsverfahren** wird die Zulassung in mehreren Mitgliedsstaaten parallel beantragt. Besteht bereits in einem Mitgliedsstaat eine Zulassung, so kann in einem **Verfahren der gegenseitigen Anerkennung** die Anerkennung der bestehenden Zulassung in anderen Mitgliedsstaaten beantragt werden.

Neu zugelassene Arzneimittel erhalten einen **Patentschutz** mit einer Laufzeit von 20 Jahren. Während dieses Zeitraums darf allein der Hersteller dieses Präparat vertreiben. Nach Ablauf des Patentschutzes kann das betreffende Arzneimittel als **Generikum** (Nachahmerprodukt) auch von anderen Herstellern produziert und unter dem internationalen Freinamen oder mit neuem Handelsnamen auf den Markt gebracht werden. Generika werden in der Regel zu einem deutlich niedrigeren Preis angeboten. So lagen beispielsweise im Jahr 2005 die Kosten einer vergleichbaren Generikaverordnung um durchschnittlich 25 % unter denen des jeweiligen Originalpräparates (Schwabe 2007b: 18). Der An-

---

161 Weiterführende Informationen zu den verschiedenen Zulassungs- und Registrierungsverfahren bietet die Internetseite des BfArM (http://www.bfarm.de).

teil der Generika an der Gesamtzahl aller Verordnungen für GKV-Versicherte lag 2010 bei ca. 70 %, der Anteil am Brutto-Umsatz aller Arzneimittel bei ca. 35 % (GKV-Spitzenverband 2010).

7.3.3 Vertrieb und Handel

Nicht nur die Herstellung von Arzneimitteln ist in Deutschland staatlich geregelt, sondern auch der Vertrieb und Handel. Ein zugelassenes Fertigarzneimittel durchläuft in der Regel zwei Vertriebsstufen. Vom Hersteller wird es an pharmazeutische Großhändler abgegeben, die ihrerseits die Apotheken beliefern.

Auch für den pharmazeutischen **Großhandel** bedarf es einer Erlaubnis der zuständigen Landesbehörde (§ 52a AMG), und zudem ist der Vertriebsweg gesetzlich geregelt. Der Arzneimittelgroßhandel wird unterschieden in den vollsortierten und teilsortierten Großhandel. Während der vollsortierte Großhandel den gesamten Bedarf der Apotheken abdeckt, beschränkt sich der teilsortierte Großhandel auf bestimmte Hersteller oder Therapierichtungen.[162]

Der **Einzelhandel** mit Arzneimittel erfolgt je nach Art des Arzneimittels in Apotheken oder Drogerien und Lebensmittelmärkten. Außerhalb von Apotheken dürfen allerdings nur hierfür ausdrücklich freigegebene **freiverkäufliche Arzneimittel** abgegeben werden. Für die Abgabe freiverkäuflicher Arzneimittel verlangt das Arzneimittelgesetz zudem den Nachweis, dass die mit dem Verkauf dieser Produkte beauftragten Personen eine gewisse Sachkenntnis besitzen, beispielsweise über die richtige Lagerung, Kennzeichnung und die einschlägigen Vorschriften des Arzneimittelrechts (§ 50 AMG).

Alle übrigen Arzneimittel gelten als apothekenpflichtig und dürfen nur in Apotheken abgeben werden. **Apotheken** wiederum unterliegen besonderen Anforderungen an die räumliche, sachliche und personelle Ausstattung. Sie haben einen gesetzlichen Auftrag zu erfüllen, ihnen

---

162 Nähere Informationen und Daten zum pharmazeutischen Großhandel sind auf der Internetseite des Verbandes der vollsortierten Pharmagroßhändler zu finden (http:// www.phagro.de).

«obliegt die im öffentlichen Interesse gebotene Sicherstellung einer ordnungsgemäßen Arzneimittelversorgung» (§ 1 ApoG). Wer eine Apotheke betreiben will, braucht hierzu eine staatliche Erlaubnis (§ 1 Abs. 2 ApoG). Die Erlaubnis zum Betrieb einer Apotheke wird durch die für die Arzneimittelversorgung zuständige Landesbehörde erteilt und ist an eine Reihe von Voraussetzungen gebunden (§ 2 ApoG). So ist beispielsweise die deutsche Approbation als Apotheker erforderlich und es muss der Nachweis erbracht werden, dass die in der Apothekenbetriebsverordnung geforderten Räume vorhanden sind. Mit der Erlaubnis wird der Eigentümer zugleich auch zur persönlichen Leitung der Apotheke verpflichtet (§ 7 ApoG). Eine Verpachtung der Apotheke ist nur in bestimmten vom Apothekengesetz genannten Fällen zulässig (§ 9 ApoG).

Bis Ende 2003 durfte ein approbierter Apotheker nur eine Apotheke besitzen. Dieses sogenannte «Mehrbesitzverbot» wurde durch das GKV-Modernisierungsgesetz 2004 aufgehoben. Seit dem 1. Januar 2004 dürfen Apotheker bis zu drei **Filialapotheken** betreiben (§ 1 Abs. 2 ApoG), die Filialen müssen allerdings innerhalb desselben Kreises, derselben kreisfreien Stadt, benachbarter Kreise oder kreisfreier Städte wie die Hauptapotheke liegen.

Seit dem 1. Januar 2004 ist in Deutschland auch der **Versandhandel** mit Arzneimitteln grundsätzlich zugelassen. Er bedarf allerdings einer gesonderten Erlaubnis, die nur Inhabern einer Erlaubnis zum Betrieb einer öffentlichen Apotheke erteilt wird. Die Erlaubnis zum Versandhandel wird zudem nur erteilt, wenn sich der Antragsteller schriftlich zur Erfüllung einer Reihe von Anforderungen verpflichtet, die in § 11a ApoG festgelegt sind. Dazu zählt insbesondere die Zusicherung, dass der Versand aus einer öffentlichen Apotheke erfolgt und ein Qualitätssicherungssystem mit den in § 11a Apothekengesetz genannten Elementen vorgehalten wird. Dies sind unter anderem die ordnungsgemäße Verpackung für den Versand, die Auslieferung an den Auftraggeber, gegebenenfalls auch die persönliche Aushändigung an eine namentlich benannte Person und die Vorhaltung einer deutschsprachigen Beratung durch pharmazeutisches Personal.

Im Unterschied zu öffentlichen Apotheken stehen **Krankenhausapotheken** nicht dem Publikumsverkehr offen, sondern dienen als Abteilung eines Krankenhauses in erster Linie der Arzneimittelversorgung der stationären Krankenhauspatienten. Seit dem 1. Januar 2004 ist ihnen unter bestimmten Voraussetzungen aber auch die Abgabe von Arzneimitteln im Rahmen ambulanter Behandlungen des Krankenhauses erlaubt (§ 129a SGB V; § 14 ApoG). Hierzu bedarf es allerdings eines gesonderten Vertrages mit den Krankenkassen, der nicht nur die Abgabe der Arzneimittel regelt, sondern auch eine Preisvereinbarung beinhaltet.

7.4 Das System der Preisbildung

Auch die Preisbildung im Arzneimittelmarkt unterliegt staatlicher Regulierung. Zentrale Instrumente der Preisregulierung waren bislang vor allem Höchstgrenzen für Preiszuschläge des Arzneimittelgroßhandels und der Apotheken sowie sogenannte «Festbeträge». Wobei die Höchstgrenzen für Preiszuschläge sowohl für die GKV als auch die PKV gelten, Festbeträge hingegen nur für die GKV.

Durch das Arzneimittelmarktneuordnungsgesetz (AMNOG) wurde ab 2011 auch die Festsetzung von Herstellerpreisen in die staatliche Regulierung einbezogen.

Zum Verständnis des Systems der Arzneimittelpreisbildung ist es wichtig darauf hinzuweisen, dass zwischen den Inhaltsstoffen (Wirkstoffen) eines Arzneimittels und seinem Handelsnamen zu unterscheiden ist. So können nach Auslaufen des Patentschutzes für bestimmte Wirkstoffe Arzneimittel unter verschiedenen Handelsnamen in den Verkehr gebracht werden, die vollkommen identische Wirkstoffe oder Wirkstoffkombinationen enthalten. Da für die Wirksamkeit eines Arzneimittels die Wirkstoffe entscheidend sind, setzt die staatliche Regulierung der Arzneimittelpreise vor allem bei den Wirkstoffen an und lässt die jeweiligen Handelsnamen weitgehend unberücksichtigt. Dies ist insbesondere für das Verständnis der Festbetragsregelungen und des 2011 eingeführten Systems der frühen Nutzenbewertung und darauf aufbauenden Preisbildung von Bedeutung.

Wegen seiner besonderen Bedeutung soll zunächst auf das Festbetragssystem eingegangen werden. Daran anschließend wird das System der Preisbildung, ausgehend von den Herstellerpreisen über die Großhandelspreise bis zu den Apothekenpreisen, vorgestellt. Die Reihenfolge wurde gewählt, da die Festlegung der Herstellerpreise seit Inkrafttreten des AMNOG in zentralen Punkten auf dem bestehenden Festbetragssystem aufbaut.

7.4.1 Das Festbetragssystem

Um die Arzneimittelausgaben der Krankenkassen kontrollieren und begrenzen zu können, wurden 1989 für einen Teil der von der GKV finanzierten Arzneimittel sogenannte Festbeträge eingeführt. Hintergrund für die Einführung von Festbeträgen war, dass auf dem Arzneimittelmarkt eine Vielzahl unterschiedlicher Präparate in vergleichbarer Qualität und Wirksamkeit und zum Teil auch mit identischer Zusammensetzung zu unterschiedlichen Preisen angeboten werden.

Alle zugelassenen Arzneimittel stehen grundsätzlich für die Versorgung von GKV-Versicherten zur Verfügung. Denn es gibt weder eine sogenannte «Negativliste», durch die bestimmte Arzneimittel von der Verordnung zu Lasten der GKV ausgeschlossen werden, noch eine «Positivliste», die alle zu Lasten der GKV verordnungsfähigen Arzneimittel auflistet. Und da es bis zur Zulassung von Rabattverträgen und dem Inkrafttreten des AMNOG im Jahr 2011 auch keine direkten Preisverhandlungen zwischen Krankenkassen und Arzneimittelherstellern gab, blieb nur die Möglichkeit, Höchstgrenzen für die Erstattung durch die GKV festzulegen, um so zu erreichen, dass bei gleicher Zusammensetzung, Wirksamkeit und Qualität vorrangig die preisgünstigeren Präparate verschrieben und gekauft werden.

Mit einem **Festbetrag** wird festgelegt, bis zu welchem Betrag die Krankenkassen die Kosten eines Arzneimittels tragen (§ 31 Abs. 2 SGB V). Liegt der Arzneimittelabgabepreis über dem Festbetrag, müssen die Versicherten die Differenz selbst zahlen. Die Festsetzung von Festbeträgen erfolgt in zwei Stufen. Zunächst bestimmt der Gemeinsame Bundesausschuss, für welche Gruppen von Arzneimitteln Festbeträge festgesetzt werden können (§ 35 Abs. 1 SGB V). In den Gruppen sollen Arzneimittel mit identischen Wirkstoffen, pharmakologisch-therapeutisch vergleichbaren Wirkstoffen oder therapeutisch vergleichbarer Wirkung zusammengefasst werden. Von der Zuweisung zu Festbetragsgruppen ausgenommen sind patentgeschützte Wirkstoffe mit neuartiger Wirkungsweise oder einer therapeutischen Verbesserung, wozu insbesondere auch geringere Nebenwirkungen gezählt werden. Auf Grundlage der Entscheidung des G-BA legt der GKV-Spitzenverband den Festbetrag für die jeweiligen Arzneimittelgruppen fest und veröffentlicht die Liste aller Festbetragsarzneimittel im Internet.

Die Festsetzung eines Festbetrages ist faktisch die Festlegung einer Preisobergrenze für die betroffenen Arzneimittel auf relativ niedrigem Niveau. Durch das Arzneimittel-Wirtschaftlichkeitsgesetz 2006 wurde vorgegeben, dass Festbeträge nicht höher sein dürfen als der höchste Abgabepreis einer Standardpackung des unteren Preisdrittels (§ 35 Abs. 5 SGB V).

Hersteller können gegen die Festsetzung eines Festbetrages klagen, die Klage hat allerdings keine aufschiebende Wirkung. Bislang haben die betroffenen Hersteller aber in der Regel den Arzneimittelpreis dem Festbetrag angepasst. Denn: Passt ein Hersteller seinen Verkaufspreis nicht an, so geht er das Risiko ein, dass dieses Arzneimittel von vielen Ärzten nicht verschrieben oder von Patienten nicht gekauft wird. So waren beispielsweise Mitte 2003 bereits 98 % der Fertigarzneimittelpackungen, für die ein Festbetrag festgesetzt war, auch tatsächlich zum Festbetrag erhältlich. Für lediglich 2 % wurde ein höherer Preis verlangt (BKK 2003).

Seit 2006 können Krankenkassen ihre Versicherten von der Zuzahlung befreien, wenn der Preis eines Arzneimittels um mindestens 30 % niedriger ist als der jeweils gültige Festbetrag (§ 35 Abs. 5, § 31 Abs. 3 SGB V). Noch vor Inkrafttreten der entsprechenden Regelung senkten bereits führende Hersteller von Generika ihre Preise teilweise um bis zu 34 %, sodass aufgrund dieser Regelung am 1. Juli 2006 bereits mehr als 2000 Arzneimittel zuzahlungsfrei waren (Schwabe 2007b: 39). Am 28. August 2006 beschlossen die Spitzenverbände der GKV eine erste Liste mit Zuzahlungsbefreiungsgrenzen für zahlreiche Arzneimittel, die zum 1. November 2006 gültig wurde und seitdem 14-täglich aktualisiert und auf der Internetseite des GKV-Spitzenverbandes veröffentlicht wird.[163]

---

163 Die Liste ist nutzerfreundlich aufbereitet auch auf einer vom ABDA betriebenen Internetseite einzusehen (www.aponet.de).

Nur sehr selten weigerten sich bisher Hersteller, ihre Preise auf das Festbetragsniveau zu senken, so wie beispielsweise im Sommer 2004 der weltweit agierende Pharmakonzern Pfizer bei seinem Präparat Sortis, einem Cholesterin senkenden Mittel mit sehr hohem Weltmarktanteil. Dieses Medikament war folglich für GKV-Versicherte nur noch mit entsprechend hohen Zuzahlungen zu erhalten. Die Folge war ein Umsatzeinbruch bei diesem Präparat um über 80 %, der aber offenbar mit Blick auf das weltweite Geschäft in Kauf genommen wurde (Nink/Schröder 2007: 200). Denn eine Absenkung des Preises in Deutschland hätte möglicherweise Signalwirkung auch für andere Länder gehabt.

Insgesamt haben sich Festbeträge als erfolgreiches Instrument der Ausgabenkontrolle erwiesen. Im Jahr 2010 entfielen ca. 75 % aller Arzneimittelverordnungen für GKV-Versicherte auf Festbetragsarzneimittel und ihr Anteil an den Gesamtausgaben lag bei 38,5 % (VFA 2012).

Das Festbetragssystem ist streng genommen allerdings keine Regulierung der Arzneimittelpreise, sondern beeinflusst diese nur indirekt durch die Festlegung von Höchstbeträgen für die Erstattung durch Krankenkassen. Für die Bildung von Arzneimittelpreisen gibt es ein eigenes staatliches Regulierungssystem, das nachfolgend vorgestellt wird.

7.4.2 Das System der Preisbildung: Vom Herstellerpreis bis zum Apothekenabgabepreis

Der vom Kunden zu zahlende Apothekenabgabepreis ergibt sich aus einem mehrstufigen **System der Preisbildung**, das vor allem durch das SGB V und die Arzneimittelpreisverordnung (AMPreisV) staatlich reguliert ist. In seinen Grundzügen kann es wie folgt charakterisiert werden:

- Der Hersteller legt den Herstellerabgabepreis fest.

- Der Großhandel berechnet einen staatlich vorgegebenen Großhandelszuschlag und gibt das Arzneimittel zum Apothekenpreis an die Apotheken ab.

- Die Apotheken berechnen ihrerseits einen staatlich festgelegten Apothekenzuschlag und die Umsatzsteuer und geben das Arzneimittel zum Apothekenverkaufspreis an die Endverbraucher ab.

Da im Anschluss an die Festsetzung des Herstellerabgabepreises die weitere Preisbildung für jeden Schritt staatlich vorgegeben ist, führt die Regulierung zu einem Festpreissystem mit bundesweit einheitlichen Apothekenverkaufspreisen, die weitgehend sowohl für GKV- als auch PKV-Versicherte gelten.[164]

Die Festlegung des **Herstellerabgabepreises** für neu in den Verkehr gebrachte Arzneimittel war bis Ende 2010 allerdings nicht in die staatliche Regulierung einbezogen. Hersteller konnten ihre Preise frei festsetzen. Zur Entlastung der gesetzlichen Krankenversicherung wurden die Arzneimittelhersteller in der Vergangenheit allerdings mehrfach durch Gesetz dazu verpflichtet, den Krankenkassen Abschläge auf ihre Herstellerabgabepreise zu gewähren. Der erste Herstellerabschlag wurde im Rahmen des Beitragssatzstabilisierungsgesetzes 2003 beschlossen, und durch das GKV-Änderungsgesetz 2010 wurde der bis dahin geltende Zwangsrabatt in Höhe von 6 % für den Zeitraum vom 1. August 2010 bis zum 31. Dezember 2013 auf 16 % erhöht (§ 130a Abs. 1a SGB V). Solche punktuellen Eingriffe berührten jedoch die Freiheit der Preisfestsetzung nicht, sondern setzten erst danach an. Was unter anderem auch ermöglichte, dass einzelne Arzneimittelhersteller zur Umgehung von Umsatzeinbußen durch gesetzliche Preisabschläge kurz vor In-

---

164 In diesem Festpreissystem ist es Apothekern auch nicht erlaubt, Kunden mit substantiellen individuellen Preisnachlässen zu werben. Entsprechende Entwicklungen wurden 2010 durch ein Urteil des Bundesgerichtshofes unterbunden, der entschied, dass Preisnachlässe nicht mehr als einen Euro betragen dürfen. Im August 2012 entschied der Gemeinsame Senat der obersten Gerichtshöfe des Bundes, dass das deutsche Arzneimittelpreisrecht mit seinen Festpreisen auch für ausländische Versandapotheken gilt, wenn sie Arzneimittel aus dem Ausland an deutsche Kunden versenden. Anlass der Entscheidung war die Klage eines deutschen Apothekers gegen eine niederländische Versandapotheke, die deutschen Kunden erhebliche Preisnachlässe von bis zu 15 Euro je Arzneimittel gewährte (Gemeinsamer Senat der obersten Gerichtshöfe des Bundes, Beschluss vom 22. August 2012 – GmS-OGB 1/10).

krafttreten des betreffenden Gesetzes ihre Abgabepreise um den zu erwarten den Abschlag erhöhten.

Durch das Arzneimittelmarktneuordnungsgesetz (AMNOG) wurden zum 1. Januar 2011 erstmals auch die Herstellerabgabepreise in die
staatliche Regulierung einbezogen. Wie bereits erwähnt, wurde die Steigerung der GKV-Ausgaben für Arzneimittel vor allem auf die Markt-
einführung neuer Arzneimittel zurückgeführt, bei denen es sich zu
einem Großteil um Analogpräparate ohne Zusatznutzen gegenüber
vergleichbaren bereits im Verkehr befindlichen Arzneimitteln handelte.
Um dieser Entwicklung entgegenzuwirken, wurde ein neues System aus
früher Nutzenbewertung und zentralen Preisverhandlungen zwischen
GKV-Spitzenverband und Arzneimittelherstellern geschaffen (§ 35a
SGB V). Dieses neue System gilt zwar in erster Linie für die Versorgung
von GKV-Versicherten, wurde durch das AMNOG aber wirkungsgleich
auch für die PKV übernommen. Die zwischen GKV-Spitzenverband
und Herstellern vereinbarten Preise gelten auch für alle anderen Kostenträger. Insofern ist es ein für die gesamte Arzneimittelversorgung in
Deutschland geltendes System, das die folgenden zentralen Elemente
aufweist (vgl. hierzu G-BA 2012):

- Bringt ein pharmazeutisches Unternehmen ein Arzneimittel mit
  neuen Wirkstoffen auf den Markt, so kann der Hersteller den Preis
  dafür zunächst weiterhin frei festlegen, allerdings nur für maximal
  zwölf Monate. Innerhalb dieser zwölf Monate greift ein System von
  früher Nutzenbewertung und darauf aufbauender Preisbildung.

- Ist ein Arzneimittelhersteller der Auffassung, dass ein von ihm neu
  auf den Markt gebrachtes Arzneimittel einen Zusatznutzen gegenüber einer bereits etablierten zweckmäßigen Vergleichstherapie bietet, so hat er dem G-BA ein Dossier einzureichen, mit dem er den
  behaupteten Zusatznutzen belegt. Das Dossier hat die für die Arzneimittelzulassung erforderlichen Unterlagen zu enthalten sowie
  alle Ergebnisse der zu diesem Arzneimittel durchgeführten klini-
  schen Studien (§ 35a Abs. 1 SGB V).

- Legt ein Hersteller die erforderlichen Nachweise trotz Aufforderung durch den G-BA nicht rechtzeitig oder nicht vollständig vor,

gilt ein Zusatznutzen als nicht belegt, und das Arzneimittel wird automatisch den Festbetragsarzneimitteln zugeordnet (§ 35a Abs. 1 SGB V). Für dieses Arzneimittel erstatten die Krankenkassen somit nur den für die jeweilige Festbetragsgruppe geltenden Preis.

- Legt der Hersteller die erforderlichen Unterlagen rechtzeitig und im erforderlichen Umfang vor, führt der G-BA auf Grundlage dieser Unterlagen eine Nutzenbewertung durch oder beauftragt damit das Institut für Qualität und Wirtschaftlichkeit (IQWiG) oder Dritte (§ 35a Abs. 2 SGB V). Die Einzelheiten des Verfahrens der Nutzenbewertung sind in der Arzneimittel-Nutzenverordnung (AM-NutzenV) festgelegt.

- Die Ergebnisse der Nutzenbewertung hat der G-BA innerhalb von drei Monaten auf seiner Internetseite zu veröffentlichen, und dem Hersteller ist Gelegenheit zur Stellungnahme zu geben (§ 35a Abs. 2 SGB V).

- Innerhalb weiterer drei Monate entscheidet der G-BA auf Grundlage der vorliegenden Unterlagen und der Stellungnahme des Herstellers über die Zuordnung des neuen Arzneimittels.

- Entscheidet der G-BA, dass ein Zusatznutzen als erwiesen gelten kann, vereinbaren der GKV-Spitzenverband und das betreffende pharmazeutische Unternehmen innerhalb weiterer sechs Monate einen Erstattungsbetrag für die GKV (als Rabatt auf den Herstellerabgabepreis).

- Wurde für ein Arzneimittel kein Zusatznutzen festgestellt, ist es einer Festbetragsgruppe mit pharmakologisch-therapeutisch vergleichbaren Arzneimitteln zuzuordnen und die Krankenkassen erstatten nur den jeweiligen Festbetrag (§ 35a Abs. 4 SGB V).

- Der G-BA kann auch für bereits zugelassene und im Verkehr befindliche Arzneimittel eine Nutzenbewertung veranlassen. Dies soll aber vorrangig nur bei Arzneimitteln erfolgen, die für die Versorgung der GKV-Versicherten von Bedeutung sind (§ 35a Abs. 6 SGB V).

Für die Preisverhandlungen zwischen GKV-Spitzenverband und Arzneimittelherstellern gelten folgende Grundsätze:

- Hat der G-BA für ein Arzneimittel einen Zusatznutzen festgestellt, ist innerhalb von sechs Monaten nach Beschluss des G-BA auf Grundlage der Nutzenbewertung ein Erstattungspreis (als Rabatt auf den Abgabepreis) einheitlich für alle Krankenkassen zwischen dem GKV-Spitzenverband und dem jeweiligen Hersteller zu vereinbaren (§ 130b SGB V). Die Preisvereinbarung ist «im Benehmen» mit dem PKV-Verband zu treffen, dem folglich Gelegenheit zur Stellungnahme zu geben ist. Die Entscheidung über die Preisvereinbarung liegt aber bei den Vertragsparteien.

- Zur Vorbereitung der Verhandlungen ist der Hersteller verpflichtet, dem Spitzenverband die Höhe seines tatsächlichen Abgabepreises in vergleichbaren anderen europäischen Ländern zu übermitteln (§ 130b Abs. 1 SGB V).

- Kommt innerhalb von sechs Monaten keine Preisvereinbarung zustande, setzt eine Schiedsstelle die Inhalte der Vereinbarung innerhalb von drei Monaten fest.

- Abweichend von bestehenden Vereinbarungen des GKV-Spitzenverbandes können auch einzelne Krankenkassen oder ihre Verbände Preisvereinbarungen mit pharmazeutischen Unternehmen abschließen (§ 130c SGB V).

- Da der zwischen dem GKV-Spitzenverband und den Pharmaunternehmen vereinbarte Preis auch für die PKV gilt, muss sich der PKV-Verband an den Kosten des Verfahrens der Nutzenbewertung beteiligen (§ 130b Abs. 10 SGB V).

Als Kernpunkte des neuen Arzneimittelpreisrechts können somit festgehalten werden, dass Analogpräparate (Scheininnovationen) nun innerhalb von drei Monaten einer Festbetragsgruppe zugewiesen werden können und für neue Arzneimittel mit belegtem Zusatznutzen die Hersteller nur noch für maximal zwölf Monate den Preis selbst festlegen dürfen.

Auf der nächsten Stufe der Preisbildung legt der Arzneimittelgroßhandel den von den Apotheken zu zahlenden **Großhandelspreis** fest.
Auch die Großhandelspreise sind staatlich reguliert. Zur Finanzierung
der Kosten der Bevorratung von Arzneimitteln und Verteilung an Apotheken dürfen Unternehmen des Pharmagroßhandels nur die in § 2
AMPreisV festgelegten Zuschläge erheben.

Auf der dritten Stufe der Preisbildung erfolgt die Festlegung des
Apothekenabgabepreises. Gemäß § 3 AMPreisV dürfen Apotheken für
Fertigarzneimittel einheitlich einen Festzuschlag von 3 % des Herstel-
lerabgabepreises zuzüglich eines pauschalen Zuschlags je abgegebener
Packung in Höhe von 8,10 Euro erheben (Stand: Mitte 2012).

Die Abgabe von verschreibungspflichtigen Arzneimitteln an Versicherte der GKV erfolgt als Sachleistung. Allerdings müssen Versicherte
gegebenenfalls bei Abgabe des Arzneimittels eine **Zuzahlung** in der
Apotheke leisten. Bis Ende 2003 waren Zuzahlungen als Prozentsatz des
Apothekenverkaufspreises zu entrichten. Durch das GKV-Modernisierungsgesetz wurde dies zum 1. Januar 2004 geändert. Versicherte der
GKV, die das 18. Lebensjahr vollendet haben, müssen seitdem im
Grundsatz für jedes verordnete Arzneimittel 10 % des Abgabepreises
zuzahlen, mindestens 5 Euro und höchstens 10 Euro, jedoch jeweils
nicht mehr als den Abgabepreis (§ 31 i. V. m. § 61 SGB V). Wie bereits
erwähnt, fallen insbesondere aufgrund der Festbetragsregelungen nicht
für alle Arzneimittel Zuzahlungen an. Bereits im Jahr 2005 wurde die
Hälfte aller verordneten Arzneimittel ohne Zuzahlung abgegeben
(Schwabe 2007b: 39).

Nach Abgabe eines Arzneimittels an GKV-Versicherte rechnet die
Apotheke den Apothekenabgabepreis mit der betreffenden Krankenkasse ab und muss der Krankenkasse dabei einen gesetzlich vorgegebenen Preisabschlag (**Apothekenrabatt**) gewähren (§ 130 Abs. 1 SGB V).
Sofern Versicherte eine Zuzahlung geleistet haben, mindert sich der
von der Krankenkasse an die Apotheke zu zahlende Erstattungsbetrag
entsprechend.

7.4.3 Arzneimittelrabattverträge

Das bisher vorgestellte System gilt für alle Krankenkassen und GKV-Versicherten. Die Festbeträge werden für alle Krankenkassen festgelegt und auch die mit dem AMNOG eingeführten Preisvereinbarungen mit Arzneimittelherstellern werden gemäß dem in der GKV vorherrschenden Prinzip «gemeinsam und einheitlich» für alle Krankenkassen abgeschlossen.

In den letzten Jahren hat sich allerdings – wie auch in der ambulanten ärztlichen Versorgung – ein Bereich der Vertragsbeziehungen neben den «gemeinsam und einheitlich» abgeschlossenen Verträgen entwickelt und zunehmend mehr Bedeutung erlangt. Analog zu den Selektiv- oder Direktverträgen in der vertragsärztlichen Versorgung werden in der Arzneimittelversorgung sogenannte **Rabattverträge** zwischen einzelnen Krankenkassen und Arzneimittelherstellern abgeschlossen. Darin vereinbaren einzelne Krankenkassen mit pharmazeutischen Unternehmen Preisnachlässe, die nur für die Abgabe an Versicherte der betreffenden Krankenkasse gelten. Dies ist seit dem 1. Januar 2003 gesetzlich erlaubt (§ 130a Abs. 8 SGB V). Rabattverträge werden überwiegend für patentfreie Originalpräparate oder Nachahmerprodukte (Generika) abgeschlossen, teilweise aber auch für noch patentgeschützte Arzneimittel.

In einem Rabattvertrag verpflichtet sich ein Arzneimittelhersteller, auf ein bestimmtes Medikament oder auch ein ganzes Sortiment einen bundesweit geltenden einheitlichen Rabatt zu gewähren, und im Gegenzug verpflichtet sich die Krankenkasse dazu, dafür zu sorgen, dass ihre Versicherten im Regelfall nur die Präparate dieses Arzneimittelherstellers erhalten. Damit dies von den Krankenkassen sichergestellt werden kann, sind Apotheker seit 2007 gesetzlich verpflichtet, die rabattierten Arzneimittel vorrangig vor anderen wirkungsgleichen Präparaten an Versicherte abzugeben. Voraussetzung ist allerdings, dass der verordnende Arzt dies auf dem Rezept nicht ausdrücklich ausgeschlossen hat (Aut-idem-Regelung).

Die Versicherten der betreffenden Krankenkasse brauchen für rabattierte Arzneimittel in der Regel keine Zuzahlungen zu leisten. Lehnen Versicherte ein rabattiertes Arzneimittel ab und wählen stattdessen ein anderes, nicht rabattiertes, so haben sie den vollen Apothekenpreis zu entrichten und können das Rezept zur Kostenerstattung ihrer Krankenkasse einreichen. Die Krankenkasse erstattet dann jedoch nicht den vollen Preis, sondern nur den im Rabattvertrag vereinbarten. Die Differenz zwischen beiden Preisen müssen Versicherte selbst tragen.

Die Laufzeit von Rabattverträgen soll gemäß § 130a Abs. 8 SGB V zwei Jahre betragen, damit die Arzneimittelhersteller eine gewisse Planungssicherheit haben und die Versicherten für diesen Zeitraum davon ausgehen können, dass sie dasselbe Arzneimittel erhalten. Die Inhalte der Rabattverträge, insbesondere die Höhe der vereinbarten Rabatte, sind Geschäftsgeheimnisse und nicht öffentlich zugänglich.

Arzneimittelrabattverträge stießen anfänglich auf erheblichen Widerstand vor allem von Arzneimittelherstellern, und es wurden zahlreiche Klagen eingereicht, die die Einführung und Ausweitung der Arzneimittelrabatte zwar verzögern, aber nicht verhindern konnten. Nachdem Rechtsklarheit geschaffen war, stieg die Zahl der Rabattverträge deutlich an. Ende 2011 bestanden 16 400 Arzneimittelrabattverträge für insgesamt 28 500 rabattierte Arzneimittel, an denen 153 Krankenkassen und 151 Arzneimittelhersteller beteiligt waren (ABDA 2012).

7.4.4 Die Arzneimittelversorgung der PKV-Versicherten

Die Arzneimittelversorgung der PKV-Versicherten unterscheidet sich von der Versorgung der GKV-Versicherten im Wesentlichen nur durch die Art der Kostenübernahme. Während Versicherte der GKV Arzneimittel als Sachleistung erhalten, gilt in der privaten Krankenversicherung auch für die Arzneimittelversorgung das Kostenerstattungsprinzip. Versicherte haben bei der Abgabe des Arzneimittels den vollen Apothekenpreis zu zahlen und erhalten je nach Festlegung im Versicherungsvertrag den Kaufpreis voll oder teilweise erstattet. Entsprechend der strikten Trennung zwischen GKV und PKV gelten Festbetragsregelungen, Apothekenrabatte und Preisnachlässe im Rahmen von Rabattverträgen nur für die GKV und nicht für die PKV. Anders verhält es sich hingegen bei den aufgrund der Neuregelungen durch das AMNOG zwischen dem GKV-Spitzenverband und Herstellern zu vereinbarenden Arzneimittelpreisen für neue Arzneimittel mit Zusatznutzen. Sie gelten, wie bereits erwähnt, auch für die PKV und ihre Versicherten.

Literatur

Daten zur Arzneimittelversorgung

ABDA, Bundesvereinigung Deutscher Apothekerverbände (lfd. Jge.): Zahlen, Daten, Fakten. Download unter: http://www.abda.de/zdf.html.

BPI, Bundesverband der Pharmazeutischen Industrie (lfd. Jge.): Pharma-Daten. Download unter: http://www.bpi.de.

GKV-Spitzenverband (lfd. Jge.): GAmSi - Arzneimittel-Schnellinformation nach § 84 Abs. 5 SGB V. Auswertung für die Bundesrepublik Deutschland. Online verfügbar unter: http://www.gkv-gamsi.de

Statistisches Bundesamt (lfd. Jge.): Gesundheitsberichterstattung des Bundes. Online unter: http://www.gbe-bund.de.

VFA, Verband Forschender Arzneimittelhersteller e. V. (lfd. Jge.): Die Arzneimittelindustrie in Deutschland. Download unter: http://www.vfa.de.

System der Arzneimittelversorgung

SVRKAiG, Sachverständigenrat für die Konzertierte Aktion im Gesundheitswesen (2002): Gutachten 2000/2001. Bedarfsgerechtigkeit und Wirtschaftlichkeit. Addendum: Zur Steigerung von Effizienz und Effektivität der Arzneimittelversorgung in der Gesetzlichen Krankenversicherung (GKV). Baden-Baden: Nomos.

SVR, Sachverständigenrat zur Begutachtung der Entwicklung im Gesundheitswesen (2005): Koordination und Qualität im Gesundheitswesen. Gutachten 2005. BT-Drs. 15/5670 vom 09. Juni 2005.

Schwabe, U.; Paffrath, D. (lfd. Jge.): Arzneiverordnungs-Report. Berlin/Heidelberg/New York: Springer.

Informationen über den aktuellen Stand der Rechtsvorschriften zur Arzneimittelversorgung sowie Hintergrundinformationen zur Arzneimittelversorgung bietet das BMG auf seiner Internetseite (http://www.bmg.bund.de).

Informationen über das nationale wie auch EU-weite Zulassungsverfahren sowie Daten über zugelassene und registrierte Arzneimittel sind auf der Internetseite des Bundesinstituts für Arzneimittel und Medizinprodukte veröffentlicht (http://www.bfarm.de) sowie auf der Internetseite des Paul-Ehrlich-Instituts (http://www.pei.de).

8 Die Krankenhausversorgung

Krankenhäuser nehmen in Deutschland eine zentrale Funktion für die Krankenversorgung wahr, nicht nur weil sie an einem Ort gebündelt sachliche und personelle Kapazitäten für die Diagnostik und Therapie schwerer Erkrankungen und Verletzungen vorhalten, sondern auch weil sie eine wesentliche Rolle bei der Ausbildung von Gesundheitsberufen spielen. Die besondere Bedeutung der Krankenhäuser zeigt sich auch daran, dass mehr als ein Viertel der Beschäftigten des Gesundheitswesens in Krankenhäusern arbeitet.

Welche Organisationen in Deutschland als Krankenhäuser gelten, ist gesetzlich definiert. Gemäß Krankenhausfinanzierungsgesetz (KHG) sind Krankenhäuser «Einrichtungen, in denen durch ärztliche und pflegerische Hilfeleistung Krankheiten, Leiden oder Körperschäden festgestellt, geheilt oder gelindert werden sollen oder Geburtshilfe geleistet wird und in denen die zu versorgenden Personen untergebracht und verpflegt werden können» (§ 2 KHG).

Für Krankenhäuser, die zur Versorgung von Versicherten der GKV zugelassen werden sollen, stellt der § 107 Abs. 1 SGB V höhere Anforderungen, als sie vom KHG genannt werden. Im Sinne des SGB V können als Krankenhäuser nur Einrichtungen gelten,

- die der Krankenhausbehandlung oder Geburtshilfe dienen

- die fachlich-medizinisch unter ständiger ärztlicher Leitung stehen

- die über ausreichende, ihrem Versorgungsauftrag entsprechende diagnostische und therapeutische Möglichkeiten verfügen

- die nach wissenschaftlich anerkannten Methoden arbeiten

- die mithilfe von jederzeit verfügbarem ärztlichem, Pflege-, Funktions- und medizinisch-technischem Personal darauf eingerichtet sind

- die vorwiegend durch ärztliche und pflegerische Hilfeleistung Krankheiten der Patienten erkennen, heilen, ihre Verschlimmerung verhüten und Krankheitsbeschwerden lindern oder Geburtshilfe leisten

- und in denen Patienten untergebracht und verpflegt werden können.

Seit 1991 werden Krankenhäuser in zwei große Gruppen eingeteilt: die allgemeinen Krankenhäuser und die sonstigen Krankenhäuser. Als **allgemeine Krankenhäuser** werden alle Krankenhäuser bezeichnet, die nicht ausschließlich psychiatrische und/oder neurologische Betten vorhalten. Als **sonstige Krankenhäuser** gelten alle Krankenhäuser mit ausschließlich psychiatrischen und/oder neurologischen Betten sowie reine Tages- und Nachtkliniken, in denen Patienten teilstationär versorgt werden.

Von den Krankenhäusern abgegrenzt und unterschieden werden **Vorsorge- und Rehabilitationseinrichtungen**. Sie dienen der Krankheitsvorsorge oder rehabilitativen Versorgung, beispielsweise im Rahmen einer Kur oder einer Anschlussheilbehandlung nach einem Krankenhausaufenthalt, um den Erfolg der Krankenhausbehandlung zu sichern (§ 107 Abs. 2 SGB V).

Entsprechend ihrer **Trägerschaft** werden die Krankenhäuser unterteilt in öffentliche, freigemeinnützige und private.

Zu den **öffentlichen Krankenhäusern** zählen die Krankenhäuser kommunaler Gebietskörperschaften (Gemeinden, Landkreise etc.), der Länder und des Bundes sowie die Kliniken von Körperschaften des öffentlichen Rechts (z. B. Berufsgenossenschaften). Rechtlich verselbständigte Krankenhäuser, wie zum Beispiel zu einer GmbH umgewandelte kommunale Kliniken, werden den öffentlichen Krankenhäusern zugerechnet, wenn die entsprechende Gebietskörperschaft mit mehr als 50 % des Kapitals oder des Stimmrechts beteiligt ist.

Während kommunale Träger traditionell einen erheblichen Teil der Versorgung mit allgemeinen Krankenhäusern sicherstellen, betreiben die Länder Universitätskliniken sowie psychiatrische Krankenhäuser. Der Bund unterhält lediglich Bundeswehrkrankenhäuser. Trotz eines erheblichen Bettenabbaus und des Verkaufs insbesondere kommunaler

Kliniken leisten die öffentlichen Krankenhäuser gegenwärtig immer noch den Hauptteil der stationären Krankenversorgung, allerdings mit deutlich sinkender Tendenz. Befanden sich im Jahr 1995 41,5 % aller allgemeinen Krankenhäuser in öffentlicher Trägerschaft, so waren es 2010 nur noch 30,7 %. Der Anteil der Betten in öffentlichen allgemeinen Krankenhäusern sank von 61 % im Jahr 1991 auf 48,3 % im Jahr 2010 (Tab. 8-1 und 8-2). Bei der gesunkenen Zahl der Krankenhäuser ist allerdings zu berücksichtigten, dass dazu auch Krankenhausfusionen beigetragen haben, deren genaue Zahl allerdings nicht bekannt ist.

Öffentliche Krankenhäuser sind in allen Versorgungsstufen tätig, ihre besondere Bedeutung liegt aber vor allem in der Sicherstellung des Versorgungsangebotes höherer Versorgungsstufen, insbesondere durch große kommunale Krankenhäuser und Universitätskliniken.

Als **freigemeinnützige Krankenhäuser** gelten Krankenhäuser von Trägern, die mit dem Betrieb des Krankenhauses religiöse, humanitäre oder soziale Zwecke verfolgen. Hierzu zählen vor allem die beiden großen Kirchen mit ihren Wohlfahrtsorganisationen Diakonie und Caritas. Aber auch andere Religionsgemeinschaften unterhalten eigene Krankenhäuser, so beispielsweise die jüdischen Gemeinden. Eine weitere bedeutende Gruppe der freigemeinnützigen Krankenhausträger sind die Verbände der freien Wohlfahrtspflege, beispielsweise das Deutsche Rote Kreuz, der Paritätische Wohlfahrtsverband, die Johanniter oder die Arbeiterwohlfahrt. Freigemeinnützige Krankenhäuser sind nach den öffentlichen Krankenhäusern die zweite tragende Säule der stationären Krankenversorgung und hielten im Jahr 2010 ca. 35,5 % des Bettenangebotes vor. Sie sind überwiegend in der Grund- und Regelversorgung, aber auch der Schwerpunktversorgung tätig.

Als **private Krankenhäuser** gelten Kliniken von Trägern, die erwerbswirtschaftliche Ziele verfolgen. Unter den allgemeinen Krankenhäusern sind es überwiegend kleine Belegkrankenhäuser[165] im Eigen-

---

165 Belegkrankenhäuser verfügen in der Regel – wenn überhaupt – nur über wenige fest angestellte Ärzte. Sie halten Operationsräume und sogenannte «Belegbetten» vor, die auf Grundlage einer vertraglichen Vereinbarung und gegen entsprechende Vergütung von niedergelassenen Ärzten für kleinere chirurgische Eingriffe und die stationäre Versorgung ihrer Patienten genutzt werden können.

Tabelle 8-1: Betten in Krankenhäusern nach Art der Zulassung und Trägerschaft

	1995	2000
Betten in Krankenhäusern insgesamt	609 123	559 651
nach der Bettenzahl		
unter 100 Betten	29 679	26 906
in % aller Betten	*4,9*	*4,8*
100 bis unter 200 Betten	82 418	84 177
in % aller Betten	*13,5*	*15,0*
200 bis unter 500 Betten	269 880	244 420
in % aller Betten	*44,3*	*43,7*
500 bis unter 800 Betten	108 457	98 991
in % aller Betten	*17,8*	*17,7*
800 und mehr Betten	118 689	105 157
in % aller Betten	*19,5*	*18,8*
Betten in Allgemeinen Krankenhäusern	564 624	523 114
in % der Krankenhausbetten insgesamt	*92,7*	*93,5*
nach der Art der Zulassung		
Hochschulkliniken	48 175	46 509
in % der Betten in Allgemeinkrankenhäusern	*8,5*	*8,9*
Plankrankenhäuser	505 476	466 997
in % der Betten in Allgemeinkrankenhäusern	*89,5*	*89,3*
Krankenhäuser mit Versorgungsvertrag	8 055	6 756
in % der Betten in Allgemeinkrankenhäusern	*1,4*	*1,3*
Krankenhäuser ohne Versorgungsvertrag	2 918	2 852
in % der Betten in Allgemeinkrankenhäusern	*0,5*	*0,5*
nach der Trägerschaft		
Öffentliche Krankenhäuser	319 999	283 537
in % der Betten in Allgemeinkrankenhäusern	*56,7*	*54,2*
Freigemeinnützige Krankenhäuser	212 459	200 611
in % der Betten in Allgemeinkrankenhäusern	*37,6*	*38,3*
Private Krankenhäuser	32 166	38 966
in % der Betten in Allgemeinkrankenhäusern	*5,7*	*7,4*
Betten in Sonstigen Krankenhäusern	44 499	36 537
in % der Krankenhausbetten insgesamt	*7,3*	*6,5*

Quelle: Statistisches Bundesamt; eigene Berechnungen

2005	2010	1995–2010	
		Anzahl	in %
523 824	502 749	−106 374	−17,5
26 772	27 516	−2 163	−7,3
5,1	5,5	0,6	12,3
75 371	67 237	−15 181	−18,4
14,4	13,4	−0,2	−1,2
217 595	206 857	−63 023	−23,4
41,5	41,1	−3,2	−7,1
102 135	91 445	−17 012	−15,7
19,5	18,2	0,4	2,2
101 951	109 694	−8 995	−7,6
19,5	21,8	2,3	12,0
484 955	462 457	−102 167	−18,1
92,6	92,0	−0,7	−0,8
44 161	44 025	−4 150	−8,6
9,1	9,5	1,0	11,6
430 202	408 774	−96 702	−19,1
88,7	88,4	−1,1	−1,3
8 052	6 378	−1 677	−20,8
1,7	1,4	0,0	−3,3
2 540	3 280	362	12,4
0,5	0,7	0,2	37,2
249 760	223 385	−96 614	−30,2
51,5	48,3	−8,4	−14,8
175 906	164 337	−48 122	−22,7
36,3	35,5	−2,1	−5,6
59 289	74 735	42 569	132,3
12,2	16,2	10,5	183,7
38 869	40 292	−4 207	−9,5
7,4	8,0	0,7	9,7

Tabelle 8-2: Ausgewählte Kennzahlen der Krankenhausversorgung

	1995	2000
Krankenhäuser	2 325	2 242
Aufgestellte Betten	609 123	559 651
Fallzahl[1]	15 931 168	17 262 929
Durchschnittliche Verweildauer in Tagen	11,5	9,7
Beschäftigte (in VZÄ)[2]	887 564	834 585
darunter		
Hauptamtliche Ärzte VZÄ)	101 590	108 696
Nichtärztliches Personal (VZÄ)	785 974	725 889

1) einschl. Stundenfälle (bis 2001 wurde die Fallzahl ohne Stundenfälle angegeben, ab
   2002 mit Stundenfällen; dadurch ergeben sich Differenzen zu den Angaben der vor
   2001 erschienen Printausgaben der Krankenhausstatistik)
2) VZÄ: Vollzeitäquivalente

Quelle: Statistisches Bundesamt; eigene Berechnungen

tum niedergelassener Ärzte mit einem nur geringen Anteil an der
Gesamtbettenzahl. Das durchschnittliche private Allgemeinkranken-
haus hatte Anfang der 1990er-Jahre nur ca. 70 Betten. Seitdem ist der
Anteil privater Träger im Bereich der mittleren und größeren Krankenhäuser allerdings deutlich gestiegen, vor allem durch die Übernahme
zahlreicher kommunaler Kliniken und neuerdings auch von Universitätskliniken durch private Klinikketten wie beispielsweise die Rhön
Klinikum AG, die Helios Kliniken, die Paracelsus Kliniken oder die
Sana Kliniken. Spektakulärster Fall war der Verkauf der zuvor fusio-
nierten Universitätskliniken Marburg und Gießen an die Rhön Klinikum AG im Jahr 2006. Auf private Träger entfielen im Jahr 2010 ca.
33 % der allgemeinen Krankenhäuser und ca. 16 % der Betten in allgemeinen Krankenhäusern. Der Trend zu größeren Krankenhäusern
zeigt sich auch an der Entwicklung der Durchschnittsgröße privater
Kliniken. Im Jahr 2000 hatte eine private Klinik durchschnittlich ca.
90 Betten und im Jahr 2010 ca. 130. Zum Vergleich: Öffentliche Krankenhäuser hatten 2010 durchschnittlich ca. 410 Betten und freigemeinnützige ca. 250 Betten.

		1995–2010	
2005	2010	Anzahl	in %
2139	2064	–261	*–11,2*
523824	502749	–106374	*–17,5*
16873885	18032903	2101735	*13,2*
8,6	7,9	–3,6	*–31,3*
796098	816258	–71306	*–8,0*
121610	134847	33257	*32,7*
674488	681411	–104563	*–13,3*

Die innere Organisation der Krankenhäuser ruht in der Regel auf drei «Säulen», dem ärztlichen Dienst, dem Pflegedienst und dem Wirtschafts- und Verwaltungsdienst. Jede dieser drei «Säulen» hat in der traditionellen Krankenhausorganisation eine eigene Führungsstruktur, die in der Krankenhausleitung zusammengeführt wird. Die Krankenhausleitung besteht zumeist aus drei Personen, dem kaufmännischen Direktor, dem ärztlichen Direktor und der Pflegedirektorin. Seit Anfang der 1990er-Jahre ist allerdings ein Trend zu beobachten, dass – häufig im Zusammenhang mit einer Rechtsformänderung – an die Spitze eines Krankenhauses ein Geschäftsführer berufen wird, der die Gesamtverantwortung wahrnimmt und das Direktorium leitet. Die Position des ärztlichen Direktors, in der traditionellen Krankenhausorganisation von einem der Chefärzte nebenberuflich ausgeübt, wird zudem zunehmend als hauptberufliche Tätigkeit ausgeschrieben. In größeren Klinikverbünden wird häufig auch ein Vorstand über den jeweiligen Krankenhausleitungen der Einzelkliniken gebildet, der die Führung des Gesamtunternehmens wahrnimmt. Im Rahmen einer rechtlichen und wirtschaftlichen Verselbständigung von öffentlichen

Krankenhäusern wird zudem vielfach auch die Aufsichtsfunktion von der zuständigen Behörde auf einen mit unabhängigen Personen besetzten Aufsichtsrat oder Verwaltungsrat übertragen. Allerdings behält sich die jeweilige Gebietskörperschaft oder das Land als Eigentümer in der Regel weiterhin die Letztentscheidungskompetenz vor, zumindest bei grundsätzlichen Entscheidungen oder solchen, die mit erheblichen finanziellen Risiken verbunden sind (Meinhold 2000a, 2000b, 2001).

Die traditionelle Organisationsstruktur deutscher Krankenhäuser ist stark an medizinischen Fachgebieten orientiert, wie sie in der Weiterbildungsordnung für Ärzte definiert sind. In den letzten Jahren, insbesondere auch im Zusammenhang mit der Umstellung auf DRG-Fallpauschalen, stellen vor allem große Krankenhäuser ihre Aufbauorganisation aber zunehmend auf Departments oder Zentren um, die sich weniger an den medizinischen Fachgebieten orientieren, sondern stärker an Erkrankungen und Organsystemen (vgl. u. a. Behrends 2000). Dadurch soll die interdisziplinäre Zusammenarbeit in der Patientenversorgung gefördert und zugleich auch die Wirtschaftlichkeit des Krankenhauses erhöht werden, beispielsweise durch die Optimierung der Ablauforganisation.

Die Rahmenbedingungen für Krankenhäuser haben sich in den letzten Jahren, vor allem durch zahlreiche Reformen der Krankenhausfinanzierung, erheblich verändert. Den Auftakt bildete 1993 die Einführung einer «Budgetdeckelung». Hatten sich die Krankenhausbudgets bis dahin vor allem an den Kosten der Krankenhäuser orientiert, wurde die Budgetsteigerung danach an die Entwicklung der beitragspflichtigen Einnahmen der GKV-Mitglieder gebunden. In den Jahren 1995/96 erfolgte eine Umstellung der Krankenhausfinanzierung vom allgemeinen tagesgleichen Pflegesatz auf ein neues Mischsystem aus Basispflegesatz, Abteilungspflegesätzen, Sonderentgelten und Fallpauschalen. Das Mischsystem sollte schrittweise zu einem reinen Fallpauschalensystem entwickelt werden. Mit dem GKV-Gesundheitsreformgesetz 2000 wurde dieser Weg aufgegeben und die Umstellung auf ein umfassendes Fallpauschalensystem auf Grundlage eines international bereits eingesetzten DRG-Systems beschlossen.[166] Die Umstellung von kranken-

---

166 Die Abkürzung DRG steht für Diagnosis Related Groups (diagnosebezogene Fallgruppen).

hausspezifischen Vergütungen auf landesweit einheitliche Preise erfolgte schrittweise in den Jahren 2003 bis 2008 im Rahmen einer sogenannten «Konvergenzphase». Ab dem 1. Januar 2009 sollten in allen Bundesländern für alle Leistungen, die mit DRG-Fallpauschalen vergütet werden, landesweit einheitliche Fallpauschalen gelten. Im Rahmen des KHRG 2009 wurde dieser Schritt jedoch um ein Jahr verschoben. Die Ende 2008 verbliebene Differenz zwischen krankenhausspezifischem Basisfallwert und dem jeweiligen Landesbasisfallwert wurde zum 1. Januar 2009 nur zur Hälfte angeglichen und die vollständige Angleichung zum 1. Januar 2010 vollzogen.

8.1 Strukturmerkmale

Das System der stationären Krankenversorgung ist durch eine Reihe zentraler Merkmale geprägt:

- Sicherstellungsauftrag der Länder

- staatliche Krankenhausplanung

- duale Krankenhausfinanzierung

- Versorgungsaufträge und Versorgungsverträge

- Vergütungssystem auf Grundlage von diagnose- und leistungsbezogenen Fallgruppen (DRGs)

- krankenhausindividuelle Budgetverhandlungen

- freie Krankenhauswahl der Versicherten

- gemeinsame Selbstverwaltung durch die Verbände der Krankenhausträger und Krankenkassen.

Sicherstellungsauftrag der Länder: Die Bundesländer haben den «Sicherstellungsauftrag» für die Krankenhausversorgung. Dies leitet sich aus dem Sozialstaatsgebot des Grundgesetzes ab, nach dem der Staat zur Daseinsvorsorge für seine Bürger verpflichtet ist. Diese Daseinsvorsorge schließt nach herrschender Rechtsauffassung auch die Sicherstellung einer bedarfsgerechten Krankenhausversorgung der Bevölkerung ein. Die Länder als Träger des staatlichen Sicherstellungsauftrages sind darum verantwortlich dafür, dass eine ausreichende Zahl leistungsfähiger Krankenhäuser in erreichbarer Nähe vorhanden ist. Daraus ergibt sich keine Verpflichtung der Länder, in eigener Trägerschaft Krankenhäuser zu betreiben, sondern der Auftrag, die Rahmenbedingungen so zu gestalten, dass anderen Trägern – insbesondere den freigemeinnützigen und privaten – der Betrieb bedarfsgerechter Krankenhäuser ermöglicht wird. Dies ist insofern auch im Interesse der Länder, als sie im Falle einer anhaltenden Unterversorgung (beispielsweise wenn kein anderer Träger zum Betrieb von Krankenhäusern in diesem Bundesland bereit wäre) aus eigenen Haushaltmitteln eine bedarfsgerechte Krankenhausversorgung sicherstellen müssten. Auch wenn eine Reihe von Ländern ihren Sicherstellungsauftrag an die kommunalen Gebietskörperschaften übertragen hat, so bleiben doch die Länder letztverantwortlich für die Sicherstellung einer ausreichenden Krankenhausversorgung. Wenn eine Gemeinde den ihr übertragenen Auftrag nicht erfüllen kann, muss das Land einstehen, das sich seiner Letztverantwortung nicht entziehen darf (Isensee 1990: 164).

Staatliche Krankenhausplanung: Seit dem Inkrafttreten des Krankenhausfinanzierungsgesetzes (KHG) 1972 sind die Länder verpflichtet, eine staatliche Krankenhausplanung durchzuführen. Zu diesem Zweck haben sie den Bedarf an Krankenhausleistungen und Krankenhäusern in den verschiedenen Versorgungsregionen zu ermitteln und die zur Deckung dieses Bedarfes notwendigen und geeigneten Krankenhäuser in einen Krankenhausplan aufzunehmen. Der Plan ist regelmäßig fortzuschreiben. Die Krankenhausplanung ordnet die Krankenhäuser entsprechend ihrer Leistungsfähigkeit unterschiedlichen Versorgungsstufen zu (Grund-, Regel-, Schwerpunkt-, Zentralversorgung) und ist Grundlage für die Gewährung der durch das KHG geforderten öffentlichen Investitionsförderung. Nur Kliniken, die in den Krankenhausplan des Landes aufgenommen sind haben Anspruch auf die vom Land zu gewährende Förderung von Investitionsvorhaben.

Duale Finanzierung: Dem System der Krankenhausfinanzierung liegt die Vorstellung zugrunde, dass – abgeleitet aus der Verantwortung des Staates für die Daseinsvorsorge – die Vorhaltung von Krankenhäusern aus Steuermitteln zu finanzieren ist. Die Benutzer der Krankenhäuser und ihre Sozialleistungsträger sollen nur die Kosten des laufenden Krankenhausbetriebes tragen. Die daraus abgeleitete «duale Finanzierung» sieht dementsprechend eine öffentliche Investitionsförderung für die in den Krankenhausplan des Landes aufgenommenen Krankenhäuser vor und eine strikte Trennung der Krankenhauskosten in solche, die aus der Investitionsförderung zu finanzieren sind, und solche, die aus den Entgelten der Benutzer zu bestreiten sind.

Versorgungsauftrag, Versorgungsvertrag und Kontrahierungszwang: Mit der Aufnahme in den Krankenhausplan des Landes wird das Krankenhaus zum «Plankrankenhaus» und übernimmt einen im Krankenhausplan definierten «Versorgungsauftrag». Die Aufnahme in den Krankenhausplan gilt auch zugleich als Abschluss eines «Versorgungsvertrages» mit den Krankenkassen (fingierter Versorgungsvertrag), sodass jedes Plankrankenhaus zur Versorgung der GKV-Versicherten zugelassen und verpflichtet ist. Bei Hochschulkliniken gilt die Aufnahme in das Hochschulverzeichnis als Abschluss eines Versorgungsvertrages. Im Gegenzug für die Übernahme des Versorgungsauftrages erhält das Krankenhaus gegenüber den Krankenkassen einen Anspruch auf Vergütung der erbrachten Leistungen. Die Krankenkassen unterliegen einem «Kontrahierungszwang» mit allen Plankrankenhäusern und müssen mit ihnen Budgetverhandlungen führen. Krankenhäuser, die nicht in den Krankenhausplan aufgenommen sind, müssen gesondert einen Versorgungsvertrag mit den Landesverbänden der Krankenkassen abschließen, um zur Versorgung von GKV-Versicherten zugelassen zu werden. Sie werden als «Vertragskrankenhäuser» bezeichnet.

Im Jahr 2010 gab es in Deutschland 1758 allgemeine Krankenhäuser, darunter 1555 Plankrankenhäuser (82,8 %), 34 Hochschulkliniken (1,9 %) und 82 reine Vertragskrankenhäuser (4,7 %). Lediglich 187 Krankenhäuser (10,6 %) waren weder in den Krankenhausplan aufgenommen noch hatten sie einen Versorgungsvertrag und somit nur zur Versorgung von Privatpatienten berechtigt. Sie werden üblicherweise als reine Privatkliniken bezeichnet. Die tatsächliche Bedeutung der staatlichen Krankenhausplanung zeigt sich noch deutlicher bei der Betrachtung der von ihr erfassten Zahl der Krankenhausbetten. 98 % der

Betten in Allgemeinkrankenhäusern standen in Plankrankenhäusern und Hochschulkliniken, 1,4 % in reinen Vertragskrankenhäusern und nur 0,7 % des Bettenangebotes entfiel auf Krankenhäuser ohne Versorgungsvertrag.

Vergütungsverhandlungen: Für die Budgetverhandlungen gilt das sogenannte «Individualprinzip». Jedes Krankenhaus hat Anspruch auf ein eigenes, mit den Krankenkassen verhandeltes Budget; es gibt folglich keine Gesamtvergütung für alle Leistungserbringer des Landes, wie in der ambulanten ärztlichen Versorgung üblich.

Freie Wahl des Krankenhauses: Versicherte der GKV haben Anspruch auf Krankenhausbehandlung zu Lasten der Krankenkasse in den durch die Krankenhausplanung oder durch einen gesonderten Versorgungsvertrag zugelassenen Krankenhäusern. Bei der Wahl des Krankenhauses haben sowohl einweisende Ärzte als auch Versicherte die Krankenhausverzeichnisse zu beachten, die die Landesverbände der Krankenkassen erstellen, und in denen die Leistungen und Entgelte der Krankenhäuser im Land verglichen werden. Wenn in einer Einweisung ein bestimmtes Krankenhaus genannt ist und die Versicherten wählen ein anderes, so können ihnen die Mehrkosten ganz oder teilweise auferlegt werden (§ 39 Abs. 2 SGB V). Im Versorgungsalltag wird von dieser Möglichkeit jedoch offenbar kein Gebrauch gemacht und Versicherte haben faktisch unter den Krankenhäusern in ihrer Umgebung die freie Wahl. Die durch das Gesetz ermöglichte Einschränkung der freien Krankenhauswahl wäre für die betreffende Krankenkasse sicherlich mit dem Risiko einer öffentlichen Thematisierung, eines darauf folgenden Ansehens- und Mitgliederverlustes verbunden.

Gemeinsame Selbstverwaltung: Auch im Krankenhausbereich hat der Gesetzgeber die Konkretisierung von allgemein gehaltenen Rechtsvorschriften und deren Umsetzung in wesentlichen Bereichen einer gemeinsamen Selbstverwaltung übertragen. Auf Landesebene wird die gemeinsame Selbstverwaltung von den Landesverbänden der GKV und PKV auf der einen und der Landeskrankenhausgesellschaft auf der anderen Seite gebildet, auf der Bundesebene von der Deutschen Krankenhausgesellschaft (DKG) und den Spitzenverbänden der GKV und PKV. Anders als in der ambulanten ärztlichen Versorgung sind die Krankenhausgesellschaften aber keine Körperschaften, sondern privatrechtlich verfasste Vereine. Sie haben ihren Mitgliedern, den Vereinigungen der Krankenhausträger, gegenüber weder Weisungsbefugnis noch Sanktionsmöglichkeiten. Der Gesetzgeber behandelt sie aber dennoch quasi wie Körperschaften und erklärt in vielen Bereichen ihre Vereinbarungen als bindend für die zugelassenen Krankenhäuser.

8.2 Basisdaten

Krankenhäuser und **Betten**: Im Jahr 2010 gab es in Deutschland insgesamt 2064 Krankenhäuser mit zusammen ca. 502 700 Betten (s. Tab. 8-2, S. 372, und **Tab. 8-3**), darunter 1758 Allgemeinkrankenhäuser und 306 sonstige Krankenhäuser mit ausschließlich psychiatrischen und/oder neurologischen Betten. Sowohl die Zahl der Krankenhäuser als auch der Betten ist in der alten BRD seit Mitte der 1970er-Jahre rückläufig. Diese Entwicklung setzte sich auch im vereinten Deutschland fort. Zwischen 1995 und 2010 nahm die Zahl der Krankenhäuser um ca. 11 % und die Zahl der Betten um ca. 17 % ab. Bei der rückläufigen Zahl der Krankenhäuser ist allerdings zu bedenken, dass es in den letzten Jahren zahlreiche Krankenhausfusionen gegeben hat. Die zusammengeschlossenen Kliniken bestehen zumeist weiter, werden aber häufig nur noch als ein Krankenhaus in der Statistik erfasst. Dies gilt auch für Hochschulkliniken, deren Zahl von 38 im Jahr 1995 auf 34 im Jahr 2010 zurückging, beispielsweise durch den Zusammenschluss der Berliner Unikliniken, der Unikliniken Marburg und Gießen sowie Kiel und Lübeck.

Die sicherlich auffälligste Entwicklung der letzten ca. 10 bis 15 Jahre ist die Privatisierung zahlreicher, vor allem kommunaler Allgemeinkrankenhäuser. Dadurch sank der Anteil der Allgemeinkrankenhäuser in öffentlicher Trägerschaft von 41,5 % im Jahr 1995 auf 30,7 % im Jahr 2010. Spiegelbildlich stieg dementsprechend der Anteil privater Allgemeinkrankenhäuser von 17,9 % (1995) auf 32,7 % (2010). Trotzdem wird noch immer fast die Hälfte des Bettenangebots von öffentlichen Kliniken bereitgestellt. Ihr Anteil am Bettenangebot lag 2010 immer noch bei 48,3 % (s. Tab. 8-1, S. 370). Dies ist vor allem darin begründet, dass es sich bei privaten Krankenhäusern – trotz der Übernahmen

Tabelle 8-3: Krankenhäuser nach Art der Zulassung und Trägerschaft

	1995	2000
Krankenhäuser insgesamt	2 325	2 242
darunter		
Allgemeine Krankenhäuser	2 081	2 003
nach Art der Zulassung		
Hochschulkliniken	38	35
in % der Allgemeinkrankenhäuser	*1,8*	*1,7*
Plankrankenhäuser	1 846	1 744
in % der Allgemeinkrankenhäuser	*88,7*	*87,1*
Krankenhäuser mit Versorgungsvertrag	116	108
in % der Allgemeinkrankenhäuser	*5,6*	*5,4*
Krankenhäuser ohne Versorgungsvertrag	81	116
in % der Allgemeinkrankenhäuser	*3,9*	*5,8*
nach der Trägerschaft		
Öffentliche Krankenhäuser	863	744
in % der Allgemeinkrankenhäuser	*41,5*	*37,1*
Freigemeinnützige Krankenhäuser	845	813
in % der Allgemeinkrankenhäuser	*40,6*	*40,6*
Private Krankenhäuser	373	446
in % der Allgemeinkrankenhäuser	*17,9*	*22,3*
Sonstige Krankenhäuser	244	239
nachrichtlich: Bundeswehrkrankenhäuser	*10*	*8*

Quelle: Statistisches Bundesamt; eigene Berechnungen

größerer öffentlicher Krankenhäuser – immer noch weit überwiegend um kleine bis kleinste Kliniken handelt, darunter vor allem viele kleine Belegkliniken.

Patienten und **Fälle**: In den Krankenhäusern wurden im Jahr 2010 ca. 18 Mio. Fälle mit einer durchschnittlichen Verweildauer von 7,9 Tagen versorgt. Seit Jahrzehnten ist eine kontinuierliche Fallzahlsteigerung und Verweildauerreduzierung zu beobachten. Zwischen 1995 und 2010 stieg die Zahl der stationären Krankenhausfälle um 13,2 % und sank die Verweildauer um 31,3 %. Der Fallzahlanstieg und die gestiegene Krankenhaushäufigkeit (Krankenhausfälle je Einwohner) sollten jedoch nicht zu direkten Rückschlüssen auf die Entwicklung der Morbi-

| | | 1995–2010 | |
2005	2010	Anzahl	in %
2139	2064	–261	–11,2
1846	1758	–323	–15,5
34	34	–4	–10,5
1,8	1,9	–	–
1568	1455	–391	–21,2
84,9	82,8	–	–
101	82	–34	–29,3
5,5	4,7	–	–
143	187	106	130,9
7,7	10,6	–	–
647	539	–324	–37,5
35,0	30,7	–	–
712	644	–201	–23,8
38,6	36,6	–	–
487	575	202	54,2
26,4	32,7	–	–
293	306	62	25,4
8	5	–5	–50,0

dität verleiten. Denn bei der Interpretation der Daten ist zu bedenken, dass die Krankenhausstatistik nur Fälle erfasst, nicht behandelte Patienten. Dadurch erscheint eine Aufteilung von zuvor längeren Krankenhausaufenthalten in mehrere Episoden – beispielsweise durch Entlassung nach einer Phase der stationären Diagnostik und Wiederaufnahme zur Operation – als Erhöhung der Fallzahl. Mit hoher Wahrscheinlichkeit ist ein wesentlicher Teil der in der Statistik ausgewiesenen Fallzahlsteigerung der letzten Jahre auf dieses Phänomen zurückzuführen.

Personal: Krankenhäuser zählen mit ca. einer Million Beschäftigten zu den bedeutendsten Arbeitgebern in Deutschland (Tab. 8-4). Allerdings wurde in zahlreichen Krankenhäusern aufgrund der Budget-

Tabelle 8-4: Personal in Krankenhäusern

	1995	2000
Beschäftigte insgesamt	1 064 359	1 019 343
Vollkräfte insgesamt	887 564	834 585
darunter		
Ärztlicher Dienst[1]	101 590	108 696
Pflegedienst	350 571	332 269
Medizinisch-technischer Dienst	124 503	123 852
Funktionsdienst	81 195	82 399
Klinisches Hauspersonal	33 735	22 728
Wirtschafts- und Versorgungsdienst	85 511	68 297
Technischer Dienst	22 606	20 819
Verwaltungsdienst	60 164	57 331
Sonderdienste	8 140	4 540
Sonstiges Personal	19 551	13 654

1) hauptamtliche Ärztinnen und Ärzte

Quelle: Statistisches Bundesamt; eigene Berechnungen

deckelung und mehrfacher pauschaler Budgetkürzungen von Mitte der 1990er-Jahre an Personal abgebaut. Erst seit 2005 ist wieder ein leichter Zuwachs der Beschäftigtenzahlen zu verzeichnen. Bei der Interpretation der Beschäftigtenzahlen ist zu bedenken, dass der Anteil der Teilzeitbeschäftigung im Krankenhausbereich traditionell deutlich über dem Durchschnitt anderer Wirtschaftsbereiche liegt.

Eine zuverlässigere Aussage über den Umfang der Beschäftigung in Krankenhäusern gibt deshalb die Zahl der sogenannten Vollkräfte, die sich ergibt, wenn Beschäftigungsverhältnisse in Vollzeitäquivalente umgerechnet werden. Die Differenz zwischen der Zahl der Beschäftigten und der Vollkräfte zeigt das Ausmaß der Teilzeitbeschäftigung an. Diese steigt seit Jahren kontinuierlich an. Dementsprechend ging die Zahl der Vollkräfte auch stärker zurück als die der Beschäftigten.

Die Ausweitung der Teilzeitbeschäftigung resultiert zum einen aus der Umwandlung von Vollzeitstellen in Teilzeitstellen als Mittel der Flexibilisierung des Personaleinsatzes und dadurch zu erreichenden Einsparungen. Zum anderen ist insbesondere im Pflegebereich zu beobachten, dass Pflegekräfte ihre Arbeitszeit reduzieren, da sie sich der

		1995-2010	
2005	2010	Anzahl	in %
990 824	1 037 010	-27 349	-2,6
796 098	816 257	-71 307	-8,0
121 610	134 847	33 257	32,7
302 346	306 213	-44 358	-12,7
122 811	130 479	5 976	4,8
84 282	92 731	11 536	14,2
15 626	11 576	-22 159	-65,7
53 311	42 770	-42 741	-50,0
18 645	17 532	-5 074	-22,4
57 114	58 672	-1 492	-2,5
3 962	3 905	-4 235	-52,0
16 391	17 543	-2 008	-10,3

seit Jahren steigenden Arbeitsbelastung nicht mehr gewachsen fühlen und ihre Gesundheit schützen wollen (DIP 2010; Simon 2011).

Bei der Entwicklung der Beschäftigten- und Vollkraftzahlen sind deutliche Unterschiede zwischen den verschiedenen Dienstarten und Bereichen zu beobachten. Vom Stellenabbau am stärksten betroffen waren das klinische Hauspersonal und der Wirtschafts- und Versorgungsdienst (Reinigungsdienst, Küche, Wäscherei), der technische Dienst sowie der Pflegedienst. Im ärztlichen Dienst wurden hingegen in erheblichem Maße zusätzliche Stellen geschaffen.

Im hauswirtschaftlichen Bereich erfolgten in den letzten Jahren in zunehmend mehr Kliniken sogenannte «Ausgründungen». Dabei gründet ein Krankenhaus gemeinsam mit einem privaten Unternehmen ein neues Unternehmen, dem dann der Auftrag für die Erbringung bestimmter Dienstleistungen im Krankenhaus erteilt wird. Den bisherigen Krankenhausmitarbeiterinnen und -mitarbeitern wird die Weiterbeschäftigung in dem neuen Unternehmen angeboten, allerdings zu dem deutlich niedrigeren Tarif des jeweiligen Wirtschaftszweiges wie beispielsweise der Gebäudereinigung. Die so «ausgegründeten» Mit-

Tabelle 8-5: Ausgaben für Krankenhäuser nach Ausgabenträgern (Angaben in Mio. Euro)

	1995	2000
Ausgaben insgesamt	54 540	59 458
in % des BIP	*2,95*	*2,88*
davon		
Öffentliche Haushalte	4 258	4 029
in % der Ausgaben insgesamt	*7,8*	*6,8*
davon		
Investitionsförderung nach KHG	3 756	3 378
Betriebsausgaben	502	651
Gesetzliche Krankenversicherung	41 928	46 008
in % der Ausgaben insgesamt	*76,9*	*77,4*
Gesetzliche Unfallversicherung	804	825
in % der Ausgaben insgesamt	*1,5*	*1,4*
Private Krankenversicherung	4 944	5 514
in % der Ausgaben insgesamt	*9,1*	*9,3*
Arbeitgeber	1 834	2 034
in % der Ausgaben insgesamt	*3,4*	*3,4*
Private Haushalte[1]	772	1 048
in % der Ausgaben insgesamt	*1,4*	*1,8*

1) und private Organisationen ohne Erwerbszweck

Quelle: Statistisches Bundesamt; DKG; eigene Berechnungen

arbeiterinnen und Mitarbeiter arbeiten danach häufig weiter in dem jeweiligen Krankenhaus, sind aber nicht mehr Beschäftigte der Klinik und erscheinen darum auch nicht mehr in der Krankenhausstatistik. Insofern gibt die Krankenhausstatistik die Wirklichkeit der Krankenhäuser an dieser Stelle nur bedingt wieder, da davon auszugehen ist, dass der überwiegende Teil der «ausgegründeten» Beschäftigten weiterhin in dem jeweiligen Krankenhaus tätig sind. Im Pflegedienst[167] erfolgten keine Ausgründungen, sondern es wurden in den Jahren 1996 bis 2007 vor allem durch die Nichtbesetzung frei werdender Stellen ca. 51 000 Vollkräfte abgebaut. Erst seit 2008 ist wieder ein leichter Anstieg zu verzeichnen.

---

167 Zum «Pflegedienst» werden in der Krankenhausstatistik nur die bettenführenden Abteilungen gezählt. Das Pflegepersonal im OP, Anästhesie, Ambulanzen etc. wird diesen sogenannten «Funktionsdiensten» zugerechnet.

		1995–2010	
2005	2010	Anzahl	in %
64 567	77 129	22 589	41,4
2,88	3,09	0,15	4,6
3 234	3 180	−1 078	−25,3
5,0	4,1	−3,7	−47,2
2 697	2 822	−934	−24,9
537	358	−144	−28,7
50 688	61 277	19 349	46,1
78,5	79,4	2,6	3,3
823	991	187	23,3
1,3	1,3	−0,2	−12,8
6 265	7 615	2 671	54,0
9,7	9,9	0,8	8,9
2 209	2 634	800	43,6
3,4	3,4	0,1	1,6
1 348	1 432	660	85,5
2,1	1,9	0,4	31,2

Die durch Ausgründungen und Stellenabbau erzielten Einsparungen dienten zumeist der Finanzierung dringend erforderlicher Investitionen sowie der Schaffung zusätzlicher Stellen im ärztlichen Dienst. Die Finanzierung von Investitionen aus sogenannten «Eigenmitteln» wurde zunehmend erforderlich, da die meisten Bundesländer ihrer im KHG verankerten Verpflichtung zur öffentlichen Investitionsförderung nicht in ausreichendem Maße nachkamen bzw. nachkommen.

Ausgaben: Die Ausgaben für Krankenhäuser betrugen im Jahr 2010 ca. 77,1 Mrd. Euro (**Tab. 8-5**).[168] Hauptfinanzierungsträger der Kranken-

---

168 Die hier verwendeten Daten weichen von denen der ersten Auflage dieses Buches ab. Dies ist darauf zurückzuführen, dass das Statistische Bundesamt seine Gesundheitsausgabenrechnung vor einigen Jahren revidiert hat und dabei u. a. auch die Abgrenzungen der Ausgaben für Krankenhäuser veränderte. Jede Revision der Datenreihen des Statistischen Bundesamtes ist mit einer rückwirkenden Änderung

häuser ist die gesetzliche Krankenversicherung, deren Anteil 2010 bei 79,4 % lag. Der Anteil der GKV steigt seit Jahrzehnten kontinuierlich an, vor allem bedingt durch den Rückzug des Staates aus der Krankenhausfinanzierung. Die Länder sind nach dem Krankenhausfinanzierungsgesetz (KHG) seit 1972 verpflichtet, öffentliche Investitionsförderung an Plankrankenhäuser zu zahlen, kommen dieser Pflicht aber seit Anfang der 1980er-Jahre nicht im erforderlichen Umfang nach. Die Summe der ausgezahlten KHG-Mittel ist seit ca. zwei Jahrzehnten auch absolut rückläufig, sodass der Anteil der öffentlichen Haushalte von 9,1 % der Gesamtausgaben im Jahr 1992 auf 4,1 % im Jahr 2010 gesunken ist. Der Anteil der privaten Krankenversicherung nahm im gleichen Zeitraum kontinuierlich zu und lag 2010 bei 9,9 %. Der Anteil der privaten Haushalte liegt seit ca. 10 Jahren bei ungefähr 2 %.

Die Ausgaben für die Krankenhausversorgung sind im Verhältnis zum Bruttoinlandsprodukt in Westdeutschland seit Mitte der 1970er-Jahre und im vereinten Deutschland seit 1991 relativ konstant geblieben (**Abb. 8-1** und Tab. 8-5).

In der ersten Hälfte der 1970er-Jahre war in der alten BRD ein deutlicher Anstieg zu verzeichnen, der allerdings auf Grundlage eines breiten gesellschaftlichen Konsens erfolgte und dazu dienen sollte, die in den 1950er- und 1960er-Jahren unterlassene Modernisierung des Krankenhausbereichs nachzuholen (Simon 2000a). Nach dieser Mitte der 1970er-Jahre abgeschlossenen Phase der Modernisierung hat es – entgegen einer in den letzten Jahrzehnten immer wieder publizierten Behauptung – keine «Kostenexplosion» im Krankenhausbereich gegeben. Im vereinten Deutschland lag die Ausgabenquote gemessen am Bruttoinlandsprodukt zum einen etwas über der in der alten BRD, zum ande-

---

der gesamten Datenreihe ab 1992 verbunden, da neu hinzugekommene Datenquellen berücksichtigt oder Abgrenzungen mit dem Ziel einer besseren internationalen Vergleichbarkeit verändert werden. In der neuen Abgrenzung wird die von den Ländern gezahlte Investitionsförderung nach KHG nicht mehr der Ausgabenposition «Ausgaben für Krankenhäuser» zugerechnet, sondern den Investitionen für das Gesundheitswesen insgesamt, leider aber ohne dort als eigene Position zu erscheinen. Die hier verwendeten Daten zur Investitionsförderung stammen von der Deutschen Krankenhausgesellschaft, die diese Daten wiederum von den Bundesländern bezogen hat (DKG 2010a).

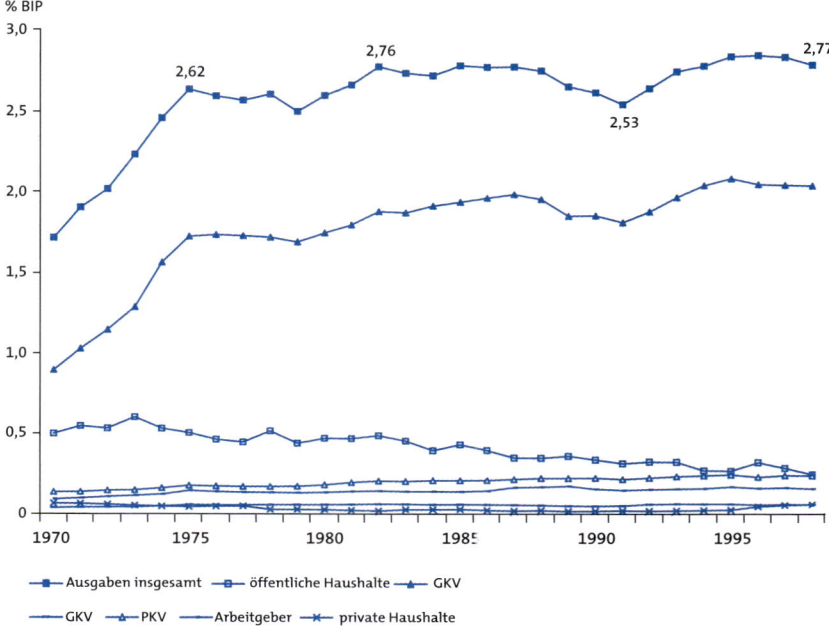

Abbildung 8-1: Ausgaben für Krankenhausbehandlung (alte BRD). Angaben in Prozent des Bruttoinlandsprodukts

Quelle: Statistisches Bundesamt (alte GAR); eigene Berechnungen

ren stieg sie bis Mitte der 1990er-Jahre leicht an. Das Erste ist darauf zurückzuführen, dass die Wirtschaftskraft der neuen Bundesländer deutlich unter der Westdeutschlands lag und ein dem westdeutschen Niveau vergleichbarer Versorgungsstandard einen höheren Anteil der Wirtschaftsleistung Ostdeutschlands erforderte. Dies äußert sich in einem für Deutschland leicht erhöhten Anteil der Krankenhausausgaben am Bruttoinlandsprodukt. Der Anstieg Mitte der 1990er-Jahre dürfte vor allem darauf zurückzuführen sein, dass die 1993 eingeführte «Budgetdeckelung» den Krankenhäusern in einigen Bereichen zunächst deutliche Budgetzuwächse brachte. Die entsprechenden Regelungen wurden jedoch Mitte der 1990er-Jahre gestrichen (Simon 2000a).

Systematik und zentrale Begriffe der Krankenhausstatistik

Grundlage der Daten dieses Kapitels ist die amtliche Krankenhausstatistik des Bundes. Deren Systematik wurde 1990/91 grundlegend umgestellt, so dass Längsschnittdaten von 1970 bis zur Gegenwart nicht mehr zur Verfügung stehen. Die alte Systematik unterschied zwischen «Akutkrankenhäusern» und «Sonderkrankenhäusern», die neue unterteilt in «Krankenhäuser» und «Vorsorge- und Rehabilitationseinrichtungen». Die Abgrenzung der neuen Systematik erfolgt auf Grundlage der Definitionen des § 107 SGB V. Zu den Krankenhäusern werden seit 1991 nur noch Allgemeinkrankenhäuser und Krankenhäuser mit ausschließlich psychiatrischen und/oder neurologischen Betten gerechnet und nicht mehr wie früher auch die Rehabilitations- und Kurkliniken. Aufgrund dieser veränderten Zuordnung sind die Zahlenangaben der Statistik vor und nach 1991 nicht mehr vergleichbar.

Zudem werden durch Änderungen der Krankenhausstatistik-Verordnung gelegentlich auch Abgrenzungen geändert, so dass Längsschnitt-Datenvergleiche teilweise nur noch bedingt aussagekräftig sind. Eine 2002 in Kraft getretene Novellierung der Verordnung änderte beispielsweise die Abgrenzung zwischen allgemeinen und sonstigen Krankenhäusern mit der Folge, dass eine Reihe von Krankenhäusern, die zuvor den allgemeinen zugeordnet wurde, seitdem den sonstigen zugerechnet wird (StBA 2006). Dies veränderte nicht nur die Angaben zur Zahl der Krankenhäuser und Betten, sondern auch Fallzahlen, Verweildauern, Belegung etc. Ab dem Erhebungsjahr 2005 gilt wieder die Abgrenzung, die bis 2001 galt. Bei der Fallzahl ist zudem zu berücksichtigen, dass seit 2002 Stundenfälle nicht mehr gesondert ausgewiesen, sondern den Fallzahlen zugerechnet werden. Dies führt zu höheren Fallzahlen, niedrigeren durchschnittlichen Verweildauern etc. in der Statistik. Wie viel der in der Statistik erkennbaren Veränderungen auf Veränderungen der Wirklichkeit und wie viel auf Änderungen der Berechnungsmethoden zurückgehen, ist anhand der veröffentlichten Krankenhausstatistik leider nicht erkennbar.

Die Krankenhausstatistik enthält zahlreiche Fachbegriffe, deren Bedeutungen sich nicht ohne Weiteres aus dem Alltagswissen erschließen. Einige der zentralen Begriffe sollen darum im Folgenden kurz erläutert werden (Stand 2006; vgl. StBA 2006).

Allgemeine Krankenhäuser: Zu den allgemeinen Krankenhäusern werden alle Einrichtungen gezählt, die nach § 107 Abs. 1 SGB V als Krankenhaus gelten, aber nicht ausschließlich psychiatrische und/oder neurologische Betten vorhalten. Sie werden unterteilt in Hochschulkliniken, Plankrankenhäuser, Krankenhäuser mit und Krankenhäuser ohne Versorgungsvertrag.

Sonstige Krankenhäuser: Zu ihnen werden Krankenhäuser mit ausschließlich psychiatrischen oder mit psychiatrischen und neurologischen Betten gerechnet sowie reine Tages- oder Nachtkliniken.

Bettenbelegung oder Bettennutzung: Unter diesen beiden synonym verwendeten Begriffen wird der durchschnittliche Belegungsgrad der Betten im Jahresdurchschnitt angegeben. Die Angabe erfolgt üblicherweise in Prozent der maximal erreichbaren Belegung. Da planbare Behandlungen aus Rücksicht auf Patientenbedürfnisse zu bestimmten Zeiten (Weihnachten/Neujahr, Ostern/Pfingsten) reduziert werden und für die Notfallversorgung immer auch gewisse Versorgungskapazitäten frei gehalten werden sollten, ist eine 100-prozentige Belegung im Jahresdurchschnitt unter normalen Bedingungen nicht erreichbar. Eine Belegung von ca. 80 bis 85 % gilt üblicherweise als normal.

Verweildauer: Die Verweildauer gibt die Zahl der Tage an, die ein Patient durchschnittlich in stationärer Behandlung verbringt.

Patienten und Fälle: Die Krankenhausstatistik enthält ausschließlich Angaben zur Zahl der Fälle und nicht zur Zahl der Patienten. Die beiden Kennzahlen unterscheiden sich nicht nur in ihrer Bezeichnung, sondern auch in ihrer Größe. Wird eine Person einmal im Jahr in ein Krankenhaus stationär aufgenommen, so erscheint sie als ein Fall in der Statistik. Wird sie dagegen zwei- oder dreimal in demselben oder in verschiedenen Krankenhäusern aufgenommen, so erscheint sie als zwei oder drei Fälle. Da ein nennenswerter Teil der Krankenhauspatienten mehr als einmal pro Jahr aufgenommen wird, ist die Zahl der Fälle höher als die der Patienten. Die Krankenhausstatistik macht aber keine Angaben zur Zahl der Patienten, sondern nur zur Fallzahl. Als Fall wird jede stationäre Krankenhausaufnahme gerechnet. Bis einschließlich 2001 wurden Stundenfälle (das sind Patienten, die am gleichen Tag wieder entlassen oder in ein anderes Krankenhaus verlegt wurden oder verstarben) nicht dazu gezählt. Ab 2002 werden sie der Fallzahl zugerechnet und nicht mehr gesondert ausgewiesen.

Personal, Beschäftigte und Vollkräfte: Die Zahl des Krankenhauspersonals wird üblicherweise in zwei Kennzahlen angegeben, die sich zum Teil deutlich unterscheiden. Die Zahl der Beschäftigten zeigt die Kopfzahl an, die Zahl der Vollkräfte das verfügbare Arbeitszeitvolumen. Die Zahl der Vollkräfte ergibt sich aus der Umrechnung der tatsächlichen vertraglich vereinbarten Arbeitzeit der Beschäftigten in Vollkraftäquivalente (100 % der tariflichen Arbeitszeit). Dies ist insofern von besonderem Interesse, da der Anteil der Teilzeitbeschäftigung im Krankenhausbereich traditionell relativ hoch und in den letzten Jahren zudem deutlich gestiegen ist. Als Leistungskennzahl ist daher die Zahl der Vollkräfte aussagekräftiger als die der Beschäftigten.

8.3 Organisation

Das System der stationären Krankenversorgung ist in hohem Maße staatlich reguliert. Zum einen sind alle Krankenhäuser, die für die Versorgung von Versicherten der GKV zugelassen sind – ca. 90 % der Krankenhäuser mit über 99 % des Bettenangebotes – in das Recht der gesetzlichen Krankenversicherung eingebunden. Zum anderen gibt es eine staatliche Krankenhausplanung, die darüber entscheidet, welche Krankenhäuser zur Versorgung der Versicherten zugelassen sind und einen Anspruch auf öffentliche Investitionsförderung erhalten. Außerhalb dieses staatlich regulierten Systems existieren nur sehr wenige

Kliniken. Die folgende Darstellung der Organisation der Krankenhausversorgung wird sich darum auf das System der Versorgung durch «zugelassene» Krankenhäuser beschränken.

8.3.1 Krankenhausbehandlung

Versicherte der GKV haben einen gesetzlichen Anspruch auf Krankenhausbehandlung in einem zugelassenen Krankenhaus, sofern diese erforderlich ist und das Behandlungsziel nicht durch andere Formen der Versorgung erreicht werden kann (§ 39 Abs. 1 SGB V). Die Aufnahme in ein Krankenhaus erfolgt in der Regel aufgrund einer Verordnung für Krankenhausbehandlung, die durch einen niedergelassenen Vertragsarzt ausgestellt wurde. Lediglich im Notfall können Versicherte auch ohne Einweisung direkt ein Krankenhaus aufsuchen. Voraussetzung für die vollstationäre Aufnahme in das Krankenhaus ist jedoch in beiden Fällen, dass der zuständige Krankenhausarzt die Notwendigkeit einer Krankenhausbehandlung feststellt. Ist in der Verordnung ein bestimmtes Krankenhaus genannt und wählen die Versicherten ohne zwingenden Grund ein anderes, so kann ihnen die Krankenkasse dadurch entstehende Mehrkosten ganz oder teilweise auferlegen (§ 39 Abs. 2 SGB V). Von dieser Möglichkeit machen die Krankenkassen jedoch, wenn überhaupt, nur extrem selten Gebrauch.

Zur Krankenhausbehandlung gehören alle Leistungen, die nach Art und Schwere der Erkrankung medizinisch notwendig sind (§ 39 Abs. 1 SGB V). Auf das einzelne Krankenhaus bezogen erstreckt sich dieser Anspruch beziehungsweise die daraus resultierende Behandlungspflicht aber nur auf die Leistungen, zu denen das Krankenhaus im Rahmen des von ihm übernommenen Versorgungsauftrages verpflichtet ist. So wird man nicht von einem Krankenhaus der Grundversorgung erwarten können, dass es eine sehr seltene schwere Erkrankung oder ein schwer verletztes Unfallopfer angemessen versorgt. Gegebenenfalls werden diese Patienten nach einer Erstversorgung in ein anderes Krankenhaus verlegt, das zur Behandlung dieser Fälle in der Lage ist, beispielsweise in ein Kreiskrankenhaus oder eine Universitätsklinik.

Krankenhäuser können Patienten sowohl vollstationär als auch vor- und nachstationär sowie teilstationär und in begrenztem Umfang auch ambulant behandeln.

Vollstationäre Behandlung: Als vollstationär gilt eine Krankenhausbehandlung, wenn der Patient stationär aufgenommen wurde und ihm während der Behandlung Unterkunft und Verpflegung gewährt wird. Sofern ein vollstationär aufgenommener Patient noch am gleichen Tag wieder entlassen oder in ein anderes Krankenhaus verlegt wird oder stirbt, gilt dies als sogenannter «Stundenfall» oder «Tagesfall».

Vor- und nachstationäre Behandlung: Seit 1993 haben Krankenhäuser das Recht, Patienten auch vor- und nachstationär zu behandeln (§ 115a SGB V). Vor- und nachstationäre Behandlung umfasst alle medizinisch notwendigen Leistungen, erfolgt aber ohne Unterkunft und Verpflegung. Vorstationäre Behandlung ist zulässig, um die Erforderlichkeit einer vollstationären Behandlung abzuklären oder diese vorzubereiten. Nachstationäre Behandlung soll im Anschluss an eine vollstationäre Behandlung dazu dienen, den Behandlungserfolg zu sichern oder zu festigen.

Teilstationäre Behandlung: Als teilstationär gilt eine Behandlung, wenn sie zwar auch Unterkunft und Verpflegung einschließt, aber nur tagsüber oder nachts erfolgt. Die Patienten erscheinen bei dieser Versorgungsform entweder morgens und verlassen das Krankenhaus nachmittags oder abends (Tagesklinik) oder sie erscheinen abends und verlassen das Krankenhaus morgens wieder (Nachtklinik). Diese Versorgungsform ist in der psychiatrischen Versorgung seit langem relativ weit verbreitet, findet aber auch in anderen Fachgebieten in den letzten Jahren zunehmend Anwendung.

Ambulante Behandlung: In bestimmten relativ eng begrenzten Fällen können Krankenhäuser Patienten auch ambulant behandeln. Als ambulant gilt eine Behandlung, wenn sie ohne Unterkunft und Verpflegung erfolgt. In diesem Sinne sind vor- und nachstationäre Behandlung auch Formen der ambulanten Behandlung, die jedoch im Unterschied zu einer ausschließlich ambulanten Behandlung im Zusammenhang zu einer abzuklärenden, geplanten oder durchgeführten vollstationären Behandlung stehen. Eine ambulante ärztliche Behandlung im Krankenhaus darf in der Regel nur durch dazu gesondert zugelassene (ermächtigte) Krankenhausärzte durchgeführt werden. Die sogenannte «Ermächtigung» erteilt der Zulassungsausschuss der zuständigen Kassenärztlichen Vereinigung (§ 116 SGB V; § 31 Ärzte-ZV). Krankenhausärzte können zur ambulanten Behandlung nur für einen eingegrenzten Bereich der fachärztlichen Versorgung zugelassen werden, in dem ohne die Ermächtigung des betreffenden Krankenhausarztes eine ausreichende Versorgung nicht sichergestellt wäre. Die Ermächtigung ist zudem zeitlich befristet und ihre Verlängerung muss jeweils erneut beantragt werden. Nur den Hochschulambulanzen von Universitätskliniken ist eine grundsätzliche und unbefristete Zulassung zur ambulanten Behandlung durch Gesetz eingeräumt. Die Zulassungsausschüsse sind verpflichtet, sie in dem Umfang zur ambulanten Behandlung zuzulassen, wie es für Forschung und Lehre erforderlich ist (§ 117 SGB V).

Durch das GKV-Modernisierungsgesetz (GMG) wurden den Krankenhäusern ab dem 1. Januar 2004 eine Reihe neuer Optionen für die ambulante Versorgung eröffnet. So kann seitdem ein Krankenhaus – und nicht nur einzelne Krankenhausärzte – als Institution zur ambulanten ärztlichen Behandlung in einer bestimmten Region zugelassen werden, sofern der Landesausschuss Ärzte und Krankenkassen für diese Region eine Unterversorgung festgestellt hat (§ 116a SGB V). Zudem steht Krankenhäusern, die sich an der Durchführung von Disease-Management-Programmen beteiligen, die Möglichkeit offen, Verträge mit den Landesverbänden der Krankenkassen über die ambulante ärztliche Versorgung im Rahmen der Disease-Management-Programme zu schließen.

Darüber hinaus wurden Krankenhäuser durch das GMG grundsätzlich zur ambulanten Erbringung bestimmter, in einem gesonderten Katalog festgelegter hoch spezialisierter Leistungen, seltener Erkrankungen und Erkrankungen mit besonderen Verläufen zugelassen (§ 116b SGB V i.d.F. des GMG). Der Einstiegskatalog war in § 116b Abs. 3 SGB V vorgegeben, und der Gemeinsame Bundesausschuss wurde beauftragt, diesen Katalog weiterzuentwickeln. Der Zugang zu dieser Art ambulanter ärztlicher Versorgung erfolgte nicht über die KV und ihren Zulassungsausschuss, sondern über einen gesonderten Vertrag zwischen den Krankenkassen und dem jeweiligen Krankenhaus. Die Vergütung der erbrachten Leistungen hatte der Vergütung vergleichbarer vertragsärztlicher Leistungen zu entsprechen und direkt durch die Krankenkassen an das Krankenhaus zu erfolgen.

Dieser Weg einer schrittweisen Erweiterung der Berechtigung von Krankenhäusern zur ambulanten ärztlichen Versorgung wurde durch das GKV-Versorgungsstrukturgesetz (GKV-VStG) 2012 fortgesetzt. Durch das GKV-VStG wurde die sogenannte «**Ambulante spezialfachärztliche Versorgung**» (§ 116b SGB V) eingeführt, an der sich sowohl Vertragsärzte als auch Krankenhäuser beteiligen können, sofern sie die durch den G-BA festzulegenden Anforderungen erfüllen (zur Neufassung des § 116b SGB V vgl. u. a. Kuhla 2012).

Die ambulante spezialfachärztliche Versorgung umfasst (§ 116b Abs. 1 SGB V):

- schwere Verlaufsformen von Erkrankungen mit besonderen Krankheitsverläufen (bspw. bei Krebserkrankungen, HIV/AIDS, Multiple Sklerose, Epilepsie)

- seltene Erkrankungen und Erkrankungszustände mit entsprechend geringen Fallzahlen (bspw. bei Tuberkulose, Mukoviszidose, Hämophilie)

- hochspezialisierte Leistungen (wie CT-/MRT-gestützte interventionelle schmerztherapeutische Leistungen, Brachytherapie).[169]

Vertragsärzte und Krankenhäuser, die die vom G-BA festgelegten Voraussetzungen erfüllen, benötigen für die Teilnahme an dieser neuen Versorgungsform keine Zulassung oder Ermächtigung durch den Zulassungsausschuss der KV, sondern brauchen die Teilnahme unter Beifügung entsprechender Belege nur dem um Vertreter der Krankenhäuser erweiterten Landesausschuss für Ärzte und Krankenkassen an-

---

169 Brachytherapie ist eine Form der Strahlentherapie, bei der eine Strahlenquelle direkt in einen Tumor oder in seine unmittelbare Nähe gebracht wird und die Strahlung nur über eine kurze Distanz wirkt, um so das umliegende gesunde Gewebe weniger zu schädigen (IQWiG 2012).

zuzeigen (§ 116b Abs. 2 SGB V). Stellt der erweiterte Landesausschuss nicht innerhalb von zwei Monaten nach Eingang der Anzeige fest, dass die Voraussetzungen nicht erfüllt sind, so sind die anzeigenden Leistungserbringer zur Erbringung ambulanter spezialfachärztlicher Leistungen berechtigt. Diese wie auch weitere Detailregelungen lassen deutlich erkennen, dass der Gesetzgeber offensichtlich mögliche Blockaden – insbesondere durch die Kassenärztlichen Vereinigungen – verhindern wollte. Der im Gesetz vorgegebene Katalog ist lediglich eine Einstiegsversion, die der G-BA auf Antrag weiterentwickeln soll.

Die Vergütung soll direkt von den Krankenkassen an die Vertragsärzte bzw. Krankenhäuser gezahlt werden. Grundlage der Vergütungen soll eine neue sektorübergreifende Gebührenordnung sein, die vom GKV-Spitzenverband, der KBV und der DKG gemeinsam zu entwickeln ist. Bis zum Inkrafttreten dieser neuen Gebührenordnung soll die Vergütung auf Grundlage des Einheitlichen Bewertungsmaßstabes erfolgen.

Ebenfalls durch das GKV-Modernisierungsgesetz 2004 initiiert wurden die **Medizinischen Versorgungszentren** (MVZ) als neue Organisationsform für die ambulante Versorgung (§ 95 SGB V). Medizinische Versorgungszentren sind fachübergreifende ärztlich geleitete Einrichtungen, in denen Ärzte als Angestellte oder selbständige Vertragsärzte tätig sind. Zahlreiche Krankenhäuser haben MVZ als Chance für den Einstieg in die ambulante Versorgung genutzt und sind Träger eines selbst gegründeten MVZ geworden, das dann aus nahe liegenden Gründen eng mit dem Trägerkrankenhaus kooperiert. Seit 2004 ist die Zahl der MVZ kontinuierlich gestiegen. Gab es Ende 2004 lediglich 70 MVZ, so lag ihre Zahl Ende 2007 bereits bei ca. 950 und Ende des zweiten Quartals 2011 bei 1730 (KBV 2011b). Davon befanden sich 37,5 % in Trägerschaft eines Krankenhauses.

Ebenfalls der ambulanten Behandlung zuzurechnen sind die **ambulanten Operationen**. Seit dem 1. Januar 1993 sind Krankenhäuser grundsätzlich zum ambulanten Operieren zugelassen und nicht mehr von einer entsprechenden Ermächtigung eines Krankenhausarztes abhängig (§ 115b SGB V). Es bedarf dazu lediglich einer Mitteilung an die Krankenkassen, an die Kassenärztliche Vereinigung und den Zulassungsausschuss.

Krankenhausbehandlungen werden in der Regel von hauptamtlichen Krankenhausärzten durchgeführt. Es gibt aber auch die Möglichkeit der **belegärztlichen Versorgung** in Krankenhäusern. **Belegärzte** sind niedergelassene Vertragsärzte, die eine Anerkennung als Belegarzt haben und einen Teil ihrer ambulanten Patienten auch stationär behandeln. Dies geschieht zumeist in sogenannten Belegkrankenhäusern, aber auch in «Belegbetten» regulärer Krankenhäuser. Die Anerkennung als Belegarzt wird von der zuständigen Kassenärztlichen Vereinigung im Einvernehmen mit den Krankenkassen ausgesprochen (§ 121 SGB V). Die Vergütung der belegärztlichen Leistungen erfolgt aus der vertragsärztlichen Gesamtvergütung (§ 121 Abs. 3 SGB V), die Krankenhausleistungen werden dem Patienten beziehungsweise der Krankenkasse gesondert in Rechnung gestellt. Dementsprechend gibt es auch zwei getrennte Fallpauschalenkataloge für die vollstationäre Behandlung: einen für die Versorgung in Hauptabteilungen durch hauptamtliche Ärzte und einen für die belegärztliche Versorgung, ohne die entsprechenden Vergütungsanteile der Belegärzte.

Im Jahr 2010 waren insgesamt ca. 5870 Vertragsärzte als Belegärzte tätig (KBV 2011a). Die größten Anteile stellten HNO-Ärzte (1532), Frauenärzte (1077), Orthopäden (688), Chirurgen (605) und Augenärzte (594). Unter den 1846 Allgemeinen Krankenhäusern waren 150 reine Belegkrankenhäuser mit insgesamt ca. 5200 Belegbetten. Das durchschnittliche reine Belegkrankenhaus hatte somit ca. 35 Betten.

In den letzten Jahren wurde mit Einführung der Integrierten Versorgung auch für Krankenhäuser eine interessante neue Organisationsform und zusätzliche Finanzierungsquelle für die Patientenversorgung geschaffen (DKG 2004a, 2004b; Klauber/Robra/Schellschmidt 2006). Der Einstieg in die **Integrierte Versorgung** erfolgte zunächst durch das GKV-Gesundheitsreformgesetz 2000 (§§ 140a–h SGB V i. d. F. d. GKV-GRG 2000). Das Gesetz sah vor, dass die Krankenkassen durch entsprechende Verträge mit Leistungserbringern eine verbesserte Koordination von Versorgungsprozessen über institutionelle und sektorale Grenzen hinweg bewirken. Als Vertragspartner waren im Gesetz Kassenärztliche Vereinigungen, Gemeinschaften von Vertragsärzten und zugelassene Krankenhäuser genannt. Ausgangspunkt der Integrierten Versorgung war die seit langem geübte Kritik am deutschen Gesundheitssystem, dass es hochgradig fragmentiert ist und die Überwindung der zahlreichen Schnittstellen zwischen den Versorgungsinstitutionen und Sektoren zu häufig den Patienten und ihren Angehörigen überlassen wird (vgl. u. a. Badura 1996).

Mit den gesetzlichen Regelungen zur Integrierten Versorgung sollte den Leistungserbringern ein Anreiz gegeben werden, mehr zu kooperieren und ihre Leistungen stärker entlang der Patientenbedürfnisse zu koordinieren. Die hierzu erforderlichen zusätzlichen Leistungen sollten durch zusätzliche Vergütungen honoriert werden. Da aber daraus keine Erhöhung der Gesamtausgaben der Krankenkassen resultieren sollte, waren die Gesamtvergütungen der betreffenden Kassenärztlichen Vereinigungen bzw. die Budgets der beteiligten Krankenhäuser um die Mehrausgaben zu kürzen. Die praktische Umsetzung dieser Regelungen erwies sich zwischen 2000 und 2003 insbesondere wegen der Vergütungsfrage als ausgesprochen schwierig und das Zustandekommen von Verträgen scheiterte vor allem an Kassenärztlichen Vereinigungen.

Mit dem GKV-Modernisierungsgesetz 2004 wurden die gesetzlichen Regelungen überarbeitet, mit dem Ziel, Hemmnisse zu beseitigen und wirksame finanzielle Anreize für Verträge zu schaffen (§§ 140a–d SGB V). Die wichtigsten Neuregelungen waren sicherlich, dass die Kassenärztlichen Vereinigungen aus dem Kreis der Vertragspartner ausgeschlossen wurden und ein Finanzierungssystem für die Integrierte Versorgung gesetzlich vorgegeben wurde. Für die Jahre 2004 bis zunächst 2006 und nach Verlängerung bis Ende 2008 wurde eine «Anschubfinanzierung» im Volumen von bis zu 1 % der vertragsärztlichen Gesamtvergütung und der Krankenhausbudgets geschaffen. Das Finanzierungssystem für die Integrierte Versorgung sah vor, dass Krankenkassen die Gesamtvergütungen Kassenärztlicher Vereinigungen und die Budgets von Krankenhäusern um bis zu 1 % kürzen dürfen, um damit die zusätzlichen Leistungen im Rahmen einer vertraglich vereinbarten Integrierten Versorgung zu vergüten (§ 140d SGB V). Bundesweit handelte es sich dabei um ein Volumen von zunächst ca. 700 Mio. Euro.

Nach anfänglich zögerndem Beginn erwies sich die Neuregelung durch das GKV-Modernisierungsgesetz als wirksam. Nach Inkrafttreten des GMG wurden zunehmend mehr Verträge zur Integrierten Versorgung geschlossen (Tab. 8-6). Ende 2005 waren es knapp 2000 Verträge und Ende 2008 bereits über 6000. Zuverlässige bundesweite Daten über die weitere Entwicklung nach 2008 liegen nicht vor, da nach dem Auslaufen der Anschubfinanzierung auch die gesetzliche Verpflichtung zur Datenmeldung entfiel. Verfügbar ist jedoch ein Abschlussbericht für die Umsetzung in den Jahren 2004–2008 (BQS 2009).

Bei der angegebenen Zahl der Vertragspartner ist zu bedenken, dass nur die direkten Vertragspartner der Krankenkassen erfasst wurden, nicht aber alle an den jeweiligen Modellen der Integrierten Versorgung beteiligten Leistungserbringer. Es ist durchaus möglich und anzutreffen, dass beispielsweise ein Krankenhaus Vertragspartner einer Krankenkasse ist, die Integrierte Versorgung aber nicht allein, sondern gemeinsam mit weiteren Leistungserbringern durchführt, die aber nicht als Vertragspartner der Krankenkasse in Erscheinung treten. Vertragspartner aufseiten der Kostenträger können einzelne Krankenkassen oder mehrere Krankenkassen gemeinsam sein.

Tabelle 8-6: Verträge zur Integrierten Versorgung

	2005	2006	2007	2008
Verträge zur Integrierten Versorgung	1913	3309	5069	6183
Vertragspartner auf Seiten der Leistungserbringer				
Vertragsarzt	189	639	1334	1854
Krankenhaus	434	662	889	990
Sonstige	327	603	860	1156
Vertragsarzt/Krankenhaus	332	583	1010	1157
Rehabilitationseinrichtung/Krankenhaus	389	531	630	664
Rehabilitationseinrichtung/Vertragsarzt	172	165	178	180
Rehabilitationseinrichtung/Vertragsarzt/Krankenhaus	70	126	168	182
Vertragspartner auf Seiten der Kostenträger				
Einzelne Krankenkasse	1024	1531	2209	2472
Mehrere Krankenkassen	889	1778	2860	3711
Einbezogene Versicherte	3159554	3594548	5960585	4490308
Vergütungsvolumen (Mio. Euro)	446,2	570,7	839,5	944,4

Durch das GKV-Wettbewerbsstärkungsgesetz wurde der Kreis der Vertragspartner für die Integrierte Versorgung auf Pflegekassen und zugelassene Pflegeeinrichtungen ausgeweitet, sodass seit dem 1. April 2007 auch Pflegebedürftige in die Integrierte Versorgung einbezogen werden können.

8.3.2 Krankenhausplanung

Im Unterschied zur ambulanten ärztlichen Versorgung liegt die Verantwortung für die Planung der Versorgungskapazitäten im Krankenhausbereich unmittelbar beim Staat. Seit Inkrafttreten des Krankenhausfinanzierungsgesetzes (KHG) 1972 sind die Bundesländer verpflichtet, eine **staatliche Krankenhausplanung** durchzuführen und regelmäßig fortzuschreiben. Diese Verpflichtung ist aus dem Sicherstellungsauftrag der Länder abgeleitet, der sich wiederum aus dem Sozialstaatsgebot des Grundgesetzes ergibt (Art. 20 und 28 GG). Der Staat ist danach zur Daseinsvorsorge für seine Bevölkerung verpflichtet und hierzu wird auch die Sicherstellung einer ausreichenden, bedarfsgerechten Krankenhausversorgung gerechnet (vgl. u. a. Isensee 1990). Das Krankenhausfinanzierungsgesetz nennt dementsprechend auch als primäres Ziel staatlicher Krankenhauspolitik die «bedarfsgerechte Versorgung der Bevölkerung mit leistungsfähigen, eigenverantwortlich wirtschaftenden Krankenhäusern» (§ 1 Abs. 1 KHG).

Der **Sicherstellungsauftrag** für die stationäre Krankenversorgung liegt beim jeweiligen Bundesland. Eine Reihe von Bundesländern hat ihre kommunalen Gebietskörperschaften aber in die Erfüllung dieses Auftrages eingebunden, indem sie beispielsweise ihre Landkreise und Städte verpflichten, eigene Krankenhäuser zu errichten und zu unterhalten, soweit die Krankenhausversorgung nicht durch andere Träger gewährleistet wird. Der staatliche Sicherstellungsauftrag bedeutet also nicht, dass der Staat oder kommunale Gebietskörperschaften die gesamte Versorgung mit eigenen Krankenhäusern zu gewährleisten haben, sondern nur, dass sie für eine ausreichende Versorgung die Gewähr zu tragen haben. Solange und in dem Maße wie sich andere Träger an der Krankenhausversorgung beteiligen, wird der Staat von dieser Aufgabe entlastet. Würden sich andere Träger aber zurückziehen und könnten auch die Städte und Landkreise diese Aufgabe nicht ausreichend erfüllen, wären letztlich die Länder in der Pflicht, aus eigenen Mitteln die notwendigen Versorgungskapazitäten bereitzustellen (Bruckenberger 1996; Quaas 1993). Aus dieser Letztverantwortung der Länder ist auch eine Letztentscheidung der zuständigen Länderressorts in einigen zentralen Fragen der Krankenhausplanung und Krankenhausfinanzierung abgeleitet.

Um das Ziel einer bedarfsgerechten Versorgung erreichen zu können und ihren Sicherstellungsauftrag zu erfüllen, sind die Länder gesetzlich verpflichtet, eine **Krankenhausplanung** durchzuführen (§ 6 KHG). Die Krankenhausplanung besteht aus zwei Elementen: dem Krankenhausplan und einem Investitionsprogramm (Bruckenberger 1998; Depenheuer 1986; DKG 2008). In den **Krankenhausplan** sind alle für eine bedarfsgerechte Versorgung notwendigen und geeigneten Krankenhäuser aufzunehmen. In das für einen mehrjährigen Planungszeitraum aufzustellende *Investitionsprogramm* werden die vom Land zu fördernden größeren Investitionsmaßnahmen aufgenommen wie Neubauten, Umbauten, Renovierungen etc. (Antragsförderung). Kleinere Investitionen werden in der Regel über jährliche Pauschalbeträge gefördert (Pauschalförderung).

Zuständige Landesbehörde für die Krankenhausplanung und das Investitionsprogramm ist in der Regel das Sozial- oder Gesundheitsministerium beziehungsweise in Stadtstaaten die entsprechende Senatsbehörde. Bei der Krankenhausplanung sind die zuständigen Behörden allerdings verpflichtet, mit den an der Krankenhausversorgung im Lande Beteiligten eng zusammenzuarbeiten und mit den unmittelbar Beteiligten einvernehmliche Regelungen anzustreben (§ 7 KHG). Wer zu den «Beteiligten» und wer zu den «unmittelbar Beteiligten» gezählt wird, ist in den jeweiligen Landeskrankenhausgesetzen festgelegt.

Zu den **unmittelbar Beteiligten** zählen außer der zuständigen Landesbehörde zumeist die kommunalen Spitzenverbände, die Landesverbände der Krankenkassen und der privaten Krankenversicherung sowie die Landeskrankenhausgesellschaft. Sie bilden in der Regel gemeinsam mit der Landesbehörde einen Krankenhausplanungsausschuss, der grundsätzliche Fragen der Krankenhausplanung erörtert und Empfehlungen für Planungsziele und -kriterien erarbeitet. Die

Letztentscheidung über den Krankenhausplan liegt zwar bei der zuständigen Landesbehörde, in der Regel wird der Krankenhausplan aber im Einvernehmen mit den unmittelbar Beteiligten aufgestellt beziehungsweise fortgeschrieben.

Das Verfahren der **Krankenhausplanung** unterliegt zum einen den Vorschriften des KHG und des jeweiligen Landeskrankenhausgesetzes, darüber hinaus existiert mittlerweile eine umfangreiche Rechtsprechung, die die eher allgemein gehaltenen Vorgaben des KHG konkretisiert und Vorgaben für die Entscheidungen der Planungsbehörden enthält.[170] Danach hat die Krankenhausplanung aus vier Elementen zu bestehen:

- Krankenhauszielplanung

- Bedarfsanalyse

- Krankenhausanalyse

- Feststellung über die Aufnahme in den Krankenhausplan.

Grundlage der Krankenhausplanung hat eine **Krankenhauszielplanung** zu sein, mit der die allgemeinen, durch § 8 KHG vorgegebenen Ziele für das betreffende Bundesland konkretisiert werden. Darauf aufbauend ist eine **Bedarfsanalyse** durchzuführen, die den gegenwärtigen und den in Zukunft zu erwartenden Bedarf an Krankenhausleistungen untersucht. Überwiegend wurde dafür bislang die aus den USA stammende sogenannte «Hill-Burton-Formel» verwendet, die den Bedarf aus der Einwohnerzahl, durchschnittlichen Verweildauer, Krankenhaushäufigkeit (Krankenhausaufnahmen je 1000 Einwohner) und Bettennutzung (belegte Betten je 100 Betten) ableitet (Abb. 8-2).

Die Entwicklung der Determinanten der Vergangenheit wird dabei aber nicht linear fortgeschrieben, sondern unter Berücksichtigung zukünftig zu erwartender Einflussfaktoren geschätzt oder normativ gesetzt. So wird die zukünftige Entwicklung der Verweildauer in einigen

---

170 zum Überblick über Rechtsvorschriften und Rechtsprechung zur Krankenhausplanung sowie die Durchführung in den verschiedenen Bundesländern vgl. u. a. DKG (2012); Szabados (2009: 90–105)

$$\text{Bettenbedarf} = \frac{\text{Einwohnerzahl x Krankenhäufigkeit x Verweildauer x 100}}{\text{Benutzung x 1000 x 365}}$$

Abbildung 8-2: Hill-Burton-Formel zur Ermittlung des Bettenbedarfs

Ländern unter Rückgriff auf Expertenbefragungen eingeschätzt; die meisten Länder setzen bei der zugrunde gelegten Bettennutzung seit Jahrzehnten als Richtwert eine Bettenbelegung von durchschnittlich 85 % ein.

Seit einigen Jahren ist aber ein Trend zur stärker morbiditäts- und leistungsorientierten Krankenhausplanung erkennbar, bei der die Entwicklung von Erkrankungshäufigkeiten und erbrachte Leistungen als Planungskriterium genutzt werden. Zur Weiterentwicklung der Krankenhausplanung sind in den letzten Jahren von verschiedener Seite mehrere wissenschaftliche Gutachten im Auftrag gegeben worden, die alternative Planungsmethoden vorstellten (vgl. DKG 2012). Die Einführung des DRG-Systems wird den Trend zu einer morbiditätsorientierten Krankenhausplanung sicherlich verstärken, nicht zuletzt auch weil nun Diagnose- und Leistungsdaten in einem Umfang und Detaillierungsgrad zur Verfügung stehen, der zuvor nicht erreichbar war.

Ergänzend zur Bedarfsanalyse ist eine **Krankenhausanalyse** durchzuführen, in der die Versorgungsbedingungen der vorhandenen Krankenhäuser daraufhin analysiert werden, ob sie hinsichtlich der personellen und sachlichen Ausstattung zur Deckung des festgestellten Bedarfs geeignet sind.

Aufbauend auf diesen Analysen wird über die Aufnahme einzelner Krankenhäuser in den Krankenhausplan entschieden. Der Krankenhausplan weist für definierte Versorgungsregionen, zumeist Landkreise und bei Stadtstaaten Bezirke oder Stadtviertel, die als bedarfsgerecht in den Plan aufgenommenen Krankenhäuser und Betten nach Fachabteilungen aus. Dabei werden die Krankenhäuser **Versorgungsstufen** zugeordnet, die Unterschiede in den Leistungsanforderungen und der

Leistungsfähigkeit ausdrücken. Die Definition und Zahl der Versorgungsstufen variiert zwischen den Ländern, so weisen einige Länder Versorgungsstufen nach Leistungsanforderungen und andere nur nach Bettenzahl aus. Die Zahl der in der Planung ausgewiesenen Versorgungsstufen reicht von drei bis fünf. Überwiegend werden jedoch die vier aus dem KHG stammenden Versorgungsstufen verwendet: Grundversorgung, Regelversorgung, Schwerpunktversorgung und Zentralversorgung.

• Krankenhäuser der **Grundversorgung** (1. Versorgungsstufe) müssen in der Regel nur eine Grundversorgung in den Fachgebieten Innere Medizin und Allgemeine Chirurgie gewährleisten.

• Krankenhäuser der **Regelversorgung** (2. Versorgungsstufe) müssen darüber hinaus weitere Fachabteilungen vorhalten, darunter in der Regel eine Abteilung für Gynäkologie und Geburtshilfe sowie eine Abteilung für Hals-Nasen-Ohren-Heilkunde, Augenheilkunde oder Orthopädie.

• Krankenhäuser der **Schwerpunktversorgung** (3. Versorgungsstufe) haben bereits überregionale Aufgaben zu erfüllen und dementsprechend ein breites Spektrum an Fachgebieten abzudecken, darunter unter anderem Fachabteilungen für Pädiatrie, Neurologie, Mund-, Kiefer- und Gesichtschirurgie etc.

• Aufgaben der **Zentralversorgung** oder Maximalversorgung (4. Versorgungsstufe) werden häufig von Hochschulkliniken wahrgenommen. Sie verfügen über ein hoch differenziertes Spektrum der Diagnostik und Therapie insbesondere für seltene und sehr schwere Erkrankungen sowie schwer Unfallverletzte.

Neben den Versorgungsstufen der allgemeinen Krankenhausversorgung weisen einige Bundesländer in ihren Krankenhausplänen auch Fachkrankenhäuser aus, die sich auf die Versorgung bestimmter Erkrankungen oder Patientengruppen spezialisiert haben.

Die Entscheidung der Behörde über die Aufnahme oder Nichtaufnahme eines Krankenhauses in den Krankenhausplan wird dem Krankenhausträger in einem **Feststellungsbescheid** mitgeteilt. Ein Anspruch auf Aufnahme in den Krankenhausplan besteht nicht, allerdings kann der Krankenhausträger gegen den Bescheid vor dem Verwaltungsgericht klagen. Sollte er gegen die Nichtaufnahme klagen, so ist die Landesbehörde verpflichtet, vor Gericht die Gründe für die Nichtaufnahme darzulegen. Da die Planungsbehörde keinen Ermessensspielraum hat, sondern an die gesetzlichen Vorgaben und die einschlägige Rechtsprechung gebunden ist, muss sie objektivierbare Kriterien für ihre Entscheidung benennen, die vom Gericht überprüft werden. Zumeist ist es in der Vergangenheit so gewesen, dass die Verwaltungsgerichte die Bettenbelegung als maßgebliches Kriterium ansahen und ein nicht in den Plan aufgenommenes Krankenhaus dann gute Aussichten auf Aufnahme in den Krankenhausplan oder eine erfolgreiche Klage hatte, wenn es eine normale durchschnittliche Belegung nachweisen konnte (Quaas 1993, 1997a, 1997b).

Mit der Aufnahme in den Krankenhausplan, die bei Plankrankenhäusern auf Antrag des Krankenhausträgers erfolgt, übernimmt das Krankenhaus einen **Versorgungsauftrag**, dessen Art und Umfang sich aus den Festlegungen des Krankenhausplans und dem Feststellungsbescheid ergeben. Bei Hochschulkliniken ergibt sich der Versorgungsauftrag aus den Festlegungen des Krankenhausplans und des Hochschulverzeichnisses, bei Vertragskrankenhäusern aus dem Versorgungsvertrag. Als Gegenleistung für die Übernahme des Versorgungsauftrages erhält das Plankrankenhaus vom Land eine öffentliche Investitionsförderung.

Mit der Aufnahme in den Krankenhausplan gilt zugleich auch ein Versorgungsvertrag mit den Krankenkassen als abgeschlossen («fingierter» Versorgungsvertrag nach § 109 SGB V). Bei Hochschulkliniken gilt die Aufnahme in das Hochschulverzeichnis als Abschluss eines Versorgungsvertrages mit den Krankenkassen (§ 109 Abs. 1 SGB V). Hochschulkliniken und Plankrankenhäuser erhalten dadurch die **Zulassung** zur Versorgung von Versicherten der GKV. Sie übernehmen damit eine Versorgungspflicht gegenüber den Versicherten und erhalten im Gegenzug gegenüber der jeweiligen Krankenkasse einen Anspruch auf Vergütung der erbrachten Leistungen.

Die Krankenkassen wiederum unterliegen einem **Kontrahierungszwang** mit jeder Hochschulklinik und jedem Plankrankenhaus. Da ein Versorgungsvertrag mit der Aufnahme in das Hochschulverzeichnis oder den Krankenhausplan als abgeschlossen gilt, müssen sie Budget- und Pflegesatzverhandlungen mit jeder Hochschulklinik und jedem Plankrankenhaus führen.

Ist ein Krankenhaus nicht in den Krankenhausplan des Landes aufgenommen, will aber an der Versorgung von GKV-Versicherten teilnehmen, muss es einen **Versorgungsvertrag** mit den Landesverbänden der GKV abschließen (§ 109 SGB V). Dadurch wird es für die Dauer des Vertrages als **Vertragskrankenhaus** zur Behandlung von GKV-Versicherten zugelassen. Ein Anspruch auf Abschluss eines Versorgungsvertrages besteht nicht. Ist ein Krankenhaus nicht im Krankenhausplan und hat auch keinen Versorgungsvertrag, so kann es keine Versicherten der GKV auf Kosten der Krankenkassen behandeln, denn Krankenkassen dürfen Krankenhausbehandlung nur durch zugelassene Krankenhäuser erbringen lassen (§ 108 SGB V). Diesen Krankenhäusern bleibt somit nur die Versorgung von Privatpatienten.

Die **Kündigung des Versorgungsvertrages** eines Krankenhauses, das nicht in Krankenhausplan aufgenommen ist, kann mit einer Frist von einem Jahr ganz oder teilweise erfolgen (§ 110 SGB V). Die Krankenkassen dürfen den Vertrag allerdings nur kündigen, wenn das Krankenhaus nicht mehr die Gewähr für eine leistungsfähige und wirtschaftliche Behandlung bietet oder nicht mehr für die bedarfsgerechte Versorgung der Versicherten erforderlich ist. Die Kündigung wird erst nach der Genehmigung durch die zuständige Landesbehörde wirksam und kann vom betroffenen Krankenhausträger mit einer Klage angefochten werden. Die Kündigung des Versorgungsvertrages eines Plankrankenhauses ist deutlich schwieriger, sie muss zugleich mit einem Antrag der Krankenkassen auf Änderung des Feststellungsbescheids – und das heißt letztlich: des Krankenhausplans – verbunden werden (§ 110 Abs. 1 SGB V).

8.4 Finanzierung

Das System der Krankenhausfinanzierung teilt die Kosten der Krankenhäuser in zwei Bereiche mit jeweils unterschiedlicher Finanzierungszuständigkeit und wird darum **duale Finanzierung** genannt. Die laufenden **Betriebskosten** sind als «pflegesatzfähige Kosten» von den

Benutzern und ihren Kostenträgern über Benutzerentgelte (Fallpauschalen, Pflegesätze) zu tragen. Die **Investitionskosten** dagegen sind
nicht pflegesatzfähig und dürfen den Benutzern nicht in Rechnung
gestellt werden. Sie werden über eine öffentliche Investitionsförderung
aus Steuermitteln gefördert (§ 4 KHG). Investitionsmaßnahmen der
Hochschulkliniken werden aus den Mitteln des Hochschulbauförde-
rungsprogramms finanziert, Investitionen von Plankrankenhäusern
aus den von den Ländern aufzubringenden KHG-Fördermitteln. Nicht
in den Krankenhausplan aufgenommene Krankenhäuser dürfen ihre
Investitionskosten den Krankenkassen über die Benutzerentgelte nicht
in Rechnung stellen, es sei denn, dies wurde mit den Krankenkassen
gesondert vertraglich vereinbart (§ 18b KHG).

Die duale Finanzierung wurde durch das KHG 1972 eingeführt und
war getragen von der Überzeugung, dass die Vorhaltung von Krankenhäusern eine Aufgabe des Staates im Rahmen der Daseinsvorsorge ist
und folglich auch nicht nur von den Beitragszahlern der GKV, sondern
der Gesamtheit der Steuerzahler zu finanzieren sei (Simon 2000a). Die
Benutzer und ihre Kostenträger sollten lediglich für die Kosten der unmittelbaren Versorgung aufkommen.

Die von den Versicherten der GKV zu leistenden Zuzahlungen zur
Krankenhausbehandlung sind zwar an die Krankenhäuser zu entrichten, müssen von diesen aber an die jeweilige Mitgliedskrankenkasse
weitergeleitet werden. Sie dienen somit der Entlastung der Krankenkassen und bringen keine zusätzlichen Mittel für die Krankenhausfinanzierung. Seit dem 1. Januar 2004 sind pro vollstationärem Behand-
lungstag im Krankenhaus 10 Euro für längstens 28 Tage in einem
Kalenderjahr zu zahlen (§ 39 Abs. 4 SGB V).

8.4.1 Investitionsförderung

Das System der Investitionsförderung für Plankrankenhäuser befindet
sich gegenwärtig in einer Umbruchphase. Das bisherige und von der
Mehrzahl der Bundesländer gegenwärtig (Stand: Mitte 2012) noch angewendete System wurde durch das KHG 1972 eingeführt. Es sieht
eine öffentliche Beteiligung an den Investitionskosten der Plankrankenhäuser durch zwei Arten von Investitionsförderung vor: die Förde-

rung größerer Investitionen muss vom jeweiligen Krankenhaus beim Land beantragt werden, für kleinere und mittlere Investitionen werden vom Land jedem Krankenhaus ohne gesonderte Antragstellung jährliche Pauschalen gezahlt. Mit dem KHRG 2009 wurde der Einstieg in ein neues System der Investitionsförderung beschlossen, in dem vom Land jedem Plankrankenhaus im Lande einheitliche sogenannte «Investitionspauschalen» gezahlt werden. Die Umstellung sollte laut KHRG für die allgemeinen Krankenhäuser zum 1. Januar 2012 erfolgen. Dieser Zeitpunkt konnte nicht eingehalten werden, da die Vorarbeiten zum neuen System aufwendiger waren als von der Politik angenommen. Die Entscheidung über die Einführung eines neuen Systems liegt beim jeweiligen Bundesland. Der durch das KHRG 2009 geänderte § 10 Abs. 1 KHG sieht lediglich vor, dass eine entsprechende Umstellung «ermöglicht» werden soll, nicht dass sie zwingend zu vollziehen ist. Mitte 2012 wendete die Mehrzahl der Bundesländer noch das durch das KHG 1972 eingeführte System an.[171] Aus diesem Grund wird im Folgenden zunächst das System vorgestellt, welches durch das KHG 1972 eingeführt wurde. Im Anschluss wird auf das neue System eingegangen.

Das bisherige, durch das KHG 1972 eingeführte System der öffentlichen Investitionsförderung gibt eine Unterteilung der Förderung in zwei Arten vor. Kleinere und mittlere Investitionen – wie beispielsweise kleinere Baumaßnahmen oder die Wiederbeschaffung von Mobiliar, Küchengeräten, Röntgenbild-Kassetten etc. – werden im Rahmen einer **Pauschalförderung** durch jährliche Pauschalbeträge gefördert (§ 9 Abs. 3 KHG). Nach welchen Kriterien und in welcher Höhe die Förderung erfolgt, ist in den jeweiligen Landeskrankenhausgesetzen und deren Ausführungsbestimmungen festgelegt. Früher wurde zumeist für jedes in den Krankenhausplan aufgenommene Bett ein pauschaler Betrag gezahlt. In den letzten Jahren sind einige Länder dazu übergegan-

---

171 Mitte 2012 hatten lediglich Bremen, Nordrhein-Westfalen und das Saarland den Umstieg auf Investitionspauschalen vollzogen, allerdings nicht auf Grundlage der vom InEK erhobenen Daten und kalkulierten Bewertungsrelationen, sondern als von ihnen selbst entwickelte länderspezifische Förderungssysteme. Brandenburg, Hessen, Sachsen-Anhalt und Thüringen haben einen Umstieg angekündigt (Grabow 2012).

gen, die Pauschalförderung teilweise oder auch vollständig auf behandlungsfallbezogene Pauschalen umzustellen. Sowohl bettenbezogene als auch fallbezogene Pauschalen werden in der Regel nach Versorgungsstufen gestaffelt. Je höher die Versorgungsstufe des Krankenhauses ist, desto höher ist auch die Pauschalförderung. Auf die Pauschalförderung hat jedes Plankrankenhaus einen gesetzlichen Anspruch, sofern und in dem Umfang wie es in den Krankenhausplan des Landes aufgenommen wurde. Mit den Mitteln kann das Krankenhaus im Rahmen der Zweckbindung frei wirtschaften.

Anders verhält es sich mit der Förderung größerer Investitionsmaßnahmen, die einzeln beim Land beantragt werden müssen (§ 9 Abs. 1 KHG). Es besteht kein Anspruch auf Förderung, sondern die Förderung erfolgt nach Haushaltslage. Für die **Antragsförderung** stellen die Länder mehrjährige Investitionsprogramme auf, in die sie diejenigen Investitionsvorhaben aufnehmen, die in den nächsten Jahren gefördert werden sollen. Über die Antragsförderung wird insbesondere der Neubau, Umbau oder die Erweiterung von Krankenhäusern gefördert, einschließlich der Anschaffung der betriebsnotwendigen Wirtschaftsgüter. Voraussetzung der Förderung ist, dass die Investitionsmaßnahme mit den Vorgaben des Krankenhausplans abgestimmt ist.

Abweichend von den Grundsätzen der dualen Finanzierung werden in Ostdeutschland seit 1995 die Krankenkassen über einen Sonderbeitrag an der Finanzierung der Investitionskosten beteiligt. In Art. 14 des Gesundheitsstrukturgesetzes 1993 war festgelegt worden, dass sie von 1995 bis 2014 einen **Investitionszuschlag** in Höhe von zunächst 8 DM und mittlerweile 5,62 Euro je Belegungstag zu leisten haben. Dieser Beitrag soll vorrangig zur Finanzierung von Zinskosten für Kredite der Krankenhäuser dienen, die sie aufnehmen, um Modernisierungen außerhalb der KHG-Förderung vornehmen zu können.

Im Rahmen des 2009 in Kraft getretenen Krankenhausfinanzierungsreformgesetztes (KHRG) wurde die Möglichkeit des Umstiegs auf ein neues System der Investitionsförderung beschlossen. Die bisherige zweigeteilte Investitionsförderung aus Antragsförderung und Pauschalförderung soll in diesem neuen System ersetzt werden durch sogenannte «**leistungsorientierte Investitionspauschalen**» (§ 10 KHG). Der Grundlogik des 2003/2004 eingeführten DRG-Fallpauschalensystems folgend soll auch die Förderung von Investitionen durch für alle Krankenhäuser einheitliche Pauschalen erfolgen, die sowohl die bisherige Pauschalförderung als auch die Antragsförderung ersetzen. Somit würden auch größere Investitionen wie beispielsweise Neubau, Umbau oder Erweiterung von Krankenhäusern nicht mehr auf Antrag vom Land ganz oder teilweise finanziert, sondern müssten in der Regel über Kredite vom Krankenhaus vorfinanziert werden. Die Tilgung des Kredits und die Finanzierung der anfallenden Zinsen müssen dann über die vom Land in einem zukünftigen Zeitraum pro Jahr gezahlten Investitionspauschalen bestritten werden.

Die Entwicklung des neuen Systems wurde durch das KHRG den Spitzenverbänden im Krankenhausbereich übertragen, zu denen – anders als im Bereich der ambulanten vertragsärztlichen Versorgung – nicht nur die DKG und der GKV-Spitzenverband gezählt werden, sondern auch der PKV-Verband. Diese drei Verbände haben Anfang 2010 ihrem gesetzlichen Auftrag entsprechend eine Vereinbarung über die Grundsätze und Kriterien eines Investitionsfallwertes sowie über die Grundstrukturen für Investitionsbewertungsrelationen und ein Verfahren zur Kalkulation der Pauschalen getroffen (DKG/GKV/PKV 2010).[172] Die Vereinbarung diente als Grundlage für eine Beauftragung des Instituts für das Entgeltsystem im Krankenhaus (InEK) zur Entwicklung und Kalkulation bundesweit einheitlicher Investitionsbewertungsrelationen. Das InEK legte im Herbst 2010 eine Kalkulationssystematik vor, auf deren Grundlage im Jahr 2011 eine erste Probekalkulation in einigen Krankenhäusern erfolgte. Da eine solche, von den Spitzenverbänden für notwendig gehaltene Probekalkulation im KHRG nicht vorgesehen war, verzögerte sich der Abschluss der Vorarbeiten um ein Jahr. Das erste Kalkulationshandbuch konnte erst im März 2012 vorgelegt werden (InEK 2012), sodass die Umstellung auf das neue System frühestens ab dem Jahr 2013 erfolgen kann (DKG 2012: 5).

---

172 Die Vereinbarung kam allerdings erst nach einem Spitzengespräch im Bundesministerium für Gesundheit im Februar 2010 zustande. Die Verhandlungen waren zuvor wegen nicht überbrückbarer Differenzen im Dezember 2009 für gescheitert erklärt worden.

Die Investitionspauschalen sollen Teil des DRG-Fallpauschalensystems werden. Dazu sollen neben den bisherigen Bewertungsrelationen für die einzelnen DRG-Behandlungsfallgruppen in einer gesonderten Spalte des DRG-Katalogs auch «**Investitionsbewertungsrelationen**» ausgewiesen werden. Der Euro-Betrag der betreffenden Investitionspauschale ergibt sich durch die Multiplikation der Summe aller Investitionsbewertungsrelationen mit einem sogenannten «**Investitionsbasisfallwert**». Während die Investitionsbewertungsrelationen bundesweit einheitlich kalkuliert und vereinbart werden, erfolgt die Festlegung des Investitionsbasisfallwertes auf Landesebene und somit für jedes Bundesland gesondert. In der ersten Version soll die Zahl der zu Fallgruppen zusammengefassten Investitionsbewertungsrelationen auf 30 begrenzt und danach schrittweise erhöht werden.

Im neuen System ist die Höhe der Investitionsförderung vor allem von drei Bezugsgrößen abhängig: der Zahl der Krankenhausfälle, dem Schweregrad der Behandlungsfälle und dem vom Land bereitgestellten Fördervolumen. Vereinfacht kann festgestellt werden: Je mehr Fälle ein Krankenhaus versorgt und je höher der durchschnittliche Schweregrad der Fälle ist, desto höher ist der Anteil des Krankenhauses an den vom Land bereitgestellten Fördermitteln. Die tatsächliche Höhe der Investitionsförderung ist jedoch entscheidend von der Höhe der vom Land bereitgestellten Fördermittel abhängig. Deren Volumen wird den Rahmen für die Höhe des für das jeweilige Land geltenden Investitionsbasisfallwertes vorgeben. Der Landes-Investitionsbasisfallwert ergibt sich – vereinfacht dargestellt – aus der Teilung des vom Land bereitgestellten Fördermittelvolumens durch die Summe der Investitionsbewertungsrelationen aller Plankrankenhäuser im Land.

Damit wird auch deutlich, dass allein die Umstellung auf Investitionspauschalen ein zentrales Problem der Krankenhausfinanzierung nicht lösen wird. Die Aufwendungen für die **Investitionsförderung** nach KHG sind gemessen am Investitionsbedarf seit langem in den meisten Bundesländern unzureichend, sodass sich im Krankenhausbereich mittlerweile ein erhebliches Investitionsdefizit aufgestaut hat. In der alten BRD hält diese Entwicklung bereits seit Anfang der 1980er-Jahre an, in den neuen Bundesländern ist ebenfalls eine rückläufige Tendenz bei den Fördermitteln feststellbar. Für Deutschland insgesamt ist seit Anfang der 1990er-Jahre ein absoluter Rückgang der Fördermittel zu verzeichnen (Tab. 8-7). Misst man die Höhe der Investitionsförderung als Anteil am Bruttoinlandsprodukts (BIP), so wurde das Fördervolumen von 0,24 % des BIP im Jahr 1991 auf ca. 0,11 % im Jahr 2010 abgesenkt und damit mehr als halbiert (DKG 2012: 62).

Zur Höhe des mittlerweile erreichten Investitionsdefizits im Krankenhausbereich liegen unterschiedliche Schätzungen vor, die je nach dem zugrunde gelegten Maßstab für den Investitionsbedarf variieren. Eine sinnvolle Vergleichsgröße zur Bestimmung des Investitionsbedarfs dürfte die volkswirtschaftliche Investitionsquote sein. Sie lag beispielsweise im Jahr 2010 bei ca. 18 %. Die von den Ländern bereitgestellten Fördermittel entsprachen 2010 hingegen lediglich 3,7 % der Gesamtausgaben für Krankenhäuser.[173] Legt man die volkswirtschaftliche Investitionsquote zugrunde, so hätten im Krankenhausbereich 2010 statt der tatsächlich gezahlten ca. 2,8 Mrd. Euro Fördermittel insgesamt 13,8 Mrd. Euro Investitionsmittel bereitgestellt werden müssen. Allein für das Jahr 2010 ergibt sich daraus eine Investitionslücke in Höhe von ca. 11 Mrd. Euro.

Die seit Jahren unzureichende Investitionsförderung ist insofern von besonderer Bedeutung für den Krankenhausbereich, weil dringender Investitionsbedarf in den letzten Jahren einer der wichtigsten Gründe für die Privatisierung insbesondere von kommunalen Krankenhäusern war. Da das Land überfällige Investitionen nicht oder nicht ausreichend förderte und der kommunale Träger aufgrund eigener Haushaltsprobleme die Investitionen nicht finanzieren konnte, erschien zunehmend mehr Kommunen der Verkauf an eine private Krankenhauskette als Lösung des Problems. Häufig wurde dabei vertraglich vereinbart, dass der neue Eigentümer die dringend erforderlichen Investitionen vornimmt.

Die unzureichende Investitionsförderung ist zudem auch einer der Hauptgründe für den seit Mitte der 1990er-Jahre zu verzeichnenden

---

173 Dabei ist allerdings zu berücksichtigen, dass die Investitionskosten der Hochschulkliniken in der Regel nicht nach KHG, sondern aus den Mitteln des Hochschulbauförderprogramms finanziert werden. Hochschulkliniken stellten 2010 ca. 9 % des Angebotes an Krankenhausbetten.

Tabelle 8-7: Entwicklung der KHG-Fördermittel

	1992	1995	2000	2005	2010	1992–2010	
						in Mio. Euro	in %
Ausgaben insgesamt	46 360	54 541	59 457	64 567	77 129	30 768	66,4
davon							
Ausgaben ohne Investitions-förderung	42 536	50 785	56 079	61 870	74 307	31 771	74,7
Investitionsförderung nach KHG	3 824	3 756	3 378	2 697	2 822	–1 003	–26,2
in % der Ausgaben insgesamt	*8,2*	*6,9*	*5,7*	*4,2*	*3,7*	*–*	*–*

Quelle: Statistisches Bundesamt; DKG; eigene Berechnungen

Stellenabbau in Krankenhäusern. Um dringend notwendige Moderni-sierungen aus eigenen Mitteln finanzieren zu können, blieb vielen Kli-niken nur die Option, bei den Personalkosten zu sparen. Und dies traf – wie bereits dargelegt – vor allem den hauswirtschaftlichen Bereich und den Pflegedienst.

8.4.2 Entwicklung des Vergütungssystems

Den weitaus größten Teil ihrer Kosten – insgesamt über 90 % – finan-zieren die Krankenhäuser aus Entgelten, die sie den Patienten oder ihren Kostenträgern für erbrachte Leistungen in Rechnung stellen. Die Gesamtheit der Regelungen und Vorgaben zur Vergütung erbrachter Leistungen wird im Krankenhausbereich **Entgeltsystem** genannt. Die-ses Entgeltsystem wurde in den letzten Jahrzehnten mehrfach geändert und ab 2003 in mehreren Schritten grundlegend umgestellt. Die Phase der Umstellung, **Konvergenzphase** genannt, begann am 1. Januar 2003 und endete am 31. Dezember 2008. In dieser Zeit wurde das Entgeltsys-tem von einem überwiegenden Pflegesatzsystem, in dem die Vergütung je Belegungstag gezahlt wurde, in ein DRG-Fallpauschalensystem um-gewandelt, das eine Vergütung je Behandlungsfall vorsieht. Die schritt-weise Umstellung war notwendig, um unkalkulierbare Risiken und

Verwerfungen zu vermeiden, die zu erwarten wären, wenn eine so tief greifende Veränderung der Krankenhausfinanzierung von einem Tag auf den nächsten vollzogen wird. Der Grundsatzbeschluss zur Umstellung auf ein umfassendes Fallpauschalensystem erfolgte im Rahmen der Gesundheitsreform 2000. Zentrale Rechtsvorschrift zur Einführung des deutschen DRG-Systems war das Fallpauschalengesetz 2002.[174] Die wichtigsten Regelungen zum DRG-System erfolgen in dem 2002 geschaffenen und seitdem mehrfach geänderten Krankenhausentgeltgesetz (KHEntgG).[175]

DRGs – **Diagnosis Related Groups** – sind in erster Linie ein Patientenklassifikationssystem, durch das eine bestimmte Gesamtheit von Patienten nach überwiegend medizinischen Kriterien in Fallgruppen aufgeteilt wird (Arnold/Litsch/Schellschmidt 2001; Fischer 2000, 2001). Wichtigste Unterscheidungskriterien sind zumeist Haupt- und Nebendiagnosen sowie die zu diesen Diagnosen üblicherweise gehörenden medizinischen Leistungen. DRGs wurden in den 1960er-Jahren in den USA entwickelt und sollten zunächst vor allem der Qualitätssicherung und Leistungsmessung im Krankenhausbereich dienen. Im Auftrag der US-Regierung wurde auf Grundlage des Patientenklassifikationssystems ein Fallpauschalensystem für die staatliche Medicare-Krankenversicherung entwickelt und ab 1983 für die Vergütung der Krankenhausbehandlung der über 65-jährigen Medicare-Patienten eingesetzt.[176]

Ausgehend vom ersten DRG-System wurden sowohl in den USA als auch in anderen Ländern weitere DRG-Systeme entwickelt, die zum einen auf die Gesamtheit aller Krankenhauspatienten angewendet werden konnten und zum anderen auch zunehmend differenzierter bei

---

174 Gesetz zur Einführung des diagnose-orientierten Fallpauschalensystems für Krankenhäuser (Fallpauschalengesetz – FPG) vom 23. April 2002 (BGBl. I, S. 1412)

175 Gesetz über die Entgelte für voll- und teilstationäre Krankenhausleistungen (Krankenhausentgeltgesetz – KHEntgG) vom 23. April 2002 (BGBl. I, S. 1412).

176 Um es von den mittlerweile zahlreichen anderen DRG-Systemen begrifflich unterscheiden zu können, wird dieses DRG-System häufig auch nach dem Auftraggeber, der für die Medicare-Versicherung zuständigen Health Care Financing Administration, als HCFA-DRGs bezeichnet.

der Fallgruppenbildung wurden (Fischer 2000). Das erste DRG-System hatte mit ca. 470 DRGs (Fallgruppen) begonnen und umfasst mittlerweile ca. 500 Fallgruppen. DRG-Systeme neuerer Generationen haben inzwischen bis zu ca. 1500 Fallgruppen. Je höher die Fallgruppenzahl ist, desto differenzierter können unterschiedliche Erkrankungen und Therapieformen abgebildet werden, desto komplexer und in der Praxis schwieriger handhabbar wird das System allerdings auch.

Mit Blick auf die internationalen Erfahrungen und den zunehmenden internationalen Einsatz verschiedenster DRG-Systeme in der Krankenhausfinanzierung beauftragte der Gesetzgeber die Spitzenverbände im Krankenhausbereich, unter den international bereits erprobten DRG-Systemen eines auszuwählen, das an die deutschen Verhältnisse angepasst werden sollte. Mitte 2000 fiel die Entscheidung für die australischen AR-DRGs (Australian Refined Diagnosis Related Groups).

Die Entwicklung eines deutschen DRG-Systems auf Grundlage der AR-DRGs erforderte jedoch noch umfangreiche Vorarbeiten, darunter vor allem die Übertragung des australischen Fallgruppensystems auf deutsche Diagnose- und Therapiestandards und die Kalkulation von Fallpauschalen auf Grundlage der Ist-Kosten deutscher Krankenhäuser.

Die vom Gesetzgeber vorgesehene Zeit war hierzu nicht ausreichend, und so musste der Zeitplan mehrfach gestreckt werden. Zwar blieb es bei dem geplanten Beginn des Umstiegs zum 1. Januar 2003, er war jedoch nicht – wie ursprünglich vorgesehen – verpflichtend für alle Krankenhäuser. Zu diesem Zeitpunkt lag ohnehin nur ein leicht modifizierter australischer Fallgruppenkatalog vor, und es existierte noch keine ausreichende Datenbasis für eine auf deutschen Ist-Kosten basierende Kalkulation von Fallpauschalen. Als Anreiz, dennoch bereits im Jahr 2003 umzusteigen, wurden die Umsteiger- oder **Optionskrankenhäuser** von einer für die anderen Krankenhäuser verfügten Nullrunde bei den Budgetverhandlungen ausgenommen. Ihre Budgets durften im Unterschied zu den anderen Kliniken um die im SGB V vorgegebene Steigerungsrate erhöht werden. Zudem wurde ein Umstieg auch noch während des Jahres ermöglicht. Bis Ende 2003 stiegen unter diesen Bedingungen etwas über 1000 Krankenhäuser auf das DRG-System um. Seit dem 1. Januar 2004 ist die Abrechnung von DRG-Fallpauschalen allen Krankenhäusern verbindlich vorgegeben.

Die erste Phase der Umstellung in den Jahren 2003 und 2004 war eine sogenannte **budgetneutrale Phase**. In diesen beiden Jahren wurde das bisherige Krankenhausbudget um die übliche Veränderungsrate fortgeschrieben, und die Krankenhausleistungen wurden nicht mehr mit tagesbezogenen Pflegesätzen, sondern mit DRG-Fallpauschalen in Rechnung gestellt. Die DRG-Fallpauschalen wurden jedoch noch nicht auf Grundlage der durchschnittlichen Ist-Kosten aller Krankenhäuser, sondern auf Grundlage der Ist-Kosten des jeweiligen Krankenhauses kalkuliert. Es wurde folglich für die gleiche DRG je nach Krankenhaus eine unterschiedlich hohe Fallpauschale berechnet. Die budgetneutrale Phase sollte als Übungsphase dienen, in der sich die Krankenhäuser unter «geschützten Bedingungen» auf das neue Vergütungssystem vorbereiten können. Die Anwendung von DRG-Fallpauschalen sollte weder zu Überschüssen noch zu Verlusten führen.

Dies änderte sich in der zweiten Phase, der **Konvergenzphase**, die vom 1. Januar 2005 bis zum 31. Dezember 2009 dauerte. Innerhalb dieses Zeitraums wurden die zuvor krankenhausspezifisch kalkulierten DRG-Fallpauschalen schrittweise an eine landesweit einheitliche Vergütungshöhe angeglichen. Die schrittweise Anpassung an einen landesweiten Durchschnittswert führte dazu, dass Krankenhäuser mit überdurchschnittlichen Fallkosten ihre Preise senken mussten und Krankenhäuser mit unterdurchschnittlichen Fallkosten höhere Vergütungen erhielten. Es gab unter den Krankenhäusern folglich «Gewinner» und «Verlierer» der Umstellung, und ein Teil der Verlierer-Krankenhäuser geriet durch die Umstellung auf landesweit einheitliche Fallpauschalen in erhebliche wirtschaftliche Schwierigkeiten, die bei einigen auch zur Schließung führten. Die genaue Zahl der Schließungen ist jedoch nicht bekannt. An der Zahl der in der Krankenhausstatistik ausgewiesenen Kliniken ist sie nicht abzulesen, da der dort erkennbare Rückgang zu einem erheblichen – vermutlich weit überwiegenden – Teil auf Fusionen und Übernahmen von Krankenhäusern zurückzuführen ist.

Auch wenn die Umstellung auf ein DRG-Fallpauschalensystem nicht zu Krankenhausschließungen in dem von einigen «Experten» vorhergesagten Ausmaß geführt hat, so handelt es sich bei der gegenwärtigen Umstellung der Krankenhausfinanzierung aus westdeutscher

Sicht doch um den wohl weitestgehenden politischen Eingriff in den Krankenhausbereich seit Jahrzehnten und eine der wichtigsten Reformen im Gesundheitswesen dieses Jahrzehnts. Im Folgenden wird darum ausführlicher auf die Grundzüge des deutschen DRG-Systems eingegangen.

Die Psychiatrie, Psychosomatik und psychotherapeutische Medizin waren von der Umstellung zunächst ausgenommen. Deren Vergütung erfolgte weiterhin über tagesbezogene Pflegesätze. Im Rahmen des KHRG 2009 wurde beschlossen, dass ab 2013 auch die Finanzierung psychiatrischer Abteilungen und Krankenhäuser auf ein pauschaliertes Entgeltsystem umgestellt werden soll (§ 17d KHG). Allerdings sollte es kein fallbezogenes Vergütungssystem, sondern ein System von bundesweit einheitlichen und nach Versorgungsintensität gestuften Tagespauschalen sein. Ähnlich wie bei der Umstellung für die somatischen Bereiche ab 2003 erfolgt auch die Einführung des neuen pauschalierenden **Psychiatrie-Entgeltsystems** schrittweise im Rahmen einer Konvergenzphase (§ 17d Abs. 4 KHG). In den Jahren 2013 und 2014 liegt es in der Entscheidung der Krankenhäuser, ob sie das neue Entgeltsystem anwenden, ab 2015 ist die Anwendung des neuen Systems für alle Einrichtungen verbindlich. Ab dem Jahr 2017 sollen die bis dahin krankenhausindividuellen Vergütungen – ähnlich wie zuvor im somatischen Bereich – schrittweise an einen landesweit einheitlichen Wert angeglichen werden. Diese Konvergenzphase soll bis zum Jahr 2021 dauern.

Das Krankenhausfinanzierungsrecht

Das Krankenhausfinanzierungsrecht besteht mittlerweile aus zahlreichen verschiedenen Rechtsvorschriften und Regelungsbereichen. Der folgende Überblick beschränkt sich auf die wichtigsten Bereiche und soll die Orientierung in diesem zunehmend unübersichtlicher werdenden Regelungssystem etwas erleichtern.

SGB V: Auch im DRG-System gelten die bisherigen Vorschriften des SGB V zur Krankenhausversorgung weiter. Für die Krankenhausfinanzierung ist das SGB V insbesondere bei der Regelung der Vergütungen für das ambulante Operieren, die vor- und nachstationäre Behandlung sowie die Zuzahlungen der Versicherten von Bedeutung. Von zentraler Bedeutung sind zudem die Passagen zur Zulassung von Krankenhäusern für die Versorgung von GKV-Versicherten sowie zur Qualitätssicherung in Krankenhäusern.

Krankenhausfinanzierungsgesetz (KHG): Das KHG ist weiterhin zentrales Regelungswerk. Die Vorschriften zur Krankenhausplanung gelten weiterhin, und es ist bei der Regelung der Investitionsförderung von Bedeutung, da sich auch das DRG-System innerhalb der dualen Finanzierung bewegt. DRG-Fallpauschalen enthalten keine Investitionskostenanteile, da diese nach KHG weiterhin nicht in die Benutzerentgelte eingerechnet werden dürfen.

Krankenhausentgeltgesetz (KHEntG): Das Krankenhausentgeltgesetz trat 2002 neben das KHG und ist zentrale Rechtsvorschrift für die spezifischen Regelungen des DRG-Systems.

Fallpauschalenvereinbarung (FPV): Die konkrete Ausgestaltung des DRG-Katalogs und seine Weiterentwicklung hat der Gesetzgeber der gemeinsamen Selbstverwaltung aus DKG, Spitzenverbänden der GKV und dem Verband der PKV übertragen. Die jährlich zu treffende FPV enthält Einzelheiten der Abrechnung von DRG-Fallpauschalen und als Anhang den jeweils geltenden Fallpauschalenkatalog. Für den Fall, dass eine solche Einigung nicht zustande kommt, ist eine Ersatzvornahme durch das BMG vorgesehen.

Krankenhaus-Fallpauschalenverordnung (KFPV): Da es in den letzten Jahren vorgekommen ist, dass eine Fallpauschalenvereinbarung nicht erzielt werden konnte, musste das BMG im Rahmen einer sogenannten Ersatzvornahme die notwendigen Regelungen mit einer Verordnung vornehmen (z.B. KFPV 2004). Sollten sich die Verbände in einem der kommenden Jahre nicht auf eine FPV einigen können, muss das BMG erneut eine KFPV erlassen.

Fallpauschalengesetz (FPG) und **Fallpauschalen-Änderungsgesetz** (FPÄndG): Die Einführung des deutschen DRG-Systems sowie seine Grundzüge wurden im 2002 in Kraft getretenen Fallpauschalengesetz geregelt. Es war als Artikelgesetz konzipiert und enthielt die notwendigen Änderungen bestehender Rechtsvorschriften (beispielsweise des KHG) sowie die neu geschaffenen Rechtsvorschriften (wie z.B. das Krankenhausentgeltgesetz). Die zahlreichen fortlaufenden Änderungen von Gesetzen und Verordnungen im Rahmen der Weiterentwicklung des DRG-Systems wurden in bislang zwei Fallpauschalen-Änderungsgesetzen zusammengefasst.

Psychiatrie-Entgeltgesetz (PsychEntgG): Das Psychiatrie-Entgeltgesetz trat mit dem überwiegenden Teil seiner Paragrafen zum 1. Januar 2013 in Kraft und ist zentrale Rechtsgrundlage für die Einführung und Ausgestaltung des neuen, auf einheitlichen Tagespauschalen basierenden Entgeltsystems.

8.4.3 Das deutsche DRG-Fallpauschalensystem

Das deutsche DRG-Fallpauschalensystem ist keineswegs ein reines Fallpauschalensystem, sondern ein Mischsystem aus Fallpauschalen und anderen, zum Teil auch weiterhin tagesbezogenen Entgelten. Allerdings wird über die DRG-Fallpauschalen der weitaus größte Teil der allgemeinen Krankenhausleistungen vergütet. Nicht über DRG-Fallpauschalen vergütet werden beispielsweise die Leistungen sogenannter «besonderer Einrichtungen». Welche Einrichtungen als «besondere Einrichtungen» gelten und welche Art von Vergütungen sie berechnen dürfen, wird jeweils für das folgende Jahr zwischen den Partnern der gemeinsamen Selbstverwaltung auf Bundesebene vereinbart (für das Jahr 2012 vgl. exempl. DKG/GKV/PKV 2011).

Durch die schrittweise Umstellung und zahlreiche Ausnahme- und Sonderregelungen weist das Krankenhausfinanzierungsrecht mittlerweile eine Komplexität auf, die es schwer durchschaubar macht. Die folgenden Ausführungen können von daher nur eine stark vereinfachte Darstellung zum Ziel haben. Der folgende Überblick stellt zunächst die wichtigsten unterschiedlichen Entgeltformen vor.

DRG-Fallpauschalen: Mit einer Fallpauschale werden im Regelfall alle allgemeinen Krankenhausleistungen eines definierten Behandlungsfalles unabhängig von den tatsächlichen Kosten und der Verweildauer vergütet. Fallpauschalen sind für alle Benutzer des Krankenhauses einheitlich zu berechnen, also auch für Privatpatienten in gleicher Höhe wie für Kassenpatienten (§ 17 Abs. 1 KHG). Über die allgemeinen Krankenhausleistungen hinausgehende Leistungen, sogenannte Wahlleistungen, sind nicht durch die DRG-Fallpauschalen abgegolten, für sie können sogenannte «Wahlleistungsentgelte» gesondert in Rechnung gestellt werden (§ 17 KHEntgG). Für welchen Fall welche DRG-Fallpauschale zu berechnen ist, ergibt sich aus dem Fallpauschalen-Katalog, der als Anhang zur Fallpauschalenvereinbarung bzw. Krankenhaus-Fallpauschalenverordnung veröffentlicht wird (als Anhang 1). Der Katalog wurde bisher jährlich geändert, und es ist damit zu rechnen, dass dies in den nächsten Jahren ebenfalls jährlich erfolgen wird.

Ergänzende Entgelte und Abschläge: Im Fallpauschalenkatalog ist für jede DRG eine obere Grenzverweildauer ausgewiesen. Überschreitet die Verweildauer eines Patienten diese Grenze, so kann das Krankenhaus zusätzlich zur Fallpauschale für jeden weiteren Belegungstag ein tagesbezogenes ergänzendes Entgelt berechnen (§ 1 Abs. 2 FPV). Für die Berechnung des ergänzenden Entgelts ist eine im Katalog ausgewiesene Bewertungsrelation je Belegungstag mit dem Basisfallwert zu multiplizieren. Analog zur oberen ist auch eine untere Grenzverweildauer festgelegt. Wird sie unterschritten, erfolgt für jeden Tag ein festgelegter Abschlag von der Fallpauschale.

Zusatzentgelte: Zusätzlich zu den DRGs können für Leistungen, die noch nicht über DRGs sachgerecht vergütet werden konnten, sogenannte «Zusatzentgelte» berechnet werden. Für welche Leistungen Zusatzentgelte abgerechnet werden können, vereinbaren die Vertragsparteien auf Bundesebene in einem jährlich aktualisierten Zusatzentgelte-Katalog. Zu den über Zusatzentgelte abrechenbaren Leistungen gehörten 2012 beispielsweise die Hämodialyse bei Kindern und Jugendlichen unter 15 Jahren, der Wirbelkörperersatz oder die Gabe von Erythrozytenkonzentraten. Nur für einen Teil der im Zusatzentgeltkatalog enthaltenen Leistungen sind bundesweit geltende Bewertungsrelationen vorgegeben. Die nicht mit bundesweit einheitlichen Bewertungsrelationen versehenen Zusatzentgelte sind nach verbindlichen Regeln krankenhausindividuell zu kalkulieren und zu vereinbaren.

Sonstige Entgelte: Für Leistungen, die noch nicht vom Fallpauschalenkatalog erfasst sind und noch nicht mit Fallpauschalen und Zusatzentgelten sachgerecht vergütet werden, können auf der Ebene des einzelnen Krankenhauses fall- oder tagesbezogene sonstige Entgelte vereinbart werden (§ 6 Abs. 1 KHEntgG). Für welche Leistungen sonstige Entgelte berechnet werden können, ist ebenfalls in einem bundesweit verbindlichen Katalog festgelegt. Für andere als in diesem Katalog aufgeführte Leistungen dürfen keine sonstigen Entgelte vereinbart werden.

Sonstige Entgelte für besondere Einrichtungen: Krankenhäuser oder Teile von Krankenhäusern, deren Leistungen beispielsweise wegen einer Häufung von schwerkranken Patienten oder aufgrund der besonderen Versorgungsstruktur mit Fallpauschalen und Zusatzentgelten nicht sachgerecht vergütet werden, können insgesamt als sogenannte «besondere Einrichtungen» von der Anwendung der DRG-Fallpauschalen ausgenommen werden (§ 6 Abs. 1 KHEntgG). Hierzu zählen beispielsweise Isolierstationen oder Einrichtungen für Schwerbrandverletzte. Um von der Anwendung der DRG-Fallpauschalen ausgenommen zu werden, bedarf es einer ausdrücklichen Anerkennung. Welche Bedingungen für die Anerkennung als «besondere Einrichtung» erfüllt sein müssen und nach welchen Grundsätzen die Vergütung der Leistungen zu erfolgen hat, wird in einer «Vereinbarung zur Bestimmung von Besonderen Einrichtungen» geregelt (VBE).

Entgelte für teilstationäre Behandlung: Für teilstationäre Behandlungen sind keine DRG-Fallpauschalen vorgesehen, für sie müssen krankenhausindividuell Entgelte vereinbart werden, die sowohl fall- als auch tagesbezogen sein können (§ 6 FPV).

Entgelte für nachstationäre Behandlung: Soweit die Summe der Belegungstage aus vor-, voll- und nachstationärer Behandlung die Grenzverweildauer übersteigt, kann zusätzlich zur Fallpauschale eine Vergütung für nachstationäre Behandlung berechnet werden (§ 8 Abs. 2 KHEntG).

Sicherstellungszuschläge: Für die Vorhaltung von Leistungen, die aufgrund eines geringen Versorgungsbedarfes mit Fallpauschalen nicht kostendeckend finanzierbar, aber für die Versorgung der Bevölkerung notwendig sind, können Krankenhäuser und Krankenkassen Sicherstellungszuschläge vereinbaren (§ 5 KHEntgG). Zuvor ist aber zu prüfen, ob die Voraussetzungen hierfür tatsächlich vorliegen und ob nicht ein anderes geeignetes Krankenhaus diese Leistungen ohne Zuschlag erbringen kann. Sicherstellungszuschläge sollen insbesondere zur Sicherung der bedarfsgerechten Versorgung in ländlichen Regionen dienen.

Zu- und Abschläge: Für mehrere Zwecke ist die Berechnung von unterschiedlichen Zu- und Abschlägen auf die Fallpauschalen oder anderen Vergütungen vorgesehen. So wird beispielsweise das DRG-Institut der gemeinsamen Selbstverwaltung über einen fallbezogenen DRG-Systemzuschlag finanziert oder können Krankenhäuser, die an Maßnahmen der Qualitätssicherung nach § 137 SGB V teilnehmen, hierfür einen Zuschlag erheben. Krankenhäuser, die nicht an der Notfallversorgung teilnehmen oder die gesetzlichen Verpflichtungen zur Qualitätssicherung nicht einhalten, müssen dagegen mit einem Abschlag rechnen.[177]

---

177 Für das Jahr 2011 gab es insgesamt ca. 20 unterschiedliche Zu- oder Abschläge, die entweder verpflichtend zu berechnen waren oder bei Vorliegen der entsprechenden Voraussetzungen vereinbart werden konnten (zum Überblick vgl. AOK-Bundesverband 2011).

Abteilungspflegesätze: Solange psychiatrische, psychosomatische und psychotherapeutische Abteilungen und Kliniken das neue pauschalierte Entgeltsystem für die Psychiatrie nicht anwenden, sind für sie weiterhin Pflegesätze zu vereinbaren.

Wahlleistungsentgelte: Zusätzlich zu den vorstehend aufgeführten Entgelten können Krankenhäuser für die Inanspruchnahme von Wahlleistungen sogenannte «Wahlleistungsentgelte» in Rechnung stellen. Es werden zwei Arten von Wahlleistungen und somit auch Wahlleistungsentgelten unterschieden: «nichtärztliche Wahlleistungen» und «wahlärztliche Leistungen» (§ 17 KHEntgG). Bei den nichtärztlichen Wahlleistungen handelt es sich beispielsweise um die Unterbringung in einem Ein- oder Zweibettzimmer und bei den wahlärztlichen Leistungen insbesondere um die Behandlung durch einen Chefarzt. Auf Wahlleistungen wird an späterer Stelle im Abschnitt zur Krankenhausversorgung von Privatpatienten näher eingegangen.

8.4.4 Das Fallgruppensystem

Grundlage eines jeden DRG-Fallpauschalensystems ist ein **Fallgruppensystem**, auch Patientenklassifikationssystem genannt (**Abb. 8-3**). Damit wird die Gesamtheit der Krankenhauspatienten nach bestimmten Kriterien in Fallgruppen (DRGs) aufgeteilt. Im deutschen DRG-System werden die Fallgruppen vor allem nach folgenden Kriterien gebildet:

- Hauptdiagnose
- Nebendiagnosen
- diagnostische und therapeutische Prozeduren.

Darüber hinaus ist bei einem Teil der DRGs für die Fallgruppenzuordnung auch relevant:

- Aufnahmegrund
- Alter
- Geschlecht
- Aufnahmegewicht (bei Neugeborenen)
- Beatmungsstunden

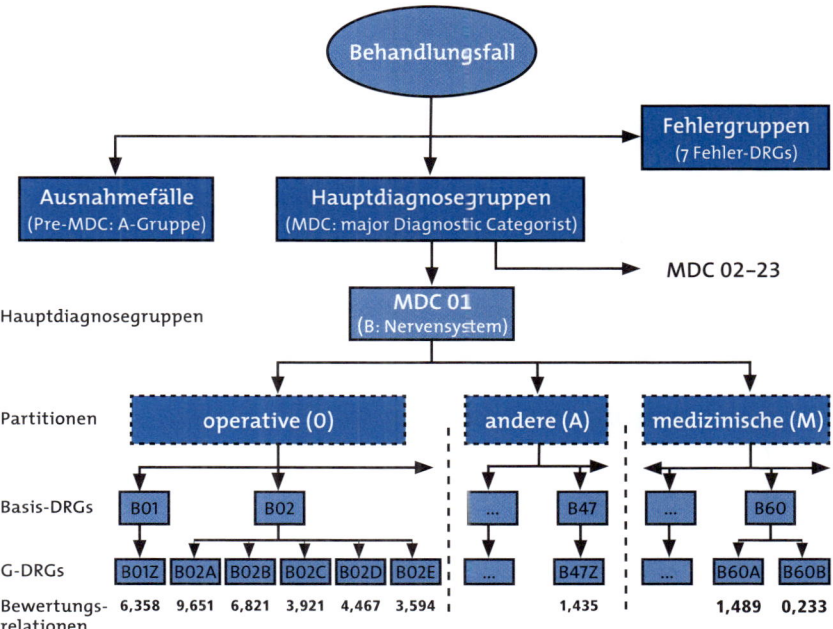

Abbildung 8-3: G-DRG Patientenklassifikationssystem 2012 (exemplarisches Beispiel für Hauptabteilungen)

- Verweildauer
- Entlassungsgrund.

Die Zuordnung eines Patienten zu einer Fallgruppe wird nicht vom Krankenhauspersonal direkt vorgenommen, sondern nach Eingabe der Patientendaten durch speziell für die Fallzuordnung entwickelte **Gruppierungssoftware** (sogenannte «Grouper») auf Grundlage festgelegter Regeln vollzogen. Die Krankenhäuser dürfen für die Gruppierung und Abrechnung nur Software verwenden, die von einem gemeinsam von den Krankenkassen und der DKG getragenen Institut zertifiziert wurde. Dadurch soll sichergestellt werden, dass die Fallzuordnung in allen Krankenhäusern einheitlich nach den von den Spitzenverbänden vereinbarten Regeln erfolgt. Die Fallzuordnung zu einer DRG erfolgt durch die Gruppierungssoftware nach Abschluss der Krankenhausbehandlung auf Grundlage der eingegebenen Daten.

Das automatisierte Verfahren der Fallzuordnung kann vereinfacht wie folgt beschrieben werden: In einem ersten Schritt wird geprüft, ob die Eingaben plausibel sind und es sich tatsächlich um einen Krankenhausfall handelt. Sind die Eingaben nicht plausibel oder belegen nicht die Notwendigkeit einer Krankenhausbehandlung, wird der Fall als nicht gruppierbare **Fehler-DRG** ausgesondert. Ebenfalls im ersten Schritt wird eine Reihe besonders schwerer Fälle herausgefiltert und als Ausnahmefälle sogenannten **Pre-MDCs** zugeordnet (MDC: Major Diagnostic Category).[178] Hierzu zählen vor allem Organtransplantationen und Langzeitbeamtungsfälle.

Ist der Fall weder einer Fehlergruppe noch einer Pre-MDC zugeordnet worden, erfolgt anhand der eingegebenen Hauptdiagnose auf einer zweiten Entscheidungsstufe die Zuordnung zu einer von insgesamt 23 Hauptdiagnosegruppen. Die **Hauptdiagnosegruppen** orientieren sich überwiegend an Organsystemen wie beispielsweise dem Nervensystem, den Atmungsorganen oder dem Kreislaufsystem und umfassen alle DRGs, die für die Behandlung von den Erkrankungen dieses Organsystems gebildet wurden.

Entsprechend der Art der erbrachten Hauptleistung wird jeder Fall in einem weiteren Zuordnungsschritt einer von drei sogenannten **Partitionen** zugeordnet: «O» steht für operative, «M» für medizinisch-konservative und «A» für andere Formen der Behandlung.

Das Ergebnis des bisherigen Gruppierungsprozesses sind **Basis-DRGs**, die vereinfacht als eine Art Kernbestand von Fallgruppen angesehen werden können, der sich primär an der jeweiligen Hauptdiagnose und Art der Hauptleistung orientiert.

Ein Teil der Basis-DRGs wird in einem letzten Gruppierungsschritt entsprechend den übrigen eingegebenen Daten nach dem Schweregrad der Erkrankung weiter unterteilt, und es ergeben sich die insgesamt gruppierbaren DRGs. Die Ausdifferenzierung in verschiedene Schweregradstufen erfolgt in erster Linie anhand der eingegebenen Nebendia-

---

178 Im Fallpauschalenkatalog werden sie als «Prä-MDC» bezeichnet. Hier wird jedoch einer durchgängig englischsprachigen Bezeichnung der Vorzug gegeben.

gnosen und Nebenleistungen, bei einem Teil der DRG aber auch nach Alter, Geschlecht, Aufnahmegewicht oder anderen Kriterien. Das System der Schweregradstufen wurde in den ersten Jahren des Umstiegs bereits mehrfach verändert und wird in den nächsten Jahren vermutlich noch weiteren Änderungen unterworfen.

Für das Jahr 2004 sah der DRG-Katalog eine Differenzierung in bis zu fünf Schweregradstufen vor (A bis E) und eine Kennzeichnung für Basis-DRGs, die nicht nach Schweregrad gesplittet werden (Z). Die Schweregraddifferenzierung wurde in den darauf folgenden Jahren schrittweise verfeinert, und seit 2007 sind bis zu neun Schweregradstufen kodierbar (A bis I). Allerdings wird nur ein Teil der DRGs nach Schweregraden differenziert. Der DRG-Katalog für 2012 enthielt insgesamt 1193 abrechenbare DRGs, darunter 595 Basis-DRGs, von denen 290 nicht weiter nach Schweregraden unterteilt waren (vgl. Brändle et al. 2011).

Maßgeblich für die Zuordnung eines Falles zu einer von mehreren möglichen **Schweregradstufen** einer Basis-DRG ist die Frage, ob die eingegebenen Nebendiagnosen, Nebenleistungen oder anderen Patientenmerkmale zu einer signifikanten Veränderung der durchschnittlichen Behandlungskosten führen. Grundlage dieser Entscheidung sind nicht die jeweiligen Ist-Kosten des einzelnen gruppierenden Krankenhauses, sondern die für die Kalkulation auf Bundesebene zugrunde gelegten Kostendaten. Die Entscheidung nimmt die Gruppierungssoftware nach den vorgegebenen Gruppierungsregeln vor. Dies kann dazu führen, dass beispielsweise die Eingabe von nur einer zusätzlichen Nebendiagnose zur Gruppierung in eine höher bewertete DRG führt. Eine lückenlose Dokumentation und Eingabe patientenbezogener Daten in die Gruppierungssoftware ist darum von hoher wirtschaftlicher Bedeutung für Krankenhäuser, ebenso wie die Kostenträger ein starkes Interesse daran haben müssen, Höhergruppierung durch Eingabe falscher Daten zu unterbinden oder – wenn erfolgt – durch Kontrollen aufzuspüren und zu ahnden.

Die Dateneingabe für die Fallzuordnung wird üblicherweise **Kodieren** genannt. Damit ist gemeint, dass die sprachlich definierten Zuordnungskriterien bei der Fallzuordnung durch die Gruppierungssoftware für die weitere Datenverarbeitung in einen vierstelligen kombinierten

Buchstaben- und Zahlenkode umgewandelt werden. Die erste Stelle des DRG-Kodes gibt die Hauptdiagnosegruppe an. Hierzu werden die Buchstaben des Alphabets genutzt. So steht beispielsweise das A für die Pre-MDCs, B für Krankheiten des Nervensystems, C für Erkrankungen des Auges etc. Die Zahlen auf der zweiten und dritten Position des Kodes weisen für jede Hauptdiagnose die jeweilige Art der Behandlung aus, unterteilt in drei Partitionen. Für operative Prozeduren (O) werden die Zahlen 01–39 verwendet, für medizinische (M) die Zahlen 60–99 und für andere Prozeduren (A) die Zahlen 40–59. Die Buchstaben auf der vierten Position des Kodes kennzeichnen die Schweregradstufe der DRG. Sofern dort ein Z ausgewiesen wird, kennzeichnet der Kode eine nicht nach Schweregradstufen unterteilte Basis-DRG.

Die Kodierlogik des deutschen DRG-Fallgruppensystems soll im Folgenden am **Beispiel** der im Katalog 2012 enthaltenen DRGs B02A bis B02D erläutert werden (Abb. 8-4). Der an erster Stelle des Kodes stehende Buchstabe B zeigt an, dass es sich um eine DRG aus der Hauptdiagnosegruppe B (Krankheiten und Störungen des Nervensystems) handelt. Die Zahl 02 weist darauf hin, dass die entsprechende Erkrankung oder Verletzung mit einer chirurgischen Prozedur versorgt wird. Diese ersten drei Positionen des Kodes kennzeichnen die betreffende Basis-DRG. Basis-DRGs sind im Katalog aber nicht als gesondert abzurechnende DRG aufgelistet. Würde die in diesem Beispiel verwendete DRG nicht in Schweregradstufen unterteilt, erhielte sie in der vierten Position ein Z, und es wäre für sie im Katalog auch nur eine Bewertungsrelation ausgewiesen.

In dem hier verwendeten Beispiel wird die Basis-DRG in vier Schweregradstufen unterteilt. Dafür stehen die Buchstaben A, B, C und D auf der vierten Position des Kodes. Der Buchstabe A gibt den höchsten Schweregrad an, der Buchstabe B den zweithöchsten etc. Zur besseren Verdeutlichung wurde der Teil der Definition, der den Schweregrad kennzeichnet – anders als im Katalog – kursiv gesetzt. Die für jede Schweregradstufe im DRG-Katalog ausgewiesene Bewertungsrelation soll den unterschiedlichen Behandlungsaufwand relativ zu anderen DRGs anzeigen.

Die Differenzierung in die verschiedenen Schweregradstufen erfolgt im Katalog durch die Angabe, ob besondere, mit höherem Ressourcen-

Kode			Sprachliche Definition	Bewertungs-relation
B			Hauptdiagnosegruppe B: Krankheiten und Störungen des Nervensystems	
	02		Chirurgische Prozedur: Komplexe Kraniotomie oder Wirbelsäulen-Operation	
B	02	A	Schweregrad A: Komplexe Kraniotomie oder Wirbelsäulen-Operation *mit Strahlentherapie, mehr als 8 Bestrahlungen, bei bestimmter Neubildung des Nervensystems*	10,281
B	02	B	Schweregrad B: Komplexe Kraniotomie oder Wirbelsäulen-Operation *mit Strahlentherapie, mehr als 8 Bestrahlungen oder Alter < 6 Jahre oder Alter < 18 Jahre mit großem intrakraniellen Eingriff und äußerst schweren CC, bei bestehender Neubildung des Nervensystems oder mit bestehendem Eingriff am Schädel*	7,194
B	02	C	Schweregrad C: Komplexe Kraniotomie oder Wirbelsäulen-Operation, *Alter < 6 Jahre oder Alter < 18 Jahre mit großem intrakraniellen Eingriff und äußerst schweren CC, bei bestehender Neubildung des Nervensystems oder mit bestehendem Eingriff am Schädel*	4,225
B	02	D	Schweregrad D: Komplexe Kraniotomie oder Wirbelsäulen-Operation *ohne Strahlentherapie, Alter > 5 Jahre oder ohne äußerst schwere CC, ohne bestimmten Eingriff am Schädel, ohne komplizierende Konstellation, ohne verschiedenartige komplexe Prozedur*	3,228

Abbildung 8-4: Kodierlogik des deutschen DRG-Systems am Beispiel der Basis-DRG B02 (Fallpauschalenkatalog 2012); eigene Darstellung

Anmerkungen: «Kraniotomie» ist die medizinische Bezeichnung für eine operative Öffnung des Schädels; die Abkürzung «CC» steht für «Comorbidity or Complications»

aufwand verbundene Diagnosen vorliegen oder bestimmte Prozeduren angewendet wurden, oder ob andere gruppierungsrelevante Merkmale vorliegen (beispielsweise das Über- oder Unterschreiten eines bestimmten Alters). Bei der Bestimmung von Schweregradstufen haben in den letzten Jahren Prozeduren zunehmend an Bedeutung gewonnen, sodass sich das DRG-System im Grunde von einem diagnoseorientierten zu einem prozedurenorientierten System entwickelt hat.

An dem hier vorgestellten Beispiel wird auch deutlich, dass entscheidendes Kriterium für Fallgruppenbildung und Zuordnung einzelner

Patienten zu einzelnen DRGs nicht ein möglichst hohes Maß an Ähnlichkeit der Diagnose und medizinischen Versorgung ist. DRG-Fallpauschalen sind als Vergütungen in erster Linie ökonomische Größen. Sie sollen dazu dienen, Fälle mit annähernd gleich hohen Kosten zu einer Gruppe zusammenzufassen. Primäre Anforderung an DRG-Fallgruppen ist von daher auch, dass die in einer DRG zusammengefassten Fälle möglichst gleich hohe Kosten aufweisen. In der Fachdiskussion wird diese Eigenschaft «Kostenhomogenität» genannt. Medizinische Homogenität der Fallgruppen ist nachrangig, sie soll vor allem zur Akzeptanz des Vergütungssystems bei den Anwendern im Krankenhausalltag beitragen. Aus ökonomischer Sicht könnten auch Fallgruppen gebildet werden, in die Fälle aus mehreren unterschiedlichen medizinischen Fachdisziplinen eingruppiert werden, sofern diese Fälle ungefähr gleich hohe Kosten aufweisen.

8.4.5 Zweistufiges System der Preisbildung

Die Höhe der DRG-Fallpauschalen ergibt sich aus einem zweistufigen Preisbildungsverfahren. Auf einer ersten Stufe werden zunächst für jede DRG bundesweit geltende sogenannte Bewertungsrelationen gebildet und im Fallpauschalenkatalog ausgewiesen. Die **Bewertungsrelationen** drücken nur die ermittelte durchschnittliche Kostenintensität der jeweiligen DRG im Verhältnis zu den anderen DRGs aus. Die Versorgung von Patienten einer mit 2,0 bewerteten DRG ist demnach im Durchschnitt doppelt so kostenaufwendig wie die von Patienten einer mit 1,0 bewerteten DRG. Die Ermittlung der Bewertungsrelationen erfolgt bislang auf Grundlage der Ist-Kosten einer Auswahl von Krankenhäusern, die in jährlichen Kalkulationsrunden erhoben werden. Die Durchführung der Kalkulationsrunden und Auswertung der Daten liegt in der Verantwortung eines gemeinsamen von Krankenkassen und DKG getragenen DRG-Instituts.[179]

Die Übersetzung der Bewertungsrelationen in Preise erfolgt in einem zweiten Schritt auf Grundlage einer monetären Bewertung der

---

179 InEK: Institut für das Entgeltsystem im Krankenhaus (www.entgeltsystem.de)

Bewertungsrelation	x	Basisfallwert	=	DRG-Fallpauschale
1,0	x	2 500 €	=	2 500 €
2,0	x	2 500 €	=	5 000 €
4,0	x	2 500 €	=	10 000 €
6,0	x	2 500 €	=	15 000 €

Abbildung 8-5: Prinzip der Preisbildung im DRG-System (Berechnungsbeispiel auf Grundlage fiktiver Zahlen)

Bewertungsrelation 1,0. Die in Euro bewertete 1,0 wird im deutschen DRG-System **Basisfallwert** genannt.[180] Aus der Multiplikation der im DRG-Katalog ausgewiesenen Bewertungsrelation mit dem für alle DRGs einheitlichen Basisfallwert ergibt sich die Höhe der für eine DRG abzurechnenden Fallpauschale (**Abb. 8-5**). Der Basisfallwert kann als eine Art Indikator für die durchschnittlichen Fallkosten betrachtet werden. Er ist mit ihnen aber nicht identisch, da der Basisfallwert keine rein rechnerische Größe ist, sondern das Ergebnis von Verhandlungen.

Beim Einstieg in die Konvergenzphase wurde für die Berechnung zunächst der jeweils krankenhauseigene Basisfallwert zugrunde gelegt. Ab 2005 erfolgte in Jahresschritten eine Angleichung an einen sogenannten **Landesbasisfallwert**, der – vereinfacht dargestellt – auf Grundlage der durchschnittlichen Kosten aller Krankenhäuser des Bundeslandes ermittelt und zwischen der jeweiligen Landeskrankenhausgesellschaft und den Landesverbänden der GKV sowie der PKV vereinbart wird. Bei den Landesbasisfallwerten ist zwar in den letzten Jahren eine gewisse Angleichung zu verzeichnen, sie weisen jedoch immer noch deutliche Unterschiede auf. Der niedrigste Landesbasisfallwert lag im Jahr 2005 bei 2612,31 Euro (Brandenburg), der höchste bei 2999,81 Euro (Berlin) und somit ca. 387 Euro oder ca. 15 % über dem

---

180 Neben der amtlichen Bezeichnung «Basisfallwert» sind in der Literatur und Praxis gelegentlich auch die synonym gebrauchten Begriffe «Baserate» und «Punktwert» anzutreffen. Statt des Begriffs «Bewertungsrelation» werden gelegentlich bedeutungsgleich auch die Begriffe «Kostengewicht› oder «Relativgewicht» benutzt.

niedrigsten. Im Jahr 2011 lag der niedrigste Landesbasisfallwert bei 2880 Euro (Mecklenburg-Vorpommern) und der höchste bei 3130,14 Euro und somit ca. 250 Euro oder ca. 9 % über dem niedrigsten.

Bei Einführung des DRG-Systems war ursprünglich geplant, dass die Landesbasisfallwerte in einer zweiten Konvergenzphase zu einem bundesweit einheitlichen Basisfallwert zusammengeführt werden. Mit dem KHRG 2009 wurde eine solche **Bundeskonvergenz** beschlossen. In einer ersten Phase sollte in den Jahren 2010 bis 2014 eine schrittweise Annäherung der Landesbasisfallwerte an einen Korridor um einen bundesweit einheitlichen Basisfallwert erfolgen. Die Obergrenze des **Basisfallwert-korridors** wurde auf +2,5 % des Bundesbasisfallwertes festgelegt, die Untergrenze auf −1,25 % (§ 10 Abs. 8 KHEntgG). In einer zweiten Phase sollte in den Jahren 2005 bis 2019 eine schrittweise Zusammenführung aller Landesbasisfallwerte zu einem für alle Krankenhäuser in Deutschland geltenden **Bundesbasisfallwert** stattfinden (§ 10 KHEntgG).

Die ab Oktober 2009 regierende CDU/CDU/FDP-Koalition einigte sich in ihrem Koalitionsvertrag jedoch auf die Ablehnung bundesweit einheitlicher Fallpauschalen und beschloss Ende 2010 im Rahmen des GKV-Finanzierungsgesetzes die Streichung der geplanten Bundeskonvergenz (Streichung § 10 Abs. 13 Satz 2 KHEntgG). Vorgesehen ist nun lediglich eine schrittweise Angleichung der unterschiedlich hohen Landesbasisfallwerte an einen Basisfallwertkorridor. Ein Bundesbasisfallwert wird zwar, wie im KHRG 2009 beschlossen, zwischen den Vertragsparteien auf Bundesebene vereinbart, er dient aber nur als Grundlage für die Bestimmung der oberen und unteren Grenze des Basisfallwertkorridors. Der Korridor soll lediglich dazu dienen, «Ausreißer» unter den Landesbasisfallwerten an die Korridorgrenzen heranzuführen und so zu einer gewissen Annäherung der Landesbasisfallwerte zu gelangen.

Der Basisfallwert ist im DRG-System nicht nur für die Berechnung der einzelnen DRG-Fallpauschalen eine zentrale Stellgröße, sondern auch für die Entwicklung der Gesamtausgaben für Krankenhausbehandlungen. Seitdem die krankenhausindividuellen Basisfallwerte vollständig abgelöst sind und die Landesbasisfallwerte für alle Krankenhäuser eines Bundeslandes gelten, entscheiden die Verhandlungen über den Landesbasisfallwert zu einem erheblichen Teil über die Entwicklung der Gesamtausgaben der Kostenträger und natürlich auch die Erlöse der

Bundesbasisfallwert und Basisfallwertkorridor für das Jahr 2012

- Bundesbasisfallwert 2012: 2991,53 Euro
- obere Korridorgrenze (+2,5 %): 3066,32 Euro
- untere Korridorgrenze (–1,25 %): 2954,14 Euro

Krankenhäuser. Bis 2012 galt für den Krankenhausbereich die durch das Gesundheitsstrukturgesetz 1993 eingeführte Anbindung der Vergütungen an die Entwicklung der beitragspflichtigen Einnahmen der Krankenkassenmitglieder je Mitglied (Veränderungsrate nach § 71 SGB V).

Nachdem diese Anbindung zuvor bereits für die vertragsärztliche und vertragszahnärztliche Versorgung abgeschafft und durch eine Morbiditätsorientierung abgelöst worden war, wurde sie ab 2013 auch für den Krankenhausbereich durch eine andere Bezugsgröße abgelöst. Für die Vereinbarung der Basisfallwerte ist ab 2013 ein sogenannter **Orientierungswert** zugrunde zu legen, der vom Statistischen Bundesamt jährlich berechnet und bis spätestens zum 30. September veröffentlicht wird (§ 10 Abs. 6 KHEntgG).

Ziel der Änderung ist nicht, die tatsächliche Kostenentwicklung im Krankenhausbereich vollständig abzubilden und zur Grundlage der Verhandlungen über die Basisfallwerte zu machen. Der neue Orientierungswert ist – wie der Begriff bereits deutlich macht – lediglich eine Orientierung für die Verhandlungen und er soll die Kostenstrukturen und -entwicklungen nur besser als die bisherige Veränderungsrate nach § 71 SGB V berücksichtigen (§ 10 Abs. 6 KHEntgG). Der Orientierungswert wird vom Statistischen Bundesamt auf Grundlage zeitnaher, bereits bestehender Routineerhebungen ermittelt (zur Berechungsmethodik vgl. Böhm et al. 2012; StBA 2012b).[181] Die Personalkosten-

---

181 Die im Rahmen der Krankenhausstatistik routinemäßig jährlich erhobenen Kostennachweise der Krankenhäuser schieden als nicht geeignet aus, da sie bedingt durch den aufwendigen Prozess der Datenaufbereitung nicht zeitnah, sondern erst im vierten Quartal des auf das Berichtsjahr folgenden Jahres verfügbar sind. So sind beispielsweise die Kostendaten für 2012 erst Ende 2013 verfügbar, der Basisfallwert für 2012 sollte jedoch bereits Ende 2011 vereinbart werden.

entwicklung wird auf Grundlage der Vierteljährlichen Verdiensterhebung[182] berechnet, und die Entwicklung der Sachkosten auf Grundlage vorliegender Preisstatistiken. Für das Jahr 2013 ergab die Berechnungsmethodik einen Orientierungswert von 2 %.

8.4.6 Budget- und Pflegesatzverhandlungen

Auch im DRG-System finden auf der Ebene des einzelnen Krankenhauses Budget- und Pflegesatzverhandlungen statt. Es gilt weiterhin das sogenannte **Individualprinzip**, nach dem jedes Krankenhaus Anspruch auf ein eigenes verhandeltes Budget hat (§ 18 Abs. 1 KHG). Insofern unterscheidet sich der Krankenhausbereich in diesem Punkt grundsätzlich vom Bereich der ambulanten ärztlichen Versorgung, für die von der zuständigen Kassenärztlichen Vereinigung eine Gesamtvergütung für alle Vertragsärzte mit den Krankenkassen vereinbart wird.

Für die **Budgetverhandlungen** gelten auch nach der Einführung des DRG-Systems die Grundzüge des bisherigen Pflegesatzverfahrens weiter, wenngleich sich die Verhandlungsgegenstände in zentralen Bereichen durch die Umstellung auf ein Fallpauschalensystem naturgemäß gewandelt haben.

Im Mittelpunkt der Budgetverhandlungen steht die Vereinbarung eines sogenannten Gesamtbetrages. Der **Gesamtbetrag** ist die Summe aller für den folgenden Budgetzeitraum vereinbarten Erlöse (§ 4 Abs. 3 KHEntgG). Er kann vereinfacht als das Gesamtbudget des Krankenhauses betrachtet werden. Die Erlöse ergeben sich im Wesentlichen aus der Multiplikation der Zahl der Leistungen mit den für die jeweiligen Leistungen vorgegebenen oder vereinbarten Vergütungen. Die Budgetverhandlungen sind somit vor allem Leistungsverhandlungen, in denen vereinbart wird, wie viele Leistungen ein Krankenhaus auf Kosten der Krankenkassen erbringen darf. In der Regel sind die Krankenhäuser an einer Ausweitung ihrer Leistungen interessiert und die Krankenkassen

---

182 Informationen zur Vierteljährlichen Verdiensterhebung sind auf einer gesonderten Internetseite der Statistischen Ämter verfügbar (http://www.verdiensterhebung.de).

müssen zur Vermeidung unkontrollierbarer Leistungsausweitungen, die mit dem Risiko der Ausgabensteigerungen verbunden sind, auf eine Begrenzungen der Leistungsentwicklung in den einzelnen Krankenhäusern achten.

Der Gesamtbetrag wird unterteilt in zwei Budgetbereiche (§ 3 KHEntG): Die Summe aller Erlöse aus DRG-Fallpauschalen, Zusatzentgelten und ergänzenden Entgelten – das sogenannte **Erlösbudget** (§ 4 KHEntG) – und einen Bereich für die noch nicht durch das DRG-Fallpauschalensystem erfassten Leistungen. Das Erlösbudget kann insofern auch als das eigentliche «DRG-Budget» bezeichnet werden.

Vertragsparteien der Budget- und Pflegesatzvereinbarung sind der Krankenhausträger und diejenigen Sozialleistungsträger, auf die im Jahr vor Beginn der Budgetverhandlungen mehr als 5 % der Belegungstage entfielen (§ 18 Abs. 2 KHG). Das Budget ist für zukünftige Zeiträume zu vereinbaren und der **Budgetzeitraum** ist üblicherweise das Kalenderjahr. Daraus ergibt sich im Grunde, dass die Verhandlungen im Herbst geführt werden sollten, damit die Vereinbarung auch zu Beginn des kommenden Kalenderjahrs in Kraft treten kann. Durch die zahlreichen gesetzgeberischen Eingriffe und die dadurch ausgelöste Rechtsunsicherheit war dieser Grundsatz in den letzten Jahren häufig nicht einzuhalten – die Budgetverhandlungen zogen sich nicht selten bis in die Mitte des Jahres hin, für die die Budgetvereinbarung gelten soll.

Kommt eine Budgetvereinbarung innerhalb von sechs Wochen, nachdem eine Vertragspartei zur Aufnahme von Verhandlungen aufgefordert hat, nicht zustande oder erklärt eine der Vertragsparteien die Verhandlungen für gescheitert, so setzt auf Antrag eine paritätisch besetzte Schiedsstelle die Entgelte fest (§ 18 Abs. 4 KHG). Das KHG schreibt für jedes Bundesland die Bildung einer **Schiedsstelle** vor, die mit Vertretern der Landeskrankenhausgesellschaft und der Landesverbände der Krankenkassen sowie einem gemeinsam bestellten neutralen Vorsitzenden besetzt ist (§ 18a KHG). Der Schiedsstelle gehört auch ein Vertreter der PKV an, der aber auf die Sitze der GKV angerechnet wird. Gegen die Entscheidung der Schiedsstelle können die Vertragsparteien vor dem Verwaltungsgericht klagen.

Sowohl die Budgetvereinbarung als auch die Schiedsstellenentscheidung müssen der zuständigen Landesbehörde zur **Genehmigung** vor-

gelegt werden. Von der Landesbehörde ist allerdings nur eine Rechtmäßigkeitsprüfung vorzunehmen.

Durch die Umstellung auf ein DRG-Fallpauschalensystem hat sich
auch die Bedeutung von **Kennzahlen** und **Leistungsindikatoren** für
die Budgetvereinbarung verändert. Im Pflegesatzsystem waren die
durchschnittliche Bettenbelegung und die durchschnittliche Verweildauer zentrale Leistungskennzahlen. Unter den Bedingungen eines
Fallpauschalensystems sind diese Kennzahlen relativ bedeutungslos geworden, da sie keinen maßgeblichen Einfluss mehr auf die Vergütung
und Budgetbemessung haben. Ökonomische Relevanz haben sie im
Grunde nur noch für die Krankenhausplanung und Investitionsförderung, sofern diese sich an Betten orientiert.

Im Mittelpunkt des Interesses stehen im DRG-System nunmehr
Kennzahlen, die Aussagen über die Fallstruktur, den durchschnittlichen Fallschweregrad und die bereinigten Fallkosten erlauben. Die
Leistungsfähigkeit und Wirtschaftlichkeit von Krankenhäusern wird
gegenwärtig vor allem anhand von zwei Kennzahlen diskutiert, die
auch für die Budgetbemessung von hoher Relevanz sind: Case-Mix und
Case-Mix-Index.

Die wichtigste Kennzahl des DRG-Systems ist der Case-Mix. Als
Case-Mix (CM) wird die Summe der Bewertungsrelationen aller behandelten Fälle einer Einrichtung bezeichnet. Der Case-Mix kann als
Kennzahl angesehen werden, die Auskunft über das Leistungsvolumen
eines Krankenhauses oder einer Abteilung gibt. Dabei ist allerdings zu
bedenken, dass die ihm zugrunde liegenden Bewertungsrelationen
keinen direkten Rückschluss auf die Leistungsintensität der behandelten Fälle erlauben. Bewertungsrelationen drücken lediglich das relative
Kostengewicht, die relative Kostenaufwendigkeit im Vergleich zu den
anderen DRGs aus. So kann ein Fall aufgrund eines sehr hohen Sach-
mitteleinsatzes (z. B. eines teuren Implantats) sehr kostenaufwendig
sein, aber nur relativ geringen Arbeitszeitaufwand erfordern.

Die zweite zentrale Kennzahl des DRG-Systems ist der Case-Mix-Index (CMI). Der **Case-Mix-Index (CMI)** resultiert aus der Division des
Case-Mix durch die Zahl der behandelten Fälle und gilt als Indikator
für die durchschnittliche Kostenaufwendigkeit der Fälle einer Einrichtung (**Abb. 8-6**). Je höher der CMI einer Einrichtung ist, desto höher ist

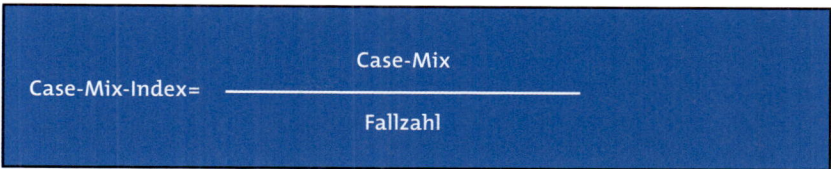

Abbildung 8-6: Ermittlung des Case-Mix-Index (CMI)

im Durchschnitt die Kostenaufwendigkeit der Fälle. Mit Einschränkungen kann der CMI auch als Indikator für den durchschnittlichen Fallschweregrad einer Einrichtung angesehen werden. Allerdings ist dabei zu bedenken, dass von der Kostenaufwendigkeit nicht direkt auf den Fallschweregrad geschlossen werden kann. Die Messung der Fallschwere erfolgt in dem bereits erwähnten System von Schweregradstufen.

Der CMI ist aber dennoch eine viel beachtete Kennzahl. So ist mit dem CMI erstmals eine Leistungskennzahl gegeben, die durchaus Rückschlüsse darauf zulässt, ob das Krankenhaus auch eine seinem Versorgungsauftrag und der im Krankenhausplan zugewiesenen Versorgungsstufe entsprechende Fallstruktur aufweist, oder ob es im Krankenhausplan herabbeziehungsweise heraufgestuft werden müsste. Durch die Umstellung auf DRGs werden folglich nicht nur die Budgetverhandlungen auf eine stärker leistungsbezogene Datengrundlage gestellt, sondern auch für die Krankenhausplanung sind neue und aufschlussreiche Daten verfügbar.

Bei der **Interpretation der neuen Kennzahlen** des Krankenhausbereiches ist generell Zurückhaltung geboten, da sie keineswegs so aussagekräftig und belastbar sind, wie dies vielfach angenommen wird. Das deutsche DRG-System befindet sich noch in der Entwicklung und weist zahlreiche Probleme und Mängel bei der sachgerechten Abbildung von Leistungen und Kosten auf. Die Leistungen der Hochschulkliniken wurden beispielsweise erst ab dem Fallpauschalenkatalog für 2004 in nennenswertem Umfang in die Kalkulation der Bewertungsrelationen einbezogen. Dies führte gegenüber dem Fallpauschalenkatalog des Jahres 2003 zu teilweise erheblichen Veränderungen am Fallgruppensystem und in der Bewertung zahlreicher

DRGs. Es wurde eine Reihe hoch bewertete DRGs neu eingefügt und die Bewertungsrelationen für bereits vorhandene DRGs zum Teil erheblich verändert. Werden aber neue Fallgruppen gebildet und die Bewertungsrelationen der bisherigen DRGs verändert, so verändern sich auch die krankenhausspezifischen Kennzahlen wie der Case-Mix, Basisfallwert oder Case-Mix-Index, ohne dass sich an der Leistungs- oder Kostenstruktur des einzelnen Krankenhauses etwas geändert haben muss. So führt im DRG-System die stärkere Berücksichtigung besonders behandlungsaufwendiger Fälle und die Anhebung der entsprechenden Bewertungsrelationen dazu, dass Krankenhäuser und Abteilungen, die diese Patienten versorgen, allein durch diese Veränderungen im Katalog einen höheren Case-Mix und Case-Mix-Index erzielen. In der Fachdiskussion wird dies als «**Katalogeffekt**» bezeichnet (vgl. u. a. Friedrich/Leclerque/Paschen 2007).

Auch für die nächsten Jahre sind weitere Anpassungen und Veränderungen des Fallgruppensystems und der Bewertungsrelationen zu erwarten, beispielsweise, weil besonders behandlungsaufwendige Fälle und eine Reihe von Spezialgebieten bislang noch nicht angemessen in Fallpauschalen abgebildet werden.

Da die Budgetvereinbarung auf Grundlage von Annahmen über Entwicklungen in einem zukünftigen Zeitraum abgeschlossen wird, ist damit zu rechnen, dass der tatsächlich erzielte Gesamtbetrag auch vom vereinbarten Betrag abweichen kann, weil das Krankenhaus entweder mehr oder weniger Erlöse erzielt. Solche Abweichungen können insbesondere durch höhere oder niedrigere Fallzahlen und/oder eine geänderte Fallstruktur entstehen. Beides hat direkte Auswirkungen auf die Höhe der Vergütungen und somit auch des Gesamtbetrages. Werden weniger Fälle und/oder im Durchschnitt leichtere Fälle versorgt, so kann dies dazu führen, dass die Summe der tatsächlich eingenommenen Erlöse unter dem vereinbarten Gesamtbetrag bleibt. Werden hingegen mehr und/oder höher bewertete Fälle versorgt, so können die Gesamterlöse nach Ablauf des Budgetzeitraums über dem vereinbarten Gesamtbetrag liegen.

Das Finanzierungsrecht sieht für beide Arten von Abweichungen sogenannte **Erlösausgleiche** vor (§ 4 KHEntgG). Erzielt ein Krankenhaus durch Mehrleistungen höhere Einnahmen als mit den Kassen vereinbart, so ist für die meisten Leistungsarten ein **Mehrerlösausgleich** in Höhe von 65 % vorgegeben. Die durch nicht vereinbarte Mehrerlöse erzielten Mehreinnahmen müssen folglich zu 65 % an die Krankenkassen zurückgezahlt werden.[183] Dies erfolgt in der Regel durch entsprechende Kürzung der Vergütungen eines folgenden Vereinbarungszeitraumes. Erreicht ein Krankenhaus den mit den Kassen vereinbarten Gesamtbetrag nicht, so hat es Anspruch auf einen **Mindererlösausgleich** von in der Regel 20 %. Die Krankenkassen müssen dem Krankenhaus somit 20 % der Differenz zwischen dem vereinbarten Gesamtbetrag und den tatsächlich erzielten Erlösen über einen folgenden Budgetzeitraum als Ausgleich für Mindereinnahmen zahlen.[184]

Mehrerlösausgleiche sollen dazu dienen, nicht mit den Krankenkassen vereinbarte Mengenausweitungen finanziell weniger attraktiv zu machen und damit möglichst zu verhindern. Mindererlösausgleiche sollen dazu dienen, Krankenhäusern die Erfüllung ihres Versorgungsauftrages auch bei rückläufigen Leistungszahlen zu ermöglichen. Ob und inwieweit diese Regelungen sinnvoll und wirksam sind, wird von Krankenhäusern und Krankenkassen aus naheliegenden Gründen sehr unterschiedlich beurteilt.

Auch für die Krankenhausversorgung gibt es eine **gemeinsame Selbstverwaltung**. Ein wesentlicher Unterschied zum System der ambulanten ärztlichen Versorgung besteht allerdings darin, dass aufseiten der Krankenhausträger keine Körperschaften des öffentlichen Rechts agieren, sondern privatrechtlich verfasste Vereine. Auf der Landesebene sind es **Landeskrankenhausgesellschaften** als freiwillige Zusammenschlüsse von Trägern zugelassener Krankenhäuser (§ 108a SGB V). Auf der Bundesebene ist es die **Deutsche Krankenhausgesellschaft** (DKG) als ebenfalls privatrechtlich verfasster Zusammenschluss der Landes-

---

183 Dem Prozentwert liegt die Einschätzung zugrunde, dass im Durchschnitt ca. zwei Drittel eines Krankenhausbudgets Fixkosten sind, die mit dem vereinbarten Gesamtbetrag bereits gedeckt wurden. Erbringt ein Krankenhaus Mehrleistungen, entstünden dadurch nur noch weitere variable Kosten, wie bspw. für Implantate, Verbandsmittel, Verpflegung etc.

184 Für bestimmte Gruppen von Patienten, wie beispielsweise schwer unfallverletzte oder brandverletzte Patienten, oder Fallpauschalen mit sehr hohem Sachkostenanteil gelten abweichende Prozentsätze.

krankenhausgesellschaften und weiterer wichtiger Verbände des Krankenhausbereiches. Zu den Mitgliedern der DKG gehören unter anderem der Städte- und Gemeindebund, das Diakonische Werk, der Caritas Verband, der Verband der Universitätsklinika Deutschlands und der Bundesverband Privater Krankenanstalten.

Auf der **Landesebene** ist die gemeinsame Selbstverwaltung in die Krankenhausplanung eingebunden und trifft wichtige Rahmenentscheidungen für die Budget- und Pflegesatzverhandlungen. Die Krankenhausplanung der Länder erfolgt unter Beteiligung der Landeskrankenhausgesellschaften und Landesverbände der GKV und PKV, die als «unmittelbar Beteiligte» in der Regel dem jeweiligen Krankenhausplanungsausschuss angehören. Zwar sind einvernehmliche Regelungen mit den unmittelbar Beteiligten nur «anzustreben» (§ 7 Abs. 1 KHG), allgemeine Praxis ist aber, dass die zuständigen Landesbehörden die wichtigen krankenhausplanerischen Entscheidungen im Konsens mit der gemeinsamen Selbstverwaltung treffen.

In die Budget- und Pflegesatzverhandlungen sind die Verbände der gemeinsamen Selbstverwaltung über die Konfliktregulierung eingebunden. Sie benennen die Mitglieder der Schiedsstelle und – soweit sie sich auf eine Person einigen können – auch den unabhängigen Vorsitzenden (§ 18a KHG). Im DRG-System erfährt die gemeinsame Selbstverwaltung auf Landesebene einen erheblichen Bedeutungszuwachs, da der landesweite Basisfallwert von ihr vereinbart werden muss (§ 10 KHEntG). Damit wird eine zentrale Kennzahl für die Berechnung der Fallpauschalen und somit auch der Krankenhausbudgets erstmals auf Landesebene vereinbart.

Auf der **Bundesebene** wird die gemeinsame Selbstverwaltung von der Deutschen Krankenhausgesellschaft und den Spitzenverbänden der GKV und PKV gebildet. Ihnen wurden in den letzten Jahrzehnten zunehmend mehr Aufgaben und Kompetenzen bei der Konkretisierung und Umsetzung von Gesetzen und Verordnungen übertragen und in verschiedenen Bereichen haben sie den Auftrag, gemeinsame Empfehlungen auszusprechen und vertragliche Vereinbarungen zu treffen sowie Grundsatzfragen zu klären. Ihre Vereinbarungen werden in der Regel durch Gesetz für alle zugelassenen Krankenhäuser und alle Krankenkassen als unmittelbar verbindlich erklärt.

Im DRG-System ist ihr Aufgaben- und Kompetenzbereich deutlich ausgeweitet und gestärkt worden. Wie bereits erwähnt, hatten die Spitzenverbände beispielsweise den Auftrag, dasjenige international bereits eingesetzte DRG-Fallgruppensystem auszuwählen, das als Vorbild für das deutsche DRG-System dienen sollte. Sie haben auch den Auftrag, das deutsche DRG-System kontinuierlich weiterzuentwickeln, sich auf einen jährlich zu überarbeitenden Fallpauschalenkatalog zu einigen und Grundsatzentscheidungen über die Vergütung von noch nicht mit DRG-Fallpauschalen sachgerecht zu finanzierenden Leistungen zu treffen (§ 9 KHEntG). Zur Unterstützung bei der Weiterentwicklung des DRG-Systems haben die Verbände der gemeinsamen Selbstverwaltung ein gemeinsames DRG-Institut gegründet. Das **Institut für das Entgeltsystem im Krankenhaus** (InEK) trägt die Verantwortung für die jährlichen Kalkulationsrunden und die notwendigen Anpassungen des Fallgruppensystems. Es prüft und zertifiziert auch die Gruppierungssoftware für Krankenhäuser, die für die Falldokumentation und Abrechnung gegenüber den Kostenträgern eingesetzt werden darf.

Sofern sich die gemeinsame Selbstverwaltung auf Bundesebene nicht einigen kann – was in den zentralen Fragen bereits mehrfach geschah –, liegt die Verantwortung für eine entsprechende Regelung beim Bundesministerium für Gesundheit. Das Ministerium muss in diesem Fall im Rahmen einer sogenannten «Ersatzvornahme» für die betreffenden Bereiche eine Verordnung erlassen.

8.5 Versorgung von Privatpatienten

Die Unterbringung und Versorgung von Privatpatienten erfolgt entweder auf gesonderten Privatstationen oder in Ein- bzw. Zweibettzimmern auf Normalstationen. Für die für Privatpatienten erbrachten **allgemeinen Krankenhausleistungen** gelten die gleichen Preise wie für GKV-Versicherte (DRG-Fallpauschalen etc.). Wie zuvor im Kapitel zur PKV dargestellt, gewähren die privaten Krankenversicherungen ihre Versicherungsleistungen grundsätzlich nicht als Sachleistungen, sondern als **Kostenerstattung**. Diesem Grundsatz folgend erhalten privat Versicherte vom Krankenhaus eine Rechnung und sind Schuldner dieser Rechnung. Sie reichen die Rechnung ihrer Versicherung ein und erhalten den im Versicherungsvertrag vereinbarten Teil der Kosten erstattet.

Da die Kosten einer Krankenhausbehandlung mehrere Tausend, teilweise auch mehrere Zehntausend Euro betragen und die finanzielle Leistungsfähigkeit vieler PKV-Versicherter übersteigen können, weicht ein Teil der privaten Krankenversicherungen bei dieser Versicherungsleistung vom Kostenerstattungsprinzip ab. Sie gewähren die allgemeinen Krankenhausleistungen ebenso wie die GKV als **Sachleistung**. Auf Grundlage von Einzelverträgen zwischen der jeweiligen privaten Krankenversicherung und dem einzelnen Krankenhaus wird das Krankenhaus berechtigt, seine Leistungen direkt mit der Krankenversicherung abzurechnen. Der Versicherte erhält somit für die allgemeinen Krankenhausleistungen keine Rechnung.

Anders verhält es sich bei den sogenannten «**Wahlleistungen**». Es werden zwei Arten von Wahlleistungen unterschieden, die Wahlleistung «Unterkunft» und die Wahlleistung «Ärztliche Leistungen». Wie der Begriff bereits andeutet, müssen Privatpatienten bei einer Krankenhausbehandlung nicht zwingend diese Leistungen in Anspruch nehmen. Sie können sich auch ohne Wahlleistungen wie Kassenpatienten versorgen lassen. Die PKV bietet dementsprechend auch Tarife ohne Wahlleistungen bei einer Krankenhausbehandlung an, der Regelfall ist allerdings der Abschluss von Versicherungsverträgen mit beiden Arten von Wahlleistungen. Da Wahlleistungen im Krankenhaus seit einigen Jahren vielfach nicht mehr beihilfefähig sind, müssen Beamte entsprechende Leistungen seitdem zu 100 % selbst über eine private Krankenversicherung absichern. Wahlleistungen können auch von GKV-Versicherten in Anspruch genommen werden, sofern sie eine entsprechende private Zusatzversicherung abgeschlossen haben. Sie erhalten dann ebenso wie Privatpatienten für in Anspruch genommene Wahlleistungen eine gesonderte Rechnung, die sie ihrer PKV zur Kostenerstattung einreichen können.

Die «**Wahlleistung Unterkunft**» beinhaltet vor allem die Unterbringung in einem Ein- oder Zweibettzimmer sowie gegebenenfalls weitere «Komfortleistungen» für den Bereich Unterkunft und Verpflegung. Das einzelne Krankenhaus ist grundsätzlich frei in seiner Preisgestaltung. Die Deutsche Krankenhausgesellschaft und der PKV-Verband haben allerdings eine gemeinsame Empfehlung vereinbart (DKG/PKV 2010), an der sich sowohl Krankenhäuser als auch PKV-Unternehmen orientieren. Die Empfehlung soll insbesondere sicherstellen, dass bestimmte Standards eingehalten werden und die Preise in einem angemessenen Verhältnis zur Qualität der Leistungen stehen. Die Vergütung für Unterkunftsleistungen besteht aus einem Basispreis für die Unterbringung in einem Ein- oder Zweibettzimmer und Komfortzuschlägen für gesonderte Komfortleistungen. Komfortleistungen können beispielsweise die Bereitstellung eines Telefons, eines Farbfernsehers, eines Safes oder eine besondere Zusatzverpflegung sein (DKG/PKV 2010).

Die Wahlleistung «**Ärztliche Leistungen**» beinhaltet die Behandlung durch Chefärzte oder Oberärzte, die zur Privatliquidation berechtigt sind. Wird diese Wahlleistung in Anspruch genommen, kann sie nicht auf einzelne Ärzte beschränkt werden. Jeder liquidationsberechtigte Arzt des behandelnden Krankenhauses kann Leistungen, die von ihm für den Patienten erbracht wurden und nicht Bestandteil der allgemeinen Krankenhausleistungen sind, dem Privatpatienten gesondert in Rechnung stellen. Privatpatienten erhalten nach einer Krankenhausbehandlung somit nicht nur vom unmittelbar behandelnden Chefarzt eine Rechnung, sondern gegebenenfalls auch von den Chefärzten des Labors, der Röntgenabteilung, von konsiliarisch hinzugezogenen Chefärzten anderer Abteilungen etc. Grundlage der Vergütung wahlärztlicher Leistungen im Krankenhaus ist die Gebührenordnung für Ärzte beziehungsweise die Gebührenordnung für Zahnärzte.

Ob tatsächlich die Chefärzte oder Oberärzte mit den Privatpatienten abrechnen oder das Krankenhaus, ist abhängig davon, ob es sich bei den Chefarztverträgen um Alt- oder Neuverträge handelt. Chefärzte mit **Altverträgen** rechnen ihre Leistungen mit Privatpatienten direkt ab. Sie müssen allerdings aus ihren Einnahmen dem Krankenhaus ein sogenanntes **Nutzungsentgelt** für die Nutzung der sachlichen und personellen Ausstattung des Krankenhauses sowie einen **Vorteilsausgleich** für die dem Krankenhaus entgangenen Einnahmen zahlen. In **Neuverträgen** behält sich in der Regel das Krankenhaus das Recht zur Abrechnung wahlärztlicher Leistungen vor und gewährt den liquidationsberechtigten Ärzten zum Ausgleich eine Beteiligung an den Wahlleistungseinnahmen.

Wie bereits erwähnt, erfolgt die Versorgung von Privatpatienten in der Regel auf Privatstationen oder in Ein- beziehungsweise Zweibettzimmern der Normalstationen des Krankenhauses. In den letzten Jahren wurde jedoch mit der Gründung sogenannter «Privatkliniken» eine neue Form der Versorgung von Privatpatienten eingeführt, die zu Konflikten zwischen der PKV und den betreffenden Krankenhausträgern geführt hat und die Politik zur Intervention veranlasste. Als «**Privatklinik**» werden Einrichtungen bezeichnet, in denen ausschließlich Privatpatienten versorgt werden. Diese Einrichtungen sind weder in den Krankenhausplan des Landes aufgenommen, noch haben sie einen Versorgungsvertrag mit den Krankenkassen. Es handelt sich in der Regel um die Einrichtung eines Plankrankenhauses, die rechtlich verselbständigt aber teilweise noch nicht einmal baulich von diesem getrennt ist. Da solche Privatkliniken weder in den Krankenhausplan aufgenommen sind, noch einen Versorgungsvertrag mit den Krankenkassen haben, fallen sie nicht in den Anwendungsbereich des Krankenhausentgeltgesetzes und sind vollkommen frei in ihrer Preisgestaltung. Dies gilt nicht nur für die Wahlleistungsentgelte, sondern auch für die Preise der allgemeinen Krankenhausleistungen. Sie können somit auch deutlich höhere Fallpauschalen verlangen, als es die Multiplikation von Bewertungsrelation und Landesbasisfallwert ergibt. Genau dies war und ist offensichtlich auch Zweck der Gründung solcher Privatkliniken. Private Krankenversicherungen weigern sich allerdings in der Regel, die über den üblichen Vergütungen liegenden Preise zu bezahlen. Insofern ist die Behandlung in einer solchen Privatklinik für Patienten mit erheblichen finanziellen Risiken verbunden. Wer in eine solche Privatklinik verlegt wird, muss damit rechnen, dass die private Krankenversicherung nur die im DRG-System üblichen Vergütungen sowie die zwischen DKG und PKV-Verband empfohlene Höhe der Wahlleistungsentgelte erstattet. Die im Fall einer aufwändigen Krankenhausbehandlung verbleibende erhebliche Differenz müssen privat Versicherte allein tragen.

Da die PKV das Geschäftsmodell dieser Privatkliniken nicht akzeptiert und deren Preise für überhöht hält, hat der PKV-Verband einen

Musterprozess gegen den Helios-Klinikkonzern geführt, den er allerdings in letzter Instanz verlor. Auf Drängen der PKV intervenierte daraufhin die Regierungskoalition und beschloss im Rahmen des GKV-Versorgungsstrukturgesetzes, dass ab dem 1. Januar 2012 für die Behandlung in Einrichtungen, die mit dem Krankenhaus organisatorisch verbunden sind und in räumlicher Nähe zu ihm liegen, für die allgemeinen Krankenhausleistungen keine höheren Entgelte verlangt werden dürfen, als das DRG-System oder die Bundespflegesatzverordnung vorsehen (§ 17 Abs. 1 KHG). Ob damit dem Geschäftsmodell der «Privatkliniken» ein Ende gesetzt wurde oder die betreffenden Kliniken Ausweichmöglichkeiten finden, werden sicher erst die nächsten Jahre zeigen.

8.6 Zusammenfassung: Der Regelkreis der stationären Krankenversorgung

Abschließend wird die Struktur und Funktionsweise der Krankenhausversorgung noch einmal in konzentrierter Form zusammengefasst (**Abb. 8-7**).

Versicherte der GKV haben einen **gesetzlichen Anspruch auf Krankenhausbehandlung**, die alle medizinisch notwendigen Leistungen umfasst. Voraussetzung für eine vollstationäre Krankenhausbehandlung ist in der Regel die Verordnung von Krankenhausbehandlung durch einen niedergelassenen Arzt und die Feststellung der Notwendigkeit von Krankenhausbehandlung durch den aufnehmenden Krankenhausarzt.

GKV-Versicherte haben prinzipiell die freie Wahl unter allen zur ihrer Versorgung zugelassenen Krankenhäusern. Ist in der Verordnung für Krankenhausbehandlung jedoch ein bestimmtes Krankenhaus genannt und wählen sie ohne zwingenden Grund ein anderes, so kann ihnen die Krankenkasse dadurch entstehende Mehrkosten in Rechnung stellen.

Zur Versorgung von Versicherten der GKV zugelassen sind alle Krankenhäuser, die in den Krankenhausplan des jeweiligen Bundeslandes aufgenommen sind (Plankrankenhäuser) sowie alle Hochschul-

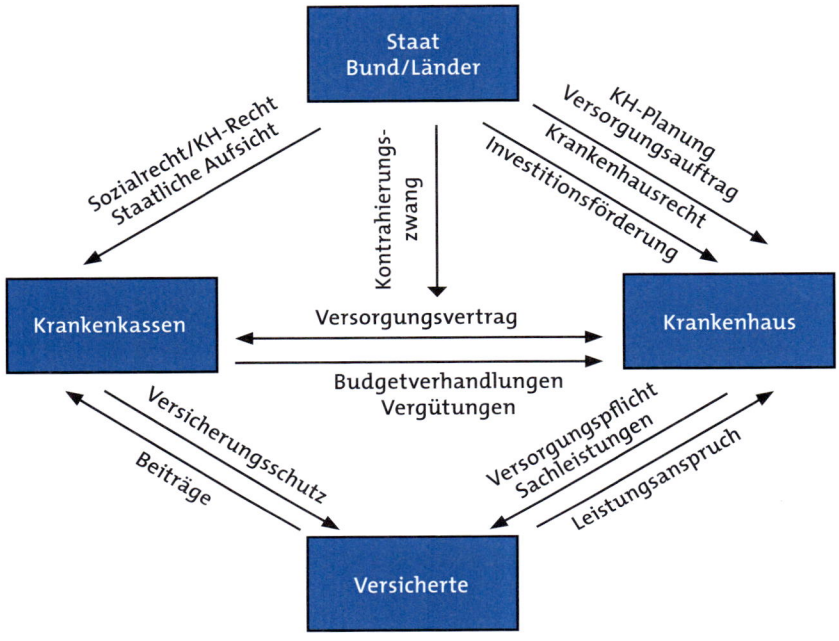

Abbildung 8-7: Regelkreis der Krankenhausversorgung

kliniken. Ist ein Krankenhaus weder Hochschulklinik noch in den Krankenhausplan aufgenommen, so kann es durch einen gesondert mit den Landesverbänden der GKV abzuschließenden Versorgungsvertrag zugelassen werden (Vertragskrankenhaus). Mit der Aufnahme in den Krankenhausplan beziehungsweise das Hochschulverzeichnis oder durch den Abschluss eines Versorgungsvertrages übernehmen Krankenhäuser einen **Versorgungsauftrag** für eine bestimmte Versorgungsregion und bestimmte medizinische Fachgebiete. Sie sind im Rahmen ihres Versorgungsauftrages zur Behandlung von Versicherten verpflichtet und erhalten dafür gegenüber den Krankenkassen einen Anspruch auf leistungsgerechte Entgelte.

Die Benutzerentgelte dürfen jedoch keine Vergütungen für Investitionskosten beinhalten, da diese im Rahmen einer dualen Finanzierung aus Steuermitteln gefördert werden. Die in den Krankenhausplan des

Landes aufgenommenen Krankenhäuser erhalten als Gegenleistung für die Übernahme eines im Krankenhausplan definierten Versorgungsauftrages öffentliche **Investitionsförderung**. Kleinere und mittlere Investitionsvorhaben werden über pauschale Beträge gefördert, größere Vorhaben über einzeln zu beantragende Fördermaßnahmen, sofern sie in ein mehrjähriges Investitionsprogramm des Landes aufgenommen wurden.

Über Art und Umfang von Leistungen sowie die Höhe der krankenhausspezifischen Entgelte verhandelt das Krankenhaus jährlich mit den Landesverbänden der Krankenkassen. Seit der Umstellung des **Entgeltsystems** auf ein DRG-Fallpauschalensystem steht im Mittelpunkt der jährlichen Budgetverhandlungen die Vereinbarung von Fallzahlen für die einzelnen Fallgruppen. Für welche Leistungen welche DRG-Fallpauschalen zu berechnen sind, ist für alle Krankenhäuser in einem bundesweit geltenden Fallpauschalenkatalog verbindlich festgelegt. Für noch nicht über DRG-Fallpauschalen sachgerecht vergütete Leistungen können auch andere Entgelte krankenhausindividuell vereinbart werden.

Die Höhe der vom Krankenhaus in Rechnung zu stellenden Fallpauschale ergibt sich aus der Multiplikation einer im Fallpauschalenkatalog für die jeweilige DRG ausgewiesenen Bewertungsrelation mit dem Landesbasisfallwert. Der Landesbasisfallwert wird zwischen der Landeskrankenhausgesellschaft und den Landesverbänden der GKV und PKV vereinbart.

Können sich die Vertragsparteien der **Budgetvereinbarung** nicht einigen, so entscheidet eine von der Landeskrankenhausgesellschaft und den Landesverbänden gebildete Schiedsstelle. Gegen die Schiedsstellenentscheidung kann jede der Vertragsparteien vor dem Verwaltungsgericht klagen. Die Budgetvereinbarung beziehungsweise Schiedsstellenentscheidung muss der zuständigen Landesbehörde zur Genehmigung vorgelegt werden. Dabei ist von der Behörde allerdings nur die Rechtmäßigkeit der Vereinbarung oder der Schiedsstellenentscheidung zu prüfen. Auch die Vereinbarung über den landesweiten Basisfallwert bedarf der Genehmigung durch die Landesbehörde, nicht zuletzt auch wegen seiner zentralen Bedeutung für die Bemessung der einzelnen Krankenhausbudgets und damit auch der Erreichbarkeit krankenhausplanerischer Ziele des Landes.

Wesentliche Grundsatzentscheidungen über die Weiterentwicklung des DRG-Systems wurden vom Gesetzgeber auf die gemeinsame Selbstverwaltung übertragen (Abb. 8-8). Die Spitzenverbände sollen nicht nur den Fallpauschalenkatalog fortentwickeln, sich auf die Bewertungsrelationen einigen und grundlegende Festlegungen für die übrigen Entgelte treffen, sondern beispielsweise auch gemeinsame Empfehlungen für die Vereinbarung der Landesbasisfallwerte aussprechen. Sofern sich die Spitzenverbände nicht einigen können, hat das zuständige Bundesministerium die entsprechenden Bereiche über Verordnungen zu regeln.

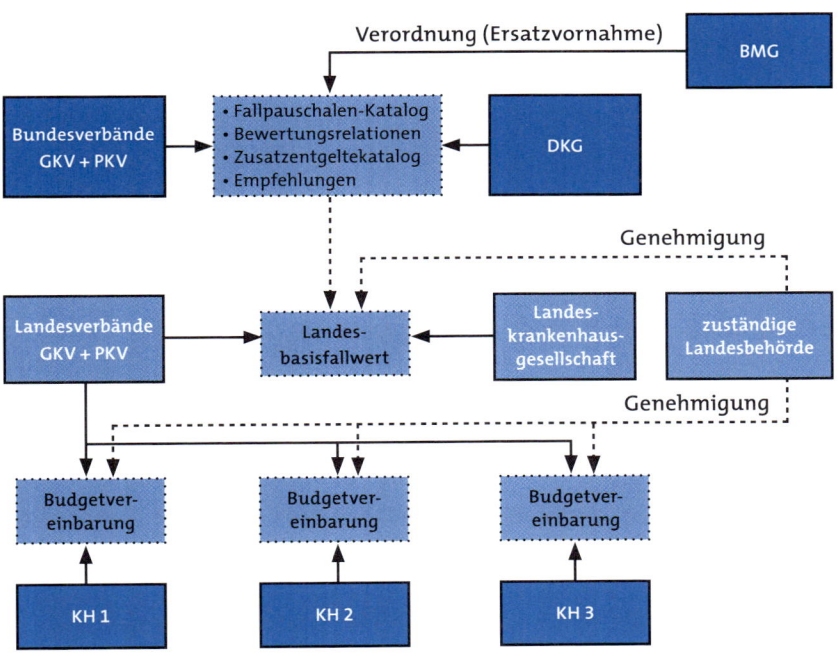

Abbildung 8-8: Entscheidungsebenen im DRG-System

Literatur

Daten der Krankenhausversorgung

In Tabellenform aufbereitete Daten zur Krankenhausversorgung bietet die Internetseite des Statistischen Bundesamtes zur Gesundheitsberichterstattung (http://gbe-bund. de). Darüber hinaus sind jährlich erscheinende Fachserien zum Krankenhausbereich auf der Internetseite des Statistischen Bundesamtes in elektronischer Form verfügbar (https://www.destatis.de).

Deutsche Krankenhausgesellschaft (lfd. Jge.): Zahlen, Daten, Fakten. Düsseldorf: Deutsche Krankenhaus Verlagsgesellschaft.

Krankenhausplanung und Investitionsförderung

Die Deutsche Krankenhausgesellschaft bietet auf ihrer Internetseite eine regelmäßig aktualisierte Übersicht über den Stand der Krankenhausplanung und Investitionsförderung in den Bundesländern.

Deutsche Krankenhausgesellschaft (2012): Bestandsaufnahme zur Krankenhausplanung und Investitionsfinanzierung in den Bundesländern. Stand: Juli 2012. Online verfügbar unter: http://www.dkgev.de/dkg.php/cat/159/aid/9644/title/Bestandsaufnahme_zur_Krankenhausplanung_und_Investitionsfinanzierung_in_den_Bundeslaendern (2. Oktober 2012).

Krankenhausrecht/Krankenhausfinanzierung

Münzel, Hartmut; Zeiler, Nicola (2010): Krankenhausreicht und Krankenhausfinanzierung. Stuttgart: Kohlhammer.
Schlottmann, Nicole (2012): Pauschalierendes Entgeltsystem für die Psychiatrie und Psychosomatik. Materialien und Erläuterungen plus aktuelle Beiträge. Düsseldorf: Deutsche Krankenhaus Verlagsgesellschaft.
Szabados, Tibor (2009): Krankenhäuser als Leistungserbringer in der gesetzlichen Krankenversicherung. Heidelberg: Springer.
Tuschen, Karl Heinz/Trefz, Ulrich (2009): Krankenhausentgeltgesetz. Kommentar mit einer umfassenden Einführung in die Vergütung stationärer Krankenhausleistungen. 2., aktualisierte Auflage. Stuttgart: Kohlhammer.

DRG-System

o. A. (2009): Lexikon des G-DRG-Systems. Düsseldorf: Deutsche Krankenhaus Verlagsgesellschaft.

Metzger, F. (2004): DRGs für Einsteiger. Lösungen für Kliniken im Wettbewerb. Stuttgart: Wissenschaftliche Verlagsgesellschaft.

Rapp, Boris (2010): Praxiswissen DRG. Optimierung von Strukturen und Abläufen. Stuttgart: Kohlhammer.

Eine sehr empfehlenswerte Internetseite mit Materialien zum G-DRG-System ist die Seite der DRG-Research Group der Universität Münster (http://drg.uni-muenster.de). Beiträge zu neueren Entwicklungen und zentralen Themen des Krankenhausbereichs bietet ein unter dem Titel «Krankenhaus-Report» jährlich neu erscheinender Sammelband.

9 Die Pflegeversicherung

Nachdem die drei wichtigsten Bereiche der medizinischen Versorgung vorgestellt wurden, soll im Folgenden das System der ambulanten und stationären pflegerischen Versorgung in seinen Grundzügen erläutert werden. Da für diesen Versorgungsbereich eine eigenständige, noch relativ junge Sozialversicherung – die Pflegeversicherung – zuständig ist, wird zunächst auf die Entstehung und auf die Grundzüge der Pflegeversicherung eingegangen. Daran schließt sich eine Darstellung der ambulanten Pflege durch Sozialstationen und ambulante Pflegedienste sowie der stationären Pflege durch Pflegeheime an.

Seit Anfang der 1970er-Jahre wurde in der alten Bundesrepublik Deutschland über die Notwendigkeit einer **sozialen Absicherung bei Pflegebedürftigkeit** diskutiert (vgl. u. a. Bäcker 1990; Gerlinger/Röber 2009; Meyer 1996; Rothgang 1997; Simon 2000b). Da pflegerische und hauswirtschaftliche Versorgung im Falle einer Pflegebedürftigkeit bis 1991 nicht Bestandteil des Leistungskataloges der gesetzlichen Krankenversicherung war, mussten Pflegebedürftige oder ihre Angehörigen die Kosten einer ambulanten oder stationären Langzeitpflege selbst tragen. Erst wenn deren finanzielle Leistungsfähigkeit erschöpft war, trat die Sozialhilfe als letztes Sicherungssystem der sozialen Sicherung ein und übernahm die anfallenden Kosten der ambulanten oder stationären Pflege. Dies führte seit Ende der 1960er-Jahre insbesondere im Falle einer Heimunterbringung immer häufiger dazu, dass ältere Menschen infolge von Pflegebedürftigkeit zu Sozialhilfeempfängern wurden. Dadurch wiederum wurden die Kommunen als Träger der örtlichen Sozialhilfe zunehmend belastet.

Zwar wurde parteiübergreifend eine soziale Absicherung bei Pflegebedürftigkeit als notwendig anerkannt, in welcher Form die Absicherung erfolgen sollte, war allerdings umstritten. In der Diskussion wurden im Wesentlichen drei Modelle der Absicherung vertreten (Meyer
1996):

- **Sozialversicherungsmodell:** Absicherung im Rahmen der Sozialversicherung, entweder als Teil des Leistungskataloges der gesetzlichen Krankenversicherung oder durch einen neuen, eigenständigen
  Zweig der Sozialversicherung. Zentrale Merkmale dieses Modells
  sind: Beitragsfinanzierung, Leistungsanspruch durch Mitgliedschaft
  und Beitragszahlung, keine Bedürftigkeitsprüfung.

- **Leistungsgesetz des Bundes:** gesetzlicher Anspruch auf Versor-
  gungsleistungen im Rahmen eines Pflegeleistungsgesetzes des Bundes. Zentrale Merkmale: Finanzierung durch Steuermittel, Leistungsanspruch für alle Staatsbürger, Leistungen nur bei Bedürftigkeit
  (Prüfung der Einkommensverhältnisse, gegebenenfalls Rückgriff
  auf die Angehörigen analog zur Sozialhilfe).

- **Private Vorsorge:** gesetzliche Pflicht zur privaten Vorsorge gegen
  das Risiko der Pflegebedürftigkeit, Absicherung über private Zusatzversicherungen. Zentrale Merkmale: Beitragsfinanzierung durch
  einen einkommensunabhängigen, risikoäquivalenten Beitrag, individuell vertraglich vereinbarter Leistungsumfang.

Da auch innerhalb der Regierungskoalition in den 1980er-Jahren unterschiedliche Vorstellungen existierten, konnten sich die Koalitions-
parteien zunächst nur auf eine Übergangslösung einigen. Im Rahmen
der Gesundheitsreform 1989 wurde der Leistungskatalog der GKV um
«Leistungen bei Schwerpflegebedürftigkeit» erweitert, die jedoch erst
ab dem 1. Januar 1991 gewährt werden sollten (§ 53–57 SGB V i. d. F. d.
Gesundheitsreformgesetzes 1989). Erst Mitte der 1990er-Jahre fiel
schließlich die endgültige Entscheidung, und zwar für das Sozialversicherungsmodell. Das 1994 verabschiedete Pflegeversicherungsgesetz
führte die gesetzliche Pflegeversicherung als neuen Zweig der sozialen
Sicherung ein und strich die Leistungen bei Schwerpflegebedürftigkeit

wieder aus dem Leistungskatalog der Krankenkassen, da diese nun durch die Pflegeversicherung finanziert wurden.

Die Einführung der Pflegeversicherung erfolgte in mehreren Stufen. Ab dem 1. Januar 1995 wurde zunächst nur ein Beitrag in Höhe von 1 % der beitragspflichtigen Einkommen erhoben, ohne dass diesem zugleich auch Leistungen gegenüber standen. Die Erhebung von Beiträgen bereits zum 1. Januar 1995 sollte dazu dienen, ein Finanzpolster zum Ausgleich von Einnahmen- und Ausgabenschwankungen anzulegen. Die Leistungen der Pflegeversicherung wurden zeitversetzt und in zwei Schritten eingeführt. Seit dem 1. April 1995 gewährt die Pflegeversicherung Leistungen für die ambulante Pflege (erste Stufe) und seit dem 1. Juli 1996 Leistungen der vollstationären Pflege in Heimen (zweite Stufe).

Zugleich mit der Einführung der Leistungen für vollstationäre Pflege wurde auch der Beitragssatz auf 1,7 % angehoben.

Die gesetzliche Pflegeversicherung weist gegenüber der gesetzlichen Krankenversicherung eine bedeutende Besonderheit auf. Erstmals wurde vom Gesetzgeber eine **allgemeine Versicherungspflicht** für fast alle Bürger verfügt. Durch das Pflegeversicherungsgesetz sind nicht nur die Mitglieder der gesetzlichen Krankenversicherung einer Versicherungspflicht unterworfen, sondern auch die Versicherten der privaten Krankenversicherung (§ 1 Abs. 2, § 20 und 23 SGB XI). Lediglich Personen, die weder in einer Krankenkasse noch einer privaten Krankenversicherung versichert waren, waren nicht erfasst.

Durch die Vorgabe einer gesetzlichen Versicherungspflicht auch für die privat Versicherten griff die bisherige Unterscheidung in «gesetzliche» und «private» Versicherung nicht mehr und neue Definitionen wurden eingeführt. Die für die Versicherten der gesetzlichen Krankenversicherung eingeführte Pflegeversicherung heißt gemäß § 1 Abs. 1 SGB XI **soziale Pflegeversicherung (SPV)** und die für privat Versicherte verpflichtend vorgegebene private Pflegeversicherung wird üblicherweise als **private Pflegepflichtversicherung (PPV)** bezeichnet.[185] Beide zusammen bilden die **gesetzliche Pflegeversicherung**. Da analog zur

---

185 Im SGB XI ist allerdings nur von einer «privaten Pflegeversicherung» die Rede (§ 1 Abs. 2 SGB XI).

gesetzlichen Krankenversicherung ca. 90 % der Bevölkerung in der sozialen Pflegeversicherung versichert sind, wird im Folgenden auch vorrangig auf die soziale Pflegeversicherung eingegangen. Besonderheiten der privaten Pflegepflichtversicherung werden in einem daran anschließenden Abschnitt angesprochen.

Träger der sozialen Pflegeversicherung sind die neu gegründeten **Pflegekassen**, die bei den Krankenkassen angesiedelt wurden (§ 1 Abs. 3 SGB XI). Jede Krankenkasse hatte eine eigene Pflegekasse einzurichten, deren Organe allerdings mit denen der betreffenden Krankenkasse identisch sind (§ 46 SGB XI). Der Verwaltungsrat und Vorstand der Krankenkasse ist somit zugleich auch zuständig für die jeweilige Pflegekasse. Strikt getrennt ist hingegen die Mittelverwaltung, da die Pflegekassen über eigene Haushalte und Finanzkreisläufe verfügen. Die Verwaltungsaufgaben der Pflegekassen werden von Mitarbeitern der Krankenkasse wahrgenommen und die Pflegekasse hat der betreffenden Krankenkasse die dadurch entstehenden Verwaltungskosten mit einem gesetzlich festgelegten pauschalen Satz von 3,5 % des Mittelwertes ihrer Leistungsausgaben und Beitragseinnahmen zu erstatten (§ 46 Abs. 3 SGB XI).

Zentrale Aufgabe der Pflegekassen ist es, eine «bedarfsgerechte und gleichmäßige, dem allgemein anerkannten Stand medizinisch-pflegerischer Erkenntnisse entsprechende pflegerische Versorgung ihrer Versicherten zu gewährleisten (Sicherstellungsauftrag)» (§ 69 SGB XI). Damit wurde erstmals einem Sozialversicherungsträger der **Sicherstellungsauftrag** für einen Versorgungsbereich übertragen. Zur Erfüllung ihres Sicherstellungsauftrages haben die Pflegekassen Versorgungsverträge mit den Trägern von Pflegeeinrichtungen abzuschließen. Im Hintergrund bleibt allerdings die staatliche Letztverantwortung auch für diesen Bereich der Daseinsvorsorge erhalten. Letztlich ist es der Staat, und das sind auch für diesen Versorgungsbereich die Länder, der die Verantwortung für eine ausreichende Versorgung trägt. Dies zeigt sich unter anderem an der umfassenden Rechtsaufsicht des Staates gegenüber den Pflegekassen und einer ausdrücklich benannten Verantwortung der Länder für die Vorhaltung einer ausreichenden pflegerischen Versorgungsstruktur (§ 46 Abs. 6 und § 9 SGB XI). Und nicht zuletzt sind die Pflegekassen, wie die Krankenkassen auch, Körperschaften des öffentlichen Rechts und mittelbare Staatsverwaltung.

9.1 Grundlegende Prinzipien und Strukturmerkmale

Die soziale Pflegeversicherung wird weitgehend von den gleichen grundlegenden Prinzipien der sozialen Sicherung getragen, wie sie für die gesetzliche Krankenversicherung gelten.

- **Versicherungspflicht:** Die Mitgliedschaft in der gesetzlichen Pflegeversicherung wird durch Gesetz konstituiert. In diesem Punkt ging die Pflegeversicherung sogar, wie bereits angesprochen, über die gesetzliche Krankenversicherung hinaus, indem eine allgemeine Versicherungspflicht sowohl für die gesetzlich Versicherten als auch für die Versicherten der privaten Krankenversicherung vorgegeben wurde. Die Versicherungspflichtgrenze hat insofern nur eine Bedeutung für die Entscheidung, ob eine gesetzliche oder private Pflegeversicherung abzuschließen ist.

- **Einkommensabhängige Beitragserhebung:** Ebenso wie die gesetzliche Krankenversicherung wird auch die soziale Pflegeversicherung durch einkommensabhängige Beiträge finanziert (§ 54 SGB XI).

- **Gemeinsame Beitragstragung durch Mitglieder und Arbeitgeber**: Wie auch in der gesetzlichen Krankenversicherung wird der Beitrag zur sozialen Pflegeversicherung bei sozialversicherungspflichtig Beschäftigten gemeinsam vom Mitglied und vom Arbeitgeber getragen. Allerdings wurde in der Pflegeversicherung erstmals vom Prinzip der paritätischen Finanzierung abgewichen. Bei Einführung der Pflegeversicherung sah das Gesetz vor, dass zur Kompensation der zusätzlichen Belastung der Arbeitgeber ein gesetzlicher Wochenfeiertag gestrichen wird und die Beschäftigten somit einen Tag pro Jahr unentgeltlich arbeiten (§ 58 Abs 2 SGB XI). Die Entscheidung über die Streichung eines Wochenfeiertages lag und liegt allerdings bei den Bundesländern. In Bundesländern, die zur Kompensation der Arbeitgeberbelastung keinen Wochenfeiertag streichen wollten, hatten die Mitglieder bei Einführung der Pflegeversicherung den Beitrag in Höhe von 1 % allein zu tragen und nur der darüber hinausgehende Beitragsanteil sollte paritätisch von Arbeitnehmern und Arbeitgebern getragen werden (§ 58 Abs. 3 SGB XI). Bis auf Sachsen wurde daraufhin von allen anderen Bundesländern der Buß- und Bettag zum normalen Arbeitstag erklärt, ohne dass dafür zusätzliches Arbeitsentgelt von den Arbeitgebern zu zahlen ist.

- **Beitragsbemessungsgrenze:** Es gilt die gleiche Beitragsbemessungsgrenze wie für die gesetzliche Krankenversicherung (§ 55 Abs. 2 SGB XI).

- **Sachleistungsprinzip:** Die Leistungen der Pflegeversicherung werden in der Regel als Sachleistungen gewährt. Die Pflegekassen schließen Versorgungsverträge mit den Leistungserbringern und zahlen die Vergütung direkt an die Pflegeeinrichtungen. Die Pflegebedürftigen erhalten von den Pflegeeinrichtungen pflegerische oder hauswirtschaftliche Leistungen als Sachleistungen. Eine Ausnahme stellt das Pflegegeld dar, das statt Sachleistungen bezogen werden kann, wenn eine ausreichende häusliche Pflege durch Angehörige oder Nachbarn sichergestellt ist.

- **Beitragsfreie Familienversicherung:** Analog zur gesetzlichen Krankenversicherung sind auch in der sozialen Pflegeversicherung die Familienangehörigen und «eingetragenen» Lebenspartner beitragsfrei mitversichert (§ 1 Abs. 6, § 56 Abs. 1 SGB XI).

- **Selbstverwaltungsprinzip:** Als Teil der Sozialversicherung ist auch die soziale Pflegeversicherung eine selbstverwaltete Körperschaft des öffentlichen Rechts (§ 46 Abs. 2 SGB XI). Wie bereits erwähnt, wurden aber keine neuen und zusätzlichen Selbstverwaltungsorgane eingerichtet, sondern die Organe der jeweiligen Krankenkasse sind zugleich auch für die ihr angeschlossene Pflegekasse zuständig.

In zentralen Punkten folgt die soziale Pflegeversicherung weitgehend der gesetzlichen Krankenversicherung. In einem zentralen Bereich weicht sie allerdings grundlegend von ihr ab. Während die gesetzliche Krankenversicherung alle medizinisch notwendigen Leistungen zu finanzieren hat und somit dem **Prinzip der Bedarfsdeckung** folgt, soll die Pflegeversicherung ausdrücklich nur eine Grundversorgung finanzieren. Die Pflegeversicherung wird darum auch gelegentlich mit einer «Teilkaskoversicherung» verglichen, wie sie im Bereich der Kfz-Versicherung üblich ist. Die Leistungen der Pflegeversicherung sollen nur die erforderliche Grundpflege und hauswirtschaftliche Versorgung gewährleisten. Vor allem die Kosten der Unterkunft und Verpflegung, aber auch pflegerische Leistungen, die über die Grundversorgung hinausgehen, sind nicht nur in der häuslichen Umgebung, sondern auch im Pflegeheim von den Pflegebedürftigen selbst zu tragen (§ 4 SGB XI).

Im Unterschied zur gesetzlichen Krankenversicherung, in der die Bedarfsdeckung Vorrang vor dem Grundsatz der Beitragssatzstabilität genießt und die Beitragssätze so zu gestalten sind, dass sie zur Finanzierung der medizinisch notwendigen Leistungen ausreichen, hat in der sozialen Pflegeversicherung die Beitragssatzstabilität Vorrang vor der Bedarfsdeckung. Dadurch sind der Leistungsgewährung Grenzen gesetzt. Dementsprechend wurden die im SGB XI enthaltenen Leistungsbeträge, bis auf kleinere Ausnahmen, mehr als zehn Jahre nicht erhöht. Da keine Anpassung an die Preisentwicklung erfolgte, sank der reale Wert der Zahlbeträge, denn für die unveränderten Leistungssätze konnten Jahr für Jahr weniger Sachleistungen in Anspruch genommen werden.

Erst das Mitte 2008 in Kraft getretene Pflege-Weiterentwicklungsgesetz (PfWG) brachte eine schrittweise Anhebung der Leistungsbeträge für die verschiedenen Pflegestufen. Eine erste Anhebung trat zum 1. Juli 2008 in Kraft, eine zweite folgte zum 1. Januar 2010 und eine dritte zum 1. Januar 2012 (Abb. 9-1). Um die Leistungsverbesserungen finanzieren zu können, wurde der Beitragssatz zum 1. Juli 2008 auf 1,95 % erhöht. Das 2012 beschlossene Pflege-Neuausrichtungs-Gesetz (PNG) brachte zwar keine generelle Erhöhung der Leistungssätze, wohl aber eine Reihe von Leistungsverbesserungen, insbesondere für demenziell erkrankte Versicherte. Zur Finanzierung der Leistungsverbesserungen wurde der Beitragssatz zum 1. Januar 2013 auf 2,05 % angehoben.

Ein weiterer wesentlicher Unterschied zur gesetzlichen Krankenversicherung ist die Feststellung des Versorgungsbedarfs. Während in der ambulanten ärztlichen Versorgung und der Krankenversorgung Art und Umfang des Versorgungsbedarfs durch Ärzte festgestellt wird, die in keinem Abhängigkeitsverhältnis zu den Versicherungen stehen, erfolgt in der sozialen Pflegeversicherung die **Feststellung von Pflegebedürftigkeit** bislang durch eine Institution, die sich in Trägerschaft der

	Pflegestufe I	Pflegestufe II	Pflegestufe III
Häusliche Pflege			
Pflegesachleistungen *(monatlich bis zu)*	450	1100	1550 (Härtefälle: 1918)
Erhöhter Leistungssatz für Versicherte mit erheblich eingeschränkter Alltagskompetenz	665	1250	
Pflegegeld *(monatlich)*	235	440	700
Erhöhter Leistungssatz für Versicherte mit erheblich eingeschränkter Alltagskompetenz	305	525	
Pflegevertretung *(für bis zu vier Wochen im Kalenderjahr bis zu)*			
• durch nahe Angehörige*	235[1]	440[1]	700[1]
• durch sonstige Personen	1550	1550	1550
Kurzzeitpflege *(jährlich bis zu)*	1550	1550	1550
Teilstationäre Tages- und Nachtpflege *(monatlich bis zu)*	450	1100	1550
Ergänzende Leistungen nach § 45b SGB XI für Pflegebedürftige mit erheblichem allgemeinen Betreuungsbedarf *(jährlich bis zu)*	2400	2400	2400
Vollstationäre Pflege			
Vollstationäre Pflege *(pauschal monatlich)*	1023	1279	1500 (Härtefälle: 1918)
Pflege in vollstationären Einrichtungen der Behindertenhilfe	10% des Heimentgelts höchsten jedoch 256 Euro monatlich		
Sonstige Leistungen			
Hilfsmittel, die zum Verbrauch bestimmt sind	Aufwendungen in Höhe von bis zu 31 Euro monatlich		
Technische Hilfsmittel	Aufwendungen in Höhe von 90% der Kosten, unter Berücksichtigung von höchstens 25 Euro Eigenbeteiligung je Hilfsmittel		
Maßnahmen zur Verbesserung des Wohnumfeldes	Aufwendungen in Höhe von bis zu 2557 Euro je Maßnahme, unter Berücksichtigung einer angemessenen Eigenbeteiligung		

1 Auf Nachweis werden den ehrenamtlichen Pflegepersonen notwendige Aufwendungen (Verdienstausfall, Fahrkosten usw.) bis zum Gesamtbetrag von 1432 Euro erstattet.

Quelle: eigene Darstellung

Abbildung 9-1: Leistungen der Pflegeversicherung (Stand: 2013). Angaben in Euro

Kranken- und Pflegekassen befindet. Voraussetzung für die Leistungs-gewährung der Pflegeversicherung ist ein Gutachten des Medizinischen Dienstes der Krankenversicherung, in dem Art und Umfang der Pflege-bedürftigkeit festgestellt werden.[186] Das Gutachten wird im Auftrag der zuständigen Pflegekasse erstellt, die auf Grundlage des Gutachtens über die Leistungsgewährung entscheidet. Da es sich bei der Entscheidung der Pflegekasse um einen Verwaltungsakt handelt, können die Betroffe-nen dagegen Widerspruch einlegen und gegebenenfalls auch vor dem Sozialgericht klagen. Die Einschaltung unabhängiger Sachverständiger erfolgte bislang in der Regel erst, wenn ein Widerspruch des Pflegebe-dürftigen gegen das MDK-Gutachten erfolglos war und es zum Rechts-streit vor einem Sozialgericht kam. Durch das Pflege-Neuausrich-tungs-Gesetz wurde in diesem Punkt allerdings eine möglicherweise weitreichende Veränderung eingeleitet. Seit Inkrafttreten der PNG kann die Feststellung von Pflegebedürftigkeit bereits bei Erstanträgen auch durch unabhängige Gutachter erfolgen, die weder bei einer Pfle-gekasse noch beim Medizinischen Dienst beschäftigt sind.

Eine weitere sehr interessante Besonderheit der sozialen Pflegever-sicherung ist der allgemeine Finanzausgleich zwischen allen Pflegekas-sen. Sowohl die Leistungsausgaben als auch die Verwaltungskosten werden von allen Pflegekassen nach dem Verhältnis ihrer Beitragsein-nahmen gemeinsam getragen (§ 66 Abs 1 SGB XI). Diesen Finanzaus-gleich führt das Bundesversicherungsamt durch, und das Nähere der Durchführung haben die Spitzenverbände der Pflegekassen zu verein-baren. Jede Pflegekasse hat dazu monatlich ihre Einnahmen und Aus-gaben einschließlich der Betriebsmittel und Rücklagen zu ermitteln. Sind die Einnahmen höher als die Ausgaben, hat die Pflegekasse den überschüssigen Betrag an einen Ausgleichsfonds zu überweisen. Sind die Ausgaben höher als die Einnahmen, erhält die Pflegekasse den Unterschiedsbetrag aus dem Ausgleichsfonds erstattet (§ 67 Abs. 2 SGB XI). Nach Ablauf des Kalenderjahres erfolgt ein Jahresausgleich (§ 68 SGB XI).

---

186 Ein Teil der Pflegebegutachtungen wird von einigen MDKs an externe Gutachter vergeben. Dabei spielt aber weniger das Problem der Unabhängigkeit von Begut-achtungen eine Rolle als Kapazitätsengpässe.

Zentrale Begriffe des SGB XI

Durch das Pflegeversicherungsgesetz wurde eine Reihe von Begriffen im Bereich der ambulanten und stationären Pflege neu eingeführt, beziehungsweise für den Geltungsbereich des SGB XI mit einer bestimmten Bedeutung belegt.

Um pflegende Angehörige, Nachbarn und unentgeltlich tätige Helferinnen und Helfer von professionellen Kranken- und Altenpflegekräften begrifflich zu unterscheiden, wurde im SGB XI der Begriff der Pflegeperson eingeführt. Als **Pflegeperson** im Sinne des SGB XI gelten Personen, die nicht erwerbsmäßig einen Pflegebedürftigen in seiner häuslichen Umgebung pflegen (§ 19 SGB XI).

Als **Pflegekräfte** werden hingegen Personen bezeichnet, die Pflegeleistungen für Pflegebedürftige gegen Entgelt erbringen. Dies kann als Angestellte einer Pflegeeinrichtung erfolgen oder im Rahmen eines Einzeldienstvertrages mit einem Pflegebedürftigen.

Als **Pflegefachkräfte** gelten gemäß § 71 Abs. 3 SGB XI ausgebildete Krankenschwestern/-pfleger, Kinderkrankenschwestern/-pfleger, Altenpflegerinnen/-pfleger mit einer mindestens zweijährigen Berufserfahrung innerhalb der letzten fünf Jahre. Bei Pflegediensten, die überwiegend behinderte Menschen pflegen, gelten auch Heilerziehungspflegerinnen/-pfleger und Heilerzieherinnen/-erzieher als Pflegefachkräfte.

Der Begriff **Pflegeeinrichtung** steht im Sozialrecht sowohl für ambulante Pflegedienste und Sozialstationen als auch für Pflegeheime (§ 71 SGB XI), sofern sie die Anforderungen des SGB XI erfüllen.

An **ambulante Pflegeeinrichtungen** stellt das SGB XI die Anforderung, dass sie selbständig wirtschaften, unter ständiger Leitung einer ausgebildeten Pflegefachkraft stehen und Pflegebedürftige in ihrer Wohnung pflegen sowie hauswirtschaftlich versorgen.

Als **stationäre Pflegeeinrichtungen** gelten nach SGB XI selbständig wirtschaftende Pflegeheime, die unter ständiger Leitung einer ausgebildeten Pflegefachkraft stehen und Pflegebedürftige ganztägig oder nur tagsüber beziehungsweise nachts unterbringen, pflegen und verpflegen.

Dieses Modell eines Risikostrukturausgleichs ist nicht nur erheblich einfacher als der in der GKV durchgeführte RSA, sondern scheint auch reibungsloser zu funktionieren. Bislang gab es offenbar keinen Anlass für auch nur annähernd so kontroverse gesundheitspolitische Diskussionen wie sie seit Jahren über den Risikostrukturausgleich der GKV geführt werden. Dabei ist allerdings zu berücksichtigen, dass das zu verteilende Finanzvolumen in der Pflegeversicherung nur ca. ein Zehntel dessen beträgt, das in der gesetzlichen Krankenversicherung jährlich anfällt.

9.2 Leistungen

Die soziale Pflegeversicherung gewährt ihren Versicherten im Falle von Pflegebedürftigkeit Dienst-, Sach- und Geldleistungen insbesondere für die Grundpflege und hauswirtschaftliche Versorgung. Voraussetzung ist allerdings, dass eine gesetzlich definierte Vorversicherungszeit nachgewiesen wird. Seit dem 1. Juli 2008 werden Leistungen nur gewährt, wenn der Antragsteller in den letzten zehn Jahren vor Antragstellung mindestens zwei Jahre als Mitglied versichert oder familienversichert war (§ 33 Abs. 2 Nr. 6 SGB XI). Bei Kindern gilt die Voraussetzung als erfüllt, wenn ein Elternteil die geforderte Vorversicherungszeit erreicht. Auch in diesem Punkt unterscheidet sich die soziale Pflegeversicherung von der gesetzlichen Krankenversicherung, in der die Gewährung von Leistungen nicht an die Erfüllung von Vorversicherungszeiten gebunden ist.

9.2.1 Pflegebedürftigkeit und Pflegestufen

Leistungen der Pflegeversicherung können in Anspruch genommen werden, wenn Pflegebedürftigkeit festgestellt wurde. Wegen seiner zentralen Bedeutung für die Pflegeversicherung ist der Begriff der **Pflegebedürftigkeit** gesondert definiert (§ 14 SGB XI). Danach müssen folgende Kriterien erfüllt sein, damit ein Versicherter als pflegebedürftig gilt und Leistungen erhalten kann:

*   Es muss aufgrund einer körperlichen, geistigen oder seelischen Krankheit oder Behinderung ein Hilfebedarf für die «gewöhnlichen und regelmäßig wiederkehrenden Verrichtungen im Ablauf des täglichen Lebens» vorliegen

*   und zwar nicht nur in geringfügigem, sondern in «erheblichem oder höherem Maße».

*   Der Hilfebedarf muss zudem auf Dauer bestehen, mindestens jedoch für sechs Monate.

Die gewöhnlichen und regelmäßig wiederkehrenden **Verrichtungen des täglichen Lebens** sind für die Pflegeversicherung zu vier Bereichen zusammengefasst. Als Verrichtungen gelten:

- «im Bereich der **Körperpflege** das Waschen, Duschen, Baden, die Zahnpflege, das Kämmen, Rasieren, die Darm- und Blasenentleerung

- im Bereich der **Ernährung** das mundgerechte Zubereiten oder die Aufnahme der Nahrung

- im Bereich der **Mobilität** das selbständige Aufstehen und Zu-Bett-Gehen, An- und Auskleiden, Gehen, Stehen, Treppensteigen, Verlassen und Wiederaufsuchen der Wohnung

- im Bereich der **hauswirtschaftlichen Versorgung** das Einkaufen, Kochen, Reinigen der Wohnung, Spülen, Wechseln und Waschen der Wäsche und Kleidung oder das Beheizen» (§ 14 Abs. 4 SGB XI).

Die erforderliche **Hilfe** bei den genannten Verrichtungen kann in der Unterstützung, in der teilweisen oder vollständigen Übernahme der Verrichtungen, in der Beaufsichtigung oder auch in der Anleitung des Pflegebedürftigen bei der eigenständigen Durchführung der Verrichtungen bestehen.

Voraussetzung für die Gewährung von Leistungen der Pflegeversicherung ist die **Feststellung von Pflegebedürftigkeit** im Sinne des § 14 SGB XI und Bewilligung von Pflegeleistungen durch die zuständige Pflegekasse. Um den üblichen Ablauf von der Antragstellung bis zur Leistungsbewilligung besser nachvollziehbar zu machen, soll er im Folgenden in den wichtigsten Schritten chronologisch dargestellt werden.

- **Antragstellung**: Anders als in der gesetzlichen Krankenversicherung werden in der Pflegeversicherung Leistungen nur nach vorherigem Antrag gewährt und auch erst ab dem Datum der Antragstellung. Als erster Schritt hat somit eine Antragstellung zu erfolgen. Es reicht ein formloser Antrag, beispielsweise durch einen Anruf bei der zuständigen Pflegekasse. In der Regel sendet die Pflegekasse dem Antragsteller daraufhin das übliche Antragsformular zu, mit der Bitte, es ausgefüllt an die Kasse zurückzusenden. Da ein Leistungsanspruch erst ab dem Datum der Antragstellung besteht, ist es wichtig darauf hinzuweisen, dass in dem hier dargestellten fiktiven Fall als Datum der Antragsstellung der formlose Antrag gilt.

- **Prüfauftrag der Pflegekasse:** Nach Eingang des Antrags hat die Pflegekasse unverzüglich den Medizinischen Dienst zu beauftragen, das Vorliegen von Pflegebedürftigkeit zu prüfen.

- **Pflegebegutachtung:** Nach Eingang des Prüfauftrags soll innerhalb von vier Wochen eine Begutachtung durch den MDK erfolgen. Zur Feststellung des Vorliegens von Pflegebedürftigkeit hat ein Gutachter den Antragsteller nach vorheriger Vereinbarung in dessen Wohnung oder – bei Pflegeheimbewohnern – im Wohnbereich des Pflegeheimes zu untersuchen (§ 18 Abs. 1 SGB XI). Nur in Ausnahmefällen ist die Begutachtung aufgrund einer eindeutigen Aktenlage zulässig. Befindet sich ein Pflegebedürftiger im Krankenhaus oder einer stationären Rehabilitationseinrichtung, ist die Begutachtung spätestens eine Woche nach Eingang des Antrages dort durchzuführen. Pflegebedürftige sind verpflichtet, sich untersuchen zu lassen, wenn sie Leistungen in Anspruch nehmen wollen. Lehnt ein Pflegebedürftiger die Begutachtung ab, ist die Pflegekasse berechtigt, die beantragten Leistungen zu verweigern (§ 18 Abs. 2 SGB XI). Aufgabe der Begutachtung ist es, zu prüfen, ob und in welchem Umfang Pflegebedürftigkeit vorliegt. Dabei sind die **Pflegebedürftigkeits-Richtlinien** und **Begutachtungsrichtlinien** des GKV-Spitzenverbandes zu beachten, die detaillierte Vorschriften zur Bestimmung der Merkmale von Pflegebedürftigkeit, der Abgrenzung der Pflegestufen und zum Ablauf und Inhalt der Begutachtung enthalten.[187] Wird Pflegebedürftigkeit festgestellt, so hat der Gutachter Empfehlungen zur Pflegestufe sowie zu Art und Umfang von Maßnahmen abzugeben, die zur Beseitigung, Minderung oder der Verhinderung einer weiteren Verschlimmerung der Pflegebedürftigkeit beitragen können (§ 18 Abs. 1 SGB XI). Bis Ende 2012 wurde die Pflegebegutachtung ausschließlich durch Gutachter des Medizinischen Dienstes der Krankenversicherung (MDK) oder durch vom MDK beauftragte externe Fachkräfte durchgeführt (§ 18 SGB XI). Seit 2013 können erstmals auch unabhängige, weder beim MDK noch bei einer Pflegekasse beschäftigte Gutachter mit der

---

187 Die Richtlinien sind auf der Internetseite des Medizinischen Dienstes des GKV-Spitzenverbandes als PDF-Dateien veröffentlicht (www.mds-ev.de).

Pflegebegutachtung beauftragt werden, sofern nicht innerhalb von
vier Wochen nach Antragstellung eine Begutachtung durch den MDK
erfolgt ist (§ 18 Abs. 3a SGB XI). Dazu hat die Pflegekasse dem Antragsteller mindestens drei unabhängige Gutachter zu nennen, unter
denen er einen Gutachter seines Vertrauens auswählen kann. Die
Pflegekasse hat diesen Gutachter daraufhin mit der Pflegebegutachtung zu beauftragen. Nennt ein Antragsteller innerhalb einer Woche
der Pflegekasse keinen der zur Auswahl stehenden Gutachter, hat die
Pflegekasse einen auf der Liste genannten Gutachter auszuwählen
und zu beauftragen. Die unabhängigen Gutachter haben die vom
GKV-Spitzenverband erlassenen Begutachtungsrichtlinien zu beachten, sind aber ansonsten bei der Wahrnehmung ihrer Aufgaben ausdrücklich «nur ihrem Gewissen unterworfen» (§ 18 Abs. 3a SGB XI).

- **Leistungsbescheid der Pflegekasse:** Das Ergebnis der Pflegebegutachtung wird der zuständigen Pflegekasse übermittelt, und die Pflegekasse entscheidet auf Grundlage des Gutachtens über den Leis-
  tungsantrag, lehnt den Antrag ab oder bewilligt eine Pflegestufe und
  die damit verbundenen Sach- und Geldleistungen. Die Pflegekasse
  ist nicht an die Empfehlungen des Pflegegutachtens gebunden, sondern hat eigenständig zu entscheiden. Abweichungen vom Pflege-
  gutachten können sich unter anderem dadurch ergeben, dass die
  Pflegekasse – anders als der Pflegegutachter – auch das Vorliegen
  der vom Gesetz geforderten Leistungsvoraussetzungen zu prüfen
  hat. Wird dabei beispielsweise festgestellt, dass die vom Gesetz vorgegebene Vorversicherungszeit nicht erfüllt ist, so darf die Pflegekasse auch bei Vorliegen von Pflegebedürftigkeit keine Leistungen
  gewähren. Versicherte haben ein Recht darauf, dass ihnen mit dem
  Leistungsbescheid auch das Gutachten übermittelt wird (§ 18 Abs. 3
  SGB XI). Sie können somit überprüfen, ob und in welchen Punkten
  von der Empfehlung der Begutachtung abgewichen wurde. Wird
  der Leistungsbescheid nicht innerhalb von fünf Wochen nach Eingang des Antrages erteilt, so hat die Pflegekasse für jede begonnene
  Woche der Fristüberschreitung unverzüglich 70 Euro an den Antragsteller zu zahlen (§ 18 Abs. 3b SGB XI). Die «Strafgebühr» ist
  von der Pflegekasse nicht zu zahlen, wenn die Fristverzögerung

nicht von der Pflegekasse zu verantworten ist oder wenn sich der Antragsteller in einem Pflegeheim befindet und bereits mindestens die Pflegestufe I erhält.

- **Rechtsmittel:** Gegen den Leistungsbescheid der Pflegekasse kann der Pflegebedürftige Widerspruch einlegen und im Falle der Ablehnung des Widerspruchs gegebenenfalls vor dem Sozialgericht klagen. Die Klage vor dem Sozialgericht ist zumindest in der ersten Instanz kostenfrei, da kein Anwaltszwang besteht. Unterstützung bei Widersprüchen und Rechtsstreitigkeiten mit Kranken- und Pflegekassen bieten insbesondere Verbraucherzentralen, unabhängige Patientenberatungsstellen oder Selbsthilfegruppen.

Wird im Rahmen der Begutachtung Pflegebedürftigkeit im Sinne des § 14 SGB XI festgestellt, so wird der Pflegebedürftige nach dem Grad seiner Pflegebedürftigkeit einer von drei Pflegestufen zugeordnet (§ 15 SGB XI). Für die Zuordnung ist der Zeitbedarf für Hilfeleistungen im Bereich der Grundpflege maßgeblich, also für Unterstützung bei der Körperpflege, Ernährung und Mobilität. Um einer der Pflegestufen zugeordnet zu werden, müssen Pflegebedürftige die folgenden Voraussetzungen erfüllen:

Pflegestufe I (erheblich Pflegebedürftige):

- Es muss Hilfebedarf für mindestens zwei der in § 14 Abs. 4 SGB XI genannten Verrichtungen bestehen und

- der Pflegebedürftige muss mindestens einmal täglich im Umfang von mindestens 90 Minuten Unterstützung benötigen, davon mehr als 45 Minuten im Bereich der Grundpflege.

- Zusätzlich müssen mehrfach in der Woche Hilfen bei der hauswirtschaftlichen Versorgung erforderlich sein.

Pflegestufe II (Schwerpflegebedürftige):

- Der Pflegebedürftige muss mindestens dreimal täglich zu verschiedenen Uhrzeiten im Umfang von mindestens 180 Minuten Unterstützung benötigen, davon mindestens 120 Minuten im Bereich der Grundpflege.

- Zusätzlich müssen mehrfach in der Woche Hilfen bei der hauswirtschaftlichen Versorgung erforderlich sein.

Pflegestufe III (Schwerstpflegebedürftige):

- Der Pflegebedürftige muss täglich rund um die Uhr, auch nachts, im Umfang von mindestens 300 Minuten Unterstützung benötigen, davon mindestens 240 Minuten im Bereich der Grundpflege.

- Zusätzlich müssen mehrfach in der Woche Hilfen bei der hauswirtschaftlichen Versorgung erforderlich sein.

Maßgeblich für den erforderlichen Zeitaufwand ist nicht die von einer professionellen Pflegekraft für die jeweilige Tätigkeit benötigte Zeit, sondern der Zeitbedarf einer Familienangehörigen oder anderen nicht ausgebildeten Pflegeperson (§ 15 Abs. 3 SGB XI). Dies gilt sowohl für die häusliche als auch für die vollstationäre Pflege. Bei pflegebedürftigen Kindern erfolgt die Bemessung des erforderlichen Zeitbedarfs nach dem Hilfebedarf, der über den eines gesunden gleichaltrigen Kindes hinausgeht. Nur dieser zusätzliche Zeitbedarf wird berücksichtigt. Dazu hat der MDK Richtwerte festgelegt, die bei der Pflegestufenzuordnung zu beachten sind.

Die Leistungen der Pflegeversicherung für die jeweilige Pflegestufe sind als Geldbetrag gesetzlich festgelegt. Ist ein Pflegebedürftiger aufgrund des Pflegegutachtens einer bestimmten Pflegestufe zugeordnet worden, zahlt die Pflegeversicherung entweder **Pflegegeld** und/oder finanziert Pflegeeinsätze professioneller Pflegekräfte sowie hauswirtschaftliche Versorgung als sogenannte **Pflegesachleistungen** (§ 36 Abs. 3 und § 37 Abs. 1 SGB XI). Die Leistungen bei häuslicher Pflege können auch als sogenannte **Kombinationsleistung** aus Pflegegeld und Pflegesachleistungen in Anspruch genommen werden (§ 38 SGB XI). Die Höhe der jeweiligen Leistungen richtet sich danach, wie viel anteilig von der anderen Leistungsart in Anspruch genommen wird. Nimmt ein Pflegebedürftiger beispielsweise nur 50 % des Volumens der ihm zur Verfügung stehenden Sachleistungen in Anspruch, so kann er noch

50 % des für seine Pflegestufe festgelegten Pflegegeldes erhalten. Für jede Leistungsart ist der jeweilige Leistungssatz maßgeblich. Es ist also nicht möglich, sich die verbleibende Summe der nicht abgerufenen Pflegesachleistungen auszahlen zu lassen.

In «besonders gelagerten Einzelfällen» (Härtefälle) kann die Pflegeversicherung über die Pflegestufe III hinausgehende Leistungen gewähren (§ 36 Abs. 4, § 43 Abs. 3 SGB XI). Das Volumen der insgesamt für Härtefälle bereit stehenden Mittel ist allerdings begrenzt, da das Gesetz vorschreibt, dass die Pflegekassen in der häuslichen Pflege nicht mehr als 3 % der Pflegebedürftigen der Pflegestufe III als Härtefälle anerkennen dürfen und in der stationären Pflege nicht mehr als 5 %.

9.2.2 Leistungskatalog

Die Pflegeversicherung gewährt abhängig von der festgestellten Pflegestufe Sach- und Geldleistungen in unterschiedlicher Höhe sowie in bestimmten Fällen auch sonstige Leistungen, wie beispielsweise Zuschüsse zur Verbesserung des individuellen Wohnumfeldes. Der gesetzliche Leistungskatalog der Pflegeversicherung ist getragen von der Überzeugung, dass Pflegebedürftige möglichst lange in ihrer gewohnten häuslichen Umgebung bleiben sollten und ihre Versorgung in erster Linie eine Aufgabe der Familienangehörigen ist. Die Leistungen der Pflegeversicherung sollen darum vorrangig dem Ziel dienen, die Pflegebereitschaft von Angehörigen und Nachbarn zu unterstützen und dadurch Pflegebedürftigen ein möglichst langes Verbleiben in ihrer Wohnung zu ermöglichen (§ 3 SGB XI).

Der folgende Überblick über die Leistungen der Pflegeversicherung orientiert sich am typischerweise progredienten Verlauf von Pflegebedürftigkeit, die zunächst in der häuslichen Umgebung beginnt, in fortgeschrittenem Stadium aber den Wechsel in die vollstationäre Pflege erfordern kann.

Im Zentrum des Leistungskatalogs der Pflegeversicherung stehen die **Leistungen bei häuslicher Pflege**. Ausgehend von dem Grundsatz, dass es Pflegebedürftigen ermöglicht werden sollte, möglichst lange in ihrer häuslichen Umgebung zu bleiben, lässt sich das Leistungsspektrum der Pflegeversicherung als gestuftes Versorgungsmodell begreifen.

Wird ein Mensch pflegebedürftig, so kümmern sich in der Regel zunächst Familienangehörige oder Nachbarn um seine Versorgung. Wie repräsentative Umfragen zeigen, erfolgt die Versorgung eines Pflegebedürftigen in der häuslichen Umgebung zumeist durch mehrere Pflegepersonen im Rahmen eines sogenannten «Pflegearrangements». Hauptpflegepersonen sind weit überwiegend Frauen, entweder die Ehefrau oder die Tochter beziehungsweise Schwiegertochter (Schneekloth 2005; Schneekloth/Müller 2000). Ein Pflegearrangement zeichnet sich dadurch aus, dass die Hauptpflegeperson punktuell durch weitere Pflegepersonen unterstützt wird.

Um die Pflegebereitschaft von Familienangehörigen und Nachbarn zu fördern und zu erhalten, gewährt die Pflegeversicherung ein sogenanntes **Pflegegeld**. Empfänger des Pflegegeldes ist der Pflegebedürftige, der es an eine oder mehrere Pflegepersonen weitergibt. Voraussetzung für die Gewährung von Pflegegeld ist allerdings, «dass der Pflegebedürftige mit dem Pflegegeld dessen Umfang entsprechend die erforderliche Grundpflege und hauswirtschaftliche Versorgung in geeigneter Weise selbst sicherstellt» (§ 37 Abs. 1 SGB XI). Wird Pflegegeld beantragt, hat der Gutachter des MDK in seinem Gutachten auch darauf einzugehen, ob nach seinem Eindruck die häusliche Pflege in geeigneter Weise sichergestellt ist (§ 18 Abs. 6 SGB XI). Hierzu ist unter anderem auch eine Befragung der pflegenden Angehörigen oder sonstiger an der Pflege beteiligter Personen vorgesehen (§ 18 Abs. 4 SGB XI).

Mit der Gewährung von Pflegegeld ist zudem die Auflage verbunden, dass der Pflegebedürftige einmal im Halbjahr (Pflegestufe I und II) beziehungsweise einmal im Vierteljahr (Pflegestufe III) in seiner häuslichen Umgebung eine Beratung durch eine zugelassene Pflegeeinrichtung in Anspruch nimmt (§ 37 Abs. 3 SGB XI). Die Kosten der Beratung trägt die Pflegekasse, sie werden nicht mit dem Pflegegeld verrechnet. Die Beratung soll den Pflegepersonen Hilfestellung sowie praktische pflegefachliche Unterstützung bieten, sie dient aber auch der Qualitätskontrolle und Qualitätssicherung. Die bei dem Beratungsbesuch gewonnenen Erkenntnisse hat die beauftragte Pflegefachkraft sowohl dem Pflegebedürftigen als auch der zuständigen Pflegekasse auf einem eigens hierfür von den Pflegekassen zur Verfügung gestellten Formular mitzuteilen. Wird die Beratung von einem Pflegebedürftigen nicht abgerufen, ist die Pflegekasse gesetzlich verpflichtet, das Pflegegeld zu kürzen und im Wiederholungsfall zu entziehen (§ 37 Abs. 6 SGB XI).

Unabhängig davon, ob sie Pflegegeld oder Pflegesachleistungen erhalten, haben Pflegebedürftige auch Anspruch auf die Versorgung mit **Pflegehilfsmitteln** und **technischen Hilfen** wie beispielsweise Lagerungsmittel, Rollstühle oder Katheter (§ 40 SGB XI). Um ihre Wohnsituation besser an ihre Bedürfnisse anzupassen, haben sie zudem auch Anspruch auf einen Zuschuss der Pflegekasse für «Maßnahmen zur Verbesserung des individuellen Wohnumfeldes» (§ 40 Abs. 4 SGB XI). Die Höhe des Zuschusses richtet sich nach dem Einkommen des Pflegebedürftigen und beträgt maximal 2557 Euro.

Zur Unterstützung pflegender Angehöriger und sonstiger ehrenamtlicher Pflegepersonen sollen die Pflegekassen unentgeltliche Pflegekurse anbieten (§ 45 SGB XI). Die Kurse haben zum einen der Vermittlung pflegefachlicher Fertigkeiten zu dienen, darüber hinaus aber auch zur Minderung psychischer Belastungen beizutragen, die mit einer häuslichen Langzeitpflege verbunden sind. Die Pflegekassen können diese Kurse entweder selbst durchführen oder andere Einrichtungen damit beauftragen.

Um eine gewisse Kompensation für wirtschaftliche Nachteile durch die Langzeitpflege von Angehörigen oder Nachbarn zu bieten, sieht das Pflegeversicherungsgesetz auch die Zahlung von Beiträgen zur **sozialen Sicherung von Pflegepersonen** vor. Die betreffenden Regelungen gelten sowohl für die soziale als auch für die private Pflegeversicherung. Für Pflegepersonen, die einen Pflegebedürftigen mindestens 14 Stunden wöchentlich nicht erwerbsmäßig pflegen und nicht mehr als 30 Stunden wöchentlich erwerbstätig sind, entrichtet die Pflegeversicherung Beiträge zur gesetzlichen Rentenversicherung (§ 44 SGB XI, § 3 SGB VI). Die Höhe der Beiträge richtet sich nach der Pflegestufe des Pflegebedürftigen (§ 166 Abs. 2 SGB VI). Ebenso werden Beiträge zur gesetzlichen Unfallversicherung überwiesen, damit die Pflegeperson während der Pflege gegen Arbeitsunfälle versichert ist. Wenn Pflegepersonen nach einer längeren Phase der Pflege eines Angehörigen wieder berufstätig werden möchten, haben sie im Falle der Teilnahme an Maßnahmen der beruflichen Weiterbildung Anspruch auf Unterhaltsgeld.

Auch wenn das Pflegegeld ca. die Hälfte der ambulanten Leistungsausgaben der sozialen Pflegeversicherung ausmacht, so bilden den Kern
des Leistungskatalogs der Pflegeversicherung doch die Pflegesachleistungen. Pflegegeld ist im Grunde nur ein Substitut für Sachleistungen,
das «anstelle» von Pflegesachleistungen gewährt werden kann, wenn
die erwähnten Voraussetzungen erfüllt sind (§ 37 Abs. 1 SGB XI). Als
Pflegesachleistungen gelten pflegerische Leistungen, die gegen Entgelt
durch professionelle Pflegefachkräfte erbracht werden. Während im
Falle des Pflegegeldes der Leistungsbetrag an den Pflegebedürftigen
ausgezahlt wird, erhält der Pflegebedürftige bei der Inanspruchnahme
von Pflegesachleistungen die personalen Dienstleistungen einer Pflegeeinrichtung. Dienstleistungen zu Lasten der sozialen Pflegeversicherung dürfen allerdings nur Pflegeeinrichtungen erbringen, die dazu
durch einen Versorgungsvertrag zugelassen sind (3 29 Abs. 2 SGB XI).
Die Vergütung der Dienstleistungen erfolgt direkt von der Pflegekasse
an die Pflegeeinrichtung.

Der Anteil der Pflegebedürftigen, die Pflegesachleistungen in Anspruch nehmen, ist seit Einführung der Pflegeversicherung kontinuierlich gestiegen (s. Tab. 9-5, S. 484). Entfielen 1995 noch 68,8 % der
Ausgaben für ambulante Leistungen auf Geldleistungen und nur 15,6 %
auf Pflegesachleistungen, so sank der Anteil der Geldleistungen an den
ambulanten Leistungsausgaben bis 2010 auf ca. 50 %, und der Anteil
der Sachleistungen stieg auf ca. 30 % (s. Tab. 9-6, S. 486).

Das Spektrum der von der Pflegeversicherung finanzierten Pflegesachleistungen reicht von der zeitlich befristeten und nur vorüberge-
henden professionellen Pflege in der häuslichen Umgebung bis hin zur
zeitlich unbefristeten vollstationären Langzeitpflege. Begreift man dieses Spektrum als ein gestuftes Versorgungsmodell und betrachtet es auf
einen fiktiven Pflegebedürftigen bezogen, so könnte der Übergang von
der Geldleistung zur Sachleistung zunächst mit der Inanspruchnahme
einer sogenannten **Ersatzpflege** oder **Pflegevertretung** beginnen. Um
Pflegepersonen die Möglichkeit eines Erholungsurlaubs zu geben oder
einen Wechsel in die vollstationäre Pflege im Falle einer Erkrankung
der Pflegeperson zu vermeiden, kann die Pflegekasse für bis zu vier
Wochen im Kalenderjahr die Kosten der Versorgung durch eine andere
Pflegeperson oder eine Pflegeeinrichtung übernehmen (§ 39 SGB XI).

Der Leistungsbetrag richtet sich danach, ob die Vertretung durch nahe Angehörige oder eine sonstige Pflegeperson erfolgt (Abb. 9-1, S. 474).

Kann die häusliche Pflege in einer Krisensituation weder durch eine andere Pflegeperson noch durch eine Pflegeeinrichtung sichergestellt werden, so besteht für bis zu vier Wochen pro Kalenderjahr Anspruch auf eine vorübergehende vollstationäre Kurzzeitpflege (§ 42 SGB XI).

Ebenfalls zur Überbrückung von Krisensituationen, aber auch als Modell der langfristigen Versorgung kann teilstationäre Pflege (Tages- oder Nachtpflege) gewährt werden (§ 41 SGB XI). Durch dieses Leistungsangebot der Pflegeversicherung können beispielsweise häusliche Pflegearrangements gestützt werden, in denen berufstätigen Pflegepersonen die häusliche Pflege nur abends und nachts übernehmen und die Pflegebedürftigen tagsüber in einer stationären Pflegeeinrichtung versorgt werden. Nachtpflege wiederum kann zur Entlastung pflegender Angehöriger eingesetzt werden, wenn Pflegebedürftige beispielsweise aufgrund einer demenziellen Erkrankung auch in der Nacht aktiv sind. Die Leistungen der Pflegeversicherung bei teilstationärer Pflege schließen auch die Beförderung der Pflegebedürftigen sowie soziale Betreuung und gegebenenfalls erforderliche medizinische Behandlungspflege mit ein.

Der Leistungsanspruch für teilstationäre Pflege wurde durch das Pflege-Weiterentwicklungsgesetz ab dem 1. Juli 2008 deutlich erhöht, um die Inanspruchnahme dieser Leistungsart zu fördern. War das Leistungsvolumen zuvor auf den jeweiligen Höchstbetrag der Pflegestufe begrenzt, so kann teilstationäre Pflege nun zusätzlich zu regulären Sachleistungen und Geldleistungen bis zu einem Höchstsatz von 150 % der Sachleistungen der jeweiligen Pflegestufe in Anspruch genommen werden (§ 41 Abs. 4 SGB XI). Bei Bezug von Geldleistungen erfolgt keine Minderung der Leistung.

Eine weitere deutliche Verbesserung des Leistungskatalogs für die häusliche Pflege wurde 2008 für sogenannte **Personen mit erheblich eingeschränkter Alltagskompetenz** (PEA) und erheblichem allgemeinem Betreuungsbedarf beschlossen.[188] Dies sind vor allem Menschen mit demenziellen Erkrankungen oder mit einer geistigen Behinderung.

---

188 in Fachdiskussionen wird häufig die Kurzform «PEA» verwendet.

Der bis dahin geltende Höchstbetrag von 460 Euro pro Jahr wurde durch das Pflege-Weiterentwicklungsgesetz zum 1. Juli 2008 auf einen Grundbetrag von 100 Euro pro Monat bzw. einen erhöhten Betrag von 200 Euro pro Monat angehoben (§§ 45a, 45b, SGB XI). Mit dem Pflege-Neuausrichtungs-Gesetz 2012 wurde im Vorgriff auf eine ausstehende Neuformulierung des Pflegebedürftigkeitsbegriffs eine weitere Verbesserung der Leistungen für diese Versichertengruppe beschlossen. Personen mit erheblich eingeschränkter Alltagskompetenz erhalten bis zum Inkrafttreten eines neuen Pflegebedürftigkeitsbegriffs in Abhängigkeit von der festgestellten Pflegestufe zusätzliche Geldleistungen in folgender Höhe (§ 123 SGB XI):

- **Versicherte ohne Pflegestufe** erhalten je Kalendermonat Pflegegeld in Höhe von 120 Euro oder Pflegesachleistungen in Höhe von bis zu 225 Euro.

- **Versicherte mit Pflegestufe I** erhalten ein um 70 Euro erhöhtes Pflegegeld oder um 215 Euro erhöhte Pflegesachleistungen.

- **Versicherte mit Pflegestufe II** erhalten ein um 85 Euro erhöhtes Pflegegeld oder um 150 Euro erhöhte Pflegesachleistungen.

Kann eine ausreichende pflegerische Versorgung in der häuslichen Umgebung nicht beziehungsweise nicht mehr sichergestellt werden, so haben Pflegebedürftige Anspruch auf **vollstationäre Pflege** in einer Pflegeeinrichtung (§ 43 SGB XI). Die Pflegeversicherung übernimmt in diesem Fall die Kosten der Pflege und sozialen Betreuung bis zu der für die jeweilige Pflegestufe gesetzlich festgelegten Höhe (vgl. Abb. 9-1, S. 454). Für Pflegebedürftige, die in einer vollstationären Behinderteneinrichtung leben, übernimmt die Pflegeversicherung 10 % des Heimentgelts, jedoch nicht mehr als 256 Euro monatlich (§ 43a SGB XI).

Zur Entlastung der Krankenkassen wurde der Pflegeversicherung mit Inkrafttreten des stationären Teils 1996 zunächst nur für eine Übergangszeit auch die Finanzierungszuständigkeit für die **medizinische Behandlungspflege** übertragen, einer Leistung, die im ambulanten Bereich eindeutig den Krankenkassen zugeordnet ist (§ 37 SGB V). Nach mehrfacher Verlängerung der Übergangsregelung wurde die Finanzierung der medizinischen Behandlungspflege mit dem GKV-Wettbewerbsstärkungsgesetz 2007 zur dauerhaften Aufgabe der Pflegeversicherung erklärt (§§ 43, 82 und 84 SGB XI). Lediglich für Bewohner mit besonders hohem Bedarf an medizinischer Behandlungspflege wie beispielsweise Wachkomapatienten oder dauerbeatmete Pflegebedürftige wurde «ausnahmsweise» ein Anspruch auf Finanzierung der medizinischen Behandlungspflege durch die GKV eingeräumt (§ 37 Abs. 2 SGB V).

Die Frage der Finanzierung der medizinischen Behandlungspflege ist insofern von besonderer Bedeutung, weil die Leistungsausgaben der Pflegeversicherung gedeckelt sind. Werden der Pflegeversicherung zusätzliche Finanzierungszuständigkeiten übertragen, kommt dies einer Leistungskürzung gleich. Kosten werden von der Pflegeversicherung nicht getragen mit der Folge, dass dies entweder die Heime unentgeltlich machen müssen oder sie diese Mehrkosten den Pflegebedürftigen und ihren Angehörigen in Rechnung stellen. Darum wurde die Ausnahmeregelung im Gesetzentwurf auch mit dem Hinweis begründet, dass die Übertragung der Finanzierungszuständigkeit für die medizinische Behandlungspflege auf die Pflegeversicherung bei den Betroffenen sehr häufig zur finanziellen Überforderung und schließlich auch Sozialhilfebedürftigkeit geführt hat (BT-Drs. 16/3100: 105).

Von der Pflegeversicherung grundsätzlich nicht übernommen werden die Kosten der Unterkunft und Verpflegung, die ebenso wie in der häuslichen Pflege von den Pflegebedürftigen selbst zu tragen sind. Sofern das zuständige Bundesland nicht die vollen Investitionskosten des Heimes trägt, kann der Heimträger dem Pflegebedürftigen die nicht geförderten Investitionskosten gesondert in Rechnung stellen. Auch diese Kosten übernimmt die Pflegeversicherung nicht, da die Zuständigkeit für die Finanzierung der Investitionskosten analog zur dualen Finanzierung der Krankenhäuser bei den Ländern liegt.

Wechseln Pflegebedürftige in die vollstationäre Pflege, obwohl dies nach Feststellung der zuständigen Pflegekasse nicht notwendig ist, so erhalten sie lediglich einen Zuschuss zu den Kosten der stationären Pflege in Höhe der für ihre Pflegestufe vorgesehenen Sachleistungen bei häuslicher Pflege (§ 43 Abs. 4 SGB XI).

Um das von den meisten Pflegebedürftigen gewünschte möglichst lange Verbleiben in der häuslichen Umgebung zu unterstützen, wurden mit der Pflegereform 2008 die gesetzlichen Grundlagen für einen bundesweiten Auf- und Ausbau von Unterstützungs- und Beratungsstrukturen für Pflegebedürftige, vor allem aber für ihre Angehörigen geschaffen. Im Mittelpunkt steht ein gesetzlicher Anspruch auf individuelle Pflegeberatung (§ 7a SGB XI) und die Aufforderung an Pflegekassen, Länder und Träger von Pflegeeinrichtungen sogenannte Pflegestützpunkte zu schaffen und auszubauen (§ 92c SGB XI).

Die gesetzliche Umschreibung von **Pflegeberatung** orientiert sich deutlich erkennbar am Leistungsspektrum des Case Management, und in der Gesetzesbegründung wird auch ausdrücklich festgestellt, dass Pflegeberatung «im Sinne von Fallmanagement» erfolgen soll (BT-Drs. 16/7439: 46). Zu den Aufgaben von Pflegeberatung im Sinne des § 7a SGB XI zählt die Erfassung und Analyse des Hilfebedarfs, die Erstellung eines individuellen Versorgungsplans, der alle im Einzelfall erforderlichen Leistungen zu enthalten hat, die Einleitung der Ausführung des Versorgungsplans sowie die Überwachung und gegebenenfalls erforderliche Anpassung der Leistungserbringung und abschließende Dokumentation und Auswertung der Versorgung. Verantwortlich für die Bereitstellung von Pflegeberatung sind die Pflegekassen, die hierzu entweder selbst ausreichend qualifiziertes Personal vorzuhalten haben oder Pflegeberatung durch externe Leistungsanbieter erbringen lassen können. Pflegeberatung kann in den Räumen der Pflegekasse oder in den neu einzurichtenden Pflegestützpunkten angeboten werden.

Pflegestützpunkte sollen sowohl der individuellen Beratung, Information und Unterstützung Pflegebedürftiger und ihrer Angehörigen dienen als auch Aufgaben der Steuerung und Gestaltung lokaler und regionaler Versorgungsstrukturen wahrnehmen (§ 92c SGB XI). Die ursprünglich im Gesetzentwurf vorgesehene bundesweite Verpflichtung zur flächendeckenden Einrichtung von Pflegestützpunkten wurde im Laufe des Gesetzgebungsverfahrens gestrichen, stattdessen überantwortet das Gesetz die Entscheidung über Art und Weise der Einrichtung von Pflegestützpunkten den Bundesländern. Sie können Pflegekassen zur Einrichtung von Pflegestützpunkten verpflichten, haben aber bislang überwiegend den Weg gewählt, die Einrichtung von Pflegestützpunkten im Rahmen von Vereinbarungen mit Pflegekassen und kommunalen Trägern zu regeln. Träger von Pflegestützpunkten können sowohl Pflegekassen als auch kommunale Einrichtungen und Träger von Pflegeeinrichtungen sein.

9.3 Basisdaten

Die maßgeblichen Daten zur Pflegebedürftigkeit und zur Versorgungsinfrastruktur bieten zwei amtliche Statistken: die Statistik der sozialen Pflegeversicherung und die Pflegestatistik des Statistischen Bundesamtes.

Unterschiedliche Daten durch unterschiedliche Datenquellen

Die vom BMG veröffentlichte Statistik der sozialen Pflegeversicherung und die Pflegestatistik des Statistischen Bundesamtes enthalten unterschiedliche Angaben zur Zahl der Pflegebedürftigen. Diese Unterschiede resultierten daraus, dass die Statistik der sozialen Pflegeversicherung – wie ihr Name bereits anzeigt – nur die Daten der Versicherten der sozialen Pflegeversicherung zusammenführt und folglich auch nur Angaben zu den Leistungsempfängern der sozialen Pflegeversicherung machen kann. Da die Pflegestatistik des Statistischen Bundesamtes hingegen auf einer Vollerhebung aller ambulanten und stationären Pflegeeinrichtungen basiert, erfasst sie auch die Leistungsempfänger der privaten Pflegepflichtversicherung sowie Pflegebedürftige, die weder Leistungen der sozialen noch der privaten Pflegepflichtversicherung erhalten. Dabei handelt es sich vor allem um pflegebedürftige Sozialhilfeempfänger, deren Betreuungsbedarf unter der Schwelle des § 14 SGB XI liegt, die aber durch die Sozialhilfe finanzierte Pflegeleistungen erhalten. Die Angaben der Pflegestatistik zur Zahl der Pflegebedürftigen liegen folglich über denen der Statistik der sozialen Pflegeversicherung.

Innerhalb der Statistik der sozialen Pflegeversicherung erscheinen zum Teil ebenfalls unterschiedliche Angaben zur Zahl der Leistungsempfänger. So liegt die Zahl der Leistungsempfänger nach Leistungsarten höher als die Zahl der Leistungsempfänger nach Pflegestufen. Dies ist auf sogenannte «Mehrfachzählungen» zurückzuführen. Erhält ein Pflegebedürftiger mehrere Leistungsarten gleichzeitig, beispielsweise eine Kombination aus Geld- und Sachleistungen, so wird er bei den Angaben zu Leistungsarten für jede Leistungsart einzeln als Leistungsempfänger in der Statistik erfasst. Die Summe der Leistungsempfänger nach Leistungsarten ist folglich höher als die Summe der Leistungsempfänger nach Pflegestufen. Die maßgebliche Angabe zur Zahl der Leistungsempfänger in der sozialen Pflegeversicherung ist die Zahl der Leistungsempfänger nach Pflegestufen, da jeder Leistungsempfänger nur einer Pflegestufe zugewiesen wird.

Bei der Verwendung der Daten über die Leistungsempfänger der sozialen und privaten Pflegeversicherung ist zudem zu bedenken, dass es sich nicht um Daten über die Häufigkeit «objektiv» gegebener Pflegebedürftigkeit handelt, die mit wissenschaftlichen Methoden erhoben wurden. Die Statistiken geben vielmehr nur Auskunft über die Zahl der von Sozialleistungsträgern oder privaten Krankenversicherungen als pflegebedürftig anerkannten Personen, bewilligten Pflegestufen und bewilligten Leistungen.

Tabelle 9-1: Pflegebedürftige nach Pflegestufe

	1999	2001
Pflegebedürftige insgesamt	2016091	2039780
Pflegequote[1]	*2,3*	*2,3*
darunter		
Pflegestufe I	926476	980621
in %	*46,0*	*48,1*
Pflegestufe II	784824	772397
in %	*38,9*	*37,9*
Pflegestufe III	285264	276420
in %	*14,1*	*13,6*
am Jahresende noch keiner Pflegestufe zugeordnet	19527	10342
in %	*1,0*	*0,5*

1) Anteil der Pflegebedürftigen an der Gesamtbevölkerung

Quelle: Statistisches Bundesamt (Pflegestatistik); eigene Berechnungen

Die Statistik der sozialen Pflegeversicherung basiert auf den Daten der Pflegekassen und wird seit dem Berichtsjahr 1995 jährlich vom Bundesministerium für Gesundheit veröffentlicht (BMG 2012). Die Pflegestatistik wurde im Rahmen der Einführung der Pflegeversicherung geschaffen und stellt seit dem Berichtsjahr 1999 Daten zur Pflegebedürftigkeit und zur Pflegeinfrastruktur bereit. Die Daten basieren auf einer Vollerhebung mit Auskunftspflicht aller zur Versorgung von Versicherten der sozialen Pflegeversicherung zugelassenen Pflegeeinrichtungen. Da die Befragung nur alle zwei Jahre durchgeführt wird, kann die Pflegestatistik dementsprechend auch nur Daten in Zweijahresabständen bieten.

9.3.1 Pflegebedürftigkeit insgesamt, Leistungsempfänger und Leistungen der sozialen Pflegeversicherung

Im Jahr 2009 waren in Deutschland insgesamt ca. 2,34 Mio. Menschen oder 2,8 % der Gesamtbevölkerung pflegebedürftig (Tab. 9-1). Von ihnen

2003	2005	2007	2009	1999–2009	
				Anzahl	in %
2 076 935	2 128 550	2 246 829	2 338 252	322 161	16,0
2,4	2,4	2,6	2,8	–	–
1 029 078	1 068 943	1 156 779	1 247 564	321 088	34,7
49,5	50,2	51,5	53,4	–	–
764 077	768 093	787 465	787 018	2 194	0,3
36,8	36,1	35,0	33,7	–	–
276 126	280 693	291 752	293 096	7 832	2,7
13,3	13,2	13,0	12,5	–	–
7 654	10 821	10 833	10 574	-8 953	-45,8
0,4	0,5	0,5	0,5	–	–

erhielten ca. 2,29 Mio. oder ca. 98 % Leistungen der sozialen Pflege-versicherung.[189]

Die Wahrscheinlichkeit, pflegebedürftig zu werden (**Pflegequote**), steigt mit zunehmendem Alter. Allerdings verläuft der Anstieg bis in die Mitte des siebten Lebensjahrzehnts in der Regel relativ moderat. So lag die Pflegequote 2009 unter 15-Jährigen bei nur ca. 0,6 % und stieg bis zum Alter von 60 bis 75 Jahren auf lediglich 3,0 % der Altersgruppe. Ab ungefähr der Mitte des siebten Lebensjahrzehnts nimmt das Risiko, pflegebedürftig zu werden, jedoch deutlich zu. In der Gruppe der 75- bis unter 90-Jährigen lag die Pflegequote 2009 bei 17,3 % und erreichte bei den über 90-Jährigen den Wert von ca. 48 %. Ein solcher Wert ist

---

189 Die nachfolgenden Daten zur Geschlechterverteilung und Altersstruktur der Pfle-gebedürftigen sind der Statistik der sozialen Pflegeversicherung entnommen. An-gesichts eines Abdeckungsgrades von 98 % der Pflegebedürftigen dürften sie ein zutreffendes Bild auch für die Gesamtheit aller Pflegebedürftigen geben.

ohne Zweifel hoch, der bedeutet aber auch, dass ca. die Hälfte aller über 90-Jährigen noch in der Lage ist, ein relativ eigenständiges Leben in ihrer häuslichen Umgebung zu führen, ohne Leistungen der Pflegeversicherung in Anspruch nehmen zu müssen.

Die Inanspruchnahme der Leistungen der sozialen Pflegeversicherung weist deutliche Unterschiede zwischen den Geschlechtern auf. Während im Jahr 2009 bis zur Altersgruppe der 60- bis unter 75-Jährigen etwas mehr Männer als Frauen Leistungen bei Pflegebedürftigkeit erhielten, lag der Anteil der Frauen in der Altersgruppe der 75- bis unter 90-Jährigen bei 73,2 % und in der Altersgruppe der 90-Jährigen und älteren bei 85,5 % (Tab. 9-2). Dies ist vor allem auf zwei Einflussfaktoren zurückzuführen. Zum einen ist die Lebenserwartung von Frauen im Durchschnitt höher als die von Männern, und es erreichen somit mehr Frauen ein Alter, in dem die Wahrscheinlichkeit von Pflegebedürftigkeit stark ansteigt. Dies kann allerdings nur einen relativ geringen Teil des Unterschiedes erklären. So lag das Pflegerisiko, also der Anteil Pfle-

Tabelle 9-2: Leistungsempfänger der sozialen Pflegeversicherung nach Geschlecht und Altersgruppen

	1999	2001
Beide Geschlechter und alle Altersgruppen	1 826 362	1 839 602
darunter		
unter 15 Jahre	69 319	65 895
in % aller Leistungsempfänger	*3,8*	*3,6*
15 bis unter 30 Jahre	65 250	63 721
in % aller Leistungsempfänger	*3,6*	*3,5*
30 bis unter 45 Jahre	88 212	88 494
in % aller Leistungsempfänger	*4,8*	*4,8*
45 bis unter 60 Jahre	112 432	109 704
in % aller Leistungsempfänger	*6,2*	*6,0*
60 bis unter 75 Jahre	345 347	351 597
in % aller Leistungsempfänger	*18,9*	*19,1*
75 bis unter 90 Jahre	878 778	871 091
in % aller Leistungsempfänger	*48,1*	*47,4*
90 Jahre und älter	267 024	289 100
in % aller Leistungsempfänger	*14,6*	*15,7*

gebedürftiger an der entsprechenden Geschlechts- und Altersgruppe, im Jahr 2009 in der Altersgruppe 70 bis unter 90 Jahre für Frauen bei ca. 20 % und für Männer bei ca. 12,4 %. Der weit überproportionale Anteil der Frauen ab der Altersgruppe der 75-Jährigen ist vor allem auch eine späte Folge des Zweiten Weltkrieges. Viele Männer der Generation der jetzt über 75-Jährigen starben im Krieg, sodass die Gesamtbevölkerung in dieser Altersgruppe einen unterproportionalen Anteil an Männern aufweist. Unter den 75- bis unter 90-Jährigen lag im Jahr 2009 der Anteil der Männer bei lediglich ca. 37,5 % und der Anteil der Frauen dementsprechend bei 62,5 %. Von den über 90-Jährigen waren lediglich 25 % Männer und ca. 75 % Frauen. Für die nächsten Jahre ist insofern mit einer allmählichen Angleichung der Geschlechterverteilung unter den Pflegebedürftigen zu rechnen.

Pflegebedürftige werden in Deutschland weit überwiegend in ihrer häuslichen Umgebung und zumeist von ihren **Angehörigen** oder Nachbarn gepflegt. Von den ca. 2,34 Mio. Pflegebedürftigen des Jahres 2009

				1999–2009	
2003	2005	2007	2009	Anzahl	in %
1 895 417	1 951 953	2 029 285	2 240 077	413 715	22,7
65 653	64 066	64 997	70 950	1 631	2,4
3,5	3,3	3,2	3,2	–	–
67 803	70 872	73 630	76 057	10 807	16,6
3,6	3,6	3,6	3,4	–	–
88 570	85 781	82 753	84 029	–4 183	–4,7
4,7	4,4	4,1	3,8	–	–
115 724	125 696	138 528	161 190	48 758	43,4
6,1	6,4	6,8	7,2	–	–
359 375	358 828	367 455	422 192	76 845	22,3
19,0	18,4	18,1	18,8	–	–
883 662	926 920	1 017 738	1 159 016	290 238	33,0
46,6	47,5	50,2	52,2	–	–
314 630	319 790	284 184	256 643	–10 381	–3,9
16,6	16,4	14,0	11,5	–	–

Tabelle 9-2: Leistungsempfänger der sozialen Pflegeversicherung nach Geschlecht und Altersgruppen *(Fortsetzung)*

	1999	2001
Männlich alle Altersgruppen	580825	587151
in % aller Leistungsempfänger	*31,8*	*31,9*
darunter		
unter 15 Jahre	38655	37565
in % aller Leistungsempfänger der Altersgruppe	*55,8*	*57,0*
15 bis unter 30 Jahre	36641	36422
in % aller Leistungsempfänger der Altersgruppe	*56,2*	*57,2*
30 bis unter 45 Jahre	48036	48168
in % aller Leistungsempfänger der Altersgruppe	*54,5*	*54,4*
45 bis unter 60 Jahre	58321	56278
in % aller Leistungsempfänger der Altersgruppe	*51,9*	*51,3*
60 bis unter 75 Jahre	161608	169425
in % aller Leistungsempfänger der Altersgruppe	*46,8*	*48,2*
75 bis unter 90 Jahre	196879	197401
in % aller Leistungsempfänger der Altersgruppe	*22,4*	*22,7*
90 Jahre und älter	40685	41892
in % aller Leistungsempfänger der Altersgruppe	*15,2*	*14,5*
Weiblich alle Altersgruppen	1245537	1252451
in % aller Leistungsempfänger	*68,2*	*68,1*
darunter		
unter 15 Jahre	30664	28330
in % aller Leistungsempfänger der Altersgruppe	*44,2*	*43,0*
15 bis unter 30 Jahre	28609	27299
in % aller Leistungsempfänger der Altersgruppe	*43,8*	*42,8*
30 bis unter 45 Jahre	40176	40326
in % aller Leistungsempfänger der Altersgruppe	*45,5*	*45,6*
45 bis unter 60 Jahre	54111	53426
in % aller Leistungsempfänger der Altersgruppe	*48,1*	*48,7*
60 bis unter 75 Jahre	183739	182172
in % aller Leistungsempfänger der Altersgruppe	*53,2*	*51,8*
75 bis unter 90 Jahre	681899	673690
in % aller Leistungsempfänger der Altersgruppe	*77,6*	*77,3*
90 Jahre und älter	226339	247208
in % aller Leistungsempfänger der Altersgruppe	*84,8*	*85,5*

Quelle: Statistisches Bundesamt (Statistik der sozialen Pflegeversicherung); eigene Berechnungen

| 2003 | 2005 | 2007 | 2009 | 1999–2009 | |
				Anzahl	in %
615421	643155	680551	769778	188953	32,5
32,5	32,9	33,5	34,4	–	–
37697	36826	37596	41471	2816	7,3
57,4	57,5	57,8	58,5	–	–
38945	40643	42344	43923	7282	19,9
57,4	57,3	57,5	57,8	–	–
48314	46810	45350	45996	-2040	-4,2
54,5	54,6	54,8	54,7	–	–
59365	64545	71343	83800	25479	43,7
51,3	51,4	51,5	52,0	–	–
175090	175527	179071	204113	42505	26,3
48,7	48,9	48,7	48,3	–	–
211079	233908	264893	313184	116305	59,1
23,9	25,2	26,0	26,8	–	–
44931	44896	39954	37291	-3394	-8,3
14,3	14,0	14,1	14,5	–	–
1279996	1308798	1348734	1470299	224762	18,0
67,5	67,1	66,5	65,6	–	–
27956	27240	27401	29479	-1185	-3,9
42,6	42,5	42,2	41,5	–	–
28858	30229	31286	32134	3525	12,3
42,6	42,7	42,5	42,2	–	–
40256	38971	37403	38033	-2143	-5,3
45,5	45,4	45,2	45,3	–	–
56359	61151	67185	77390	23279	43,0
48,7	48,6	48,5	48,0	–	–
184285	183301	188384	218079	34340	18,7
51,3	51,1	51,3	51,7	–	–
672583	693012	752845	855832	173933	25,5
76,1	74,8	74,0	73,2	–	–
269699	274894	244230	219352	-6987	-3,1
85,7	86,0	85,9	85,5	–	–

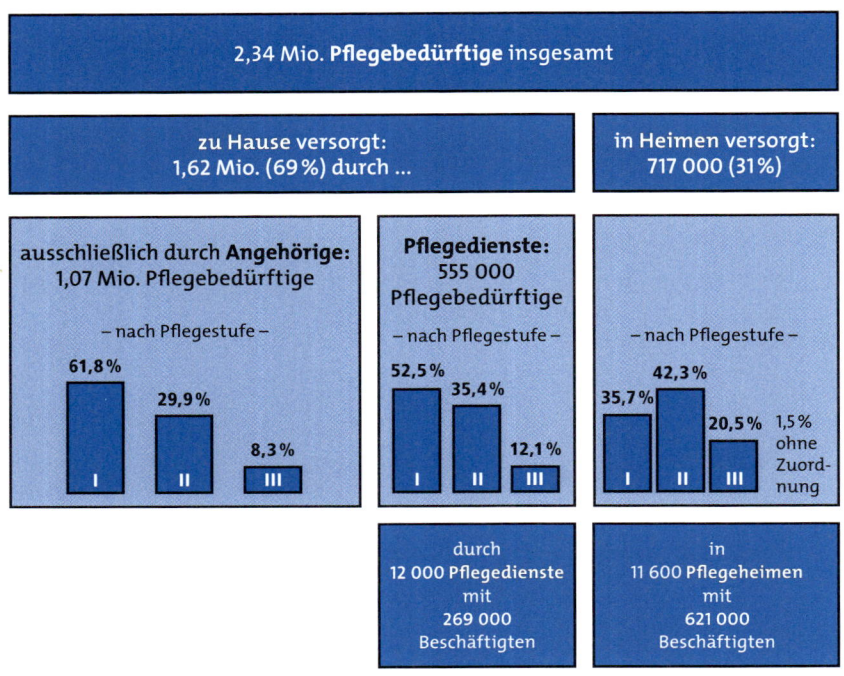

Abbildung 9-2: Pflegebedürftige nach Ort der Versorgung und Pflegestufe (2009)

Quelle: Statistisches Bundesamt

wurden ca. 1,62 Mio. (69%) zu Hause und ca. 717 000 (31%) in einem Pflegeheim versorgt (Abb. 9-2). Die in ihrer häuslichen Umgebung gepflegten Menschen wurden zu knapp ca. 66% ausschließlich durch Angehörige oder Nachbarn und in ca. 34% der Fälle teilweise oder vollständig durch ambulante Pflegedienste betreut. Angehörige leisten somit den überwiegenden Teil der häuslichen Pflege von Pflegebedürftigen.

In **Pflegeheimen** werden vor allem pflegebedürftige alte und hochbetagte Frauen versorgt (Abb. 9-3). Wesentliche Ursache hierfür ist zumeist ein fehlendes oder nicht funktionierendes familiäres Unterstützungsnetzwerk. Dies trifft in besonderem Maße auf Frauen zu, die ihren Ehemann im Zweiten Weltkrieg verloren haben. Insofern dürfte die gegenwärtige Bewohnerstruktur in Pflegeheimen vor allem auch eine Spätfolge des Zweiten Weltkrieges sein. Zudem spielt die um ca.

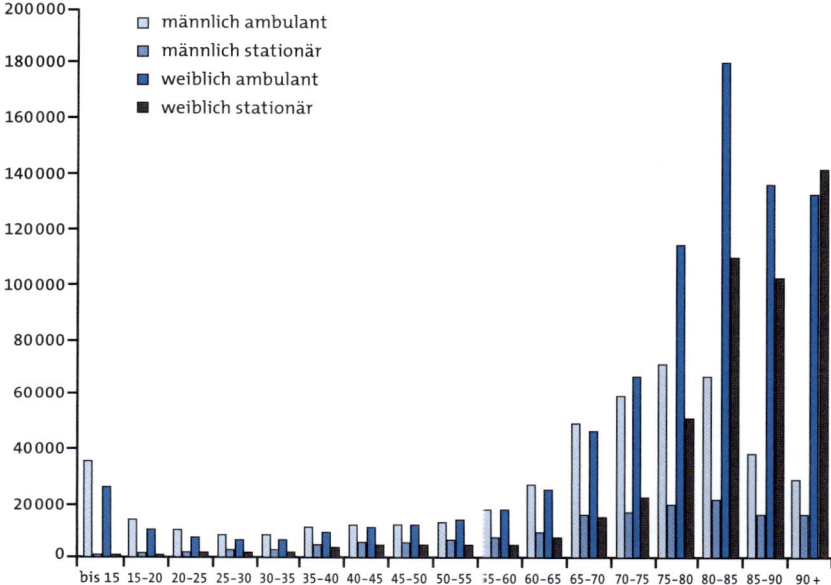

Abbildung 9-3: Leistungsempfänger der sozialen Pflegeversicherung nach Alter, Geschlecht und Ort der Versorgung (2005)

Quelle: BMG; eigene Berechnungen

zwei bis drei Jahre höhere durchschnittliche Lebenserwartung von Frauen eine Rolle, die auch dazu führt, dass gegen Ende des Lebens der Ehepartner als Pflegeperson nicht mehr zur Verfügung steht.

Bei einer Längsschnittbetrachtung der Entwicklung der Daten der sozialen Pflegeversicherung ist zu beachten, dass ihre Leistungen schrittweise eingeführt wurden. Im ersten Jahr ihres Bestehens (1995) gewährte die Pflegeversicherung nur Leistungen bei häuslicher Pflege. Die Zahl der Leistungsempfänger lag bei ca. 1 Mio. Zum 1. Juli 1996 trat die zweite Stufe der Pflegeversicherung in Kraft, durch die der Leistungskatalog um Leistungen bei stationärer Pflege erweitert wurde. Zu der bis dahin auf 1,16 Mio. angestiegenen Zahl der ambulanten Leistungsempfänger kamen weitere ca. 384 000 Pflegebedürftige in stationären Einrichtungen, sodass die Zahl der Leistungsempfänger der sozi-

Tabelle 9-3: Leistungsempfänger der sozialen Pflegeversicherung nach Pflegestufe

	1999	2001
Leistungsempfänger insgesamt	1 826 362	1 839 602
darunter		
Pflegestufe I	872 264	916 623
in %	*47,8*	*49,8*
Pflegestufe II	698 846	679 472
in %	*38,3*	*36,9*
Pflegestufe III	255 252	243 507
in %	*14,0*	*13,2*
darunter		
Härtefälle der Pflegestufe III	3 415	3 776
in %	*0,2*	*0,2*

Quelle: Statistisches Bundesamt (Statistik der sozialen Pflegeversicherung); eigene Berechnungen

alen Pflegeversicherung bis Ende 1996 auf ca. 1,5 Mio. stieg. Bei den Angaben über Leistungsempfänger der Jahre 1995 und 1996 ist zudem zu bedenken, dass aufgrund der hohen Zahl von Erstanträgen der Medizinische Dienst der Krankenversicherung nicht in der Lage war, alle Pflegebegutachtungen zeitnah durchzuführen. Ein erheblicher Teil der Anträge aus dem Jahr 1995 konnte erst 1996 und aus dem Jahr 1996 erst 1997 entschieden werden. Aussagekräftige Daten über die Zahl der Pflegebedürftigen liegen somit im Grunde erst ab den Jahren 1997/1998 vor. Aus diesem Grund und auch um eine Vergleichbarkeit mit den Daten der Pflegestatistik des Statistischen Bundesamtes herzustellen, werden hier auch die Daten der sozialen Pflegeversicherung erst ab dem Jahr 1999 und in Zweijahreszeiträumen verwendet.

Betrachtet man die **Entwicklung der Zahl der Pflegebedürftigen** insgesamt und die der Leistungsempfänger der sozialen Pflegeversicherung zwischen 1999 und 2009, so zeigen sich folgende Trends:

- **Zunahme der Pflegebedürftigkeit:** Die Zahl der Pflegebedürftigen insgesamt ist zwischen 1999 und 2009 um 16 % gestiegen, die Pflegequote von 2,3 % auf 2,8 % (s. Tab. 9-1, S. 472/473).

				1999–2009	
2003	2005	2007	2009	Anzahl	in %
1895417	1951953	2029285	2240077	413715	22,6
971209	1010844	1077718	1221231	348967	40,0
51,2	51,8	53,1	54,5	–	–
679159	688371	693077	743220	44374	6,3
35,8	35,3	34,2	33,2	–	–
245049	252738	258490	275626	20374	8,0
12,9	12,9	12,7	12,3	–	–
4099	4651	5844	6831	3416	100,0
0,2	0,2	0,3	0,3	–	–

- **Wandel des Pflegestufenspektrums**: Das Pflegestufenspektrum hat sich deutlich in Richtung niedrigere Pflegestufen verändert. Der Anteil der Pflegebedürftigen mit Pflegestufe I stieg von 47,8 % im Jahr 1999 auf 54,5 % im Jahr 2009, der Anteil der Pflegestufe III sank hingegen von 14,0 % im Jahr 1999 auf 12,3 % im Jahr 2009 (Tab. 9-3). Über die Ursachen liegen keine gesicherten Erkenntnisse vor. Mögliche Ursachen könnten eine zunehmend frühere Antragstellung, geänderte Inanspruchnahme durch eine neue Generation älterer Menschen oder eine veränderte Begutachtungspraxis sein. Das gewandelte Pflegestufenspektrum könnte aber auch Ausdruck eines zunehmend besseren Gesundheitszustandes insbesondere älterer Menschen sein und damit die sogenannte «Kompressionsthese» stützen.[190]

---

190 Die «Kompressionsthese» ist ein theoretischer Ansatz zur Erklärung der Morbiditätsentwicklung in einer alternden Gesellschaft (vgl. u. a. Fries 1980, 2000). Sie besagt im Kern, dass die Verlängerung der Lebenserwartung nicht durch eine Verlängerung der in Krankheit und Pflegebedürftigkeit verbrachten Lebensjahre erreicht wird, sondern durch eine verlängerte Phase relativ gesunden Lebens. Vereinfacht ausgedrückt: Menschen werden nicht deshalb älter als vorherige Generationen, weil sie kränker sind, sondern weil sie gesünder sind (zur Diskussion vgl. u. a. Kroll/Ziese 2009; SVR-G 2007; SVREAiG 1996).

Tabelle 9-4: Leistungsempfänger der sozialen Pflegeversicherung nach Art der Leistung

	1999	2001
Leistungsempfänger insgesamt[1]	1 888 503	1 925 053
Pflegequote	*2,3*	*2,3*
davon nach Art der Leistung		
Pflegesachleistung	152 648	161 654
in % aller Leistungsempfänger	*8,1*	*8,4*
Pflegegeld für selbstbeschaffte Pflegehilfen	982 877	962 131
in % aller Leistungsempfänger	*52,0*	*50,0*
Kombination von Pflegegeld- und Pflegesachleistung	192 556	201 667
in % aller Leistungsempfänger	*10,2*	*10,5*
Tages- und Nachtpflege	8 672	12 177
in % aller Leistungsempfänger	*0,5*	*0,6*
Häusliche Pflege bei Verhinderung der Pflegeperson	5 716	7 495
in % aller Leistungsempfänger	*0,3*	*0,4*
Kurzzeitpflege	7 146	8 107
in % aller Leistungsempfänger	*0,4*	*0,4*
Vollstationäre Pflege	485 014	513 377
in % aller Leistungsempfänger	*25,7*	*26,7*
Vollstationäre Pflege in Behindertenheimen	53 875	58 446
in % aller Leistungsempfänger	*2,9*	*3,0*

1) Die Empfänger von Tages- und Nachtpflege, häuslicher Pflege bei Verhinderung der Pflegeperson sowie von stationärer Pflege in Behindertenheimen können gleichzeitig noch eine weitere Leistung beziehen (i. d. R. Pflegegeld). Es kann daher zu Mehrfachzählungen kommen.

Quelle: Statistisches Bundesamt (Statistik der sozialen Pflegeversicherung); eigene Berechnungen

- **Wandel der Leistungsinanspruchnahme**: Auch bei der Inanspruchnahme von Leistungen der sozialen Pflegeversicherung zeigen sich deutliche Veränderungen (**Tab. 9-4**). Bis vor einigen Jahren stieg der Anteil der Empfänger von reinen Pflegesachleistungen kontinuierlich an und ging der Anteil der Leistungsempfänger zurück, die ausschließlich Pflegegeld in Anspruch nahmen. Der Anteil der Empfänger der Kombinationsleistung aus Pflegegeld und Pflegesachleistungen war dagegen seit 1999 bis 2007 relativ gleich geblieben. Zugleich stieg der Anteil der Empfänger vollstationärer Pflege in Pflegeheimen kontinuierlich an (**Tab. 9-5**, S. 484/485). Seit 2008 zeigt sich allerdings ein Wandel. Der Anteil der Empfänger reiner Pflegegeld- oder Pflegesachleistungen geht zurück und spiegelbildlich dazu steigt der Anteil der Empfänger von Kombinations-

| | | | | | 1999–2009 | |
2003	2005	2007	2009	2011	Anzahl	in %
1977296	2004744	2102116	2271445	2359758	382942	20,3
2,4	2,4	2,6	2,8	2,9	–	–
169580	173251	184280	179795	166190	27147	17,8
8,6	8,6	8,8	7,9	7,0	–	–
968289	959546	986294	1034561	1050806	51684	5,3
49,0	47,9	46,9	45,5	44,5	–	–
202710	204348	217724	284670	323775	92114	47,8
10,3	10,2	10,4	12,5	13,7	–	–
13864	16024	17027	28895	40683	20223	233,2
0,7	0,8	0,8	1,3	1,7	–	–
10362	14263	22834	33779	56322	28063	491,0
0,5	0,7	1,1	1,5	2,4	–	–
9317	11140	13613	16542	16920	9396	131,5
0,5	0,6	0,6	0,7	0,7	–	–
540070	559784	588827	613746	624333	128732	26,5
27,3	27,9	28,0	27,0	26,5	–	–
63104	66389	71517	79457	80729	25582	47,5
3,2	3,3	3,4	3,5	3,4	–	–

leistungen und von Leistungen für die Tages- und Nachtpflege. Zudem sinkt erstmals seit Einführung der Pflegeversicherung auch der Anteil der Leistungsempfänger in Pflegeheimen.

Die zu verzeichnenden Veränderungen bei der Inanspruchnahme der unterschiedlichen Leistungsarten sind insofern bemerkenswert, weil bislang überwiegend davon ausgegangen wurde, dass aufgrund der soziodemografischen Entwicklung, insbesondere der veränderten Familienstrukturen, steigenden Frauenerwerbstätigkeit und zunehmenden räumlichen Flexibilisierung des Arbeitsmarktes, familiäre Pflegepotenziale abnehmen und die Nachfrage nach professionellen Pflegesachleistungen sowie vollstationärer Pflege zunehmen wird. Ob aus diesen neuen Entwicklungen ein langfristiger Trend wird, bleibt noch abzu-

Tabelle 9-5: Pflegebedürftige nach Art der Versorgung und Pflegestufe

	1999	2001
Pflegebedürftige insgesamt	2 016 091	2 039 780
darunter		
durch Angehörige oder Nachbarn versorgte Pflegebedürftige	1 027 591	1 000 736
Pflegestufe I	559 603	574 455
Anteil in %	*54,5*	*57,4*
Pflegestufe II	370 517	336 529
Anteil in %	*36,1*	*33,6*
Pflegestufe III	97 471	89 752
Anteil in %	*9,5*	*9,0*
von ambulanten Pflegeeinrichtungen versorgte Pflegebedürftige[1]	415 289	434 679
Pflegestufe I	190 300	209 613
Anteil in %	*45,8*	*48,2*
Pflegestufe II	165 368	166 717
Anteil in %	*39,8*	*38,4*
Pflegestufe III	59 621	58 349
Anteil in %	*14,4*	*13,4*
in Pflegeheimen versorgte Pflegebedürftige	573 211	604 365
Pflegestufe I	176 573	196 553
Anteil in %	*30,8*	*32,5*
Pflegestufe II	248 939	269 151
Anteil in %	*43,4*	*44,5*
Pflegestufe III	128 172	128 319
Anteil in %	*22,4*	*21,2*
Bisher noch keiner Pflegestufe zugeordnet	19 527	10 342
Anteil in %	*3,4*	*1,7*

1) Empfänger von Pflegesachleistungen (auch als Teil von Kombinationsleistungen)

Quelle: Statistisches Bundesamt (Pflegestatistik); eigene Berechnungen

warten. Immerhin zeigen die Mitte 2012 verfügbaren neueren Daten, dass sich die Entwicklung bis 2011 fortsetzte (s. Tab. 9-4). Die angesprochenen Veränderungen könnten – sollten sie sich als Trend verstetigen – als Anzeichen dafür gedeutet werden, dass Pflegebedürftige zunehmend von Angehörigen in der häuslichen Umgebung versorgt werden und dabei vermehrt professionelle Unterstützung durch Pflegeeinrichtungen in Anspruch genommen wird.

				1999–2009	
2003	2005	2007	2009	Anzahl	in %
2 076 935	2 128 550	2 246 829	2 338 252	322 161	16,0
986 520	980 425	1 033 286	1 065 564	37 973	3,7
588 039	597 751	638 846	680 671	121 068	21,6
59,6	61,0	61,8	63,9	–	–
313 820	301 605	308 997	303 111	–67 406	–18,2
31,8	30,8	29,9	28,4	–	–
84 661	81 069	85 443	81 782	–15 689	–16,1
8,6	8,3	8,3	7,7	–	–
450 126	471 543	504 232	555 198	139 909	33,7
224 732	240 086	264 527	302 728	112 428	59,1
49,9	50,9	52,5	54,5	–	–
167 558	172 937	178 532	187 991	22 623	13,7
37,2	36,7	35,4	33,9	–	–
57 836	58 520	61 173	64 479	4 858	8,1
12,8	12,4	12,1	11,6	–	–
640 289	676 582	709 311	748 889	175 678	30,6
216 307	231 106	253 406	277 997	101 424	57,4
33,8	34,2	35,7	37,1	–	–
282 699	293 551	299 936	309 405	60 466	24,3
44,2	43,4	42,3	41,3	–	–
133 629	141 104	145 136	150 242	22 070	17,2
20,9	20,9	20,5	20,1	–	–
7 654	10 821	10 833	11 245	–8 282	–42,4
1,2	1,6	1,5	1,5	–	–

9.3.2 Einnahmen und Ausgaben der sozialen Pflegeversicherung

Die finanzielle Situation der sozialen Pflegeversicherung war in den ersten Jahren ihres Bestehens durch die Bildung einer **Rücklage** und jährliche Überschüsse der Einnahmen über die Ausgaben gekennzeichnet (Tab. 9-6). Da bereits zum 1. Januar 1995 Beiträge zu entrichten wa-

Tabelle 9-6: Die Finanzentwicklung der sozialen Pflegeversicherung[1]

Bezeichnung	1995	1996	1997	1998	1999
Einnahmen					
Beitragseinnahmen	8,31	11,90	15,77	15,80	16,13
davon					
Beiträge an Pflegekassen	6,85	9,84	13,06	13,04	13,32
Beiträge an den Ausgleichsfonds	1,46	2,06	2,71	2,76	2,80
Sonstige Einnahmen	0,09	0,14	0,17	0,20	0,19
Einnahmen insgesamt	8,41	12,04	15,94	16,00	16,32
Ausgaben					
Leistungsausgaben	4,42	10,25	14,34	15,07	15,55
davon					
Geldleistung	3,04	4,44	4,32	4,28	4,24
Pflegesachleistung	0,69	1,54	1,77	1,99	2,13
Pflegeurlaub	0,13	0,13	0,05	0,06	0,07
Tages-/Nachtpflege	0,01	0,03	0,04	0,05	0,05
Zusätzliche ambulante Betreuungsleistungen	–	–	–	–	–
Kurzzeitpflege	0,05	0,09	0,10	0,11	0,12
Soziale Sicherung der Pflegepersonen	0,31	0,93	1,19	1,16	1,13
Pflegemittel/ techn. Hilfen etc.	0,20	0,39	0,33	0,37	0,42
Vollstationäre Pflege	0,00	2,69	6,41	6,84	7,18
Vollstationäre Pflege in Behindertenheimen	0,00	0,01	0,13	0,22	0,20
Stationäre Vergütungszuschläge	–	–	–	–	–
Pflegeberatung	–	–	–	–	–
Hälfte der Kosten des Medizinischen Dienstes	0,23	0,24	0,23	0,24	0,24
Verwaltungsausgaben[2]	0,32	0,36	0,55	0,56	0,55
Sonstige Ausgaben	0,00	0,01	0,01	0,02	0,01
Ausgaben insgesamt	4,97	10,86	15,14	15,88	16,35
Liquidität					
Überschuss der Einnahmen	3,44	1,18	0,80	0,13	–
Überschuss der Ausgaben	–	–	–	–	0,03
Investitionsdarlehen an den Bund	–0,56	–	–	–	–
Mittelbestand am Jahresende	2,87	4,05	4,86	4,99	4,95
in Monatsausgaben lt. Haushaltsplänen der Kassen	3,93	2,96	3,77	3,70	3,61

1) Abweichungen in den Summen durch Rundungen
2) 1995 einschließlich Vorlaufkostenerstattung an die Krankenkassen

Quelle: BMG

2000	2001	2002	2003	2004	2005	2006	2007	2008	2009	2010	2011
		in Mrd. €									
16,31	16,56	16,76	16,61	16,64	17,38	18,36	17,86	19,61	21,19	21,64	22,13
13,46	13,66	13,57	13,30	13,28	13,98	14,94	14,44	15,91	16,11	16,49	17,06
2,86	2,90	3,19	3,31	3,36	3,40	3,42	3,42	3,71	5,07	5,15	5,07
0,23	0,25	0,22	0,25	0,23	0,12	0,13	0,16	0,16	0,12	0,14	0,11
16,54	16,81	16,98	16,86	16,87	17,49	18,49	18,02	19,77	21,31	21,78	22,24
15,86	16,03	16,47	16,64	16,77	16,98	17,14	17,45	18,20	19,33	20,43	20,89
4,18	4,11	4,18	4,11	4,08	4,05	4,02	4,03	4,24	4,47	4,67	4,74
2,23	2,29	2,37	2,38	2,37	2,40	2,42	2,47	2,60	2,75	2,91	2,98
0,10	0,11	0,13	0,16	0,17	0,19	0,21	0,24	0,29	0,34	0,40	0,44
0,06	0,07	0,08	0,08	0,08	0,08	0,09	0,09	0,11	0,15	0,18	0,21
–	–	0,00	0,01	0,02	0,02	0,03	0,03	0,06	0,19	0,28	0,33
0,14	0,15	0,16	0,16	0,20	0,21	0,23	0,24	0,27	0,31	0,34	0,35
1,07	0,98	0,96	0,95	0,93	0,90	0,86	0,86	0,87	0,88	0,88	0,87
0,40	0,35	0,38	0,36	0,34	0,38	0,38	0,41	0,46	0,44	0,44	0,41
7,48	7,75	8,00	8,20	8,35	8,52	8,67	8,83	9,05	9,29	9,56	9,71
0,21	0,21	0,21	0,23	0,23	0,23	0,24	0,24	0,24	0,25	0,26	0,26
–	–	–	–	–	–	–	–	0,00	0,21	0,45	0,50
–	–	–	–	–	–	–	–	0,01	0,03	0,07	0,08
0,24	0,25	0,26	0,26	0,27	0,28	0,27	0,27	0,28	0,31	0,30	0,32
0,56	0,57	0,58	0,59	0,58	0,59	0,62	0,62	0,65	0,68	0,71	0,71
0,02	0,02	0,01	0,06	0,07	0,00	0,00	0,00	0,00	0,00	0,00	0,00
16,67	16,87	17,36	17,56	17,69	17,86	18,03	18,34	19,14	20,33	21,45	21,92
–	–	–	–	–	–	0,45	–	0,63	0,99	0,34	0,31
0,13	0,06	0,38	0,69	0,82	0,36	–	0,32	–	–	–	–
–	–	+0,56	–	–	–	–	–	–	–	–	–
4,82	4,76	4,93	4,24	3,42	3,05	3,50	3,18	3,81	4,80	5,13	5,45
3,37	3,27	3,34	2,82	2,27	2,01	2,29	2,06	2,33	2,78	2,87	2,93

ren, die ambulanten Leistungen aber erst ab dem 1. April 1995 gewährt wurden, und da nicht alle eingegangenen Anträge zeitnah bearbeitet werden konnten, erzielte die Pflegeversicherung 1995 bei Beitragseinnahmen von 8,3 Mrd. Euro einen Überschuss in Höhe von ca. 3,4 Mrd. Euro. Die Erzielung eines Überschusses war politisch gewollt, um ein «Sicherheitspolster» für die neue Sozialversicherung anzulegen, für den Fall, dass die Leistungsausgaben höher ausfallen würden als kalkuliert. Aus dem Überschuss gewährte sich der Bund ein zinsloses Darlehen in Höhe von 0,56 Mrd. Euro (1 Mrd. DM), das er im Jahr 2002 zurückzahlte. Der Rest des Überschusses bildete den Grundstock für eine Rücklage. Der anfängliche Überschuss der Einnahmen über die Ausgaben schrumpfte in den Jahren 1996 bis 1998 und ab 1999 lagen die Ausgaben über den Einnahmen. Es entstand jedoch noch kein Defizit im engeren Sinn, da die soziale Pflegeversicherung über ausreichend Rücklagen verfügte (vgl. Tab. 9-6: Mittelbestand am Jahresende). Da ab 1999 bis 2007 mit Ausnahme des Jahres 2006 die Ausgaben jedes Jahr höher waren als die Beitragseinnahmen, schrumpfte Rücklage von knapp 5 Mrd. im Jahr 1999 bis auf ca. 3 Mrd. im Jahr 2005. Um zu vermeiden, dass sie vollständig aufgezehrt wird, und um neue, zusätzliche Leistungen finanzieren zu können, wurde der gesetzlich festgelegte Beitragssatz im Rahmen des Pflege-Weiterentwicklungsgesetzes auf 1,7 % erhöht. Eine weitere Erhöhung des Beitragssatzes ab dem Jahr 2013 (auf 2,05 %) wurde mit dem Pflege-Neuausrichtungs-Gesetz 2012 beschlossen.

9.4 Private Pflegeversicherung

Die Unternehmen der privaten Krankenversicherungen wurden bei der Einführung der gesetzlichen Pflegeversicherung gesetzlich verpflichtet, ihren Versicherten analog zur sozialen Pflegeversicherung auch eine private Pflegepflichtversicherung anzubieten. Darüber hinaus gehören zum Spektrum der privaten Zusatzversicherungen auch Pflegezusatzversicherungen. Während die private Pflegepflichtversicherung lediglich den Versicherten der privaten Krankenversicherung sowie freiwillig Versicherten der GKV offen steht, ist der Abschluss einer privaten

Pflegezusatzversicherung auch allen Versicherten der gesetzlichen Krankenversicherung möglich. Als Teil des 2012 beschlossenen Pflege-Neuausrichtungs-Gesetzes (PNG) wurde erstmals eine staatliche Förderung privater Pflegezusatzversicherungen eingeführt. Anspruchsberechtigt sind Versicherte der GKV und der PKV, allerdings muss die Pflegezusatzversicherung bestimmte gesetzliche Anforderungen erfüllen.

9.4.1 Private Pflegepflichtversicherung

Parallel zur Einführung der sozialen Pflegeversicherung wurde auch für die Versicherten der privaten Krankenversicherung eine Pflegeversicherung eingeführt, die sich in starkem Maße an der sozialen Pflegeversicherung orientiert.

Besonders bemerkenswert an der Einführung einer privaten Pflegepflichtversicherung dürfte sein, dass die private Krankenversicherung in diesem Bereich zur Einhaltung einiger zentraler Prinzipien der gesetzlichen Kranken- und Pflegeversicherung verpflichtet wurde. Die private Pflegepflichtversicherung ist dadurch in ihren zentralen Merkmalen der gesetzlichen Krankenversicherung ähnlicher als der privaten.

Mit Inkrafttreten des Pflegeversicherungsgesetzes wurden erstmals auch die Versicherten der privaten Krankenversicherung einer **Versicherungspflicht** unterworfen (§ 1 Abs. 2, § 23 Abs. 1 SGB XI). Damit kommt die gesetzliche Pflegeversicherung im Grunde einer allgemeinen Bürgerversicherung nahe, die gemeinsam von den Trägern der sozialen und privaten Krankenversicherung angeboten wird. Die Unternehmen der privaten Krankenversicherung unterliegen beim Abschluss eines Versicherungsvertrages einem **Kontrahierungszwang** (§ 110 Abs. 1 Nr. 1 SGB XI): Sie müssen Antragsteller aufnehmen, die bei ihnen krankenversichert sind, und dürfen niemanden aufgrund von Vorerkrankungen oder bereits bestehender Pflegebedürftigkeit ausschließen. Das in der privaten Krankenversicherung übliche Rücktritts- und Kündigungsrecht der Versicherung wurde für die private Pflegepflichtversicherung ausgeschlossen.

Die **Leistungen** der privaten Pflegeversicherung müssen nach Art und Umfang den Leistungen der sozialen Pflegeversicherung gleichwertig sein (§ 23 Abs. 1 SGB XI). Da die private Krankenversicherung grundsätzlich keine Sachleistungen, sondern nur Kostenerstattung gewährt, tritt an die Stelle der Pflegesachleistungen dementsprechend die **Kostenerstattung** auf Grundlage der gesetzlich vorgegebenen beziehungsweise vertraglich vereinbarten Leistungssätze. Bei der **Feststellung von Pflegebedürftigkeit** und **Zuordnung zu einer Pflegestufe** sind dieselben Maßstabe anzulegen wie bei der sozialen Pflegeversicherung (§ 23 Abs. 6 Nr. 1 SGB XI). Analog zum MDK haben die Unternehmen der privaten Krankenversicherung einen eigenen Begutachtungsdienst aufgebaut.[191]

Auch bei der Beitragsgestaltung wurde die PKV gesetzlichen Einschränkungen unterworfen, die sich an der sozialen Pflegeversicherung orientieren (§ 110 SGB XI). Die Beiträge der privaten Pflegeversicherung durften für Personen, die zum 1. Januar 1995 bereits privat versichert waren, nicht nach Geschlecht und Gesundheitszustand gestaffelt werden. Für alle später abgeschlossenen Versicherungsverträge darf der Beitrag zwar nach Gesundheitszustand, nicht aber nach Geschlecht differenziert werden. Es wurde ein Höchstbeitrag vorgegeben, der für alle vor dem 1. Januar 1995 Versicherten nicht den in der sozialen Pflegeversicherung geltenden Höchstbeitrag übersteigen darf. Zudem gilt auch für die private Pflegeversicherung die beitragsfreie Mitversicherung von Kindern.

Analog zum Risikoausgleich der sozialen Pflegeversicherung sind auch die Unternehmen der privaten Pflegeversicherung verpflichtet, einen Ausgleich der Versicherungsrisiken durchzuführen (§ 111 SGB XI). Dessen Ausgestaltung und Durchführung unterliegt der Aufsicht des Bundesaufsichtsamtes für das Versicherungswesen.

---

191 Informationen zum Begutachtungsverfahren in der privaten Pflegeversicherung und zum Medizinischen Dienst der PKV sind auf dessen Internetseite veröffentlicht (http://www.medicproof.de).

9.4.2 Private Pflegezusatzversicherungen

Neben der privaten Pflegepflichtversicherung bieten die Unternehmen der privaten Krankenversicherung auch **Pflegezusatzversicherungen** an. Es werden insbesondere zwei Arten privater Pflegezusatzversicherungen angeboten:

- **Pflegekostenversicherung**: Eine private Pflegekostenversicherung übernimmt üblicherweise tatsächlich angefallene Pflegekosten, die von der gesetzlichen Pflegeversicherung nicht getragen werden. Die Höhe der Versicherungsleistungen ist vertraglich zu vereinbaren. Voraussetzung für die Leistungsgewährung ist der Nachweis der entstandenen Kosten. Dementsprechend müssen die jeweiligen Rechnungen eingereicht werden, und der je nach Versicherungsvertrag vereinbarte Leistungssatz wird als Kostenerstattung gezahlt. Eine Pflegekostenversicherung kommt in der Regel nur für die unmittelbaren Pflegekosten auf und beispielsweise nicht für die Kosten der Unterkunft und Verpflegung in einem Pflegeheim.

- **Pflegetagegeldversicherung**: Eine private Pflegetagegeldversicherung zahlt in der Regel einen bestimmten im Versicherungsvertrag vereinbarten Geldbetrag je Tag der Pflegebedürftigkeit, unabhängig von den tatsächlich angefallenen Kosten. Die Höhe des Geldbetrages richtet sich nach dem jeweils gewählten Tarif und ist häufig von der Pflegestufe abhängig. Die Verwendung des Geldbetrages liegt in der Entscheidung des Versicherten, da eine Zweckbindung üblicherweise nicht im Vertrag vorgesehen ist.

Für private Pflegezusatzversicherungen gelten die in der PKV üblichen Regelungen. Es gibt dementsprechend keine Pflicht zur Aufnahme von Versicherten, vor Vertragsabschluss ist eine Gesundheitsprüfung üblich und bei Vorerkrankungen können Leistungsausschlüsse vertraglich festgelegt werden. Die Prämien werden, wie in der PKV üblich, risikoäquivalent kalkuliert und sind folglich für Versicherte mit Vorerkrankungen höher als für gesunde. Beim Abschluss einer privaten Pflegezusatzversicherung ist zudem zu beachten, dass keineswegs immer auch eine Beitragsfreistellung im Pflegefall gewährt wird. Erfolgt keine Beitragsfreistellung im Pflegefall, müssen weiterhin die fälligen Prämien gezahlt werden, da ansonsten die Versicherung von der Leistungspflicht zurücktreten kann.

Durch das Pflege-Neuausrichtungs-Gesetz 2012 wurde eine **staatliche Förderung** privater Pflegezusatzversicherungen eingeführt. Die Förderung beträgt fünf Euro monatlich und ist an bestimmte Bedingungen gebunden, die eine private Pflegezusatzversicherung erfüllen muss (§ 127 Abs. 2 SGB XI):

- **Kontrahierungszwang:** Allen gesetzlich Versicherten muss der Abschluss einer Pflegezusatzversicherung gewährt werden.

- **Mindestprämienhöhe:** Die Versicherungsprämie muss mindestens 10 Euro pro Monat betragen.

- **Prämienkalkulation:** Die Kalkulation der Prämien hat nach Art der Lebensversicherung zu erfolgen, es muss folglich auch eine kapitalgedeckte Alterungsrückstellung gebildet werden.

- **Abschluss- und Verwaltungskosten:** Abschluss- und Verwaltungskosten werden begrenzt auf eine Höhe, die durch eine Rechtsverordnung des Bundes geregelt wird.

- **Wartezeit:** Die Wartezeit zwischen Vertragsabschluss und Gewährung von Leistungen darf höchstens fünf Jahre betragen.

- **Mindestleistungen:** Die Versicherungsleistung muss bei Pflegestufe III sowie für Personen mit erheblich eingeschränkter Alltagskompetenz mindestens 600 Euro monatlich betragen, darf die Höhe der Leistungen nach SGB XI allerdings nicht überschreiten.

- **Verzicht auf Risikoprüfung, Risikozuschläge und Leistungsausschlüsse:** Die Versicherung muss auf das ordentliche Kündigungsrecht, auf eine Risikoprüfung, die Vereinbarung von Risikozuschlägen und Leistungsausschlüssen verzichten.

Tabelle 9-7: Basisdaten der privaten Pflegeversicherung

	2000	2005	2010	2000–2010 Anzahl	in %
Pflegepflichtversicherung					
Versicherte	8 303 400	9 164 300	9 593 000	1 289 600	*15,5*
Leistungsempfänger	106 709	128 343	142 696	35 987	*33,7*
Beitragseinnahmen und Versicherungsleistungen					
Beitragseinnahmen (in Mio. €)	2 008,60	1 867,50	2 096,00	87	*4,4*
Versicherungsleistungen (in Mio. €)	471,1	549,8	698,8	228	*48,3*
Versicherungsleistungen in % der Beitragseinnahmen	*23,5*	*29,4*	*33,3*	*–*	*–*
Alterungsrückstellungen					
Zuführung	1 216,2	1 666,5	2 133,1	917	*75,4*
Bestand	6 532,6	14 623,2	22 534,3	16 002	*245,0*
Pflegezusatzversicherungen					
Versicherungsverträge	605 100	832 900	1 699 500	1 094 400	*180,9*
Pflegetagegeldversicherung[1]	–	667 800	1 505 500	–	*–*
Pflegekostenversicherung[1]	–	173 200	289 500	–	*–*
Beitragseinnahmen (in Mio. €)[1]	–	170,0	438,5	–	*–*
Versicherungsleistungen (in Mio. €)	–	14,6	35,4	–	*–*

1) Die Daten werden erst seit 2005 gesondert erfasst

Quelle: PKV-Verband

9.4.3 Basisdaten der privaten Pflegeversicherung

Die Zahl der Versicherten der privaten **Pflegepflichtversicherung** ist zwischen 2000 und 2010 um 15,5 % von ca. 8,3 Mio. auf ca. 9,6 Mio. gestiegen, die Zahl der Pflegezusatzversicherungsverträge im gleichen Zeitraum sogar um ca. 180 % (**Tab. 9-7**).[192] Die Zahl der Versicherten der Pflegepflichtversicherung lag im Jahr 2010 um ca. 700.000 über der Zahl der privat Krankenversicherten, da auch freiwillig Versicherte der

192 Bei Zusatzversicherungen wird üblicherweise die Zahl der Versicherungsverträge erfasst und angegeben und nicht die der Versicherten. Beide Zahlen können voneinander abweichen, da Versicherte mehr als eine Zusatzversicherung abschließen können.

GKV private Pflegepflichtversicherungen abgeschlossen haben (PKV 2011: 33).

Der sehr starke Zuwachs der Zahl der **Pflegezusatzversicherungen** dürfte vor allem darauf zurückzuführen sein, dass die Leistungssätze der sozialen Pflegeversicherung seit ihrer Einführung bis 2008 nominal unverändert geblieben und somit real gesunken waren. Zudem hat die durch das GVK-Modernisierungsgesetzes 2004 ermöglichte Kooperation zwischen Krankenkassen und privaten Krankenversicherungen bei der Vermittlung privater Zusatzversicherungen auch den Abschluss privater Pflegezusatzversicherungen befördert (PKV 2011: 34). Insgesamt bestanden Ende 2010 ca. 1,7 Mio. Verträge für eine Pflegezusatzversicherung, dabei handelte es sich bei 1,5 Mio. oder ca. 88 % um Pflegetagegeldversicherungen und zu ca. 12 % um Pflegekostenversicherungen.[193]

Die **Finanzentwicklung** der privaten Pflegeversicherung ist seit ihrem Bestehen durch einen erheblichen Überschuss der Einnahmen über die laufenden Leistungsausgaben gekennzeichnet. Es ist allerdings zu bedenken, dass es sich bei der Pflegepflichtversicherung um eine Versicherung nach Art der Lebensversicherung handelt und ein Teil der Prämien den verpflichtend zu bildenden Alterungsrückstellungen zugeführt wird. Dennoch ist die Differenz zwischen laufenden Beitragseinnahmen und Leistungsausgaben und die Höhe der mittlerweile gebildeten Alterungsrückstellungen bemerkenswert. Lediglich ca. ein Drittel der Beitragseinnahmen der privaten Pflegepflichtversicherung wurde im Jahr 2010 für laufende Leistungsausgaben verwendet, und die auf dem Kapitalmarkt angelegten Alterungsrückstellungen betragen mittlerweile das Elffache der jährlichen Leistungsausgaben. Bei den Pflegezusatzversicherungen fällt die Differenz zwischen Beitragseinnahmen und Leistungsausgaben noch deutlicher aus. Im Jahr 2010 wurden lediglich ca. 5 % der Beitragseinnahmen für Versicherungsleistungen ausgegeben (s. Tab. 9-7).

---

193 Die zuvor erwähnten Pflegerentenverträge werden nicht von PKV-Unternehmen angeboten, sondern von Lebensversicherungen, und sind folglich auch nicht in der PKV-Statistik erfasst.

Literatur

Daten zur Pflegebedürftigkeit und Pflegeinfrastruktur

BMG, Bundesministerium für Gesundheit (lfd. Jge.): Zahlen und Fakten zur Pflegeversicherung. Download unter: http://www.bmg bund.de.

MDS, Medizinischer Dienst des Spitzenverbandes Bund der Krankenkassen (lfd. Jge.): Pflegebericht des Medizinischen Dienstes. Download unter: http://www.mds-ev.de.

Statistisches Bundesamt (lfd. Jge.): Pflegestatistik. Pflege im Rahmen der Pflegeversicherung. Deutschlandergebnisse. Download unter: http://www.destatis.de.

Statistisches Bundesamt (lfd. Jge.): Pflegestatistik. Pflege im Rahmen der Pflegeversicherung. Ländervergleich: Pflegebedürftige. Download unter: http://www.destatis.de.

Statistisches Bundesamt (lfd. Jge.): Pflegestatistik. Pflege im Rahmen der Pflegeversicherung. Ländervergleich: Ambulante Pflegedienste. Download unter: http://www.destatis.de.

Statistisches Bundesamt (lfd. Jge.): Pflegestatistik. Pflege im Rahmen der Pflegeversicherung. Ländervergleich: Pflegeheime. Download unter: http://www.destatis.de.

Daten zur sozialen Pflegeversicherung

Bundesministerium für Gesundheit (lfd. Jge.): Daten zur Pflegeversicherung. Download unter: http://www.bmg.bund.de.

Medizinischer Dienst der Spitzenverbände der Krankenkassen e.V. (lfd. Jge.): Pflegebericht des Medizinischen Dienstes. Download unter: http://www.mds-ev.org.

Entstehung, Entwicklung und Funktionsweise der Pflegeversicherung

Bundesregierung (1997): Erster Bericht über die Entwicklung der Pflegeversicherung. Bundestags-Drucksache 13/9528 vom 19. Dezember 1997.

Bundesregierung (2001): Zweiter Bericht über die Entwicklung der Pflegeversicherung. Bundestags-Drucksache 14/5590 vom 15. März 2001.

Bundesregierung (2004): Dritter Bericht über die Entwicklung der Pflegeversicherung. Bundestags-Drucksache 15/4125 vom 04. November 2004.

Bundesregierung (2008): Vierter Bericht über die Entwicklung der Pflegeversicherung. Bundestags-Drucksache 16/7772 vom 17. Januar 2008.

Bundesregierung (2012): Fünfter Bericht über die Entwicklung der Pflegeversicherung und den Stand der pflegerischen Versorgung in der Bundesrepublik Deutschland. Bundestags-Drucksache 17/8332 vom 12. Januar 2012.

Gerlinger, T.; Röber, M. (2009): Die Pflegeversicherung. Bern: Verlag Hans Huber.

Klie, Thomas (2009): Pflegeversicherung. Einführung, Lexikon, Gesetzestexte, Nebengesetze, Materialien. Hannover: Vincentz.

Klie, Thomas (2010): Rechtskunde. Das Recht der Pflege alter Menschen. Hannover: Vincentz.

Meyer, J. A. (1996): Der Weg zur Pflegeversicherung. Positionen – Akteure – Politik- prozesse. Frankfurt/M.: Mabuse Verlag.

Rothgang, H. (1997): Ziele und Wirkungen der Pflegeversicherung: Eine ökonomische Analyse. Frankfurt/M.: Campus.

Schneekloth, U.; Wahl, H. W. (Hrsg.): Möglichkeiten und Grenzen selbständiger Le- bensführung in Privathaushalten (MuG III). Repräsentativstudie zu häuslichen Pflegearrangements, Demenz und professionellen Versorgungsangeboten. Integ- rierter Abschlussbericht im Auftrag des Bundesministeriums für Familie, Senioren, Frauen und Jugend. München, S. 55–98. Download unter: http://www.bmfsfj.de/ Publikationen/mug.

10 Die ambulante Pflege

Ambulante Pflege wird in Deutschland von Sozialstationen und privaten Pflegediensten erbracht, die im Sozialrecht unter dem Begriff der **ambulanten Pflegeeinrichtungen** zusammengefasst werden. Sie erbringen ein breites Spektrum an Leistungen, das von der hauswirtschaftlichen Versorgung über die Grund- und Behandlungspflege bis zur ambulanten Intensivpflege reicht. Das Leistungsangebot ist wesentlich geprägt durch den Leistungskatalog der gesetzlichen Kranken- und Pflegeversicherung. Die gesetzliche Krankenversicherung gewährt ihren Versicherten einen Anspruch auf sogenannte «häusliche Krankenpflege» nach § 37 SGB V, sofern es zur Unterstützung der ambulanten ärztlichen Behandlung erforderlich ist oder dadurch ein Krankenhausaufenthalt vermieden werden kann. Die soziale Pflegeversicherung gewährt ihren Versicherten im Falle dauerhafter Pflegebedürftigkeit einen Anspruch auf Geldleistungen oder ambulante Pflegesachleistungen, deren Umfang von der bewilligten Pflegestufe des Pflegebedürftigen abhängig ist. Ambulante Pflege ist somit zwei Versorgungsbereichen und Regelungskreisen zuzuordnen. Die häusliche Krankenpflege gilt im Recht der GKV als Unterstützungsleistung für die ambulante ärztliche Versorgung und wird dementsprechend auch nur aufgrund einer ärztlichen Verordnung gewährt. Die Versorgung Pflegebedürftiger im Sinne des SGB XI ist dagegen ein eigenständiger Versorgungsbereich der ambulanten Pflege.

Ambulante Pflege wird in der Regel durch zwei Arten von Pflegeeinrichtungen erbracht: Sozialstationen in freigemeinnütziger oder öffentlicher Trägerschaft sowie private Pflegedienste. Das Organisationskonzept der **Sozialstationen** wurde Ende der 1960er-Jahre in der alten BRD entwickelt und zeichnet sich im Idealtypus vor allem dadurch aus, dass unter dem Dach einer Einrichtung eine Vielzahl verschiedener Berufsgruppen ein breites Spektrum an pflegerischen, sozialarbeiterischen und hauswirtschaftlichen Leistungen erbringen (Grunow/Hegner/Lempert 1979). Da Sozialstationen häufig durch Zusammenlegung bereits bestehender und sehr unterschiedlicher Dienste und Einrichtungen entstanden, haben sie oft nicht nur einen Träger, sondern mehrere, von denen einer die Sozialstation federführend leitet. Träger von Sozialstationen sind vor allem Kirchengemeinden, die Diakonie oder Caritas, das DRK, die Arbeiterwohlfahrt oder andere Wohlfahrtsverbände. Öffentliche Träger von Sozialstation sind in der Regel vor allem Gemeinden und Landkreise. Vorläufer der Sozialstationen war die Gemeindepflege durch Gemeindeschwestern, die von Kirchengemeinden finanziert wurden. Auch heute noch sind darum Sozialstationen nicht selten in den Räumen einer Kirchengemeinde untergebracht.

Private Pflegedienste befinden sich weit überwiegend im Eigentum von Einzelpersonen, darunter häufig Pflegekräfte aus dem Krankenhausbereich, die sich selbständig gemacht haben. Bundesweit agierende private Träger, wie sie im Krankenhausbereich zunehmend Bedeutung erlangt haben, sind in der ambulanten Pflege bislang nicht nennenswert in Erscheinung getreten. Private Pflegedienste sind in der Regel kleiner als Sozialstationen, sowohl in Bezug auf die Anzahl des Personals als auch der betreuten Pflegebedürftigen und Patienten. Leistungsschwerpunkt der Pflegedienste ist zumeist die pflegerische und hauswirtschaftliche Versorgung von Pflegebedürftigen sowie die häusliche Krankenpflege nach § 37 SGB V. Die Vorhaltung sozialpflegerischer Dienste ist eher selten anzutreffen.

10.1 Strukturmerkmale

Die ambulante Pflege weist einige zentrale Strukturmerkmale auf, die diesen Bereich von der ambulanten ärztlichen Versorgung und Krankenhausbehandlung unterscheiden:

- Der Sicherstellungsauftrag für die pflegerische Versorgung der Versicherten ist den Pflegekassen übertragen.

- Es gibt keine staatliche Kapazitätsplanung. Die Kapazitätssteuerung erfolgt im Wesentlichen durch Versorgungsverträge zwischen den Pflegekassen und Pflegeeinrichtungen.

- Die Leistungserbringung erfolgt fast ausschließlich durch freigemeinnützige und private Träger, öffentliche Träger spielen nur eine geringe Rolle.

- Es gibt kein einheitliches Vergütungssystem, sondern je nach Kostenträger unterschiedliche.

Sicherstellungsauftrag: Durch das Pflegeversicherungsgesetz wurde der Sicherstellungsauftrag für einen Versorgungsbereich erstmals in der Geschichte der Bundesrepublik einem Sozialversicherungsträger übertragen: «Die Pflegekassen haben im Rahmen ihrer Leistungsverpflichtung eine bedarfsgerechte und gleichmäßige, dem allgemein anerkannten Stand medizinisch-pflegerischer Erkenntnisse entsprechende pflegerische Versorgung ihrer Versicherten zu gewährleisten (Sicherstellungsauftrag)» (§ 69 SGB XI). Allerdings steht – ebenso wie in der ambulanten ärztlichen Behandlung und in der Krankenhausversorgung – der Staat, und das sind auch in diesem Fall die Länder, in der Letztverantwortung für die Vorhaltung einer ausreichenden pflegerischen Versorgungsstruktur (§ 9 SGB XI). Bei der Gestaltung der Angebotsstrukturen ist das Verhältnis zwischen Pflegekassen und zuständiger Landesbehörde dennoch deutlich anders als beispielsweise im Krankenhausbereich. Bis auf wenige Ausnahmen erfolgt die Zulassung der Krankenhäuser durch die Aufnahme in den Krankenhausplan des Landes, der Anspruch auf öffentliche Investitionsförderung ergibt sich aus den Festlegungen des staatlichen Krankenhausplans. Die Krankenkassen unterliegen einem Kontrahierungszwang mit den durch die Krankenhausplanung zugelassenen Krankenhäusern. In der ambulanten Pflege steht der für jede einzelne Pflegeeinrichtung zu vereinbarende Versorgungsvertrag mit den Pflegekassen im Zentrum des Regulierungssystems. Die öffentliche Investitionsförderung der Länder folgt

Tabelle 10-1: Pflegebedürftige nach Trägerschaft der sie versorgenden Pflegeeinrichtung

	1999	2001
Pflegebedürftige insgesamt	415 289	434 679
nach Trägerschaft der versorgenden Pflegeeinrichtung		
Private Träger	147 804	164 747
Anteil in %	*35,6*	*37,9*
Freigemeinnützige Träger	259 648	261 365
Anteil in %	*62,5*	*60,1*
Öffentliche Träger	7 837	8 567
Anteil in %	*1,9*	*2,0*

Quelle: Statistisches Bundesamt; eigene Berechnungen

dieser Vereinbarung, da nur die durch Versorgungsvertrag zugelassenen Pflegeeinrichtungen Anspruch auf Förderung haben.

Bedarfs- oder Kapazitätsplanung: Im Unterschied zur ambulanten ärztlichen Behandlung und dem Krankenhausbereich sieht das Sozialrecht für die ambulante Pflege keine Bedarfs- oder Kapazitätsplanung vor. Sofern die Qualitätsanforderungen der §§ 71 und 80 SGB XI erfüllt sind, hat eine Einrichtung Anspruch auf Abschluss eines Versorgungsvertrages und damit Zugang zur pflegerischen Versorgung der Sozialversicherten. Von den bislang vorgestellten Versorgungsbereichen des deutschen Gesundheitssystems erfüllt die ambulante Pflege somit als einziger Bereich gewisse Vorstellungen eines Gesundheitsmarktes. Zumindest der Markteintritt ist relativ frei. Zugelassene Pflegeeinrichtungen unterliegen allerdings einem ähnlich eng gefassten Regulierungssystem wie die Leistungserbringer in den anderen Versorgungsbereichen. In Bezug auf die Dokumentation und Überprüfung der Leistungsqualität gehen die Anforderungen sogar über das bislang in der ambulanten ärztlichen Versorgung und im Krankenhausbereich übliche Maß hinaus.

Trägerstrukturen: Auch die Trägerstrukturen unterscheiden sich deutlich beispielsweise vom Krankenhausbereich. Ambulante Pflege wird zu über 98 % von freigemeinnützigen und privaten Pflegeeinrichtungen erbracht und nur zu knapp 2 % von öffentlichen Einrichtungen

| | | | | 1999–2009 | |
2003	2005	2007	2009	Anzahl	in %
450 126	471 543	504 232	555 197	139 908	33,7
184 754	203 142	228 988	250 871	113 067	76,5
41,0	43,1	45,4	47,0	–	–
257 564	259 703	265 296	234 271	24 623	9,5
57,2	55,1	52,6	51,2	–	–
7 808	8 698	9 948	10 055	2 218	28,3
1,7	1,8	2,0	1,8	–	–

(**Tab. 10-1**). Bereits nach Einführung der Krankenkassenleistungen bei Schwerpflegebedürftigkeit durch das Gesundheitsreformgesetz 1989 war eine Welle von Neugründungen privater ambulanter Pflegedienste zu verzeichnen. Die Einführung der Pflegeversicherung bewirkte einen weiteren Schub, und mittlerweile wird fast die Hälfte aller von ambulanten Pflegeeinrichtungen betreuten Pflegebedürftigen von einem privaten Pflegedienst versorgt (s. Tab. 10-1).

Vergütungssystem: Die Vergütung ambulanter Pflegeleistungen erfolgt nicht in einem einheitlichen Vergütungssystem, sondern jeweils unterschiedlichen Systemen für die häusliche Krankenpflege nach SGB V und für die Pflegeleistungen nach SGB XI. Ähnlich wie im Krankenhausbereich gibt es auch für die ambulante Pflege eine öffentliche Investitionsförderung, die von den Ländern getragen wird. Sie wird in der Regel als Prozentsatz der mit den Pflegekassen vereinbarten Vergütungen oder als landesweit einheitlich Pauschale pro Pflegebedürftigen gezahlt, der von der Einrichtung versorgt wird.

10.2 Basisdaten

Die Datenlage über die Infrastruktur der ambulanten Pflege ist für die Zeit vor Inkrafttreten der Pflegeversicherung unbefriedigend, da es

Tabelle 10-2: Von ambulanten Pflegeeinrichtungen betreute Pflegebedürftige nach Pflegestufen

	1999	2001
Pflegebedürftige insgesamt	415 289	434 679
darunter		
Pflegestufe I	190 300	209 613
Anteil in %	*45,8*	*48,2*
Pflegestufe II	165 368	166 717
Anteil in %	*39,8*	*38,4*
Pflegestufe III	59 621	58 349
Anteil in %	*14,4*	*13,4*

Quelle: Statistisches Bundesamt; eigene Berechnungen

Tabelle 10-3: Ambulante Pflegeeinrichtungen

	1999	2001
Ambulante Pflegeeinrichtungen insgesamt	10 820	10 594
davon		
Private Träger	5 504	5 493
Anteil in %	*50,9*	*51,9*
Freigemeinnützige Träger	5 103	4 897
Anteil in %	*47,2*	*46,2*
Öffentliche Träger	213	204
Anteil in %	*2,0*	*1,9*

Quelle: Statistisches Bundesamt; eigene Berechnungen

keine amtliche Statistik gab, die entsprechende Daten erhob. Erst mit Einführung der Pflegeversicherung wurde eine eigenständige Pflegestatistik geschaffen, die Daten ab dem Berichtsjahr 1999 bereitstellt. Da die Datenerhebung nur alle zwei Jahre erfolgt, bietet die Pflegestatistik Daten leider auch nur in zweijähriger Abfolge. Bei der Interpretation der Daten der Pflegestatistik ist zu bedenken, dass sie nur solche Pflegeeinrichtungen erfasst, die Leistungen nach SGB XI erbringen. Pflegedienste, die ausschließlich Leistungen der häuslichen Krankenpflege nach § 37 SGB V erbringen, fallen nicht in den Erfassungsbereich der Pflegestatistik. Ihre Zahl dürfte aber nur sehr gering sein, sodass ihre Einbeziehung das Gesamtergebnis nur geringfügig verändern würde.

2003	2005	2007	2009	1999–2009	
				Anzahl	in %
450126	471543	504232	555198	139909	33,7
224732	240086	264527	302728	112428	59,1
49,9	50,9	52,5	54,5		
167558	172937	178532	137991	22623	13,7
37,2	36,7	35,4	33,9		
57836	58520	61173	54479	4858	8,1
12,8	12,4	12,1	11,6	–	–

2003	2005	2007	2009	1999–2009	
				Anzahl	in %
10619	10977	11529	12026	1206	11,1
5849	6327	6903	7398	1894	34,4
55,1	57,6	59,9	61,5	–	–
4587	4457	4435	4433	–670	–13,1
43,2	40,6	38,5	36,9	–	–
183	193	191	195	–18	–8,5
1,7	1,8	1,7	1,6	–	–

Pflegebedürftige: Die Zahl der von ambulanten Pflegeeinrichtungen versorgten Pflegebedürftigen ist von ca. 415 000 im Jahr 1999 um 33,7 % auf ca. 555 000 im Jahr 2009 gestiegen (Tab. 10-1, S. 500/501). Der Zuwachs fiel in den Pflegestufen sehr unterschiedlich aus (Tab. 10-2). In der Pflegestufe I ist zwischen 1999 und 2009 mit 59,1 % der stärkste Zuwachs zu verzeichnen, die Zahl der Pflegebedürftigen in Pflegestufe II stieg dagegen nur um 13,7 % und in Pflegestufe III ist lediglich ein Anstieg um 8,1 % zu verzeichnen. Dies hat zu Verschiebungen im Pflegestufenspektrum geführt. Der Anteil der Pflegebedürftigen mit Pflegestufe I nahm von 45,8 % im Jahr 1999 auf 54,5 % im Jahr 2009 zu, der Anteil der Pflegestufe II sank von 39,8 % auf 33,9 %, und der Anteil der Pflegestufe III ging von 14,4 % auf 11,6 % zurück.

Tabelle 10-4: Durchschnittliche Zahl der Pflegebedürftigen je Pflegeeinrichtung

	1999	2001
Pflegeeinrichtungen insgesamt	38,4	41,0
nach Trägerschaft der versorgenden Pflegeeinrichtung		
Private Träger	26,9	30,0
Freigemeinnützige Träger	50,9	53,4
Öffentliche Träger	36,8	42,0

Quelle: Statistisches Bundesamt; eigene Berechnungen

Pflegeeinrichtungen: Die Zahl der ambulanten Pflegeeinrichtungen stieg von 1999 bis 2009 um 11,1 % von 10 820 auf 12 026 (Tab. 10-3). Unterhalb der Gesamtzahl zeigen sich allerdings erhebliche Unterschiede. Während die Zahl der privaten Pflegedienste zwischen 1999 und 2009 um 34,4 % zunahm, ging die Zahl der Pflegeeinrichtungen in freigemeinnütziger Trägerschaft um 13,1 % zurück, und die Zahl der Pflegeeinrichtungen in öffentlicher Trägerschaft nahm um 8,5 % ab. Dadurch haben sich die Anteile der verschiedenen Träger verändert. War noch bis Anfang der 1990er-Jahre die Sozialstation vorherrschende Versorgungseinrichtung, so sind es mittlerweile kleinere und mittelgroße private Pflegedienste (Tab. 10-4). Der Anteil privater Pflegedienste an der Gesamtzahl der ambulanten Pflegeeinrichtungen ist von ca. 51 % im Jahr 1999 auf 61,5 % im Jahr 2009 gestiegen (s. Tab. 10-3), ihr Anteil an der Gesamtzahl der ambulant betreuten Pflegebedürftigen stieg im gleichen Zeitraum von 35,6 % auf 47 % (s. Tab. 10-1). Der Anteil freigemeinnütziger Träger lag 1999 noch bei 47,2 % aller ambulanten Pflegeeinrichtungen und ging bis 2009 auf 36,9 % zurück (s. Tab. 10-3), ihr Anteil an der Gesamtzahl der ambulant versorgten Pflegebedürftigen sank von 62,5 % im Jahr 1999 auf 51,2 % im Jahr 2009 (s. Tab. 10-1). Öffentliche Träger spielen mit knapp 2 % der Einrichtungen in diesem

| 2003 | 2005 | 2007 | 2009 | 1999–2009 | |
				Anzahl	in %
42,4	43,0	43,7	46,2	7,8	20,3
31,6	32,1	33,2	35,3	8,4	31,3
56,2	58,3	59,8	64,1	13,2	26,0
42,7	45,1	52,1	51,6	14,8	40,1

Bereich nur eine sehr randständige Rolle. Der Rückgang des Anteils und auch der absoluten Zahl der freigemeinnützigen und öffentlichen ambulanten Pflegeeinrichtungen dürfte weniger auf Schließungen zurückzuführen sein, als vielmehr vor allem auf Zusammenschlüsse mehrerer Sozialstationen und zum Teil auch auf den Verkauf an einen privaten Träger.

Personal: Die Personalstruktur der ambulanten Pflege weist ein breites Spektrum an Berufsgruppen auf (Tab. 10-5). Da das Leistungsspektrum ambulanter Pflegeeinrichtungen von Reinigungs- und Einkaufsdiensten sowie sozialpflegerischen Diensten über die medizinische Behandlungspflege und grundpflegerische Versorgung bis hin zur häuslichen Intensivpflege reicht, werden in der ambulanten Pflege nicht nur Pflegekräfte beschäftigt, sondern auch Sozialarbeiterinnen, Ergotherapeutinnen, Familienpflegerinnen, Dorfhelferinnen, Fachhauswirtschaftlerinnen etc. Dies gilt in besonderem Maße für Sozialstationen, die von ihrer Grundkonzeption her darauf angelegt sind, die Integration dieser vielfältigen Leistungsangebote durch die Vorhaltung verschiedener Berufsgruppen unter dem Dach einer einzigen Einrichtung zu bieten.

Tabelle 10-5: Personal in ambulanten Pflegeeinrichtungen

	1999	2001
Beschäftigte insgesamt	183 782	189 567
darunter		
mit einer pflegewissenschaftlichen Ausbildung an einer Fachhochschule oder Universität	420	513
Anteil in %	*0,2*	*0,3*
staatlich anerkannte/r Altenpfleger/in	25 456	28 179
Anteil in %	*13,9*	*14,9*
staatlich anerkannte/r Altenpflegehelfer/in	3 869	4 419
Anteil in %	*2,1*	*2,3*
Gesundheits- und Krankenpfleger/in	58 144	57 457
Anteil in %	*31,6*	*30,3*
Krankenpflegehelfer/in	10 243	9 565
Anteil in %	*5,6*	*5,0*
Gesundheits- und Kinderkrankenpfleger/in	4 384	4 572
Anteil in %	*2,4*	*2,4*
Heilerziehungspfleger/in; Heilerzieher/in	436	556
Anteil in %	*0,2*	*0,3*
Heilerziehungspflegehelfer/in	168	255
Anteil in %	*0,1*	*0,1*
Heilpädagogin, Heilpädagoge	93	114
Anteil in %	*0,1*	*0,1*
Ergotherapeut/in	132	192
Anteil in %	*0,1*	*0,1*
Physiotherapeut/in (Krankengymnast/in)	–	–
Anteil in %	*–*	*–*
sonstiger Abschluss im Bereich der nichtärztlichen Heilberufe	2 805	2 831
Anteil in %	*1,5*	*1,5*
sozialpädagogischer/sozialarbeiterischer Berufsabschluss	1 539	1 451
Anteil in %	*0,8*	*0,8*
Familienpfleger/in mit staatlichem Abschluss	1 866	2 196
Anteil in %	*1,0*	*1,2*
Dorfhelfer/in mit staatlichem Abschluss	179	151
Anteil in %	*0,1*	*0,1*
sonstiger pflegerischer Beruf	15 823	18 770
Anteil in %	*8,6*	*9,9*
Fachhauswirtschafter/in für ältere Menschen	1 114	1 237
Anteil in %	*0,6*	*0,7*
sonstiger hauswirtschaftlicher Berufsabschluss	4 102	4 120
Anteil in %	*2,2*	*2,2*
sonstiger Berufsabschluss	32 164	34 070
Anteil in %	*17,5*	*18,0*
ohne Berufsabschluss/noch in Ausbildung	20 845	18 919
Anteil in %	*11,3*	*10,0*

Quelle: Statistisches Bundesamt; eigene Berechnungen

				1999–2009	
2003	2005	2007	2009	Anzahl	in %
200897	214307	236162	268891	85109	46,3
557	658	1944	1067	647	154,0
0,3	0,3	0,8	0,4		
31757	36484	44975	52889	27433	107,8
15,8	17,0	19,0	19,7	–	–
4816	5010	6077	8555	4686	121,1
2,4	2,3	2,6	3,2	–	–
63233	71425	78184	82055	23911	41,1
31,5	33,3	33,1	30,5	–	–
9678	8698	10182	11704	1461	14,3
4,8	4,1	4,3	4,4	–	–
5360	6309	7295	7737	3353	76,5
2,7	2,9	3,1	2,9	–	–
653	729	859	1127	691	158,5
0,3	0,3	0,4	0,4	–	–
200	190	199	257	89	53,0
0,1	0,1	0,1	0,1	–	–
93	97	102	78	–15	–16,1
0,0	0,0	0,0	0,0	–	–
265	229	297	470	338	256,1
0,1	0,1	0,1	0,2	–	–
–	–	431	209	–	–
–	–	0,2	0,1	–	–
2945	3071	2835	3464	659	23,5
1,5	1,4	1,2	1,3	–	–
1311	1485	1535	1553	14	0,9
0,7	0,7	0,6	0,6	–	–
2136	1819	1480	1565	–301	–16,1
1,1	0,8	0,6	0,6	–	–
138	130	201	138	–41	–22,9
0,1	0,1	0,1	0,1	–	–
19420	18925	17043	21643	5820	36,8
9,7	8,8	7,2	8,0	–	–
1051	872	1451	1083	–31	–2,8
0,5	0,4	0,6	0,4	–	–
4014	4435	9094	6608	2506	61,1
2,0	2,1	3,9	2,5	–	–
35895	36394	36966	48668	16504	51,3
17,9	17,0	15,7	18,1	–	–
17375	17347	15012	18022	–2823	–13,5
8,6	8,1	6,4	6,7	–	–

Die Zahl der Beschäftigten in ambulanten Pflegeeinrichtungen ist von knapp 184 000 im Jahr 1999 auf ca. 270 000 im Jahr 2009 und somit um ca. 85 000 oder 46,3 % gestiegen (Tab. 10-5). Damit zählt die ambulante Pflege – ebenso wie die stationäre Pflege in Pflegeheimen – zu den Bereichen des Gesundheitswesens, die in den letzten Jahren den stärksten Beschäftigungszuwachs zu verzeichnen hatten. Die ambulante Pflege wird deshalb gelegentlich auch als «Jobmotor» und «Wachstumsmarkt» bezeichnet. Bei dem deutlichen Zuwachs der Zahl der Beschäftigten ist allerdings zu bedenken, dass er vor allem auf eine überproportionale Zunahme der Teilzeitbeschäftigung zurückzuführen ist (Tab. 10-6, S. 510/511). Der Anteil der Teilzeitbeschäftigten in der ambulanten Pflege war ohnehin bereits früher überdurchschnittlich und ist in den letzten Jahren weiter angestiegen, von 63,7 % im Jahr 1999 auf 70,6 % im Jahr 2009. Im Jahr 1999 waren noch 31 % vollzeitbeschäftigt, 2009 waren es nur noch 26,8 %. Der hohe Anteil an Teilzeitbeschäftigung ist in der Pflege keineswegs ausschließlich – und vermutlich noch nicht einmal überwiegend – auf entsprechende Beschäftigungswünsche der Beschäftigten zurückzuführen, sondern resultiert vielmehr vor allem daraus, dass in diesem Bereich überwiegend nur Teilzeitstellen angeboten werden (Simon 2012).[194] Insofern ist es durchaus zu hinterfragen, ob es sich bei der ambulanten Pflege tatsächlich um einen «Jobmotor» handelt; nicht zuletzt auch, weil mehr als ein Fünftel der Beschäftigten und damit – verglichen mit anderen Wirtschaftsbereichen – ein überdurchschnittlich hoher Anteil nur geringfügig beschäftigt ist.[195]

Die größte Berufsgruppe in ambulanten Pflegeeinrichtungen stellen die Pflegekräfte. Sie werden unterschieden in Pflegefachkräfte und Pflegehilfskräfte. Als **Pflegefachkräfte** gelten Pflegekräfte mit einer dreijäh-

---

194 Dies hat seine Ursache vor allem darin, dass die Leistungen von Pflegebedürftigen überwiegend zu morgendlichen und abendlichen «Spitzenzeiten» abgerufen werden und die gleichmäßige Auslastung eines Beschäftigten über eine zusammenhängende sieben- bis achtstündige Arbeitsschicht in der Regel nicht zu erreichen ist.

195 Die Pflegestatistik macht zwar auch Angaben zur Zahl der Vollkräfte (Vollzeitäquivalente), dabei handelt es sich aber nur um eine Schätzung auf Grundlage sehr grober Angaben zur arbeitsvertraglichen Arbeitszeit im Rahmen der Datenerhebung (Simon 2012).

rigen Pflegeausbildung nach dem Krankenpflege- oder Altenpflegegesetz. Zu ihnen gehören Gesundheits- und Krankenpflegerinnen/-pfleger und Altenpflegerinnen/-pfleger. Hebammen und Entbindungspfleger sind ihnen gleichgestellt. Zu den **Pflegehilfskräften** werden Pflegekräfte gezählt, die eine einjährige, anderthalbjährige oder zweijährige Pflegehilfeausbildung absolviert haben, sowie Hilfskräfte, die ohne Pflegeausbildung in der Pflege tätig sind.[196]

Die Zahl der Pflegefachkräfte ist von ca. 102 000 im Jahr 1999 um ca. 61 000 oder ca. 60 % auf ca. 163 000 im Jahr 2009 gestiegen. Durch diesen im Vergleich zu den anderen Berufsgruppen überdurchschnittlichen Zuwachs stieg der Anteil der Pflegefachkräfte von 55,6 % im Jahr 1999 auf 60,6 % im Jahr 2009. Ein besonders starker Anstieg ist in diesem Zeitraum bei den dreijährig ausgebildeten Altenpflegerinnen/-pflegern zu verzeichnen, deren Zahl von ca. 25 400 im Jahr 1999 um ca. 27 400 oder 107,8 % auf ca. 52 900 stieg.

Trotz dieser starken Zunahme der Zahl der Pflegefachkräfte in ambulanten Pflegeeinrichtungen (+60 %), die deutlich über den Anstieg der Zahl der Pflegebedürftigen (+33,7 %) hinausging, wird seit einigen Jahren von ambulanten Pflegeeinrichtungen vermehrt über Probleme der Gewinnung von Fachkräften berichtet und in den Medien über einen «**Fachkräftemangel**» diskutiert. Die an den Zahlen erkennbare Diskrepanz dürfte vor allem durch die überproportionale Zunahme der Teilzeitbeschäftigung zu erklären sein. Zwar ist die Zahl der Beschäftigten stark gestiegen, durch die Ausweitung der Teilzeitbeschäftigung konnte das tatsächlich verfügbare Arbeitszeitvolumen mit der gestiegenen Nachfrage dennoch nicht Schritt halten.

Ausgaben: Die Ausgaben für ambulante Pflege betrugen im Jahr 2009 ca. 9,3 Mrd. Euro, ihr Anteil an den Gesundheitsausgaben insgesamt lag damit bei ca. 3,5 % (**Tab. 10-7**, S. 510/511). Für die Kosten der ambulanten Pflege kommen vor allem vier Finanzierungsträger auf: Soziale Pflegeversicherung, Krankenkassen, private Haushalte und öffentliche Haushalte. Die Pflegekassen trugen 2009 36,1 % der Aufwendungen, die Krankenkassen 31,6 %, die privaten Haushalte und Wohl-

---

196 zur Binnendifferenzierung der Pflegeberufe und zur Entwicklung der Beschäftigungsstrukturen im Pflegebereich vgl. Simon (2012)

510 | 10 Die ambulante Pflege

Tabelle 10-6: Beschäftigte in ambulanten Pflegeeinrichtungen nach Umfang des Beschäftigungsverhältnisses

	1999	2001
Beschäftigte insgesamt	183782	189567
davon		
Vollzeitbeschäftigte	56914	57524
Anteil in %	*31,0*	*30,3*
Teilzeitbeschäftigte	117069	123158
Anteil in %	*63,7*	*65,0*
darunter nach Arbeitszeitumfang		
über 50%	49149	55008
Anteil in %	*26,7*	*29,0*
50% und weniger, aber nicht geringfügig beschäftigt	28794	30824
Anteil in %	*15,7*	*16,3*
geringfügig beschäftigt	39126	37326
Anteil in %	*21,3*	*19,7*
sonstige Beschäftigte	9799	8885
Anteil in %	*5,3*	*4,7*
Praktikant/in, Schüler/in, Auszubildende/r	1816	1809
Helfer/in im freiwilligen sozialen Jahr	562	471
Zivildienstleistender	7421	6605

Quelle: Statistisches Bundesamt; eigene Berechnungen

Tabelle 10-7: Ausgaben für ambulante Pflegeeinrichtungen (in Mio. Euro)

	1992	1995	1997	1999
Ausgabenträger insgesamt	2758	3918	4799	5543
davon				
Öffentliche Haushalte	220	165	161	175
Anteil in %	*8,0*	*4,2*	*3,4*	*3,2*
Gesetzliche Krankenversicherung	1214	1875	1665	1613
Anteil in %	*44,0*	*47,9*	*34,7*	*29,1*
Soziale Pflegeversicherung	–	979	1868	2233
Anteil in %	*–*	*25,0*	*38,9*	*40,3*
Gesetzliche Unfallversicherung	4	7	12	16
Anteil in %	*0,1*	*0,2*	*0,3*	*0,3*
Private Kranken- und Pflegeversicherung	1	20	64	78
Anteil in %	*0,0*	*0,5*	*1,3*	*1,4*
Arbeitgeber	54	105	109	118
Anteil in %	*2,0*	*2,7*	*2,3*	*2,1*
Private Haushalte u. private Organisationen ohne Erwerbszweck	1265	767	921	1309
Anteil in %	*45,9*	*19,6*	*19,2*	*23,6*

Quelle: Statistisches Bundesamt; eigene Berechnungen

				1999–2009	
2003	2005	2007	2009	Anzahl	in %
200897	214307	236162	268891	85109	46,3
57510	56354	62405	71964	15050	26,4
28,6	26,3	26,4	26,8	–	–
136124	151138	167479	189827	72758	62,1
67,8	70,5	70,9	70,6	–	–
60762	68141	77762	89052	39903	81,2
30,2	31,8	32,9	33,1	–	–
32797	35040	36683	40279	11485	39,9
16,3	16,4	15,5	15,0	–	–
42565	47957	53034	60496	21370	54,6
21,2	22,4	22,5	22,5	–	–
7263	6815	6278	7099	–2700	–27,6
3,6	3,2	2,7	2,6	–	–
2460	3530	3462	4492	2676	147,4
642	703	599	545	–	–
4161	2582	2217	2062	–5359	–72,2

					1999–2009	
2001	2003	2005	2007	2009	Anzahl	in %
6139	6647	7134	8035	9332	3789	68,4
196	215	227	444	533	358	204,6
3,2	3,2	3,2	5,5	5,7	–	–
1624	1710	1973	2374	2952	1339	83,0
26,5	25,7	27,7	29,5	31,6	–	–
2455	2573	2679	2808	3366	1133	50,7
40,0	38,7	37,6	34,9	36,1	–	–
21	27	29	32	39	23	143,8
0,3	0,4	0,4	0,4	0,4	–	–
90	97	103	108	133	55	70,5
1,5	1,5	1,4	1,3	1,4	–	–
129	143	160	173	200	82	69,5
2,1	2,2	2,2	2,2	2,1	–	–
1623	1881	1963	2096	2109	800	61,1
26,4	28,3	27,5	26,1	22,6	–	–

fahrtsorganisationen 22,6 % und die öffentlichen Haushalte 5,7 %. Durch die Einführung der Pflegeversicherung haben sich die Finanzierungslasten deutlich verschoben. 1992 trugen vor allem die privaten Haushalte und Wohlfahrtsorganisationen (45,9 %) sowie die Krankenkassen (44 %) die Kosten der ambulanten Pflege. Wobei es sich bei den Krankenkassenleistungen weit überwiegend um die seit 1991 im Vorgriff auf die Einführung einer Pflegeversicherung gewährten Leistungen bei Schwerpflegebedürftigkeit handelte.

Dass der vom Statistischen Bundesamt leider nur als gemeinsame Summe ausgewiesene Anteil der privaten Haushalte und Wohlfahrtsorganisationen 1992 so hoch lag, dürfte in erster Linie auf einen hohen Anteil der Wohlfahrtsorganisationen zurückzuführen sein. Sie leisteten vor Einführung der Pflegeversicherung als Träger von Sozialstationen Zuschüsse zu den laufenden Kosten ihrer Einrichtungen. Da das SGB XI den Pflegekassen vorgibt, Verträge nur mit wirtschaftlich selbständigen Einrichtungen zu schließen, wurde mit Einführung der Pflegeversicherung die Bezuschussung von Sozialstationen durch ihre Träger unterbunden.[197] Dementsprechend ging der Anteil dieser Finanzierungsträgergruppe mit Einführung der Pflegeversicherung auch deutlich zurück. Für 1995 werden nur noch 19,6 % ausgewiesen. Dabei dürfte es sich weit überwiegend um private Zahlungen von Pflegebedürftigen und ihren Angehörigen für ambulante Pflegesachleistungen gehandelt haben. Der Anstieg dieses Anteils nach 1995 ist nicht nur auf einen Anstieg der Zahl der ambulant versorgten Pflegebedürftigen zurückzuführen, sondern auch darauf, dass die Leistungssätze der Pflegeversicherung seit 1995 unverändert blieben und erst durch das Pflege-Weiterentwicklungsgesetz von 2008 angehoben wurden. Preissteigerungen gingen somit ausschließlich zu Lasten der Pflegebedürftigen.

Die öffentlichen Haushalte tragen zur Finanzierung der ambulanten Pflege vor allem durch die Sozialhilfeleistung «Hilfe zur Pflege» bei. Die Einführung der Pflegeversicherung sollte ausdrücklich auch zur Entlastung der Sozialhilfeträger beitragen, und dementsprechend ging

---

197 Das Verbot der Bezuschussung freigemeinnütziger und öffentlicher Pflegeeinrichtungen sollte dazu dienen, gleiche Wettbewerbsbedingungen zwischen freigemeinnützigen, öffentlichen und privaten Pflegeeinrichtungen herzustellen.

der Anteil der öffentlichen Träger von ca. 8 % im Jahr 1992 nach Einführung der Pflegeversicherung innerhalb weniger Jahre auf ca. 3 % zurück.

> In den Daten zu den Ausgaben für die ambulante Pflege nicht enthalten sind die Aufwendungen der Pflegeversicherung für Pflegegeld und die soziale Sicherung von Pflegepersonen. Da dieser Teil der Aufwendungen der Pflegeversicherung nicht an Pflegeeinrichtungen fließt, dürfen diese Mittel auch nicht dem professionellen Versorgungssystem zugerechnet werden.

10.3 Organisation

Anders als in der ambulanten ärztlichen Versorgung und Krankenhausversorgung gibt es für die ambulante Pflege keine staatliche oder halbstaatliche Kapazitätsplanung. Die **Angebotsstrukturen** unterliegen in erster Linie dem Zusammenspiel von Angebot und Nachfrage. Allerdings sind sowohl die Anbieter als auch die Nachfrager zahlreichen gesetzlichen und kollektivvertraglichen Bindungen unterworfen, sodass nicht von einem «freien Markt», sondern nur von einem hochgradig «regulierten Markt» die Rede sein kann. Insbesondere in Bezug auf die Leistungsqualität ist seit einigen Jahren ein Ausbau der Regulierung zu beobachten, der mit hoher Wahrscheinlichkeit in den nächsten Jahren fortgesetzt wird.

Die **Regulierung des Leistungsangebotes** erfolgt in erster Linie durch ein System von Versorgungsverträgen und Vergütungsregelungen, wie es durch das SGB XI vorgegeben ist. Zur Erfüllung ihres Sicherstellungsauftrages haben die Pflegekassen Versorgungsverträge mit den Trägern von Pflegeeinrichtungen zu schließen (§ 69 SGB XI). In einem Versorgungsvertrag werden Art. Inhalt und Umfang der allgemeinen Pflegeleistungen festgelegt, zu deren Erbringung die Pflegeeinrichtung gegenüber den Versicherten verpflichtet und berechtigt ist. Nur für diese vertraglich vereinbarten Leistungen hat die Pflegeeinrichtung aufgrund des Vertrages auch einen Vergütungsanspruch gegenüber den Pflegekassen. Die Einrichtung erhält durch den Versorgungsvertrag die Zulassung zur Versorgung und übernimmt einen Versorgungsauftrag zur Erbringung der vereinbarten allgemeinen Pflegeleistungen (§ 72 SGB XI). Pflegeeinrichtungen die vor dem 1. Januar 1995 bereits bestanden und Leistungsvereinbarungen mit den Sozialleistungsträgern hatten, gewährte das Pflegeversicherungsgesetz Bestandsschutz (§ 73 SGB XI). Für sie galt ein Versorgungsvertrag als bereits abgeschlossen.

Wenn die in den §§ 71 und 72 SGB XI genannten Voraussetzungen erfüllt sind, besteht für Pflegeeinrichtungen Anspruch auf den Abschluss eines Versorgungsvertrages. Zu den gesetzlichen Voraussetzungen zählt, dass die Pflegeeinrichtung

- von einer «verantwortlichen Pflegefachkraft» geleitet wird

- die Gewähr für eine leistungsfähige und wirtschaftliche pflegerischer Versorgung bietet

- sich verpflichtet, ein einrichtungsinternes Qualitätsmanagement einzuführen und weiterzuentwickeln.

Darüber hinaus sind in Ausführungsbestimmungen zum § 80 SGB XI weitere personelle Voraussetzungen definiert, wie beispielsweise der Nachweis einer Fachweiterbildung der Leitungskraft.

Durch das Pflege-Weiterentwicklungsgesetz 2008 wurden die Anforderungen an Pflegeeinrichtungen um einen weiteren Punkt ergänzt. Um Anspruch auf einen Versorgungsvertrag zu erlangen, müssen sie zudem «eine in Pflegeeinrichtungen ortsübliche Arbeitsvergütung an ihre Beschäftigen zahlen» (§ 72 Abs. 3 SGB XI).

Die Pflegekassen dürfen Versorgungsverträge nur mit solchen Pflegeeinrichtungen abschließen, die die im SGB XI festgelegten Voraussetzungen erfüllen. Sie sind allerdings auch zum Abschluss verpflichtet, wenn die Voraussetzungen von einer Pflegeeinrichtung erfüllt werden (§ 72 Abs. 3 SGB XI).

Besteht ein Überangebot an Pflegeeinrichtungen und ist eine Auswahl zwischen mehreren Einrichtungen zu treffen, haben die Pflegekassen Versorgungsverträge vorrangig mit freigemeinnützigen und privaten Pflegeeinrichtungen abzuschließen (§ 72 Abs. 3 SGB XI). Wird der Abschluss eines Versorgungsvertrages durch die Pflegekassen abgelehnt, kann die abgelehnte Pflegeeinrichtung vor dem Sozialgericht gegen die Ablehnung klagen (§ 73 Abs. 2 SGB XI).

Die **Kündigung** eines Versorgungsvertrages ist mit einer Frist von einem Jahr möglich (§ 74 SGB XI). Werden die Vertragspflichten jedoch gröblich verletzt, kommen beispielsweise Pflegebedürftige zu Schaden oder werden nicht erbrachte Leistungen abgerechnet, können die Pflegekassen den Versorgungsvertrag auch fristlos kündigen.

Die Zulassung durch Versorgungsverträge nach § 72 SGB XI ist für die ambulante Pflege insofern von zentraler Bedeutung, als Pflegekassen ambulante Pflegeleistungen nur durch zugelassene Pflegeeinrichtungen gewähren und Versicherte Leistungen zu Lasten der Pflegeversicherung ebenfalls nur durch zugelassene Pflegeeinrichtungen in Anspruch nehmen dürfen. Diese Regelung ist offensichtlich angelehnt an die Vorgaben des SGB V zur ambulanten ärztlichen Versorgung und zur Krankenhausbehandlung. Auch diese Leistungen dürfen nur durch zugelassene Vertragsärzte oder Krankenhäuser gewährt und in Anspruch genommen werden.

Die ambulante Pflege weist im Vergleich zur ambulanten ärztlichen Versorgung jedoch eine Besonderheit des Vertragssystems auf. Zusätzlich zum Versorgungsvertrag mit den Pflegekassen muss die Pflegeeinrichtung mit jedem Pflegebedürftigen einen gesonderten **Pflegevertrag** abschließen (§ 120 SGB XI). Im Pflegevertrag werden Art, Inhalt und Umfang der für den einzelnen Pflegebedürftigen zu erbringenden Leistungen sowie die dafür vereinbarte Vergütung festgehalten. Der Pflegedienst hat dem Pflegebedürftigen eine Ausfertigung des Vertrages auszuhändigen (§ 120 Abs. 2 SGB XI). Wurde vor Beginn der Versorgung kein Pflegevertrag vereinbart, so gilt er mit dem Beginn des ersten Pflegeeinsatzes als abgeschlossen, und die Pflegeeinrichtung hat mit diesem ersten Einsatz die Verpflichtung zur Versorgung des Pflegebedürftigen übernommen. Der Vergütungsanspruch aus dem Pflegevertrag richtet sich allerdings nicht an den Pflegebedürftigen, sondern an die zuständige Pflegekasse (§ 120 Abs. 4 SGB XI).

Durch die Verpflichtung zum Abschluss eines Pflegevertrages mit jedem einzelnen Pflegebedürftigen ist die Stellung der Pflegebedürftigen gegenüber den ambulanten Pflegeeinrichtungen deutlich stärker, als die der Patienten gegenüber den Leistungserbringern der anderen Versorgungsbereiche des Gesundheitssystems. Allerdings sind die Pflegebedürftigen an die ihnen entstehenden Pflichten aus dem Vertrag gebunden und müssen insbesondere Kündigungsfristen einhalten, während beispielsweise der behandelnde Arzt oder Therapeut ohne Einhaltung von Fristen jederzeit gewechselt werden kann. Die gesetzliche Kündigungsfrist eines Pflegevertrages für Versicherte beträgt 14 Tage.

Ein in seiner Bedeutung zunehmendes Thema ist auch in der ambulanten Pflege die **externe Qualitätssicherung**. Durch das Pflege-Weiterentwicklungsgesetz 2008 wurde dieser Bereich verstärkt, insbesondere durch die Vorgabe, in Pflegediensten – ebenso wie in Pflegeheimen – häufigere Qualitätsprüfungen durch den MDK vornehmen zu lassen und die Ergebnisse der Qualitätsprüfungen zukünftig im Internet zu veröffentlichen (§§ 114, 114a und 115 SGB XI). Verantwortlich für die Veröffentlichung sind die Landesverbände der GKV. Die Konkretisierung der allgemeinen Vorgaben des Pflege-Weiterentwicklungsgesetzes wurde den Spitzenverbänden auf Bundesebene übertragen, die sich im Dezember 2008 auf die Einzelheiten eines neuen, seit dem 1. Januar 2009 geltenden Prüfungs- und Bewertungssystems einigten. In zwei **Pflege-Transparenzvereinbarungen**, jeweils eine für die ambulante und die stationäre Pflege, wurden die Bewertungssystematik sowie Verfahren und Kriterien der Veröffentlichung der Prüfergebnisse festgelegt.[198]

Auch wenn den Spitzenverbänden der Kostenträger und Träger von ambulanten Pflegeeinrichtungen in den letzten Jahren zunehmend mehr Aufgaben vom Gesetzgeber übertragen wurden, ist die **gemeinsame Selbstverwaltung** für die ambulante Pflege bisher doch nur relativ gering entwickelt und bei weitem nicht mit den Kompetenzen ausgestattet, wie dies in der ambulanten ärztlichen Versorgung oder im Krankenhausbereich der Fall ist. Von zentraler Bedeutung für die Regulierung dieses Leistungsbereiches sind die Vertragsverhandlungen zwischen den Verbänden der Kostenträger und Leistungserbringer auf **Landesebene**. Neben den Vergütungsvereinbarungen schließen sie auch Rahmenverträge ab, die für die Pflegekassen und zugelassenen Pflegeeinrichtungen unmittelbar verbindlich sind (§ 75 Abs. 1 SGB XI). In den Verträgen werden unter anderem der Inhalt der Pflegeleistungen, die

---

198 Die Pflege-Transparenzvereinbarungen sind auf der Internetseite des GKV-Spitzenverbandes veröffentlicht (https://www.gkv-spitzenverband.de/Rahmenvereinbarungen_Pflege.gkvnet).

Abrechnung der Entgelte oder auch Grundsätze für die personelle Ausstattung von Pflegeeinrichtungen geregelt (§ 75 Abs. 2 SGB XI). Ebenso wie in den anderen Bereichen des Gesundheitswesens sieht das Sozialrecht auch für die ambulante Pflege eine Konfliktregulierung durch Schiedsstellen vor. Für jedes Bundesland ist eine Schiedsstelle einzurichten, die mit Vertretern der Kostenträger und Pflegeeinrichtungen sowie einem unparteiischen Vorsitzenden und zwei weiteren unparteiischen Mitgliedern zu besetzen ist (§ 76 SGB XI). Die Aufsicht über die Schiedsstelle führt die für diesen Bereich zuständige Landesbehörde.

Als beratendes Gremium für die Landesbehörde sieht das SGB XI zudem einen **Landespflegeausschuss** vor (§ 92 SGB XI), in dem außer der zuständigen Landesbehörde sowie den Pflegekassen und Pflegeeinrichtungen auch die Träger der überörtlichen Sozialhilfe, der privaten Krankenversicherung und der kommunalen Spitzenverbände im Land vertreten sein sollen. Der Ausschuss hat Empfehlungen zu Fragen der ambulanten und stationären pflegerischen Versorgung abzugeben, beispielsweise zum Aufbau und zur Weiterentwicklung des Versorgungssystems oder zu den Pflegevergütungen.

Auf **Bundesebene** vereinbart der Spitzenverband Bund der Pflegekassen mit den Verbänden der Träger von Pflegeeinrichtungen Empfehlungen, beispielsweise zu den Inhalten der auf Landesebene abzuschließenden Verträge (§ 75 Abs. 6 SGB XI).

10.4 Finanzierung

Die Vergütung der ambulanten pflegerischen und hauswirtschaftlichen Leistungen erfolgt je nach Kostenträger in unterschiedlichen Finanzierungs- und Vergütungssystemen. Die vier wichtigsten Kostenträger in der ambulanten Pflege sind:

* die soziale Pflegeversicherung

* die gesetzliche Krankenversicherung

* die öffentlichen Haushalte

* die privaten Haushalte.

Welcher **Kostenträger** für die Vergütung welcher Leistungen zuständig ist, ergibt sich in erster Linie aus den entsprechenden Regelungen des SGB V und SGB XI sowie des SGB XII (Sozialhilfe). Als grobe Zuordnungsregel lässt sich jedoch festhalten, dass

- die **soziale Pflegeversicherung** für die Vergütung von Pflegesachleistungen der Langzeitpflege bei Pflegebedürftigen im Sinne des SGB XI zuständig ist

- die **gesetzliche Krankenversicherung** die häusliche Krankenpflege und die hauswirtschaftlichen Leistungen nach den §§ 37 und 38 SGB V vergütet

- die **öffentlichen Haushalte** ambulante Pflegeleistungen im Rahmen der Sozialhilfe finanzieren sowie Investitionsförderung für den Ausbau und die Erhaltung einer ausreichenden ambulanten Pflegeinfrastruktur (Länder) gewähren

- die **privaten Haushalte** für pflegerische und hauswirtschaftliche Leistungen aufkommen, die über den Leistungsrahmen der Pflegeversicherung, Krankenversicherung oder Sozialhilfe hinausgehen.

10.4.1 Häusliche Krankenpflege nach § 37 SGB V

Die folgende Darstellung beschränkt sich auf die beiden wichtigsten Regelungskreise zur Vergütung der ambulanten Pflege: die Vergütung der häuslichen Krankenpflege durch die gesetzliche Krankenversicherung und das Vergütungssystem der Pflegeversicherung. Die Sozialhilfeträger sind auf der Seite der Sozialleistungsträger an den Vergütungsverhandlungen zwischen Pflegekassen und ambulanten Pflegeeinrichtungen beteiligt und orientieren sich bei der Leistungsgewährung und Vergütung ambulanter pflegerischer und hauswirtschaftlicher Leistungen weitgehend an den Regelungen der Pflegeversicherung (§§ 61–66 SGB XII). Für die Vergütung privat finanzierter Pflegeleistungen existiert bislang keine bundeseinheitliche Gebührenordnung wie beispielsweise die Gebührenordnung für Ärzte (GOÄ). Pflegeeinrichtungen sind im Prinzip frei bei der Gestaltung ihrer Gebührensätze für Privatpatienten. Sie berechnen aber wohl in der Regel die gleichen Gebühren, wie sie mit den Pflegekassen und Krankenkassen vereinbart sind.

Die **häusliche Krankenpflege** nach § 37 SGB V ist als Krankenkassenleistung eher dem System der ambulanten ärztlichen Versorgung zuzuordnen, für die sie unterstützend tätig wird. Ihr ist im Sozialrecht primär die Aufgabe zugewiesen, zur Vermeidung einer Krankenhausbehandlung oder zur Sicherung des Ziels der ambulanten ärztlichen Behandlung zu dienen. Dementsprechend ist häusliche Krankenpflege auch vom Hausarzt zu verordnen. Dennoch aber ist sie, ähnlich wie die Arzneimittelversorgung, eine eigene Ausgabenposition im Haushalt der GKV und nicht Teil der Gesamtvergütung der vertragsärztlichen Versorgung.

Häusliche Krankenpflege wird als Leistung der Krankenkassen den Versicherten der GKV aus zwei Anlässen gewährt. Wenn eine Krankenhausbehandlung zwar geboten, aber nicht ausführbar ist, oder wenn sie durch häusliche Krankenpflege vermieden oder verkürzt werden kann, haben Versicherte Anspruch auf Grund- und Behandlungspflege sowie hauswirtschaftliche Leistungen für bis zu 28 Tage je Krankheitsfall (sogenannte «Krankenhausvermeidungspflege» nach § 37 Abs. 1 SGB V). In begründeten Ausnahmefällen kann die Krankenkasse diese Leistungen auch für einen längeren Zeitraum gewähren. Voraussetzung ist allerdings, dass der Medizinische Dienst der Krankenversicherung die Erforderlichkeit festgestellt hat.

Der zweite Anlass ist eine ambulante ärztliche Behandlung, zu deren Unterstützung häusliche Krankenpflege erforderlich ist (§ 37 Abs. 2 SGB V), beispielsweise um regelmäßige Verbandswechsel durchzuführen, den Blutzuckerwert zu messen oder Infusionen zu wechseln. In diesem Fall hat der Versicherte einen gesetzlichen Anspruch auf Maßnahmen der Behandlungspflege. Ob und in welchem Umfang zusätzlich auch Grundpflege und hauswirtschaftliche Versorgung gewährt wird, ist von der einzelnen Krankenkasse im Rahmen ihrer Satzung festzulegen (als sogenannte «Satzungsleistung»). Ein Anspruch auf häusliche Krankenpflege als Leistung der GKV besteht jedoch nur dann, wenn im Haushalt des Kranken keine Person lebt, die ihn im erforderlichen Umfang pflegen und versorgen kann (§ 37 Abs. 4 SGB V).

Durch das GKV-Wettbewerbsstärkungsgesetz 2007 wurden die zulässigen Orte der Leistungserbringung erweitert, sodass seit dem 1. April 2007 häusliche Krankenpflege außer im Haushalt des Versicherten auch «sonst an einem geeigneten Ort» (§ 37 Abs. 2 SGB V) gewährt werden kann, unter anderem in Schulen, Kindergärten, Behindertenwerkstätten oder Einrichtungen des betreuten Wohnens.

Bei der **Verordnung** häuslicher Krankenpflege hat der Arzt die vom Gemeinsamen Bundesausschuss erlassenen «Richtlinien über die Verordnung von häuslicher Krankenpflege» zu beachten.[199] Die Richtlinien regeln zum einen Voraussetzungen und Verfahren der Verordnung von häuslicher Krankenpflege und enthalten zum anderen ein «Verzeichnis verordnungsfähiger Maßnahmen der häuslichen Krankenpflege». Nur die in diesem Verzeichnis aufgelisteten Leistungen dürfen überhaupt verordnet und von den Versicherten zu Lasten der Krankenkasse in Anspruch genommen werden. Die Erstverordnung darf einen Zeitraum von 14 Tagen nicht überschreiten, die Folgeverordnung kann auch für einen längeren Zeitraum ausgestellt werden.

Mit der Verordnung kann sich der Versicherte an eine ambulante Pflegeeinrichtung seiner Wahl wenden und sie mit der Erbringung der verordneten Leistungen beauftragen. Die Leistungen der häuslichen Krankenpflege erhalten Versicherte als Sachleistung, allerdings erst nach Genehmigung durch die Krankenkasse und nur, wenn der behandelnde Arzt bestätigt, dass keine im Haushalt des Versicherten lebende Person die Leistungen erbringen kann (§ 37 Abs. 3 SGB V). Die Pflegeeinrichtung erhält ihre Vergütung direkt von der Krankenkasse. Seit dem 1. Januar 2004 müssen Versicherte eine **Zuzahlung** je Kalendertag der Inanspruchnahme in Höhe von 10 % der Kosten sowie 10 Euro je Verordnung an die Krankenkasse entrichten (§ 37 Abs. 5 i. V. m. § 61 SGB V). Die Zuzahlung ist begrenzt auf die ersten 28 Tage der Leistungsinanspruchnahme je Kalenderjahr.

Die **Vergütung der häuslichen Krankenpflege** erfolgt in der Regel auf Grundlage eines Gebührenkataloges, der zwischen den Krankenkassen und Trägern der ambulanten Pflege vereinbart wird (vgl. exemplarisch **Abb. 10-1**). Vertragspartner sind zumeist die örtlichen Krankenkassen und Träger von Pflegeeinrichtungen oder deren Verbände. Da

---

199 Die Richtlinien sind auf der Internetseite des Gemeinsamen Bundesausschusses als PDF-Datei verfügbar (http://www.g-ba.de).

Position	Leistung	Vergütung in €
	Häusliche Krankenpflege nach § 37 Abs. 1 SGB V	
	je Einsatz	24,90
	Häusliche Krankenpflege nach § 37 Abs. 2 SGB V	
6.1	Absaugen der oberen Luftwege	5,51
6.2	Bronchialtoilette	5,51
7	Anleitung zur Behandlungspflege	Einzelabsprache
8	Bedienung des Beatmungsgeräts	Einzelabsprache
9	Blasenspülung	3,54
10	Blutdruckmessung	2,18
11	Blutzuckermessung	2,18
12	Dekubitusbehandlung	6,32
13	Drainagen	2,83
14.1	Einlauf	6,54
14.2	Klysma/Klistier	3,27
14.2	Digitale Enddarmausräumung	6,54
15	Flüssigkeitsbilanzierung	2,83
16	Infusion i. v.	5,51
17	Inhalation	2,78
18	Injektion	3,60
…	…	…
26.1	Einreibung	2,78
26.2	Verabreichung von Medikamenten	2,78
…	…	…
32.1	Maximalsumme pro Einsatz	15,81
32.2	Maximalsumme pro Einsatz mit den Positionen 26.3 und/oder 31.2 und/oder 31.4	20,42

Abbildung 10-1: Vergütungen für Leistungen der häuslichen Krankenpflege, Auszug aus einer Vergütungsvereinbarung (Stand: 2008)

die Vereinbarungen auf örtlicher oder Landesebene geführt werden, gibt es auch keine bundesweit einheitlichen Vergütungen für die häusliche Krankenpflege. Allerdings haben die Spitzenverbände der Krankenkassen und der Träger ambulanter Pflegeeinrichtungen der gesetzlichen Forderung in § 132a SGB V entsprechend Rahmenempfehlungen unter anderem auch zur Vergütungsstruktur der häuslichen Krankenpflege vereinbart. Danach werden für die Leistungen nach § 37 Abs. 1 SGB V (Krankenhausvermeidungspflege) Pauschalen je Einsatz gezahlt und für die Leistungen nach § 37 Abs. 2 SGB V Gebühren für Einzelleistungen (vgl. Abb. 10-1).

10.4.2 Vergütungssystem der sozialen Pflegeversicherung

Die folgenden Ausführungen beziehen sich nur auf die Vergütung ambulanter Pflegeleistungen, die als sogenannte Pflegesachleistungen der Pflegeversicherung gewährt und finanziert werden. Ein sogenanntes Pflegegeld, das von der Pflegeversicherung an Pflegebedürftige ausgezahlt wird und zur Finanzierung selbst beschaffter Pflegehilfen dient oder als finanzielle Anerkennung an pflegende Angehörige weiter gereicht wird, ist nicht Teil des Vergütungssystems der professionellen ambulanten Pflege.

Das Vergütungssystem der sozialen Pflegeversicherung steht mittlerweile im Zentrum der Finanzierung der ambulanten Pflege, da die Vergütungen der Pflegeversicherung für ambulante Pflegesachleistungen im Durchschnitt ca. 40 % der Einnahmen eines Pflegedienstes ausmachen. Zudem kommt den gesetzlichen und vertraglichen Vergütungsregelungen im Rahmen der Pflegeversicherung eine zentrale Steuerungsfunktion bei der Gestaltung der Angebotsstrukturen zu. Nur Pflegeeinrichtungen, die den Anforderungen des SGB XI genügen, haben Anspruch auf einen Versorgungsvertrag mit den Pflegekassen und nur Pflegeeinrichtungen mit einem Versorgungsvertrag haben Anspruch auf Vergütung ihrer Leistungen durch die Pflegekassen.

Die Pflegeversicherung ist zuständig für die Vergütung pflegerischer und hauswirtschaftlicher Leistungen, die für ihre pflegebededürftigen Versicherten erbracht werden. Wichtigste Voraussetzungen für die

Vergütung von Pflegesachleistungen ist die **Feststellung der Pflegebedürftigkeit** im Sinne des SGB XI durch einen Gutachter des MDK und **Bewilligung des Leistungsantrages** durch die zuständige Pflegekasse. Das Gesamtvolumen der für einen Pflegebedürftigen zur Verfügung stehenden Vergütung pflegerischer und hauswirtschaftlicher Leistungen ergibt sich aus der bewilligten Pflegestufe.[200]

Die Leistungen erhält der Pflegebedürftige als Sachleistung von einem Pflegedienst seiner Wahl, der seinerseits die erbrachten Leistungen gegenüber der zuständigen Pflegekasse abrechnet und von der Pflegekasse die vertraglich vereinbarten Vergütungen für die jeweiligen Leistungen erhält. Aufseiten des Leistungserbringers ist die wichtigste Voraussetzung für die Leistungsvergütung die Zulassung der Pflegeeinrichtung durch einen Versorgungsvertrag mit den Pflegekassen.

Die Vergütung der erbrachten Pflegeleistungen erfolgt auf Grundlage einer **Vergütungsvereinbarung**, die zwischen Pflegekassen und Pflegeeinrichtungen abgeschlossen wird. Vertragsparteien der Vergütungsvereinbarung sind gemäß § 89 SGB XI aufseiten der Kostenträger eine Arbeitsgemeinschaft der Sozialversicherungsträger sowie der für den Sitz der Pflegeeinrichtung zuständige Sozialhilfeträger und aufseiten der Pflegeeinrichtung der Träger der Pflegeeinrichtung oder ein Trägerverband. Ähnlich wie im Krankenhausbereich sind nur Kostenträger zugelassen, auf die im Jahr vor dem Abschluss der Vergütungsvereinbarung mindestens 5 % der betreuten Pflegebedürftigen entfielen.

Vergütungsvereinbarungen werden bislang überwiegend nicht zwischen einzelnen Pflegeeinrichtungen und Kostenträgern abgeschlossen, sondern von regionalen Trägerverbänden der ambulanten Pflege. Sofern die Trägerverbände ein formales Verhandlungsmandat für die gesamte vertretene Gruppe von Einrichtungen haben oder sogar Eigentümer der vertretenen Pflegeeinrichtungen sind, sind die abgeschlossenen Vergütungsvereinbarungen bindend für die vertretenen Pflegeeinrichtungen. Dies ist beispielsweise bei Verhandlungen zwischen Pflegekassen und Trägern freigemeinnütziger Pflegeeinrichtungen in der Regel der Fall (z. B. Diakonie, Caritas, DRK, AWO, Paritätischer Wohlfahrtsverband etc.).

---

200 zu den Leistungssätzen der Pflegeversicherung vgl. Kapitel 9

Private Pflegedienste dagegen sind nicht an die Verhandlungsergebnisse ihrer Verbände gebunden, da es sich bei den Verbänden lediglich um Vereine handelt, die ihre Mitglieder nicht zur Übernahme der Vergütungsvereinbarung verpflichten können. Zudem gibt es mehrere Verbände der privaten Träger, die nicht immer gemeinsam mit den Pflegekassen verhandeln. Die keinem vertragsschließendem Verband angehörenden privaten Pflegedienste müssen folglich einer Vergütungsvereinbarung beitreten, damit sie auch für sie gilt. Die Alternative zur Übernahme des Verhandlungsergebnisses ist die gesonderte Verhandlung des einzelnen Pflegedienstes mit der Arbeitsgemeinschaft der Landesverbände der Pflegekassen. Eine solche Verhandlung lässt aufgrund des Machtungleichgewichts in der Regel eher schlechtere Ergebnisse für den Pflegedienst erwarten und dürfte von daher eine sehr seltene Ausnahme sein.

In der Vergütungsvereinbarung werden vor allem die Vergütungsform und Höhe der Vergütungen festgelegt. Als Vergütungsformen für pflegerische Leistungen sind gemäß § 89 SGB XI Vergütungen nach Zeitaufwand oder nach Leistungsinhalt zugelassen. Vergütungen nach Leistungsinhalt können sich an Einzelleistungen oder an Leistungskomplexen orientieren. Sonstige Leistungen wie beispielsweise die hauswirtschaftliche Versorgung können auch mit Pauschalen vergütet werden.

Die vorherrschende Vergütungsform für pflegerische und hauswirtschaftliche Leistungen in der Versorgung Pflegebedürftiger sind derzeit sogenannte **Leistungskomplexe**.[201] In einem Leistungskomplex sind mehrere pflegerische Tätigkeiten zusammengefasst, die üblicherweise in einer typischen Pflegesituation anfallen. Entsprechend der gesetzlichen Beschränkung des Leistungskataloges der Pflegeversicherung umfassen die Leistungskomplexe nur Leistungen der Grundpflege in den Bereichen Körperpflege, Ernährung und Mobilität sowie hauswirtschaftliche Versorgung und pauschale Vergütungen für die An- und Abfahrt **(Abb. 10-2)**. Leistungen der Behandlungspflege fallen in die Finanzierungszuständigkeit der Krankenkassen. Die monetäre Bewer-

---

201 Einen Überblick über die Vergütungsregelungen in den verschiedenen Bundesländern bietet der Fünfte Bericht der Bundesregierung zur Entwicklung der Pflegeversicherung (Bundesregierung 2012a: Anlage 4).

Nr.	Leistungsbezeichnung	Punktzahl
1	Erstbesuch	600
2	Folgebesuch	300
3	Kleine Pflege (An-/Auskleiden, Teilwaschen, Mund-/Zahnpflege)	220
4	Große Pflege I (An-/Auskleiden, Duschen, Mund-/Zahnpflege)	360
5	Große Pflege II (An-/Auskleiden, Vollbad, Mund-/Zahnpflege)	450
6	Kämmen und Rasieren	70
7	Hilfe beim An-/Ausziehen von Kompressionsstrümpfen ab Kl. 2	65
8	Hilfe beim Aufsuchen/Verlassen des Bettes im Zusammenhang mit den Leistungskomplexen 3 bis 5	50
9	Hilfe beim Aufsuchen/Verlassen des Bettes allein oder im Zusammenhang mit den Leistungskomplexen 12 bis 16	100
10	Lagerung bei Immobilität im Zusammenhang mit den Leistungskomplexen 3 bis 5	100
11	Spezielle Lagerungsmaßnahmen allein oder im Zusammenhang mit den Leistungskomplexen 12 bis 16, 19	200
12	Einfache Hilfe bei der Nahrungsaufnahme (nicht in Zusammenhang mit Leistungskomplexen 13 und 19 wählbar)	100
13	Umfangreiche Hilfe bei der Nahrungsaufnahme (nicht in Zusammenhang mit Leistungskomplexen 12 und 19 wählbar)	300
14	Verabreichen von Sondenkost	100
15	Ergänzende Hilfen bei Ausscheidungen (nur im Zusammenhang mit Leistungskomplexen 3 bis 5 wählbar)	80
16	Umfangreiche Hilfen bei Ausscheidungen (nicht im Zusammenhang mit Leistungskomplexen 3 bis 5 und 15 wählbar)	200
17	Hilfestellung beim Verlassen oder Wiederaufsuchen der Wohnung (nicht zusammen mit Leistungskomplex 18)	80
18	Begleitung bei Aktivitäten (nicht zusammen mit Leistungskomplex 17)	600
19	Hauswirtschaftliche Versorgung (je begonnene 10 Minuten)	80
20	Pflegeeinsatz nach § 37 Abs. 3 SGB XI • Pflegestufe I und II • Pflegestufe III und III+	21,00 € 31,00 €
21	Wegepauschalen	LE-individuell

Abbildung 10-2: Auszug aus dem niedersächsischen Leistungskomplexkatalog für Leistungen nach dem SGB XI (Stand: 1. Januar 2011).

Anmerkung: LE-individuell steht für Einzelvereinbarung des Leistungsentgeltes zwischen Pflegeeinrichtung und Kostenträgern.

tung der Leistungskomplexe erfolgt, ähnlich wie in der ambulanten ärztlichen Versorgung und Krankenhausfinanzierung, in einem zweistufigen Verfahren. In der ersten Stufe werden für jeden Leistungskomplex Punktzahlen festgelegt, in denen der zu seiner Ausführung durchschnittlich notwendige Arbeitszeitaufwand im Verhältnis zu den anderen Leistungskomplexen ausgedrückt wird. Die Punktzahlen sind im Grunde – ähnlich wie im DRG-System der Krankenhäuser und dem EBM der vertragsärztlichen Versorgung – nur Bewertungsrelationen, in denen die Unterschiede im Ressourcenverbrauch ausgedrückt werden.

Die Vergütung der einzelnen Leistungskomplexe ergibt sich in der zweiten Stufe des Preisbildungsverfahrens durch die Multiplikation der Punktzahl mit einem für alle Leistungskomplexe einheitlichen Punktwert. Dieser Punktwert ist zentraler Gegenstand der Vergütungsverhandlungen zwischen den Pflegekassen und Trägern der Pflegeeinrichtungen. Der Vorteil dieses zweistufigen Preisbildungsverfahrens ist, dass nicht jedes Mal über die Bewertung jedes einzelnen Leistungskomplexes verhandelt werden muss, sondern nur über die Neubewertung des Einheitspunktwertes. Der Punktwert gilt in der Regel einheitlich sowohl für die pflegerischen als auch für die hauswirtschaftlichen Leistungen. Um die Berechnungslogik an einem Beispiel zu erläutern: Für Niedersachsen sah der am 1. Januar 2011 geltende Leistungskomplexkatalog für eine «Kleine Pflege» die Punktzahl von 220 vor und der Punktwert betrug 0,0383 Cent. Daraus ergab sich eine Vergütung in Höhe von 8,43 Euro.

Der Inhalt der einzelnen Leistungskomplexe, also welche Tätigkeiten zu welchem Leistungskomplex gehören, wird in sogenannten **Rahmenverträgen** zwischen den Verbänden der Sozialleistungsträger und Leistungserbringer auf Landesebene vereinbart (§ 75 SGB XI).

Der **Vergütungsanspruch** der Pflegeeinrichtung richtet sich an die Pflegekasse (§ 120 Abs. 4 SGB XI). Bei der **Abrechnung** gegenüber der Pflegekasse ist die Pflegeeinrichtung verpflichtet, in den Abrechnungsunterlagen nicht nur Art, Menge und Preis der Leistungen anzugeben, sondern auch Tag und Uhrzeit der Leistungserbringung (§ 105 SGB XI). Zudem muss sich die Pflegeeinrichtung die erfolgten Pflegeeinsätze durch die Unterschrift des Pflegebedürftigen in der Regel einmal monatlich bestätigen lassen und die Dokumentation der erbrachten Leistungen in der Wohnung des Pflegebedürftigen belassen.

Welche Leistungskomplexe ein Pflegebedürftiger im Einzelnen in Anspruch nimmt, liegt in seiner Entscheidung und wird im **Pflegevertrag** festgelegt. Das Volumen an Leistungen, die auf Kosten der Pflegekasse in Anspruch genommen werden können, ergibt sich aus der bewilligten Pflegestufe. Darüber hinausgehende Leistungen müssen von den Pflegebedürftigen selbst bezahlt werden.

10.4.3 Investitionsförderung

Zugelassene ambulante Pflegeeinrichtungen haben einen Anspruch auf **öffentliche Investitionsförderung** zur Finanzierung ihrer Investitionskosten (§ 9 SGB XI). Das Nähere hierzu regelt das jeweilige Landesrecht, in der Regel das jeweilige Landespflegegesetz. Zuständig für die öffentliche Investitionsförderung sind die Länder und – soweit im Landesrecht vorgesehen – die Gemeinden. Die Zuständigkeit ergibt sich aus der Verantwortung der Länder für die Vorhaltung einer ausreichenden pflegerischen Versorgungsstruktur (§ 9 SGB XI).

Die Finanzierung der Investitionsförderung soll gemäß § 9 SGB XI aus den Einsparungen erfolgen, die den Trägern der Sozialhilfe durch die Einführung der Pflegeversicherung entstanden sind. Damit ist zugleich eine Obergrenze für das Gesamtvolumen der Förderung genannt. Da auf die öffentlichen Haushalte vor Einführung der Pflegeversicherung (1994) lediglich ca. 8 % der Gesamtausgaben für ambulante Pflege entfielen und ihr Anteil bis zum Jahr 2004 auf knapp 6 % zurückging, ergibt sich insgesamt nur ein Volumen von ca. 2 % der Gesamtausgaben. Unterstellt man einen durchschnittlichen Anteil der Vergütungen nach SGB XI in Höhe von ca. 40 %, so lag die Investitionsförderquote damit letztlich nur bei knapp 1 % des Gesamtumsatzes; vorausgesetzt, die Länder sind ihren Verpflichtungen und in vollem Umfange nachgekommen. Auch wenn man berücksichtigt, dass es sich bei der ambulanten Pflege fast ausschließlich um unmittelbare personale Dienstleistungen handelt, bleibt eine solche Investitionsquote immer noch äußerst gering.

Werden die betriebsnotwendigen Investitionsaufwendungen durch die öffentliche Förderung nicht vollständig gedeckt, kann die Pflegeeinrichtung diesen Teil der Aufwendungen den Pflegebedürftigen in Rechnung stellen (§ 82 Abs. 3 SGB XI). Die gesonderte Berechnung bedarf allerdings der Zustimmung der zuständigen Aufsichtsbehörde des Landes. Das Nähere zur Berechnung ist durch Landesrecht zu regeln. Da es ihre Wettbewerbsposition verschlechtern würde, scheinen ambulante Pflegeeinrichtungen von dieser Möglichkeit aber kaum Gebrauch zu machen.

10.5 Zusammenfassung: Der Regelkreis der ambulanten Pflege

Auf Grundlage der vorhergehenden Erläuterungen soll nun die Struktur und Funktionsweise der ambulanten Pflege anhand eines fiktiven Fallbeispiels noch einmal kurz zusammengefasst werden (**Abb. 10-3**).

Wird ein Versicherter der sozialen Pflegeversicherung pflegebedürftig, so hat er zunächst einen Antrag auf Leistungsgewährung an die zuständige Pflegekasse zu richten. Die Pflegekasse beauftragt den Medizinischen Dienst der Krankenversicherung mit einer Begutachtung, die klären soll, ob eine **Pflegebedürftigkeit** im Sinne des § 14 SGB XI vorliegt und welche Pflegestufe sich aus dem ermittelten Pflegebedarf ergibt. Der Gutachter des MDK sucht den Pflegebedürftigen in seiner häuslichen Umgebung auf und erhebt die für das Gutachten notwendigen Daten. Das Gutachten ist entsprechend den Begutachtungsrichtlinien der Pflegekassen zu erstellen. In seinem Gutachten empfiehlt der Gutachter – soweit er zu dem Ergebnis kommt, dass eine Pflegebedürftigkeit im Sinne des SGB XI vorliegt – eine Pflegestufe. Der MDK übermittelt das Gutachten der Pflegekasse und diese entscheidet auf Grundlage des Gutachtens über die Bewilligung und Höhe von Leistungen. Gegen den Bewilligungsbescheid der Pflegekasse kann der Pflegebedürftige gegebenenfalls Widerspruch einlegen und gegen die Ablehnung des Widerspruchs vor dem Sozialgericht klagen.

Erkennt die Pflegekasse das Vorliegen von Pflegebedürftigkeit an und bewilligt eine Pflegestufe, so kann der Pflegebedürftige entscheiden, ob er die Leistungen in Form von **Geldleistungen** oder **Pflegesachleistungen** in Anspruch nimmt. Entscheidet er sich für Pflegesachleistungen, so kann er eine Sozialstation oder einen Pflegedienst seiner Wahl mit der Leistungserbringung beauftragen. Zur Wahl stehen

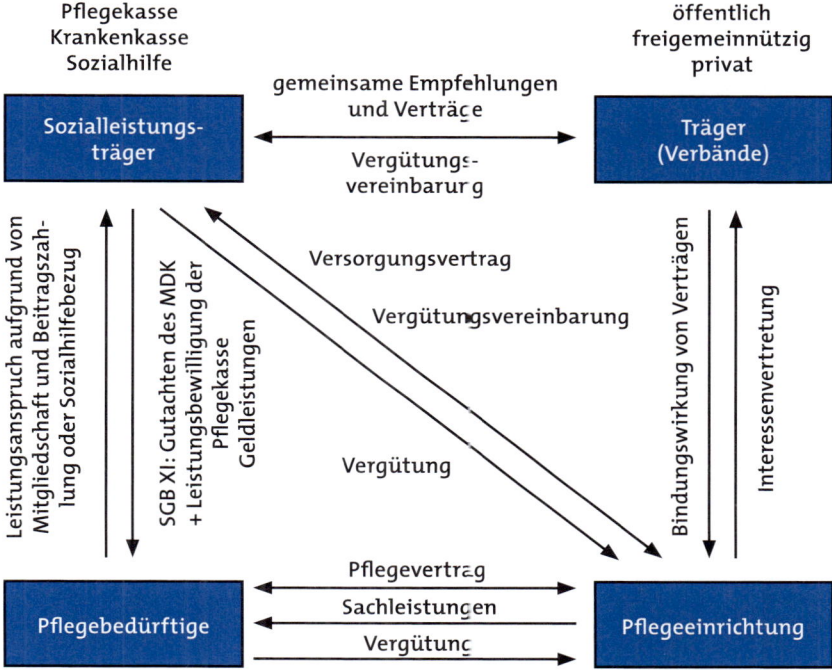

Abbildung 10-3: Regelkreis der ambulanten Pflege

ihm allerdings nur Pflegeeinrichtungen, die durch einen Versorgungsvertrag mit den Pflegekassen zur Versorgung von Versicherten der sozialen Pflegeversicherung zugelassen sind. Vor der Beauftragung des Pflegedienstes erfolgt in der Regel zunächst ein Erstbesuch, zumeist durch
eine leitende Pflegekraft, der dazu dient, den Leistungsbedarf zu ermitteln und die Modalitäten der Leistungserbringung zu vereinbaren.

Auf Grundlage des Erstbesuchs und der dabei getroffenen Vereinbarungen wird ein **Pflegevertrag** zwischen dem Pflegebedürftigen und
der Pflegeeinrichtung geschlossen. Im Pflegevertrag wird insbesondere
festgelegt, welche Leistungen in welchem Umfang wie häufig erbracht
werden sollen und zu welchen Preisen sie vergütet werden. Bleibt die
Summe der Vergütungen für die gewählten Leistungskomplexe innerhalb des von der Pflegekasse bewilligten Leistungssatzes, so richtet sich

der Vergütungsanspruch der Pflegeeinrichtung an die zuständige Pflegekasse. Wird der bewilligte Leistungssatz überschritten, hat der Pflegebedürftige die Differenz zu tragen.

Tritt eine Verschlechterung im Zustand des Pflegebedürftigen auf, so kann er einen Antrag auf eine höhere Pflegestufe stellen. Die Pflegekasse beauftragt daraufhin den MDK mit der Erstellung eines erneuten Gutachtens (Folgegutachten) und entscheidet auf dessen Grundlage über die Bewilligung einer höheren Pflegestufe. Gegen die Entscheidung der Pflegekasse kann Widerspruch eingelegt und gegebenenfalls auch vor dem Sozialgericht geklagt werden.

Ist der Pflegebedürftige mit der Leistungsqualität der Pflegeeinrichtung nicht zufrieden, so kann er den Pflegevertrag kündigen und eine andere Pflegeeinrichtung beauftragen.

Wird bei einem Versicherten der gesetzlichen Kranken- oder sozialen Pflegeversicherung medizinische Behandlungspflege notwendig, beispielsweise nach einem Krankenhausaufenthalt oder im Rahmen einer ambulanten ärztlichen Behandlung, so fällt dies in die Finanzierungszuständigkeit der gesetzlichen Krankenversicherung. Der behandelnde Arzt muss eine Verordnung über **häusliche Krankenpflege** nach § 37 SGB V ausstellen, die der zuständigen Krankenkasse einzureichen ist. Wird die häusliche Krankenpflege bewilligt, so kann der Pflegebedürftige eine Pflegeeinrichtung seines Vertrauens beauftragen, in der Regel sicherlich diejenige, die ihn bereits versorgt. Hierzu ist allerdings kein gesonderter Pflegevertrag erforderlich. Die Vergütung der Leistungen richtet sich nach den zwischen den Landesverbänden der Krankenkassen und Trägern der Pflegeeinrichtungen vereinbarten Vergütungssätzen.

Literatur

Daten zur ambulanten Pflege

Statistisches Bundesamt (lfd. Jge.): Pflegestatistik. Pflege im Rahmen der Pflegeversicherung. Deutschlandergebnisse. Download unter: http://www.destatis.de.

Statistisches Bundesamt (lfd. Jge.): Pflegestatistik. Pflege im Rahmen der Pflegeversicherung. Ländervergleich: Pflegebedürftige. Download unter: http://www.destatis.de.

Statistisches Bundesamt (lfd. Jge.): Pflegestatistik. Pflege im Rahmen der Pflegeversicherung. Ländervergleich: Ambulante Pflegedienste. Download unter: www.desta-
tis.de.

Struktur und Funktionsweise der ambulanten Pflege

Brunen, Helgard M./Herold, Eva E. (Hrsg.) (versch. Jahre): Ambulante Pflege. 3 Bde.
Hannover: Schlütersche Verlagsanstalt.

Klie, Thomas (2010): Rechtskunde. Das Recht der Pflege alter Menschen. Hannover:
Vincentz.

11 Die stationäre Pflege

Die stationäre Versorgung Pflegebedürftiger erfolgt in Deutschland in stationären Pflegeeinrichtungen. Als **stationäre Pflegeeinrichtungen** im Sinne des Sozialrechts gelten Einrichtungen, in denen Pflegebedürftige vollstationär (ganztägig) oder teilstationär (tagsüber oder nachts) sowohl untergebracht und verpflegt als auch gepflegt werden (§ 71 Abs. 2 SGB XI). Um als stationäre Pflegeeinrichtung im Sinne des SGB XI anerkannt zu werden, muss die Einrichtung zudem von einer ausgebildeten Pflegefachkraft geleitet werden.

Anders als in einigen europäischen Ländern ist die Langzeitpflege in Krankenhäusern in der Bundesrepublik Deutschland bereits seit den 1960er-Jahren nicht mehr üblich und gilt spätestens seit den 1980er-Jahren als sogenannte «Fehlbelegung», für die die Krankenkassen keine Vergütung zahlen. Von daher gelten Krankenhäuser auch ausdrücklich nicht als stationäre Pflegeeinrichtungen im Sinne des Sozialrechts (§ 71 Abs. 4 SGB XI). Nach Inkrafttreten des Pflegeversicherungsgesetzes hat eine Reihe von Krankenhäusern durch Bettenabbau frei gewordene Stationen in wirtschaftlich selbständige Kurzzeitpflegestationen umgewidmet, um dort Patienten nach der Phase der Akutbehandlung bis zu vier Wochen weiter zu betreuen, bevor sie beispielsweise in eine Rehabilitationseinrichtung oder ein Pflegeheim verlegt werden. In diesem Fall handelt es sich nur bei der Kurzzeitpflegestation um eine stationäre Pflegeeinrichtung, die Versicherte auf Kosten der Pflegeversicherung versorgt. Das Krankenhaus darf diese Leistungen nicht zu Lasten der Pflegeversicherung erbringen.

Auch Altenheime, Altenwohnanlagen und Wohnstifte zählen nicht zu den stationären Pflegeeinrichtungen. Sofern diese Einrichtungen nur Leistungen der Unterbringung und Verpflegung erbringen, gelten sie im Sinne des SGB XI als «häusliche Umgebung». Werden beispielsweise Bewohner einer Altenwohnanlage pflegebedürftig und bleiben in ihrem Apartment beziehungsweise in ihrer dortigen Wohnung, haben sie nach Feststellung von Pflegebedürftigkeit Anspruch auf ambulante Leistungen der Pflegeversicherung. Sie können entweder eine vom Träger der Wohnanlage unabhängige ambulante Pflegeeinrichtung oder – sofern der Träger der Wohnanlage diese Leistungen anbietet – einen der Wohnanlage zugehörigen Pflegedienst mit der Leistungserbringung beauftragen.

Ein häufig anzutreffendes Leistungsarrangement im Bereich der Altenversorgung ist die Kombination von Wohnanlage und vollstationärer Pflegeeinrichtung. Dadurch wird den Bewohnern der Wohnanlage die Möglichkeit eröffnet, falls sie nicht mehr angemessen in ihrem Apartment versorgt werden können, in die stationäre Pflege zu wechseln, aber dennoch innerhalb der gewohnten Umgebung der Wohnanlage zu bleiben. Dabei gilt aber nur die Pflegestation als stationäre Pflegeeinrichtung.

Das **Leistungsspektrum** stationärer Pflegeeinrichtungen umfasst Grundpflege, Behandlungspflege, soziale Betreuung und hauswirtschaftliche Versorgung. Nach Art der Versorgung werden unterschieden:

- **vollstationäre Pflege** (Pflege rund um die Uhr)

- **teilstationäre Pflege** (nur tagsüber oder nur nachts)

- **Kurzzeitpflege** (vorübergehende vollstationäre Pflege bis zu maximal vier Wochen je Kalenderjahr).

Die **Regulierung** der stationären Pflege erfolgt durch ein Netz ineinander greifender Rechtsvorschriften. Die wichtigsten sind das SGB XI (Pflegeversicherung), das SGB XII (Sozialhilfe), das Wohn- und Betreuungsvertragsgesetz, die Heimmindestbauverordnung, die Heimpersonalverordnung sowie die verschiedenen Landespflegegesetze. Während das SGB XI vorrangig die stationären Leistungen der Pflege-

versicherung, die Beziehungen zwischen Pflegekassen und Leistungserbringern sowie die Vorgaben der Qualitätssicherung und des Qualitätsmanagements regelt, hat das SGB XII vor allem für die Finanzierung
der stationären Pflege von Sozialhilfeempfängern Bedeutung. Wohn-
und Betreuungsvertragsgesetz, Heimmindestbauverordnung und
Heimpersonalverordnung beziehen sich auf alle Arten von Heimen,
also nicht nur Pflegeheime. Sie geben Mindeststandards für den Betrieb
von Heimen vor und regeln insbesondere die staatliche Aufsicht gegenüber Alten-, Behinderten- und Pflegeheimen.

Im Rahmen der 2006 beschlossenen Föderalismusreform wurden
eine Reihe von Gesetzgebungskompetenzen zwischen Bund und Ländern neu verteilt, darunter auch die Regelungskompetenzen für die stationäre Pflege. Der Bund ist seitdem – als Teil seiner Zuständigkeit für
den Verbraucherschutz – nur noch für die zivilrechtlichen Vorschriften
zuständig, in denen vor allem die Vertragsbeziehungen zwischen Heimbewohnern und Heimträgern geregelt werden. Die im Heimgesetz enthaltenen ordnungsrechtlichen Vorschriften fallen in die Gesetzgebungskompetenz der Länder und sind in länderspezifischen Heimgesetzen zu
regeln. Der Bund hat seinen Bereich mit einem Wohn- und Betreuungsvertragsgesetz (WBVG) neu geregelt, das zum 1. Oktober 2009 in Kraft
trat.[202] Die entsprechenden Paragrafen des Heimgesetzes wurden zugleich gestrichen. Die übrigen Vorschriften des bisherigen Heimgesetzes
gelten so lange fort, bis sie durch Landesrecht abgelöst werden. Mitte
2012 hatten mit Ausnahme von Thüringen alle Bundesländer ihre Lan-
desgesetzgebung entsprechend angepasst (BMFSFJ 2012). Solange noch
nicht in allen Bundesländern eine landesrechtliche Neuregelung in Kraft
gesetzt ist, gibt es weiterhin ein Heimgesetz. Es ist allerdings nur noch in
den Fällen anzuwenden, in denen eine entsprechende Landesregelung
nicht existiert. Im Interesse einer vereinfachten Darstellung wird im
Folgenden anstelle der verschiedenen Landesregelungen auf Regelungen
des Heimgesetzes verwiesen. Ob die entsprechenden Vorgaben des
Heimgesetzes mit dem jeweiligen Landesrecht übereinstimmen, müsste
im Einzelfall geprüft werden.

---

202 Gesetz zur Neuregelung der zivilrechtlichen Vorschriften des Heimgesetzes nach der
    Föderalismusreform (WBVG) (BGBl. I, S. 2319 vom 31. Juli 2009).

Das System der stationären Pflege ähnelt in einer Reihe zentraler Punkte dem der ambulanten Pflege, was vor allem durch die Geltung des SGB XI für beide Versorgungsbereiche bedingt ist. Die für beide Bereiche geltenden Regelungen wurden in die folgende Darstellung einbezogen, auch wenn dies an einigen Stellen zu Wiederholungen gegenüber dem vorhergehenden Kapitel führt. Damit soll den Lesern, die sich nur über die stationäre Pflege informieren wollen, eine in sich geschlossene und nachvollziehbare Einführung in die Struktur und Funktionsweise der stationären Pflege gegeben werden.

11.1 Strukturmerkmale

Die stationäre Pflege weist einige zentrale Strukturmerkmale auf, die diesen Bereich – ebenso wie die ambulante Pflege – von der ambulanten ärztlichen Versorgung und Krankenhausbehandlung unterscheiden:

- Der Sicherstellungsauftrag für die pflegerische Versorgung der Versicherten ist den Pflegekassen übertragen.

- Es gibt keine Kapazitätsplanung durch den Staat oder die gemeinsame Selbstverwaltung. Die Kapazitätssteuerung erfolgt durch Versorgungsverträge zwischen den Pflegekassen und Pflegeeinrichtungen.

- Die Leistungserbringung erfolgt weit überwiegend durch freigemeinnützige und private Träger, öffentliche Träger spielen nur eine geringe Rolle.

Sicherstellungsauftrag: Ebenso wie für die ambulante Pflege liegt der Sicherstellungsauftrag für die bedarfsgerechte stationäre Pflege der Versicherten der sozialen Pflegeversicherung bei den Pflegekassen (§ 69 SGB XI). Allerdings steht auch hier – ebenso wie in der ambulanten ärztlichen und in der Krankenhausversorgung sowie in der ambulanten Pflege – der Staat (das sind auch in diesem Fall die Länder) in der Letztverantwortung für die Vorhaltung einer ausreichenden pflegerischen Versorgungsstruktur (§ 9 SGB XI). Bei der Gestaltung der Angebotsstrukturen ist das Verhältnis zwischen den Pflegekassen und der zuständigen Landesbehörde dennoch deutlich anders als beispielsweise im Krankenhausbereich. Bis auf wenige Ausnahmen erfolgt die Zulassung der Krankenhäuser durch die Aufnahme in den Krankenhausplan des Landes; der Anspruch auf öffentliche Investitionsförderung ergibt sich aus den Festlegungen des staatlichen Krankenhausplans. Die Krankenkassen unterliegen einem Kontrahierungszwang mit den durch die Krankenhausplanung zugelassenen Krankenhäusern. In der stationären Pflege steht der für jede einzelne Pflegeeinrichtung zu vereinbarende Versorgungsvertrag mit den Pflegekassen im Zentrum des Regulierungssystems. Die öffentliche Investitionsförderung der Länder folgt dieser Vereinbarung, da nur die durch den Versorgungsvertrag zugelassenen Pflegeeinrichtungen Anspruch auf Förderung haben.

Bedarfs- oder Kapazitätsplanung: Ebenso wie für die ambulante Pflege sieht das Sozialrecht auch für die stationäre Pflege keine Bedarfs- oder Kapazitätsplanung vor. Sofern die Anforderungen des SGB XI erfüllt sind, hat eine Einrichtung Anspruch auf Abschluss eines Versorgungsvertrages und damit Zugang zur pflegerischen Versorgung der Sozialversicherten. Somit erfüllt auch die stationäre Pflege – ebenso wie die ambulante Pflege – gewisse Vorstellungen eines Gesundheitsmarktes. Zumindest der Markteintritt ist relativ frei. Entscheidende Voraussetzung für den Zugang zur Versorgung der Sozialversicherten ist die Zulassung durch einen Versorgungsvertrag mit den Pflegekassen. Ist die Pflegeeinrichtung zur Versorgung zugelassen, unterliegt sie allerdings einem ähnlich eng gefassten Regulierungssystem wie die Leistungserbringer in den anderen Versorgungsbereichen. In Bezug auf die Dokumentation und Überprüfung der Leistungsqualität gehen die Anforderungen sogar über das bislang beispielsweise im Krankenhausbereich übliche Maß hinaus.

Trägerstrukturen: Ähnlich wie in der ambulanten Pflege dominieren auch in der stationären Pflege die freigemeinnützigen und privaten Träger – die öffentlichen Träger spielen nur eine unbedeutende Rolle.

Tabelle 11-1: Pflegebedürftige in Pflegeheimen

	1999	2001
Pflegestufen insgesamt	573 211	604 365
darunter		
Pflegestufe I	176 573	196 553
Anteil in %	*30,8*	*32,5*
Pflegestufe II	248 939	269 151
Anteil in %	*43,4*	*44,5*
Pflegestufe III	128 172	128 319
Anteil in %	*22,4*	*21,2*
noch keiner Pflegestufe zugeordnet	19 527	10 342
Anteil in %	*3,4*	*1,7*

Quelle: Statistisches Bundesamt; eigene Berechnungen

11.2 Basisdaten

Die Datenlage über die Infrastruktur der stationären Pflege ist für die Zeit vor Inkrafttreten der Pflegeversicherung unbefriedigend, da es keine amtliche Statistik gab, die entsprechende Daten erhob. Erst mit Einführung der Pflegeversicherung wurde eine eigenständige Pflegestatistik geschaffen, die Daten ab dem Berichtsjahr 1999 bereitstellt. Da die Datenerhebung nur alle zwei Jahre erfolgt, bietet Pflegestatistik Daten leider auch nur in zweijähriger Abfolge.

Pflegebedürftige: Im Jahr 2009 wurden ca. 750 000 Pflegebedürftige in Pflegeheimen versorgt (Tab. 11-1). Das waren ca. 30 % mehr als im Jahr 1999. Ähnlich wie in der ambulanten Pflege hat es auch in der stationären Pflege eine Verschiebung im Pflegestufenspektrum gegeben. Der Anteil der Pflegebedürftigen mit Pflegestufe I ist gestiegen, die Anteile der Pflegebedürftigen mit Pflegestufe II und III gesunken. Waren im Jahr 1999 noch 30,8 % der Pflegebedürftigen der Pflegestufe I zugeordnet, so stieg deren Anteil bis 2009 auf 37,1 %. Der Anteil der Pflegestufe II sank von 43,4 % auf 41,3 % und der Anteil der Pflegestufe III von 22,4 % auf 20,1 %.

				1999–2009	
2003	2005	2007	2009	Anzahl	in %
640289	676582	709311	748889	175678	30,6
216307	231106	253406	277997	101424	57,4
33,8	34,2	35,7	37,1	–	–
282699	293551	299936	309405	60466	24,3
44,2	43,4	42,3	41,3	–	–
133629	141104	145136	150242	22070	17,2
20,9	20,9	20,5	20,1	–	–
7654	10821	10833	11245	–8282	–42,4
1,2	1,6	1,5	1,5	–	–

Pflegeheime: Stationäre Pflege wurde in Deutschland im Jahr 2009 von 11634 Pflegeheimen angeboten, die insgesamt ca. 845000 Pflegeplätze vorhielten (Tab. 11-2). Von den stationären Pflegeeinrichtungen waren 6373 oder 54,8% in freigemeinnütziger und 4637 oder 39,9% in privater Trägerschaft; öffentliche Träger betrieben lediglich 624 oder 5,4% der Pflegeheime (s. Tab. 11-2). Durchschnittlich wurden in einer stationären Pflegeeinrichtung ca. 72 Pflegebedürftige gepflegt und betreut, wobei öffentliche mit durchschnittlich 88 und freigemeinnützige Einrichtungen mit 77 Pflegebedürftigen je Einrichtung eine überdurchschnittliche und private mit ca. 65 Pflegebedürftigen eine eher unterdurchschnittliche Größe aufwiesen (Tab. 11-3 und 11-4).

Personal: In Pflegeheimen waren im Jahr 2009 ca. 620000 Beschäftigte tätig und somit ca. 180000 oder ca. 41% mehr als im Jahr 1999 (Tab. 11-5). Größte Berufsgruppe waren im Jahr 2009 mit einem Anteil von ca. 40% aller Beschäftigten die ausgebildeten Pflegekräfte. Sie werden unterschieden in Pflegefachkräfte und Pflegehilfskräfte. Als **Pflegefachkräfte** gelten Pflegekräfte mit einer dreijährigen Pflegeausbildung nach dem Kranken-pflege- oder Altenpflegegesetz. Zu ihnen gehören Gesundheits- und Krankenpflegerinnen/-pfleger und Altenpflegerinnen/-pfleger. Hebam-

Tabelle 11-2: Pflegeheime

	1999	2001
Ambulante Pflegeeinrichtungen insgesamt	8 859	9 165
davon		
Private Träger	3 092	3 286
Anteil in %	*34,9*	*35,9*
Freigemeinnützige Träger	5 017	5 130
Anteil in %	*56,6*	*56*
Öffentliche Träger	750	749
Anteil in %	*8,5*	*8,2*

Quelle: Statistisches Bundesamt; eigene Berechnungen

Tabelle 11-3: Plätze in Pflegeheimen

	1999	2001
Plätze insgesamt	645 456	674 292
davon in Pflegeheimen in ...		
privater Trägerschaft	166 637	188 025
Anteil in %	*25,8*	*27,9*
freigemeinnütziger Trägerschaft	406 705	415 725
Anteil in %	*63,0*	*61,7*
öffentlicher Trägerschaft	72 114	70 542
Anteil in %	*11,2*	*10,5*

Quelle: Statistisches Bundesamt; eigene Berechnungen

Tabelle 11-4: Durchschnittliche Zahl der Plätze je Pflegeheim

	1999	2001
Durchschnitt insgesamt	72,9	73,6
Durchschnittliche Zahl der Plätze in ...		
privaten Pflegeheimen	53,9	57,2
freigemeinnützigen Pflegeheimen	81,1	81,0
öffentlichen Pflegeheimen	96,2	94,2

Quelle: Statistisches Bundesamt; eigene Berechnungen

				1999–2009	
2003	2005	2007	2009	Anzahl	in %
9743	10424	11029	11634	2775	31,3
3610	3974	4322	4637	1545	50,0
37,1	38,1	39,2	39,9	–	–
5405	5748	6072	6373	1356	27,0
55,5	55,1	55,1	54,8	–	–
728	702	635	624	–126	–16,8
7,5	6,7	5,8	5,4	–	–

				1999–2009	
2003	2005	2007	2009	Anzahl	in %
713195	757186	799059	345007	199551	30,9
215901	245972	275257	301867	135230	81,2
30,3	32,5	34,4	35,7	–	–
431743	448888	469574	488146	81441	20,0
60,5	59,3	58,8	57,8	–	–
65551	62326	54228	54994	–17120	–23,7
9,2	8,2	6,8	6,5	–	–

				1999–2009	
2003	2005	2007	2009	Anzahl	in %
73,2	72,6	72,5	72,6	–0,2	–0,3
59,8	61,9	63,7	65,1	11,2	20,8
79,9	78,1	77,3	76,6	–4,5	–5,5
90,0	88,8	85,4	88,1	–8,0	–8,3

Tabelle 11-5: Personal in Pflegeheimen

	1999	2001
Beschäftigte insgesamt	440 940	475 368
davon nach Berufsabschluss		
Pflegekraft mit pflegewissenschaftlicher Ausbildung	808	1118
Anteil in %	*0,2*	*0,2*
staatlich anerkannte/r Altenpfleger/in	83 705	96 700
Anteil in %	*19,0*	*20,3*
staatlich anerkannte/r Altenpflegehelfer/in	12 755	14 642
Anteil in %	*2,9*	*3,1*
Gesundheits- und Krankenpfleger/in	47 300	49 330
Anteil in %	*10,7*	*10,4*
Krankenpflegehelfer/in	21 027	20 405
Anteil in %	*4,8*	*4,3*
Gesundheits- und Kinderkrankenpfleger/in	2 881	3 129
Anteil in %	*0,7*	*0,7*
Heilerziehungspfleger/in; Heilerzieher/in	1 558	1 868
Anteil in %	*0,4*	*0,4*
Heilerziehungspflegehelfer/in	421	538
Anteil in %	*0,1*	*0,1*
Heilpädagogin, Heilpädagoge	323	472
Anteil in %	*0,1*	*0,1*
Ergotherapeut/in	2 733	3 556
Anteil in %	*0,6*	*0,7*
Physiotherapeut/in (Krankengymnast/in)		
Anteil in %		
sonstiger Abschluss im Bereich der nichtärztlichen Heilberufe	3 083	3 508
Anteil in %	*0,7*	*0,7*
sozialpädagogischer/sozialarbeiterischer Berufsabschluss	5 349	5 714
Anteil in %	*1,2*	*1,2*
Familienpfleger/in mit staatlichem Abschluss	991	1 482
Anteil in %	*0,2*	*0,3*
Dorfhelfer/in mit staatlichem Abschluss	128	129
Anteil in %	*0,0*	*0,0*
sonstiger pflegerischer Beruf	23 142	32 046
Anteil in %	*5,2*	*6,7*
Fachhauswirtschafter/in für ältere Menschen	1 521	1 596
Anteil in %	*0,3*	*0,3*
sonstiger hauswirtschaftlicher Berufsabschluss	19 538	20 889
Anteil in %	*4,4*	*4,4*
sonstiger Berufsabschluss	107 528	114 781
Anteil in %	*24,4*	*24,1*
ohne Berufsabschluss/noch in Ausbildung	106 149	103 465
Anteil in %	*24,1*	*21,8*

Quelle: Statistisches Bundesamt; eigene Berechnungen

				1999–2009	
2003	2005	2007	2009	Anzahl	in %
510 857	546 397	573 545	621 392	180 452	40,9
1 397	1 633	3 260	2 639	1 831	226,6
0,3	0,3	0,6	0,4	–	–
110 208	122 333	133 927	141 306	57 601	68,8
21,6	22,4	23,4	22,7	–	–
14 662	16 527	21 654	27 926	15 171	118,9
2,9	3,0	3,8	4,5	–	–
55 348	61 238	61 519	59 054	11 754	24,8
10,8	11,2	10,7	9,5	–	–
18 994	18 563	18 606	18 486	-2 541	-12,1
3,7	3,4	3,2	3,0	–	–
3 587	3 764	3 996	4 013	1 132	39,3
0,7	0,7	0,7	0,6	–	–
2 080	2 247	2 550	2 739	1 181	75,8
0,4	0,4	0,4	0,4	–	–
538	450	465	640	219	52,0
0,1	0,1	0,1	0,1	–	–
375	355	349	332	9	2,8
0,1	0,1	0,1	0,1	–	–
4 202	4 784	5 596	7 464	4 731	173,1
0,8	0,9	1,0	1,2	–	–
		948	1 059	–	–
		0,2	0,2	–	–
3 480	3 839	3 624	3 767	684	22,2
0,7	0,7	0,6	0,6	–	–
6 144	6 655	6 605	7 039	1 690	31,6
1,2	1,2	1,2	1,1	–	–
1 567	1 416	1 431	1 400	409	41,3
0,3	0,3	0,2	0,2	–	–
158	106	217	148	20	15,6
0,0	0,0	0,0	0,0	–	–
33 681	34 172	33 435	37 606	14 464	62,5
6,6	6,3	5,8	6,1	–	–
1 575	1 493	3 494	2 566	1 045	68,7
0,3	0,3	0,6	0,4	–	–
21 631	23 656	33 083	29 684	10 146	51,9
4,2	4,3	5,8	4,8	–	–
121 835	130 010	135 470	157 039	49 511	46,0
23,8	23,8	23,6	25,3	–	–
109 395	113 156	103 316	116 483	10 334	9,7
21,4	20,7	18,0	18,7	–	–

Tabelle 11-6: Beschäftigte in Pflegeheimen nach Umfang des Beschäftigungsverhältnisses

	1999	2001
Beschäftigte insgesamt	440 940	475 368
davon		
Vollzeitbeschäftigte	211 544	218 898
Anteil in %	*48,0*	*46,0*
Teilzeitbeschäftigte	198 441	226 432
Anteil in %	*45,0*	*47,6*
darunter nach Arbeitszeitumfang		
über 50%	100 897	120 218
Anteil in %	*22,9*	*25,3*
50% und weniger, aber nicht geringfügig beschäftigt	54 749	61 843
Anteil in %	*12,4*	*13,0*
geringfügig beschäftigt	42 795	44 371
Anteil in %	*9,7*	*9,3*
sonstige Beschäftigte	30 955	30 038
Anteil in %	*7,0*	*6,3*
darunter		
Praktikant/in, Schüler/in, Auszubildende/r	16 782	16 511
Helfer/in im freiwilligen sozialen Jahr	2 389	2 273
Zivildienstleistender	11 784	11 254

Quelle: Statistisches Bundesamt; eigene Berechnungen

men und Entbindungspfleger sind ihnen gleichgestellt. Zu den **Pflege-hilfskräften** werden Pflegekräfte gezählt, die eine einjährige, anderthalb-jährige oder zweijährige Pflegehilfeausbildung absolviert haben, sowie Hilfskräfte, die ohne Pflegeausbildung in der Pflege tätig sind.[203] Die Zahl der Pflegefachkräfte ist von ca. 135 000 im Jahr 1999 um ca. 72 000 oder 54% auf ca. 207 000 im Jahr 2009 gestiegen. Durch diesen im Ver-gleich zu den anderen Berufsgruppen überdurchschnittlichen Zuwachs stieg der Anteil der Pflegefachkräfte in Pflegeheimen von ca. 30% im Jahr 1999 auf ca. 33% im Jahr 2009.

Ähnlich wie die ambulante Pflege weisen auch Pflegeheime im Ver-gleich zu anderen Bereichen einen weit überdurchschnittlichen Anteil

---

203 zur Binnendifferenzierung der Pflegeberufe und zur Entwicklung der Beschäfti-gungsstrukturen im Pflegebereich vgl. Simon (2012)

				1999-2009	
2003	2005	2007	2009	Anzahl	in %
510857	546397	573545	621391	180451	40,9
216510	208201	202764	207126	-4418	-2,1
42,4	38,1	35,4	33,3	-	-
260733	296108	327992	369331	170890	86,1
51,0	54,2	57,2	59,4	-	-
140488	162385	184596	212488	111591	110,6
27,5	29,7	32,2	34,2	-	-
71066	78485	84666	96154	41405	75,6
13,9	14,4	14,8	15,5	-	-
49179	55238	58730	60689	17894	41,8
9,6	10,1	10,2	9,8	-	-
33614	42088	42789	44934	13979	45,2
6,6	7,7	7,5	7,2	-	-
22031	31623	32315	34309	17527	104,4
3373	4003	3951	3697	1308	54,8
8210	6462	6523	6928	-4856	-41,2

an Teilzeitbeschäftigten auf, der zudem in den letzten Jahren noch weiter gestiegen ist. Lag der Anteil der Teilzeitbeschäftigungen im Jahr 1999 bereits bei 45 %, so stieg er bis 2009 auf fast 60 % (Tab. 11-6).

Auch Pflegeheime werden wegen ihres starken Beschäftigungszuwachses gelegentlich als «Jobmotor» und «Wachstumsmarkt» bezeichnet. Bei dem deutlichen Zuwachs der Zahl der Beschäftigten ist allerdings ebenso wie in der ambulanten Pflege zu bedenken, dass er vor allem auf eine überproportionale Zunahme der Teilzeitbeschäftigung zurückzuführen ist (s. Tab. 11-6). Ebenso wie in der ambulanten Pflege resultiert der starke Anstieg der Teilzeitbeschäftigungen auch in Pflegeheimen vor allem daraus, dass überwiegend nur Teilzeitstellen angeboten werden (Simon 2012). Je höher der Anteil der Teilzeitbeschäftigung ist, desto höher ist auch das Maß an Flexibilisierung des Personaleinsatzes, und dadurch können letztlich Personalkosten gespart werden. In

Tabelle 11-7: Ausgaben für Pflegeheime (in Mio. Euro)

	1992	1995	1997	1999
Ausgabenträger insgesamt	9721	12202	11939	14206
davon				
Öffentliche Haushalte	7244	9003	3340	2698
Anteil in %	*74,5*	*73,8*	*28,0*	*19,0*
Gesetzliche Krankenversicherung			2	15
Anteil in %		*0,0*	*0,0*	*0,1*
Soziale Pflegeversicherung		60	6638	7544
Anteil in %		*0,5*	*55,6*	*53,1*
Gesetzliche Unfallversicherung	15	28	37	44
Anteil in %	*0,2*	*0,2*	*0,3*	*0,3*
Private Kranken- und Pflegeversicherung		1	207	229
Anteil in %		*0,0*	*1,7*	*1,6*
Arbeitgeber		322	367	383
Anteil in %		*2,6*	*3,1*	*2,7*
Private Haushalte u. private Organisationen ohne Erwerbszweck	2463	2788	1347	3295
Anteil in %	*25,3*	*22,8*	*11,3*	*23,2*

Quelle: Statistisches Bundesamt; eigene Berechnungen

Anbetracht der starken Ausweitung der Teilzeitbeschäftigung ist es ebenso wie für die ambulante Pflege durchaus zu hinterfragen, ob es sich bei der stationären Pflege tatsächlich um einen «Jobmotor» handelt.

Ausgaben: Die Ausgaben für stationäre Pflege betrugen im Jahr 2009 insgesamt ca. 21 Mrd. Euro und lagen damit um ca. 6,8 Mrd. Euro oder 47,8 % über den Ausgaben des Jahres 1999 (Tab. 11-7). Für die Kosten der stationären Pflege kamen 2009 vor allem drei Finanzierungsträger auf: Soziale Pflegeversicherung, öffentliche Haushalte (Sozialhilfeträger) und private Haushalte (Pflegebedürftige und ihre Angehörigen). Die soziale Pflegeversicherung trug 2009 48,6 % der Aufwendungen, die öffentlichen Haushalte 13,1 % und die privaten Haushalte 33,5 %. Durch die Einführung der Pflegeversicherung hatten sich die Finanzie-

					1999-2009	
2001	2003	2005	2007	2009	Anzahl	in %
15 457	16 944	18 113	19 396	20 999	6 793	47,8
2 662	2 672	2 795	2 732	2 751	53	2,0
17,2	15,8	15,4	14,1	13,1	–	–
22	25	38	45	54	39	260,0
0,1	0,1	0,2	0,2	0,3	–	–
8 177	8 672	9 047	9 407	10 211	2 667	35,4
52,9	51,2	49,9	48,5	48,6	–	–
54	66	77	82	92	48	109,1
0,3	0,4	0,4	0,4	0,4	–	–
241	250	268	281	314	85	37,1
1,6	1,5	1,5	1,4	1,5	–	–
418	464	463	478	544	161	42,0
2,7	2,7	2,6	2,5	2,6	–	–
3 883	4 795	5 424	6 371	7 032	3 737	113,4
25,1	28,3	29,9	32,8	33,5	–	–

rungslasten deutlich verschoben. Im Jahr 1992 kamen die öffentlichen Haushalte für fast drei Viertel der Gesamtkosten der stationären Pflege auf und die privaten Haushalte und privaten Organisationen ohne Erwerbszweck für das restliche Viertel. Der hohe Finanzierungsanteil der öffentlichen Haushalte resultierte vor allem daraus, dass es keine soziale Absicherung für den Fall der Pflegebedürftigkeit gab und Pflegebedürftige für die Pflegeheimkosten allein aufkommen mussten. Da die Pflegesätze zumeist höher waren als die Alterseinkünfte der Heimbewohner, war ein erheblicher Teil der Heimbewohner auf die Sozialhilfeleistung «Hilfe zur Pflege» angewiesen. Der Finanzierungsanteil der in der Gesundheitsausgabenrechnung als gemeinsame Größe ausgewiesenen privaten Haushalte und Organisationen ohne Erwerbszweck bestand zum einen aus den Eigenleistungen der Pflegeheimbewohner und

Tabelle 11-8: Heimkosten, Leistungssätze der Pflegeversicherung und Eigenanteil
der Pflegebedürftigen (in Euro)

Pflegestufe 1	1999	2001
Summe Heimkosten (o. Investitionskosten)	1708	1768
davon		
Entgelt für Unterkunft und Verpflegung	549	579
Pflegesatz	1159	1189
Leistungssätze der Pflegeversicherung	1023	1023
Eigenanteil der Bewohner (o. in Rechnung gestellte nicht geförderte Investitionskosten)	685	745
in % der Heimkosten	*40,1*	*42,1*

Pflegestufe 2	1999	2001
Summe Heimkosten (o. Investitionskosten)	2074	2165
davon		
Entgelt für Unterkunft und Verpflegung	549	579
Pflegesatz	1525	1586
Leistungssätze der Pflegeversicherung	1279	1279
Eigenanteil der Bewohner (o. in Rechnung gestellte nicht geförderte Investitionskosten)	795	886
in % der Heimkosten	*38,3*	*40,9*

Pflegestufe 3	1999	2001
Summe Heimkosten (o. Investitionskosten)	2531	2592
davon		
Entgelt für Unterkunft und Verpflegung	549	579
Pflegesatz	1982	2013
Leistungssätze der Pflegeversicherung	1432	1432
Eigenanteil der Bewohner (o. in Rechnung gestellte nicht geförderte Investitionskosten)	1099	1160
in % der Heimkosten	*43,4*	*44,8*

Quelle: Statistisches Bundesamt; eigene Berechnungen

				1999–2009	
2003	2005	2007	2009	Anzahl	in %
1829	1855	1915	1991	283	16,6
579	578	608	630	81	14,7
1250	1277	1307	1362	203	17,5
1023	1023	1023	1023	0	0,0
806	832	892	968	283	41,3
44,1	44,9	46,6	48,6	9	21,2

				1999–2009	
2003	2005	2007	2009	Anzahl	in %
2256	2280	2341	2422	348	16,8
579	578	608	630	81	14,7
1677	1702	1733	1792	267	17,5
1279	1279	1279	1279	0	0,0
977	1001	1062	1143	348	43,8
43,3	43,9	45,4	47,2	9	23,1

				1999–2009	
2003	2005	2007	2009	Anzahl	in %
2683	2706	2766	2878	347	13,7
579	578	608	630	81	14,7
2104	2128	2158	2249	267	13,5
1432	1432	1432	1470	38	2,7
1251	1274	1334	1408	309	28,1
46,6	47,1	48,2	48,9	6	12,7

zum anderen aus Zuschüssen freigemeinnütziger Heimträger zu den
laufenden Kosten ihrer Pflegeheime. Mit Einführung der Pflegeversicherung erfolgte eine massive Entlastung der Sozialhilfeträger und
Pflegebedürftigen, und die freigemeinnützigen wie auch öffentlichen
Heimträger durften ihre Heime nicht mehr bezuschussen. Das Verbot
der Bezuschussung freigemeinnütziger und öffentlicher Pflegeeinrichtungen sollte dazu dienen, gleiche Wettbewerbsbedingungen zwischen
freigemeinnützigen, öffentlichen und privaten Pflegeeinrichtungen
herzustellen. Nach Einführung der Pflegeversicherung stieg der Anteil
der privaten Haushalte sukzessive wieder an, was vor allem darauf zurückzuführen ist, dass die Leistungssätze der Pflegeversicherung seit
Einführung der stationären Leistungen im Jahr 1996 nicht erhöht wurden und somit ein zunehmend größerer Teil der steigenden Pflegeheimkosten (Pflegesätze) von den Bewohnern zu tragen ist (Tab. 11-8).

Der Anstieg des Eigenanteils der Pflegeheimbewohner wird sich mit
hoher Wahrscheinlichkeit fortsetzen. Denn mit dem Pflege-Weiterentwicklungsgesetz 2008 wurde zwar eine schrittweise Anhebung von Leistungen der Pflegeversicherung beschlossen, die Leistungssätze für die
stationäre Pflege blieben davon aber weitgehend ausgenommen. So
wurden beispielsweise die Sachleistungen für häusliche Pflege bei allen
Pflegestufen in mehreren Schritten bis zum 1. Januar 2012 um ca.
8–19 % angehoben, die Leistungssätze für vollstationäre Pflege blieben
dagegen für die Pflegestufen I und II unverändert auf der seit 1996
geltenden Höhe. Lediglich der Leistungssatz für die Pflegestufe III wurde von 1432 Euro (vor dem 30. Juni 2008) in mehreren Schritten auf
1550 Euro zum 1. Januar 2012 erhöht.

11.3 Organisation

Die **Versorgungsstrukturen** der stationären Pflege unterliegen in erster Linie dem Zusammenspiel von Angebot und Nachfrage. Allerdings
sind sowohl die Anbieter als auch die Nachfrager zahlreichen gesetzlichen und kollektivvertraglichen Bindungen unterworfen, sodass nicht
von einem «freien Markt», sondern wenn nur von einem hochgradig
«regulierten Markt» die Rede sein kann. Insbesondere in Bezug auf die

Leistungsqualität ist seit einigen Jahren ein Ausbau der Regulierung zu beobachten, der mit hoher Wahrscheinlichkeit in den nächsten Jahren fortgesetzt wird.

Die **Regulierung des Leistungsangebotes** erfolgt in erster Linie durch ein System von Versorgungsverträgen und Vergütungsregelungen, wie es vor allem durch das SGB XI vorgegeben ist. Zur Erfüllung ihres Sicherstellungsauftrages haben die Pflegekassen Versorgungsverträge mit den Trägern von Pflegeeinrichtungen zu schließen (§ 69 SGB XI). In einem Versorgungsvertrag werden Art, Inhalt und Umfang der allgemeinen Pflegeleistungen festgelegt, zu deren Erbringung die Pflegeeinrichtung gegenüber den Versicherten verpflichtet ist. Nur für diese vertraglich vereinbarten Leistungen hat die Pflegeeinrichtung einen Vergütungsanspruch gegenüber den Pflegekassen. Die Pflegeeinrichtung erhält durch den Versorgungsvertrag die **Zulassung** zur Versorgung und übernimmt einen **Versorgungsauftrag** zur Erbringung der vereinbarten allgemeinen Pflegeleistungen (§ 72 SGB XI).

Wenn die in den §§ 71 und 72 SGB XI genannten Voraussetzungen erfüllt sind, besteht für Pflegeeinrichtungen Anspruch auf Abschluss eines Versorgungsvertrages. Zu den Voraussetzungen zählt, dass die Pflegeeinrichtung

- von einer «verantwortlichen Pflegefachkraft» geleitet wird

- die Gewähr für eine leistungsfähige und wirtschaftliche pflegerischer Versorgung bietet und sich verpflichtet, ein einrichtungsinternes Qualitätsmanagement einzuführen und weiterzuentwickeln

- ihren Beschäftigten ortsübliche Arbeitsvergütungen zahlt.

Die Pflegekassen dürfen Versorgungsverträge nur mit Pflegeeinrichtungen abschließen, die diese Voraussetzungen erfüllen. Besteht ein Überangebot an Pflegeeinrichtungen und ist eine Auswahl zwischen mehreren Einrichtungen erforderlich, so haben die Pflegekassen Versorgungsverträge vorrangig mit freigemeinnützigen und privaten Pflegeeinrichtungen abzuschließen (§ 72 Abs. 3 SGB XI). Wird der Abschluss eines Versorgungsvertrages durch die Pflegekassen abgelehnt, kann die Pflegeeinrichtung vor dem Sozialgericht gegen die Ablehnung klagen (§ 73 Abs. 2 SGB XI).

Der Versorgungsvertrag kann mit einer Frist von einem Jahr gekündigt werden, wenn die gesetzlichen Voraussetzungen für einen Versorgungsvertrag nicht mehr erfüllt werden (§ 74 SGB XI). Werden die Vertragspflichten jedoch gröblich verletzt, kommen beispielsweise Pflegebedürftige zu Schaden oder werden nicht erbrachte Leistungen abgerechnet, können die Pflegekassen den Versorgungsvertrag auch fristlos kündigen (§ 74 Abs. 2 SGB XI).

Zusätzlich zum Versorgungsvertrag ist zwischen dem Heimträger und jedem einzelnen Bewohner ein **Heimvertrag** abzuschließen, ähnlich dem Pflegevertrag in der ambulanten Pflege. Im Heimvertrag sind insbesondere die Rechte und Pflichten der Vertragsparteien zu regeln, die Leistungen des Heimes aufzulisten sowie die zu entrichtenden Entgelte zu benennen.

Insgesamt ist die rechtliche Stellung der Leistungsempfänger in der stationären Pflege deutlich stärker entwickelt als in den übrigen Bereichen des Gesundheitswesens. Dies ist vor allem auf die entsprechenden Bestimmungen des Heimgesetzes zurückzuführen, das auch dem Zweck dienen soll, die Interessen und Bedürfnisse der Bewohner zu schützen und zu stärken (§ 2 Abs. 1 HeimG). So ist beispielsweise in jedem Heim ein Heimbeirat zu bilden (§ 10 HeimG), der in allen Angelegenheiten des Heimbetriebes Mitwirkungsrechte hat, dem auch Einsicht in die Kalkulationsunterlagen zu gewähren und der am Pflegesatzverfahren zu beteiligen ist. Kann ein Heimbeirat nicht gewählt werden, so hat die zuständige Aufsichtsbehörde einen ehrenamtlichen Heimfürsprecher zu bestellen, der die Aufgaben eines Heimbeirates wahrnimmt.

Durch das im Oktober 2009 in Kraft getretene Wohn- und Betreuungsvertragsgesetz (WBVG) wurde der Schutz der Heimbewohner weiter ausgedehnt. So schreibt das WBVG beispielsweise vor, dass Interessenten für einen Heimplatz Anspruch auf vorvertragliche Informationen in leicht verständlicher Sprache haben, insbesondere über Leistungen, Entgelte und die Ergebnisse von Qualitätsprüfungen. Verträge sind grundsätzlich auf unbestimmte Zeit und schriftlich zu vereinbaren, das vereinbarte Entgelt muss angemessen sein, und eine Entgelterhöhung ist nur unter bestimmten Voraussetzungen erlaubt und bedarf zudem einer Begründung. Eine Kündigung des Vertrages ist für das Heim nur aus wichtigem Grund möglich. Im Falle einer Kündigung hat der Heimträger zudem dem betroffenen Bewohner einen angemessenen Ersatz in einem anderen Heim nachzuweisen und die Kosten des Umzugs in angemessenem Umfang zu tragen. Für die Heimbewohner gelten dagegen besondere erweiterte Kündigungsmöglichkeiten. So können sie unter anderem jederzeit ohne Einhaltung einer Kündigungsfrist kündigen, wenn eine Fortsetzung des Vertrages nicht zumutbar ist, beispielsweise aufgrund erheblicher Leistungsmängel. Erfolgt eine Kündigung des Bewohners aufgrund unzureichender Leistungsqualität des Heimes, hat der Heimträger auch im Falle einer Kündigung des Bewohners die Umzugskosten in angemessenem Umfang zu tragen.

Auch Pflegeheime unterliegen einem System **staatlicher Aufsicht** und unmittelbarer **Qualitätsprüfungen**. Sie werden gemeinsam von der staatlichen Heimaufsicht und vom Medizinischen Dienst der Krankenversicherung durchgeführt (§ 15 HeimG; § 114 SGB XI). Beide sind verpflichtet, sich gegenseitig zu informieren, ihre Prüftätigkeit zu koordinieren und Einvernehmen über Maßnahmen der Qualitätssicherung anzustreben. Sie können zum Zweck der Qualitätsprüfung jederzeit angemeldet oder auch unangemeldet die Räume eines Pflegeheimes betreten, Unterlagen einsehen sowie Pflegebedürftige, ihre Angehörigen, Beschäftigte und den Heimbeirat befragen. Werden bei einer Prüfung Qualitätsmängel festgestellt, hat die Heimaufsicht und der MDK den Heimträger zunächst über die Möglichkeiten der Verbesserung zu beraten. Die Landesverbände der Pflegekassen können dem Träger in einem Bescheid eine Frist zur Abstellung der Mängel setzen. Werden die Mängel nicht beseitigt, kann die Heimaufsicht eine Anordnung erlassen und gegebenenfalls auch einen Bußgeldbescheid verhängen. Die Pflegekassen können Sanktionen ergreifen bis hin zur Kürzung der Vergütung oder Kündigung des Versorgungsvertrages. Darüber hinaus kann die Heimaufsicht einem Träger auch den Betrieb eines Heimes untersagen.

Der Bereich der **externen Qualitätssicherung** wurde durch das Pflege-Weiterentwicklungsgesetz 2008 noch einmal deutlich erweitert und gestärkt. So sind in der Pflegesatzvereinbarung nun auch Leistungs- und Qualitätsmerkmale der Einrichtung festzulegen (§ 84 Abs. 5

SGB XI). Dazu gehören insbesondere Art, Inhalt und Umfang der zu erwartenden Leistungen und die von der Einrichtung vorzuhaltende Personalausstattung. Der Träger des Pflegeheims ist verpflichtet, die vereinbarte Personalbesetzung jederzeit sicherzustellen und bei Personalengpässen oder -ausfällen geeignete Maßnahmen zur Sicherstellung einer ausreichenden Versorgung zu ergreifen (§ 84 Abs. 6 SGB XI). Auf Verlangen einer der Vertragsparteien muss er in einem Personalabgleich nachweisen, dass er die vereinbarte Personalausstattung auch tatsächlich bereitstellt.

Die Häufigkeit der externen **Qualitätsprüfungen** soll zudem erhöht werden, und die Ergebnisse der Qualitätsprüfungen sind durch die Landesverbände der Pflegekassen im Internet zu veröffentlichen (§§ 114, 114a, 115 SGB XI). Die Konkretisierung der allgemeinen Vorgaben des Pflege-Weiterentwicklungsgesetzes wurde den Spitzenverbänden auf Bundesebene übertragen, die sich im Dezember 2008 auf die Einzelheiten des neuen seit dem 1. Januar 2009 geltenden Prüfungs- und Bewertungssystems einigten. In zwei **Pflege-Transparenzvereinbarungen**, jeweils eine für die ambulante und die stationäre Pflege, wurden die Bewertungssystematik sowie Kriterien und Verfahren der Veröffentlichung der Prüfergebnisse festgelegt.[204] Das neue Verfahren sieht sowohl eine externe Überprüfung definierter Qualitätskriterien vor, als auch eine stichprobenartige Befragung der Bewohner der zu überprüfenden Pflegeheime.

Mit der Vorgabe der Veröffentlichung von Qualitätsprüfungen wird im Grund kein neuer Weg beschritten, sondern ein bereits eingeschlagenen fortgesetzt. Ähnlich wie bereits im Krankenhausbereich, wurden in den letzten Jahren auch für die ambulante und stationäre Pflege Internetseiten und -portale aufgebaut, die der Unterstützung insbesondere bei der Auswahl einer Pflegeeinrichtung dienen sollen, so beispielsweise der Pflegeheimnavigator der AOK[205] oder eine bundesweite

---

204 Die Pflege-Transparenzvereinbarungen sind auf der Internetseite des GKV-Spitzenverbandes veröffentlicht (https://www.gkv-spitzenverband.de/Rahmenvereinbarungen_Pflege.gkvnet).

205 http://www.aok-pflegeheimnavigator.de

Pflege-Datenbank der BKK[206], die auch einen Preisvergleich ermöglicht. Gegenüber dem Krankenhausbereich wird in der ambulanten und stationären Pflege allerdings ein deutlich weitergehender Schritt vollzogen. Bei den Qualitätsberichten der Krankenhäuser handelt es sich bislang im Grunde nur um Selbstberichte, in die lediglich einige Daten der externen Qualitätssicherung verpflichtend eingehen, und noch dazu – verglichen mit der Komplexität der Gesamtleistung – relativ wenige. Eine umfassende externe Prüfung und Bewertung aller Leistungsbereiche ist für Krankenhäuser noch nicht vorgeschrieben. Es bleibt abzuwarten, ob und wann dieser Schritt auch für den Krankenhausbereich vollzogen wird.

Eine **gemeinsame Selbstverwaltung** für die stationäre Pflege existiert – ähnlich wie in der ambulanten Pflege – bislang nur in Ansätzen und ist bei weitem nicht mit den Kompetenzen ausgestattet, wie dies in der ambulanten ärztlichen Versorgung oder im Krankenhausbereich der Fall ist. Von zentraler Bedeutung für die Regulierung dieses Leistungsbereiches sind auch hier die Vertragsverhandlungen zwischen den Verbänden der Kostenträger und Leistungserbringer auf **Landesebene**. Neben den Vergütungsvereinbarungen schließen sie auch **Rahmenverträge** ab, die für die Pflegekassen und zugelassenen Pflegeeinrichtungen unmittelbar verbindlich sind (§ 75 Abs. 1 SGB XI). Die Rahmenverträge regeln insbesondere:

- die Inhalte der zu erbringenden Pflegeleistungen

- Grundsätze der Abgrenzung zwischen den allgemeinen, von der Pflegeversicherung zu tragenden Pflegeleistungen und den von den Versicherten zu tragenden Kosten der Unterkunft und Verpflegung

- Vorgaben für die Abrechnung der vereinbarten Entgelte sowie die von den Heimen vorzulegenden Bescheinigungen und Berichte

- Maßstäbe und Grundsätze der personellen Ausstattung von Pflegeheimen, so unter anderem einheitliche Verfahren zur Ermittlung des Personalbedarfs, landesweite Richtwerte für die Personalausstat-

---

206 www.bkk-pflegefinder.de

tung, Personalanhaltszahlen für das Verhältnis zwischen der Zahl der Bewohner und der Zahl der Pflege- und Betreuungskräfte, den Anteil der ausgebildeten Fachkräfte an der Gesamtpersonalzahl

- Grundsätze für Wirtschaftlichkeitsprüfungen von Heimen.

Ebenso wie in den anderen Bereichen des Gesundheitswesens sieht das Sozialrecht auch für die stationäre Pflege eine Konfliktregulierung durch Schiedsstellen vor. Für jedes Bundesland ist eine **Schiedsstelle** einzurichten, die mit Vertretern der Kostenträger und Pflegeeinrichtungen sowie einem unparteiischen Vorsitzenden und zwei weiteren unparteiischen Mitgliedern zu besetzen ist (§ 76 SGB XI). Die Aufsicht über die Schiedsstelle führt die für diesen Bereich zuständige Landesbehörde.

Als beratendes Gremium für die Landesbehörde sieht das SGB XI zudem einen **Landespflegeausschuss** vor (§ 92 SGB XI), in dem außer der Landesbehörde und den Pflegekassen und Pflegeeinrichtungen auch die Träger der überörtlichen Sozialhilfe, der privaten Krankenversicherung und der kommunalen Spitzenverbände im Land vertreten sein sollen. Der Ausschuss hat Empfehlungen zu Fragen der ambulanten und stationären pflegerischen Versorgung abzugeben, beispielsweise zum Aufbau und zur Weiterentwicklung des Versorgungssystems oder zu den Pflegevergütungen.

Auf **Bundesebene** haben der Spitzenverband der Pflegekassen und die Vereinigungen der Träger von Pflegeeinrichtungen Empfehlungen zu den Inhalten der auf Landesebene abzuschließenden Verträge sowie Maßstäbe zur Sicherung und Weiterentwicklung der Pflegequalität zu vereinbaren.

11.4 Finanzierung

Die Kosten der stationären Pflege werden zu ca. 95 % von drei **Finanzierungsträgern** aufgebracht:

- **soziale Pflegeversicherung** (2009: ca. 49 %)
- **öffentliche Haushalte** (Sozialhilfeträger) (2009: ca. 13 %)
- **private Haushalte** (2009: ca. 33 %).

Auf die **übrigen Kostenträger** entfielen im Jahr 2009 zusammen lediglich ca. 5 % der Gesamtkosten, davon auf die private Pflegeversicherung 1,5 % und die Arbeitgeber 2,6 %. Die gesetzliche Krankenversicherung hatte im Jahr 2005 nur 0,3 % der Kosten der stationären Pflege zu tragen, was vor allem darauf zurückzuführen ist, dass die Kosten der Behandlungspflege in Pflegeheimen den Pflegekassen zugeordnet sind (§ 43 SGB XI).

Welcher Kostenträger für die Vergütung welcher Leistungen zuständig ist, ergibt sich vor allem aus den entsprechenden Regelungen des SGB XI (Pflegeversicherung) und SGB XII (Sozialhilfe). Als grobe Zuordnungsregel lässt sich jedoch festhalten:

- Die **soziale Pflegeversicherung** zahlt entsprechend der bewilligten Pflegestufe die Vergütung der für ihre Versicherten erbrachten Leistungen, sozialen Betreuung und medizinischen Grundpflege sowie Behandlungspflege, allerdings nur bis zur Höhe des im SGB XI für die jeweilige Pflegestufe vorgegebenen Leistungssatzes.

- Die Kosten für Unterkunft und Verpflegung sowie die nicht durch die Leistungssätze der Pflegeversicherung gedeckten Kosten der Pflege müssen **Pflegebedürftige** und deren Angehörige tragen. Sofern die Länder keine oder keine ausreichende Investitionsförderung gewähren, können die Pflegeeinrichtungen den Bewohnern eine entsprechende Beteiligung an den Investitionskosten in Rechnung stellen.

- Können Pflegebedürftige für die Kosten der stationären Pflege nicht selbst aufkommen, treten die **Sozialhilfeträger** ein und übernehmen sowohl die Kosten der Pflege als auch der Unterkunft und Verpflegung sowie die Beteiligung an den Investitionskosten.

Im Zentrum des Vergütungssystems der stationären Pflege stehen die Regelungen des SGB XI, nicht nur weil die Pflegeversicherung in der Regel die Hälfte der Kosten einer stationären Pflegeeinrichtung trägt, sondern auch, weil den gesetzlichen und vertraglichen Vergütungsregelungen im Rahmen der Pflegeversicherung eine zentrale Steuerungsfunktion bei der Gestaltung der Angebotsstrukturen zukommt. Wichtigste Voraussetzungen für die Vergütung von stationären Pflegesachleistungen durch die Pflegeversicherung ist ebenso wie in der ambulanten Pflege die **Feststellung der Pflegebedürftigkeit** im Sinne des SGB XI durch einen Gutachter des MDK und die **Bewilligung des Leistungsantrages** durch die zuständige Pflegekasse.

Das Gesamtvolumen der für einen Pflegebedürftigen zur Verfügung stehenden **Vergütung** ergibt sich aus der bewilligten Pflegestufe. Für eine eng begrenzte Zahl von Härtefällen, in denen ein außergewöhnlich hoher und intensiver Pflegeaufwand erforderlich ist, kann eine über die Pflegestufe III hinausgehende Leistung gewährt werden. Die Zahl der maximal zu bewilligenden Härtefälle ist gesetzlich allerdings auf 5% der Leistungsempfänger der Pflegestufe III der jeweiligen Pflegekasse begrenzt (§ 43 Abs. 3 SGB XI). Die bewilligten Leistungsbeträge der Pflegeversicherung werden, so wie bei dem Bezug von Pflegesachleistungen in der ambulanten Pflege, an die jeweilige Pflegeeinrichtung direkt überwiesen.

Verschlechtert sich der Zustand eines Pflegebedürftigen, so ist er nach schriftlicher Aufforderung des Heimträgers verpflichtet, bei der zuständigen Pflegekasse eine **Höherstufung** zu beantragen (§ 87a Abs. 2 SGB XI). Die Pflegekasse beauftragt daraufhin den MDK mit einer **Folgebegutachtung** und bewilligt auf Grundlage des Gutachtens gegebenenfalls eine höhere Pflegestufe. Ohne eine entsprechende Höherstufung durch den Bescheid der Pflegekasse darf das Heim dem Bewohner keine höhere Pflegestufe in Rechnung stellen.

Analog zum Krankenhausbereich gibt es in der stationären Pflege auch ein Pflegesatzverfahren und eine Pflegesatzvereinbarung. Vertragsparteien der **Pflegesatzverhandlung** sind der Träger des Pflegeheimes auf der einen und eine Arbeitsgemeinschaft der Pflegekassen und sonstigen Sozialversicherungsträger sowie der zuständige Sozialhilfeträger auf der anderen Seite (§ 85 SGB XI). Ebenso wie im Krankenhausbereich sind auch hier nur die Kostenträger an den Verhandlungen zu beteiligen, auf die im Vorjahr mehr als 5% der Berechnungstage entfielen. Zur Vorbereitung der Verhandlungen muss das Pflegeheim eine Reihe von Unterlagen den Kostenträgern zur Verfügung stellen. Neben dem Nachweis über Art, Inhalt, Umfang und Kosten der Leistungen gehört auf Verlangen der Kostenträger gegebenenfalls auch eine Aufstellung zur personellen Ausstattung und Eingruppierung des Personals dazu (§ 85 Abs. 3 SGB XI).

Primärer Gegenstand der Pflegesatzverhandlungen sind die **Vergütungen** für die allgemeinen Pflegeleistungen und für Unterkunft und Verpflegung. Die Vergütungen sind für alle Heimbewohner, unabhängig von der Art des Kostenträgers, nach einheitlichen Grundsätzen zu bemessen (§ 84 SGB XI). Für die **allgemeinen Pflegeleistungen** wird ein nach drei Pflegebedürftigkeitskategorien gestaffelter Pflegesatz vereinbart, der für jeden Tag des Heimaufenthaltes in Rechnung gestellt wird (Berechnungstag). Zusätzlich zu den Vergütungen für die allgemeinen Pflegeleistungen wird ein **Entgelt für Unterkunft und Verpflegung** vereinbart, das die Pflegebedürftigen der sozialen Pflegeversicherung selbst zu tragen haben. Bei den sozialhilfeberechtigten Pflegebedürftigen kommt auch hierfür der Sozialhilfeträger auf.

Über die allgemeinen Pflegeleistungen hinaus kann das Pflegeheim zusätzliche Leistungen anbieten, sowohl pflegerisch-betreuende als auch Komfortleistungen bei der Unterkunft und Verpflegung. Diese müssen allerdings gesondert als **Zusatzleistungen** mit den betreffenden Bewohnern vor der Leistungserbringung vertraglich vereinbart und von diesen allein finanziert werden (§ 88 SGB XI).

Zusatzleistungen dürfen nicht zu Lasten der Pflegeversicherung erbracht werden und sind nur zulässig, wenn ihre Erbringung die notwendigen allgemeinen Leistungen nicht beeinträchtigt. Pflegeheime sind verpflichtet, die Pflegekassen und Träger der Sozialhilfe über das Angebot an Zusatzleistungen und die Leistungsbedingungen zu informieren, damit diese gegebenenfalls im Interesse von Bewohnern intervenieren können. Zur Abgrenzung der allgemeinen Leistungen von den Zusatzleistungen werden auf Landesebene entsprechende Passagen in den Rahmenverträgen zwischen den Pflegekassen und Heimträgern vereinbart.

Können sich die Vertragsparteien nicht einigen, ist auch für diesen Bereich als Konfliktregulierung ein **Schiedsstellenverfahren** vorgegeben. Gegen den Schiedsstellenspruch kann vor dem zuständigen Sozialgericht geklagt werden. Nachverhandlungen des Pflegesatzes sind möglich, sofern eine der Vertragsparteien dies wegen wesentlicher Änderungen im laufenden Pflegesatzzeitraum verlangt.

Anstelle von Pflegesatzverhandlungen auf der Ebene der einzelnen Heime können auch landesweit einheitliche Vergütungsvereinbarungen zwischen den Pflegeheimträgern des Bundeslandes und den jeweiligen Pflegekassen und Sozialhilfeträgern getroffen werden. Hierzu ist eine **Pflegesatzkommission** auf Landesebene zu bilden, in der neben den genannten Kostenträgern auch der Verband der privaten Krankenversicherung vertreten ist.

Zur Finanzierung der Investitionskosten haben zugelassene stationäre Pflegeeinrichtungen einen Anspruch auf **öffentliche Investitionsförderung** (§ 9 SGB XI). Das Nähere hierzu regelt das jeweilige Landesrecht, in der Regel das jeweilige Landespflegegesetz. Zuständig für die öffentliche Investitionsförderung sind die Länder und – soweit im Landesrecht vorgesehen – die Gemeinden. Die Zuständigkeit ergibt sich aus der Verantwortung der Länder für die Vorhaltung einer ausreichenden pflegerischen Versorgungsstruktur (§ 9 SGB XI). Die Finanzierung der Investitionsförderung soll gemäß § 9 SGB XI aus den Einsparungen erfolgen, die den Trägern der Sozialhilfe durch die Einführung der Pflegeversicherung entstanden sind.

Werden die betriebsnotwendigen Investitionsaufwendungen durch die öffentliche Förderung nicht vollständig gedeckt, kann die Pflegeeinrichtung diesen Teil der Aufwendungen den Pflegebedürftigen in Rechnung stellen (§ 82 Abs. 3 SGB XI). Die gesonderte Berechnung bedarf allerdings der Zustimmung der zuständigen Aufsichtsbehörde des Landes.

Eine Gegenüberstellung der durchschnittlichen Vergütungen für vollstationäre Langzeitpflege und der Leistungssätze der Pflegeversicherung zeigt den «Teilkasko-Charakter» der Pflegeversicherung (s. Tab. 11-8, S. 548/549). Pflegebedürftige in Heimen müssen trotz Leistungen der Pflegeversicherung einen erheblichen und seit Jahren steigenden Teil der Kosten als **Eigenanteil** selbst tragen. So lagen die Pflegesätze für Pflege und Betreuung im Jahr 2009 im Bundesdurchschnitt in der Pflegestufe I bei 1 991 Euro, in der Pflegestufe II bei 2422 Euro und in der Pflegestufe III bei 2 878 Euro. Das von den Pflegebedürftigen allein zu tragende Entgelt für Unterkunft und Verpflegung lag bundesweit bei durchschnittlich ca. 630 Euro (s. Tab. 11-8). Nach Abzug der Leistungssätze der Pflegeversicherung ergibt sich daraus ein von den Pflegebedürftigen zu tragender Restbetrag in Höhe von ca. 968 Euro in Pflegestufe I, 1143 Euro in Pflegestufe II und 1408 Euro in Pflegestufe III. Dieser Eigenanteil erhöht sich gegebenenfalls noch um eine vom Pflegebedürftigen zu tragende Investitionskostenpauschale.

11.5 Zusammenfassung: Der Regelkreis der stationären Pflege

Auf Grundlage der vorhergehenden Erläuterungen wird im Folgenden die Struktur und Funktionsweise der stationären Pflege an einem fiktiven Beispielfall noch einmal kurz zusammengefasst (**Abb. 11-1**).

Wechselt ein pflegebedürftiger Versicherter der sozialen Pflegeversicherung von der häuslichen Pflege in ein Pflegeheim und hat bereits ambulante Leistungen erhalten, so hat die Pflegekasse zunächst durch den MDK prüfen zu lassen, ob **stationäre Pflege** tatsächlich notwendig ist. Nur wenn häusliche Pflege nicht möglich ist oder wegen der Besonderheiten des Einzelfalles nicht in Betracht kommt, hat der Versicherte Anspruch auf die bei gleicher Pflegestufe deutlich höheren Leistungs-

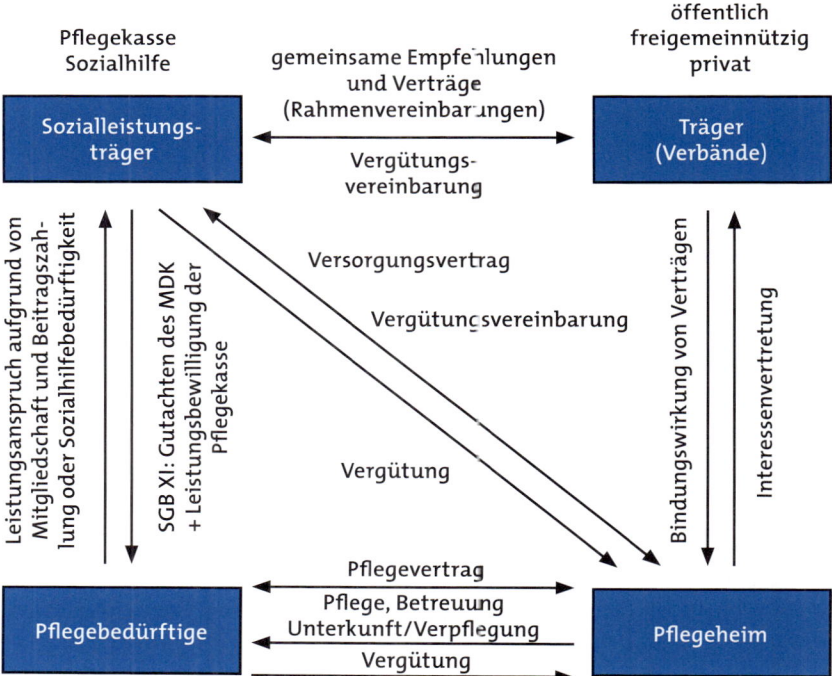

Abbildung 11-1: Regelkreis der stationären Pflege

sätze für stationäre Pflege. Ist stationäre Pflege nach Auffassung der Pflegekasse nicht erforderlich, so hat der Pflegebedürftige nur Anspruch auf die Leistungssätze für ambulante Pflegesachleistungen im Rahmen der bewilligten Pflegestufe (§ 43 Abs. 4 SGB XI).

Gibt es keine Einwände der Pflegekasse gegen die Inanspruchnahme stationärer Pflege, kann der Versicherte zwischen den durch Versorgungsvertrag zugelassenen Pflegeeinrichtungen wählen. Vor Aufnahme in das Pflegeheim ist zwischen dem Heim und dem Pflegebedürftigen ein **Heimvertrag** abzuschließen, in dem insbesondere Art und Umfang der Leistungen und die für die einzelnen Leistungsarten zu zahlenden Vergütungen geregelt werden. Ein Muster des Heimvertrages musste der Heimträger zuvor der staatlichen Heimaufsicht zur Kenntnis geben. Art und Inhalt der Leistungen sowie die dafür zu zahlenden Entgelte wurden zwischen der Arbeitsgemeinschaft der Kostenträger und dem Heimträger im Rahmen von **Pflegesatzverhandlungen** vereinbart. Die Pflegesatzvereinbarung wiederum hat sich an Rahmenverträgen zu orientieren, die von den Landesverbänden der Pflegekassen und Verbänden der Heimträger auf Landesebene vereinbart wurden.

Zur Deckung der Kosten für allgemeine Pflegeleistungen zahlt die Pflegeversicherung den bewilligten Leistungssatz direkt an das Pflegeheim. Der Pflegebedürftige hat die Differenz zwischen dem bewilligten Leistungssatz der Pflegeversicherung und den tatsächlichen Entgelten für Pflege und soziale Betreuung sowie die Vergütung für Unterkunft und Verpflegung zu tragen. Darüber hinaus kann ihm das Heim auch Investitionskosten, die nicht durch öffentliche Förderung gedeckt werden, in Rechnung stellen. Nimmt er Zusatzleistungen in Anspruch, hat er deren Kosten ebenfalls allein zu tragen.

Verschlechtert sich im Laufe des Heimaufenthaltes der Zustand des Pflegebedürftigen, so ist der Pflegebedürftige nach Aufforderung durch den Heimträger verpflichtet, einen Antrag auf Höherstufung zu stellen. Die Pflegekasse beauftragt daraufhin den Medizinischen Dienst der Krankenversicherung mit einer Folgebegutachtung des Pflegebedürftigen. Wird eine Höherstufung abgelehnt, so kann der Pflegebedürftige dagegen Widerspruch einlegen und gegen die Ablehnung des Widerspruchs gegebenenfalls auch vor dem Sozialgericht klagen.

Literatur

Daten zur stationären Pflege

Statistisches Bundesamt (lfd. Jge.): Pflegestatistik. Pflege im Rahmen der Pflegeversicherung. Deutschlandergebnisse. Download unter: http://www.destatis.de.

Statistisches Bundesamt (lfd. Jge.): Pflegestatistik. Pflege im Rahmen der Pflegeversicherung. Ländervergleich: Pflegebedürftige. Download unter: http://www.destatis.de.

Statistisches Bundesamt (lfd. Jge.): Pflegestatistik. Pflege im Rahmen der Pflegeversicherung. Ländervergleich: Pflegeheime. Download unter: http://www.destatis.de.

Struktur und Funktionsweise der stationären Pflege

Gühlstorf, T. (2004): Leistungserbringung und Finanzierung bei vollstationärer Pflege im Bundes- und Landesrecht. Berlin: Duncker & Humblot.

Klie, T.; Krahmer, U. (Hrsg.) (2009): SGB XI. Soziale Pflegeversicherung. Baden-Baden: Nomos.

Klie, Thomas (2010): Altenheim – die wichtigsten Gesetze. Hannover: Vinzentz.

Klie, Thomas (2010): Rechtskunde. Das Recht der Pflege alter Menschen. Hannover: Vincentz.

Literatur

ABDA, Bundesvereinigung Deutscher Apotheke=verbände (2007): Medikamentenzu-
zahlung. Online verfügbar unter: http://www.aponet.de/apotheke/ampreise/zuzah-
lung/index.html (9. März 2007).

ABDA, Bundesvereinigung Deutscher Apothekerverbände (2012): Zahlen Daten
Fakten 2011. Online verfügbar unter: http://www.abda.de/fileadmin/assets/ZDF/
ZDF_2011/ABDA_ZDF_2011_Brosch.pdf (20. August 2012).

Afentakis, Anja; Böhm, Karin (2009): Beschäftigte im Gesundheitswesen. Gesundheitsberichterstattung des Bundes, Heft 46. Berlin: Robert Koch Institut.

Alber, Jens (1989): Der Sozialstaat in der Bundesrepublik 1950–1983. Frankfurt; New
York: Campus.

Alber, Jens (Hrsg.) (1992): Bundesrepublik Deutschland. New York; Frankfurt/M:
Campus. AOK-Bundesverband (2007): Krankenhausbezogene Zusammenstellung
der vereinbarten Basisfallwerte (Stand: 14. Februar 2007). Online verfügbar unter:
http://www.aok-gesundheitspartner.de/bundesverband/krankenhaus/budgetver-
handlung/basisfallwerte (14. März 2007).

AOK-Bundesverband (2011): Übersicht über Zu- und Abschläge im Rahmen der Kran-
kenhausabrechnung. Stand: 04.02.2011. Online verfügbar unter: http://www.
aok-gesundheitspartner.de/imperia/md/gpp/bund/krankenhaus/abrechnung/
zuschlaege/bund_kh_zu_und_abschlaege_201.pdf (22. Oktober 2012).

Arnold, Michael; Litsch, Martin; Schellschmidt, Henner (2001): Krankenhaus-Report
2000. Schwerpunkt: Vergütungsreform mit DRGs. Stuttgart; New York: Schattauer.

Bach, Peter; Moser, Hans (2002): Private Krankenversicherung. MB/KK- und MB/
KT-Kommentar. München: Beck.

Bäcker, Gerhard (1990): Pflegenotstand: Soziale Absicherung bei Pflegebedürftigkeit –
ein weiterhin ungelöstes Problem. In: Jahrbuch für kritische Medizin 15: 46–63.

Badura, Bernhard (1996): Patientenorientierte Systemgestaltung im Gesundheitswesen.
In: Badura, Bernhard; Feuerstein, Günter (Hrsg.), Systemgestaltung im Gesundheitswesen. Zur Versorgungskrise der hochtechnisierten Medizin und den Möglichkeiten ihrer Bewältigung. Weinheim; München: Juventa, 255–327.

Bähr, Christa; Fuchs, Patrick; Geis, Ulrich (2006): Kliniken-Privatisierungswelle. Frankfurt/ M.: DZ-Bank AG Deutsche Zentral-Genossenschaftsbank.

BÄK, Bundesärztekammer; KBV, Kassenärztliche Bundesvereinigung (2012): Selbst zahlen? Ein Ratgeber zu Individuellen Gesundheitsleistungen (IGeL) für Patientinnen und Patienten sowie Ärztinnen und Ärzte. Vorversion der 2. Auflage Mai 2012. Online verfügbar unter: http://daris.kbv.de/daris/doccontent.dll?LibraryName= EXTDARIS%5EDMSSLAVE&SystemType=2&LogonId=121375f7c18e5b-36fea819af77837af6&DocId=003760083&Page=1 (20. August 2012).

Behrends, Behrend (2000): Markt und Wettbewerb geben den Universitätskliniken eine Zukunft. In: führen und wirtschaften im Krankenhaus 17, 6: 626–631.

Berg, Heinz (1986): Bilanz der Kostendämpfungspolitik im Gesundheitswesen 1977– 1984. Sankt Augustin: Asgard.

Berner, Barbara (2004): Einführung in das Vertragsarztrecht. Fortbildungsheft der Kassenärztlichen Bundesvereinigung. Online verfügbar unter: http://www.kbv.de/publikationen/114.html (5. März 2007).

Beske, Fritz; Drabinski, Thomas; Michel, Claus (2002): Politische Entscheidungen zu Lasten der gesetzlichen Krankenversicherung. Kiel: Fritz Beske Institut für Gesundheits-System-Forschung.

Bethusy-Huc, Viola Gräfin von (1976): Das Sozialleistungssystem der Bundesrepublik Deutschland. Tübingen: Mohr.

BKA (2002): Jahresbericht Wirtschaftskriminalität 2001. Wiesbaden: BKA.

BKK (2003): Arzneimittel Vertragspolitik. Oktober 2003. Essen: BKK Bundesverband.

BMFSFJ, Bundesministerium für Familie, Senioren, Frauen und Jungend (2012): Heimgesetz (Stand: 29. August 2012). Online verfügbar unter: http://www.bmfsfj. de/BMFSFJ/gesetze,did=3270.html (12. November 2012).

BMG, Bundesministerium für Gesundheit (2009): Zahlen und Fakten zur Pflegeversicherung (07/09). Online verfügbar unter: http://www.bmg.bund.de/cln_100/ nn_1193090/SharedDocs/Downloads/DE/Statistiken/Statistiken_20Pflege/Zahlen-und-Fakten-Pflegereform-Juli__2009.html (7. Juli 2009).

BMG, Bundesministerium für Gesundheit (2012): Zahlen und Fakten zur Pflegeversicherung. Online verfügbar unter: http://www.bmg.bund.de/pflege/zahlen-und-fakten-zur-pflegeversicherung.html (5. November 2012).

BMG, Bundesministerium für Gesundheit (o. J.): Medizinische Versorgungszentren – Fragen und Antworten. Online verfügbar unter: http://www.die-gesundheitsreform.de/zukunft_entwickeln/medizinische_versorgungszentren/grundlagen/index. html (9. Februar 2007).

BMGS, Bundesministerium für Gesundheit und Soziale Sicherung (2003): Nachhaltigkeit in der Finanzierung der sozialen Sicherungssysteme. Bericht der Kommission. Online verfügbar unter: http://www.bmas.bund.de/BMAS/Navigation/Soziale-Sicherung/berichte,did=105578.html (30. März 2007).

Böhm, Karin; Beck, Martin; Klemmt, Sandra; Peter, Florian (2012): Orientierungswert für Krankenhäuser. Methodische Grundlagen. In: Wirtschaft und Statistik, Heft 9, S. 783–804.

BPI, Bundesverband der Pharmazeutischen Industrie (2010): Pharma Daten 2010. Berlin: BPI.

BQS, Bundesgeschäftsstelle Qualitätssicherung (2009): Entwicklung der integrierten Versorgung in der Bundesrepublik Deutschland 2004–2008. Bericht gemäß § 140d SGB V auf der Grundlage der Meldungen von Verträgen zur integrierten Versorgung. Online verfügbar unter: http://www.bqs-register140d.de (10. Oktober 2011).

Brändle, Guido; Liese, Bodo; Köhler, Nicola; Hähnel, Torsten; Schlottmann, Nicole (2011): Das G-DRG-System Version 2012. In: Das Krankenhaus, Jg. 103, Heft 12, S. 1245–1259.

Bruckenberger, Ernst (1996): Künftige Krankenhausplanung in Deutschland. In: Adam, Dietrich (Hrsg.), Krankenhausmanagement. Wiesbaden: Gabler, 133–143.

Bruckenberger, Ernst (1998): Krankenhaus-Planung und Planungsgrundlagen. In: Arnold, Michael; Paffrath, Dieter (Hrsg.), Krankenhaus-Report, 98. Stuttgart: Gustav Fischer, 93–107.

Bundesregierung (2005). Dritter Bericht über die Entwicklung der Pflegeversicherung. BTDrs. 15/4125 vom 04. November 2004.

Bundesregierung (2012a): Beitragssteigerungen bei privaten Krankenversicherungen. Antwort der Bundesregierung auf die Kleine Anfrage der Abgeordneten Harald Weinberg, Diana Golze, Matthias W. Birkwald, weiterer Abgeordneter und der Fraktion DIE LINKE. Bundestags-Drucksache 17/9330 vom 17. April 2012.

Bundesregierung (2012b): Fünfter Bericht über die Entwicklung der Pflegeversicherung und den Stand der pflegerischen Versorgung in der Bundesrepublik Deutschland. Bundestags-Drucksache 17/8332 vom 12. Januar 2012.

BVA, Bundesversicherungsamt (2011a): Bekanntmachung zum Gesundheitsfonds Nr. 1/2012 vom 15. November 2011. Online verfügbar unter: http://www.bundesversicherungsamt.de/cln_115/nn_1046668/DE/Risikostrukturausgleich/Bekanntmachungen__Gesundheitsfonds/Bekanntmachung__33__01-2012,templateId=raw,property=publicationFile.pdf/Bekanntmachung_33_01-2012.pdf (20. August 2012).

BVA, Bundesversicherungsamt (2011b): Bekanntmachung zum Gesundheitsfonds Nr. 1/2012 vom 15. Nobember 2011 (Anlage). Online verfügbar unter: http://www.bundesversicherungsamt.de/cln_115/nn_1046668/DE/Risikostrukturausgleich/Bekanntmachungen__Gesundheitsfonds/Bekanntmachung__33__01-2012__Anlage.html (20. August 2012).

Depenheuer, Otto (1986): Staatliche Finanzierung und Planung im Krankenhauswesen. Berlin: Duncker & Humblot.

Deppe, Hans-Ulrich (1987): Krankheit ist ohne Politik nicht heilbar. Frankfurt/Main: Suhrkamp.

DIP, Deutsches Institut für angewandte Pflegeforschung (2010): Pflege-Thermometer 2009. Eine bundesweite Befragung von Pflegekräften zur Situation der Pflege und

Patientenversorgung im Krankenhaus. Online verfügbar unter: http://www.dip.de/fileadmin/data/pdf/material/dip_Pflege-Thermometer_2009.pdf (31. Mai 2010).

DKG, Deutsche Krankenhausgesellschaft (2004a): GKV-Modernisierungsgesetz: Neue Versorgungsformen im Krankenhaus. Online verfügbar unter: http://www.dkgev.de/pdf/489.pdf ?title=DKG-Brosch%FCre+%22GKV-Modernisierungsgesetz%3A+Neue+Versorgungsformen+im+Krankenhaus+-+Orientierungshilfe%22 (14. März 2007).

DKG, Deutsche Krankenhausgesellschaft (2004b): Informationen für Krankenhäuser zur integrierten Versorgung §§ 140 a bis d SGB V. Online verfügbar unter: http://www.dkgev.de/pdf/291.pdf ?title=DKG-Informationen+f%FCr+Krankenh%E4user+zur+Integrationsversorgung (13. März 2007).

DKG, Deutsche Krankenhausgesellschaft (2010a): Bestandsaufnahme zur Krankenhausplanung und Investitionsfinanzierung in den Bundesländern. Stand: September 2010. Online verfügbar unter: http://www.dkgev.de/dkg.php/cat/52/aid/7462/title/Bestandsaufnahme_zur_Krankenhausplanung_und_Investitionsfinanzierung_in_den_Bundeslaendern_%28Stand%3A_September_2010%29 (2. August 2011).

DKG, Deutsche Krankenhausgesellschaft; GKV, Spitzenverband Bund der gesetzlichen Krankenkassen; PKV, Verband der privaten Krankenversicherung (2010b): Vereinbarung gemäß § 10 Abs. 2 KHG. Online verfügbar unter: http://www.gkv-spitzenverband.de/media/dokumente/krankenversicherung_1/krankenhaeuser/drg/investitionsbewertungsrelationen/KH_DRG_Invest_Vereinbarung__10_Abs_2_KHG_2010_01_28.pdf (1. Oktober 2012).

DKG, Deutsche Krankenhausgesellschaft; PKV, Verband der privaten Krankenversicherung (2010c): Gemeinsame Empfehlung gemäß § 22 Absatz 1 BPflV/§ 17 Absatz 1 KHEntgG zur Bemessung der Entgelte für eine Wahlleistung Unterkunft. Online verfügbar unter: http://www.dkgev.de/media/file/7801.DKG-PKV_Empfehlung_gem_%C2%A7_22_BPflV_Wahlleistung_Unterkunft.pdf (22. Oktober 2012).

DKG, Deutsche Krankenhausgesellschaft; GKV, Spitzenverband Bund der gesetzlichen Krankenkassen; PKV, Verband der privaten Krankenversicherung (2011): Vereinbarung zur Bestimmung von Besonderen Einrichtungen für das Jahr 2012 (VBE 2012). Online verfügbar unter: http://www.gkv-spitzenverband.de/media/dokumente/krankenversicherung_1/krankenhaeuser/drg/besondere_einrichtungen/KH_DRG_Vereinb_Besondere_Einrichtungen_2012.pdf (1. Oktober 2012).

DKG, Deutsche Krankenhausgesellschaft (2012): Bestandsaufnahme zur Krankenhausplanung und Investitionsfinanzierung in den Bundesländern. Stand: Juli 2012. Online verfügbar unter: http://www.dkgev.de/dkg.php/cat/159/aid/9644/title/Bestandsaufnahme_zur_Krankenhausplanung_und_Investitionsfinanzierung_in_den_Bundeslaendern (2. Oktober 2012).

DKV, Deutsche Krankenversicherung (2012): Versicherungslexikon. Online verfügbar unter: http://www.dkv.com/produkte-versicherungslexikon.html (30. April 2012).

Expertenkommission, Unabhängige Expertenkommission zur Untersuchung der Problematik steigender Beiträge der privat Krankenversicherten im Alter (1996): Gutachten der Unabhängigen Expertenkommission zur Untersuchung der Problematik steigender Beiträge der privat Krankenversicherten im Alter. Bundestagsdrucksache 13/4945 vom 18. Juni 1996.

Farny, Dieter (2006): Versicherungsbetriebslehre. 4., überarbeitete Auflage. Karlsruhe: VVW Verlag.

Fischer, Wolfram (2000): Diagnosis Related Groups (DRGs) und verwandte Patientenklassifikationssysteme. Eine Studie im Auftrag der Deutschen Krankenhausgesellschaft. Wolfertswil: Zentrum für Informatik und wirtschaftliche Medizin (ZIM).

Fischer, Wolfram (2001): Grundzüge von DRG-Systemen. In: Arnold, Michael; Litsch, Martin; Schellschmidt, Henner (Hrsg.), Krankenhaus-Report 2000. Schwerpunkt: Vergütungsreform mit DRGs. Stuttgart; New York: Schattauer, 13–31.

Frerich, Johannes; Frey, Martin (1996a): Handbuch der Geschichte der Sozialpolitik in Deutschland. Band 1: Von der vorindustriellen Zeit bis zum Ende des Dritten Reiches, 2. Aufl. München; Wien: Oldenbourg.

Frerich, Johannes; Frey, Martin (1996b): Handbuch der Geschichte der Sozialpolitik in Deutschland. Band 2: Sozialpolitik in der Deutschen Demokratischen Republik. München; Wien: Oldenbourg.

Frerich, Johannes; Frey, Martin (1996c): Handbuch der Geschichte der Sozialpolitik in Deutschland. Band 3: Sozialpolitik in der Bundesrepublik Deutschland bis zur Herstellung der Deutschen Einheit, 2. Aufl. München; Wien: Oldenbourg.

Friedrich, Jörg; Leclerque, G.; Paschen, K. (2007): Die Katalogrevision beeinflusst die Konvergenz. Die Verlierer- und Gewinnerrolle ist nicht auf ewig festgeschrieben. In: führen und wirtschaften im Krankenhaus, Jg. 24, Heft 4, S. 425–427.

Fries, James F. (1980): Aging, natural death, and the compression of morbidity. In: New England Journal of Medicine, Jg. 303, Heft, S. 130–135.

Fries, James F. (2000): Compression of morbidity in the elderly. In: Vaccine, Jg. 18, Heft 16, S. 1584–1589.

Führer, Christian; Grimmer, Arnd (2009): Versicherungsbetriebslehre. Ludwigshafen: Friedrich Kiehl Verlag.

G-BA, Gemeinsamer Bundesausschuss (2007): Richtlinien über die Verordnung von Arzneimitteln in der vertragsärztlichen Versorgung. Online verfügbar unter: http://www.g-ba.de/cms/front_content.php?idcat=95 (6. März 2007).

G-BA, Gemeinsamer Bundesausschuss (2009): Richtlinie des Gemeinsamen Bundesausschusses über die Bedarfsplanung sowie die Maßstäbe zur Feststellung von Überversorgung und Unterversorgung in der vertragsärztlichen Versorgung (BedarfsplanungsRichtlinie), zuletzt geändert am 19. Februar 2009. Online verfügbar unter: www.g-ba.de/downloads/62-492-335/RL _Bedarf-2009-02-19.pdf (25. April 2009).

G-BA, Gemeinsamer Bundesausschuss (2012): Richtlinie des Gemeinsamen Bundesausschusses über die Bedarfsplanung sowie die Maßstäbe zur Feststellung von Überversorgung und Unterversorgung in der vertragsärztlichen Versorgung

(Bedarfsplanungs-Richtlinie). Online verfügbar unter: http://www.g-ba.de/downloads/62-492-666/BPL-Rl_2012-12-20_BAnZ.pdf (12. Februar 2013).

G-BA, Gemeinsamer Bundesausschuss (2012): Der Gemeinsame Bundesausschuss stellt sich vor. Online verfügbar unter: http://www.g-ba.de/institution/struktur/ (10. Februar 2012).

G-BA, Gemeinsamer Bundesausschuss (2012): Die Nutzenbewertung von Arzneimitteln nach § 35a SGB V. Online verfügbar unter: http://www.g-ba.de/institution/themenschwerpunkte/arzneimittel/nutzenbewertung35a/ (31. August 2012).

GKV-Spitzenverband (2010): GAmSi – Arzneimittel-Schnellinformation nach § 84 Abs. 5 SGB V. Auswertung für die Bundesrepublik Deutschland. Januar bis März 2010. Online verfügbar unter: http://www.gkv-gamsi.de/upload/GAmSi-Bundesbericht_2010_03_K_1439.pdf (28. August 2012).

Grabow, Jan (2012): Umstellung von der Einzelförderung auf leistungsorientierte Pauschalen. In: Das Krankenhaus, Jg. 104, Heft 8, S. 816–818.

Greß, Stefan; Walendzik, Anke; Wasem, Jürgen (2005): Nichtversicherte Personen im Krankenversicherungssystem der Bundesrepublik Deutschland - Bestandsaufnahme und Lösungsmöglichkeiten. Expertise für die Hans-Böckler-Stiftung. Online verfügbar unter: http://www.boeckler.de/cps/rde/xchg/SID-3D0AB75D-CAFB4335/hbs/hs.xsl/show_project_fofoe.html?projectfile=S-2005-738-4.xml (30. März 2007).

Grunow, Dieter; Hegner, Friedhart; Lempert, Jürgen (1979): Sozialstationen. Analysen und Materialien zur Neuorganisation ambulanter Sozialund Gesundheitsdienste. Bielefeld: B. Kleine Verlag.

Hentschel, Volker (1983): Geschichte der deutschen Sozialpolitik (1880–1980). Frankfurt/M.: Suhrkamp.

Herzog-Kommission (2003): Bericht der Kommission «Soziale Sicherheit» zur Reform der sozialen Sicherungssysteme. Berlin: CDU-Bundesvorstand.

Hockerts, Hans-Günter (1980): Sozialpolitische Entscheidungen im Nachkriegsdeutschland: alliierte und deutsche Sozialversicherungspolitik 1945 bis 1957. Stuttgart: Klett-Cotta.

Hockerts, Hans-Günter (1982): Deutsche Nachkriegssozialpolitik vor dem Hintergrund des Beveridge-Plans. In: Mommsen, Wolfgang J.; Mock, Wolfgang (Hrsg.): Die Entstehung des Wohlfahrtsstaates in Großbritannien und Deutschland 1850–1950. Stuttgart: Klett-Cotta, S. 325–350.

IfMDA, Institut für Mikrodaten-Analyse; PremiumCircle (2012): GKV-PKV-Systemgrenze: Bestandsaufnahme – Allgemeiner Teil. Kiel: Institut für Mikrodaten-Analyse.

InEK, Institut für das Entgeltsystem im Krankenhaus (2012): Kalkulation der Investitionskosten für Zwecke gem. § 10 KHG. Handbuch zur Anwendung in Krankenhäusern. Version 1.0 vom 9. März 2012. Online verfügbar unter: http://www.gdrg.de/cms/inek_site_de/layout/set/print/Kalkulation2/Investitionskosten/Kalkulationshandbuch (2. Oktober 2012)

IQWiG, Institut für Qualität und Wirtschaftlichkeit im Gesundheitswesen (2012): Gesundheitsinformation.de. Online verfügbar unter: http://www.gesundheitsinformation.de (1. Oktober 2012).

Isensee, Josef (1990): Verfassungsrechtliche Rahmenbedingungen einer Krankenhausreform. In: Robert Bosch Stiftung (Hrsg.): Krankenhausfinanzierung in Selbstverwaltung – Verfassungsrechtliche Stellungnahmen. Gerlingen: Bleicher Verlag, S. 97–203.

Jacobs, Klaus; Reschke, Peter; Bohm, Steffen (1995): Notwendigkeit und Möglichkeiten eines Umbaus der Finanzierung in der gesetzlichen Krankenversicherung. Konzeptionelle und empirische Analysen in wettbewerblicher Perspektive. Studie im Auftrag der Hans Böckler Stiftung. Berlin: IGES Institut für Gesundheits und Sozialforschung GmbH.

Jetter, Dieter (1973): Grundzüge der Hospitalgeschichte. Darmstadt: Wissenschaftliche Buchgesellschaft.

Jetter, Dieter (1986): Das europäische Hospital. Von der Spätantike bis 1800. Stuttgart: Kohlhammer.

KBV, Kassenärztliche Bundesvereinigung (2007c): Köhler: Wir werden das eskalieren lassen. In: KBV Klartext, Januar: 2.

KBV, Kassenärztliche Bundesvereinigung (2010a): Grunddaten zur Vertragsärztlichen Versorgung in Deutschland 2009. Online verfügbar unter: http://www.kbv.de/themen/125.html (5. November 2011).

KBV, Kassenärztliche Bundesvereinigung (Hrsg.) (2010b): Die vertragsärztliche Versorgung im Überblick, 4. erweiterte Auflage. Köln: Deutscher Ärzteverlag.

KBV, Kassenärztliche Bundesvereinigung (2011a): Grunddaten zur vertragsärztlichen Versorgung in Deutschland 2011. Köln: KBV.

KBV, Kassenärztliche Bundesvereinigung (2011b): Medizinische Versorgungszentren aktuell (2. Quartal 2011). Online verfügbar unter: http://daris.kbv.de/daris/doccontent.dll?LibraryName=EXTDARIS%5EDMSSLAVE&SystemType=2&LogonId=990e0c1dcd562a1c31805938579f0b4d&DocId=003765803&Page=1 (14. August 2012).

KBV, Kassenärztliche Bundesvereinigung (2012): Honorarbericht für das erste Halbjahr 2011. Zahlen und Fakten. Köln: KBV.

Klauber, Jürgen; Robra, Bernt-Peter; Schellschmidt, Henner (Hrsg.) (2006): KrankenhausReport 2005. Schwerpunkt: Wege zur Integration. Stuttgart: Schattauer.

Kroll, Lars Eric; Ziese, Thomas (2009): Kompression oder Expansion der Morbidität? In: RKI, Robert Koch Institut (Hrsg.): Gesundheit und Krankheit im Alter. Berlin: Robert Koch Institut, S. 105–112.

Kuhla, Wolfgang (2012): Spezialfachärztliche Leistungen nach dem neuen § 116b SGB V. Vom Vertrags-Modell über das Verwaltungsakt-Modell zum Markt-Modell. In: Das Krankenhaus, Jg. 104, Heft 5, S. 463–469.

Labisch, Alfons; Spree, Reinhard (Hrsg.) (2001): Krankenhaus-Report 19. Jahrhundert. Krankenhausträger, Krankenhausfinanzierung, Krankenhauspatienten. Frankfurt/Main: Campus.

Lampert, Heinz; Althammer, Jörg (2004): Lehrbuch der Sozialpolitik. 7. Auflage. Berlin; Heidelberg; New York: Springer.

Lauterbach, Karl W.; Wille, Eberhard (2001): Modell eines fairen Wettbewerbs durch den Risikostrukturausgleich. Gutachten im Auftrag des Verbandes der Angestellten-Krankenkassen e. V. (VdAK), des Arbeiter-Ersatzkassenverbandes e. V. (EAV), des AOK-Bundesverbandes (AOK-BV) und des IKK-Bundesverbandes (IKK-BV). Köln; Mannheim.

MDK, Medizinischer Dienst der Krankenversicherung (2009): Die Medizinischen Dienste in Zahlen. von http://www.mdk.de/314.htm (30. Mi 2012).

MDS, Medizinischer Dienst des Spitzenverbandes Bund der Krankenkassen (2012): Unsere Aufgaben. Online verfügbar unter: http://www.mds-ev.de/Ueber_uns_Aufgaben.htm (30. Mai 2012).

Meinhold, Helmut (2000a): 5 Jahre «KMK-Papier» – einige Bemerkungen zum Stand und zu den Perspektiven der Hochschulmedizin (I). In: Das Krankenhaus 92, 11: 882–892.

Meinhold, Helmut (2000b): 5 Jahre «KMK-Papier» – einige Bemerkungen zum Stand und zu den Perspektiven der Hochschulmedizin (II). In: Das Krankenhaus 92, 12: 1012–1017. Meinhold, Helmut (2001): 5 Jahre «KMK-Papier» – einige Bemerkungen zum Stand und zu den Perspektiven der Hochschulmedizin (III). In: Das Krankenhaus 93, 1: 36–39.

Meyer, Jörg Alexander (1996): Der Weg zur Pflegeversicherung. Positionen – Akteure – Politikprozesse. Frankfurt/M.: Mabuse Verlag.

Milbrodt, Harmut (2005): Aktuarielle Methoden der deutschen Privaten Krankenversicherung. Karlsruhe: Verlag Versicherungswirtschaft.

Nink, Katrin; Schröder, Helmut (2007): Ökonomische Aspekte des deutschen Arzneimittelmarktes 2005. In: Schwabe, Ulrich; Paffrath, Dieter (Hrsg.), Arzneiverordnungs-Report 2006. Heidelberg: Springer, 182–244.

Nullmeier, Frank (1992). Der Zugriff des Bundes auf die Haushalte der Gemeinden und Parafiski. In: Hartwich, Hans-Hermann;Wollmann, Helmut (Hrsg.): Finanz- und wirtschaftspolitische Bestimmungsfaktoren des Regierens im Bundesstaat – unter besonderer Berücksichtigung des deutschen Vereinigungsprozesses. Opladen: Leske+Budrick, S. 147–180.

Orlowski, U.; Wasem, J. (2007): Gesundheitsreform 2007. Änderungen und Auswirkungen auf einen Blick. Heidelberg: Hüthig.

Paffrath, Dieter; Reiners, Hartmuth (1987): 10 Jahre Kostendämpfungspolitik. Eine empirische Bilanz. In: Die Ortskrankenkasse 69, 13: 369–372.

Peters, Horst (1974): Die Geschichte der sozialen Versicherung. Bonn: Asgard.

Pfaff, Anita; Rindsfüßer, Christian; Busch, Susanne (1996): Die Finanzierung der gesetzlichen Krankenversicherung – Möglichkeiten zur Umgestaltung und Ergebnisse ausgwählter Modellrechnungen. Endbericht an die Hans Böckler Stiftung. Stadtbergen: Hans Böckler Stiftung.

PHAGRO, Bundesverband des pharmazeutischen Großhandels (2012): Bundesverband PHAGRO. Online verfügbar unter: http://www.phagro.de/portal/alias__phagro/lang__de-DE/tabid__6649/default.aspx (12. Februar 2013).

PKV, Verband der privaten Krankenversicherung (2011a): Rechenschaftsbericht der privaten Krankenversicherung 2010. Köln: PKV-Verband.

PKV, Verband der privaten Krankenversicherung (2011b): Zahlenbericht der Privaten Krankenversicherung 2010/2011. Köln: Verband der privaten Krankenversicherung.

PKV, Verband der privaten Krankenversicherung (2012a): Höchstbeitrag. Online verfügbar unter: http://www.pkv.de/positionen/basistarif/hoechstbeitrag (7. Juli 2012).

PKV, Verband der privaten Krankenversicherung (2012b): Rechenschaftsbericht der Privaten Krankenversicherung 2011. Köln: Verband der privaten Krankenversicherung.

PKV, Verband der privaten Krankenversicherung (o. J.): Die Card für Privatversicherte. PKV-Info. Köln: PKV-Verband.

Quaas, Michael (1993): Staatliche Krankenhausplanung und -finanzierung im Spiegel der Rechtsprechung – zugleich Anmerkungen zum Gesundheitsstrukturgesetz 1993. In: Neue Zeitschrift für Sozialrecht, 2: 102–109.

Quaas, Michael (1997a): Der Anspruch des Krankenhauses auf Abschluß eines Versorgungsvertrages. Zum Urteil des Bundessozialgerichts (BSG) vom 29 Mai 1996. In: führen und wirtschaften im Krankenhaus 14, 1: 44–47.

Quaas, Michael (1997b): Der Struktur-Crash durch Aufhebung und/oder Änderung des Krankenhausplans. In: Führen und Wirtschaften im Krankenhaus 14, 6: 548–552.

Rohde, Johann Jürgen (1974): Soziologie des Krankenhauses. 2., überarb. Auflage. Stuttgart: Enke.

Rothgang, Heinz (1997): Ziele und Wirkungen der Pflegeversicherung: Eine ökonomische Analyse. Frankfurt/M.: Campus.

Sacher, Peter (2004): Private Kranken- und Pflegeversicherung. Karlsruhe: Verlag Versicherungswirtschaft.

Sachße, Christoph; Tennstedt, Florian (1988): Geschichte der Armenfürsorge in Deutschland. Band 2. Fürsorge und Wohlfahrtspflege 1871 bis 1929. Stuttgart: Kohlhammer.

Sachße, Christoph; Tennstedt, Florian (1992): Geschichte der Armenfürsorge in Deutschland. Band 3. Der Wohlfahrtsstaat im Nationalsozialismus. Stuttgart: Kohlhammer.

Sachße, Christoph; Tennstedt, Florian (1998): Geschichte der Armenfürsorge in Deutschland. Band 1. Vom Spätmittelalter bis zum 1. Weltkrieg. 2., erweiterte und verbesserte Auflage. Stuttgart: Kohlhammer.

Sachße, C.; Tennstedt, F. (1988–2012): Geschichte der Armenfürsorge in Deutschland. Band 1–4. Stuttgart: Kohlhammer.

Schewe, Dieter (2000): Geschichte der sozialen und privaten Versicherung im Mittelalter in den Gilden Europas. Berlin: Duncker & Humblot.

Schlottmann, Nicole; Fahlenbach, Claus; Brändle, Guido et al. (2006): G-DRG-System 2007. Abbildungsgenauigkeit deutlich erhöht. In: Das Krankenhaus 98, 11: 939–951.

Schneekloth, Ulrich; Müller, Udo (2000): Wirkungen der Pflegeversicherung. Forschungsprojekt im Auftrag des Bundesministeriums für Gesundheit. Baden-Baden: Nomos.

Schneekloth, Ulrich (2005): Entwicklungstrends beim Hilfeund Pflegebedarf in Privathaushalten Ergebnisse der Infratest-Repräsentativerhebung. In: Schneekloth, Ulrich; Wahl, Hans Werner (Hrsg.), Möglichkeiten und Grenzen selbständiger Lebensführung in Privathaushalten (MuG III). Repräsentativstudie zu häuslichen Pflegearrangements, Demenz und professionellen Versorgungsangeboten. Integrierter Abschlussbericht im Auftrag des Bundesministeriums für Familie, Senioren, Frauen und Jugend. Bonn, 55–98.

Schroeder, W.; Paquet, R. (Hrsg.) (2008): Gesundheitsreform 2007. Nach der Reform ist vor der Reform. Wiesbaden: VS Verlag.

Schwabe, Ulrich (2007a): Analogpräparate. In: Schwabe, Ulrich; Paffrath, Dieter (Hrsg.), Arzneiverordnungs-Report 2006. Heidelberg: Springer, 105–181.

Schwabe, Ulrich (2007b): Arzneiverordnungen 2005 im Überblick. In: Schwabe, Ulrich; Paffrath, Dieter (Hrsg.), Arzneiverordnungs-Report 2006. Heidelberg: Springer, 3–46. Schwabe, Ulrich; Paffrath, Dieter (Hrsg.) (2007): Arzneiverordnungs-Report 2006. Heidelberg: Springer.

Simon, Michael (2000a): Krankenhauspolitik in der Bundesrepublik Deutschland. Historische Entwicklung und Probleme der politischen Steuerung stationärer Krankenversorgung. Wiesbaden: Westdeutscher Verlag.

Simon, Michael (2000b): Ökonomische Rahmenbedingungen der Pflege. In: Rennen-Allhoff, Beate; Schaeffer, Doris (Hrsg.), Handbuch Pflegewissenschaft. Weinheim; München: Juventa, 243–269.

Simon, Michael (2011): Beschäftigungsstrukturen in Pflegeberufen: Eine Analyse der Entwicklungstrends im Zeitraum 1999 bis 2009. In: Pflege & Gesellschaft, Jg. 16, Heft 4, S. 339–372.

Simon, Michael (2012): Beschäftigte und Beschäftigungsstrukturen in Pflegeberufen: Eine Analyse der Jahre 1999 bis 2009. Studie für den Deutschen Pflegerat. Online verfügbar unter: http://www.deutscher-pflegerat.de (26. Januar 2012).

Sitte, Ralf (2001): Sachlicher Reformbedarf im Kontext politischer Rationalität. Die Umbasierung der Sozialversicherungsbeiträge in der gesetzlichen Krankenversicherung im Vergleich mit anderen einnahmeorientierten Reformoptionen. In: Sozialer Fortschritt, 12: 289–297.

Staeck, Florian (2012): Keine Experimente bei Honorarverteilung. In: Ärzte Zeitung, 14. Juni 2012.

StBA, Statistisches Bundesamt (2010): Gesundheit. Personal. Fachserie 12 Reihe 7.3.2. Wiesbaden: Statistisches Bundesamt.

StBA, Statistisches Bundesamt (2011a): Gesundheitsausgabenrechnung. Methoden und Grundlagen 2008. Wiesbaden: Statistisches Bundesamt.

StBA, Statistisches Bundesamt (2011b): Gesundheitspersonalrechnung – Methodik. Online verfügbar unter: http://www.gbe-bund.de/oowa921-install/servlet/oowa/aw92/dboowasys921.xwdevkit/xwd_init?gbe.isgbetol/xs_start_neu/&p_aid=3&p_aid=59386746&nummer=85&p_sprache=D&p_indsp=-&p_aid=34709955#FOOTNOTES (10. Februar 2011).

StBA, Statistisches Bundesamt (2012a): Sozialleistungen. Angaben zur Krankenversicherung (Ergebnisse des Mikrozensus). Fachserie 13 Reihe 1.1. Wiesbaden: Statistisches Bundesamt.

StBA, Statistisches Bundesamt (2012b): Orientierungswert für Krankenhäuser. Kurzfassung des Konzepts zur Wertermittlung. Online verfügbar unter: http://www.destatis.de/DE/Publikationen/Thematisch/Gesundheit/Krankenhaeuser/OrientierungswerteKrankenhaeuser5231001129004.pdf;jsessionid=40D6FC740859B2FBD-5FCB5AC17AD2057.cae1?__blob=publicationFile (28. September 2012).

Steiner, Peter; Mörsch, Michael (2005): Kritische Bestandsaufnahme der Investitionsfinanzierung in den Bundesländern. In: Das Krankenhaus 97, 6: 473–477.

SVR-G, Sachverständigenrat zur Begutachtung der Entwicklung im Gesundheitswesen (2005): Koordination und Qualität im Gesundheitswesen. Gutachten 2005. BT-Drs. 15/5670.

SVR-G, Sachverständigenrat zur Begutachtung der Entwicklung im Gesundheitswesen (2007): Kooperation und Verantwortung. Voraussetzungen einer zielorientierten Gesundheitsversorgung. Bundestags-Drucksache 16/6339 vom 07. September 2007.

SVRKAiG, Sachverständigenrat für die Konzertierte Aktion im Gesundheitswesen (1991): Das Gesundheitswesen im vereinten Deutschland. Jahresgutachten 1991. Baden-Baden: Nomos.

SVRKAiG, Sachverständigenrat für die Konzertierte Aktion im Gesundheitswesen (1994): Gesundheitsversorgung und Krankenversicherung 2000. Eigenverantwortung, Subsidiarität und Solidarität bei sich ändernden Rahmenbedingungen. Baden-Baden: Nomos.

SVRKAiG, Sachverständigenrat für die Konzertierte Aktion im Gesundheitswesen (1996): Gesundheitswesen in Deutschland. Kostenfaktor und Zukunftsbranche. Sondergutachten. Band I: Demographie, Morbidität, Wirtschaftlichkeitsreserven und Beschäftigung. Baden-Baden: Nomos.

SVRKAiG, Sachverständigenrat für die Konzertierte Aktion im Gesundheitswesen (2003): Gutachten 2003: Finanzierung, Nutzerorientierung und Qualität. Band I: Finanzierung und Nutzerorientierung. Bonn.

SVRKAiG, Sachverständigenrat für die Konzertierte Aktion im Gesundheitswesen (2002): Gutachten 2000/2001. Bedarfsgerechtigkeit und Wirtschaftlichkeit. Band I:

Zielbildung, Prävention, Nutzerorientierung und Partizipation. Baden-Baden: Nomos.

Szabados, T. (2009): Krankenhäuser als Leistungserbringer in der gesetzlichen Krankenversicherung. Berlin; Heidelberg: Springer.

TK, Techniker Krankenkasse (2010): Gesundheitsreport 2010. Gesundheitliche Veränderungen bei Berufstätigen und Arbeitslosen von 2000 bis 2009. Hamburg: TK.

TK, Techniker Krankenkasse (2012): Gesundheitsreport 2012. Mobilität, Flexibilität, Gesundheit. Hamburg: TK.

vdek, Verband der (2010): Festzuschuss-Erhebung. Erhebung zu den Auswirkungen befundbezogener Festzuschüsse beim Zahnersatz. Folgeerhebung 2009. Berlin: vdek.

VFA, Verband Forschender Arzneimittelhersteller e. V. (2011): Statistics 2011. Die Arzneimittelindustrie in Deutschland. Berlin: VFA.

VFA, Verband Forschender Arzneimittelhersteller e. V. (2012): Entwicklung des GKV-Arzneimittelmarktes 2010. Online verfügbar unter: http://www.vfa.de/de/wirtschaft-politik/entwicklung-gkv-arzneimittelmarkt-2010.html (30. August 2012).

Wille, Eberhard (2003): Finanzierungsoptionen in der Gesetzlichen Krankenversicherung – Reformüberlegungen aus der Sicht des Sachverständigenrates. In: Die Krankenversicherung 55, 4: 107–112.

Winkelhake, Olaf; Miegel, Ulrich; Thormeier, Klaus (2002): Die personelle Verteilung von Leistungsausgaben in der Gesetzlichen Krankenversicherung. In: Sozialer Fortschritt 51, 3: 58–61.

Zacher, Hans (1984): Der gebeutelte Sozialstaat in der wirtschaftlichen Krise. In: Sozialer Fortschritt 33, 1: 1–12.

Zok, Klaus (2010): Private Zusatzleistungen in der Arztpraxis. Ergebnisse einer Repräsentativ-Befragung. In: WIdO-Monitor, Heft 2, S. 1–8.

Zöllner, Detlef (1981): Landesbericht Deutschland. In: Köhler, Peter A.; Zacher, Hans F. (Hrsg.), Ein Jahrhundert Sozialversicherung in der Bundesrepublik Deutschland, Frankreich, Großbritannien, Österreich und der Schweiz. Berlin: Duncker & Humblot, 45–180.

Abkürzungen

ABDA	Bundesvereinigung Deutscher Apothekerverbände
AKV	Allgemeine Krankenversicherung (GKV)
AMG	Arzneimittelgesetz
AMPreisV	Arzneimittelpreisverordnung
ApoG	Apothekengesetz
Ärzte-ZV	Zulassungsverordnung für Vertragsärzte
AEV	Arbeiter-Ersatzkassen-Verband e. V.
AO	Approbationsordnung für Ärzte
AOK	Allgemeine Ortskrankenkasse
AR-DRG	Australian Refined Diagnosis Related Group
BAH	Bundesfachverband der Arzneimittelhersteller
BÄK	Bundesärztekammer
BfArM	Bundesinstitut für Arzneimittel und Medizinprodukte
BIP	Bruttoinlandsprodukt
BKK	Betriebskrankenkasse
BMA	Bundesministerium für Arbeit und Sozialordnung
BMG	Bundesministerium für Gesundheit
BMGS	Bundesministerium für Gesundheit und Soziale Sicherung
BPflV	Bundespflegesatzverordnung
BPI	Bundesverband der Pharmazeutischen Industrie
BR-Drs.	Bundesrats-Drucksache
BSHG	Bundessozialhilfegesetz
BT-Drs.	Bundestags-Drucksache
BuKn	Bundesknappschaft
BVA	Bundesversicherungsamt
BVerfG	Bundesverfassungsgericht
BVerfGE	Entscheidungen des Bundesverfassungsgerichts
DKG	Deutsche Krankenhausgesellschaft
DRG	Diagnosis Related Group

EBM	Einheitlicher Bewertungsmaßstab
FPÄndG	Fallpauschalen-Änderungsgesetz
FPG	Fallpauschalengesetz
FPVBE	Fallpauschalenverordnung besondere Einrichtungen
GAR	Gesundheitsausgabenrechnung (des Statistischen Bundesamtes)
G-BA	Gemeinsamer Bundesausschuss
GG	Grundgesetz
GKV	Gesetzliche Krankenversicherung
GKV-BSV	GKV-Beitragssatzverordnung
GKV-OrgWG	GKV-Organisationsweiterentwicklungsgesetz
GMG	GKV-Modernisierungsgesetz (2004)
GOÄ	Gebührenverordnung Ärzte
GRG	Gesundheitsreformgesetz (1989)
GRV	Gesetzliche Rentenversicherung
GSG	Gesundheitsstrukturgesetz (1993)
GUV	Gesetzliche Unfallversicherung
HVM	Honorarverteilungsmaßstab
i. d. F. d.	in der Fassung des (Gesetzes vom …)
IKK	Innungskrankenkasse
IQWiG	Institut für Qualität und Wirtschaftlichkeit im Gesundheitswesen
KBV	Kassenärztliche Bundesvereinigung
KFPV	Krankenhaus-Fallpauschalenverordnung
KFPVBE	Krankenhaus-Fallpauschalenverordnung für Besondere Einrichtungen
KHEntgG	Krankenhaus-Entgeltgesetz
KHG	Krankenhausfinanzierungsgesetz
KHRG	Krankenhausfinanzierungsreformgesetz
KV	Kassenärztliche Vereinigung
LKK	Landwirtschaftliche Krankenkasse
MDK	Medizinischer Dienst der Krankenversicherung
MDS	Medizinischer Dienst der Spitzenverbände der Krankenkassen e. V.
MVZ	Medizinisches Versorgungszentrum
NJW	Neue Juristische Wochenzeitschrift
OECD	Organisation for Economic Cooperation and Development
SeeKK	See-Krankenkasse
PEI	Paul-Ehrlich-Institut
Pf WG	Pflege-Weiterentwicklungsgesetz
PKV	Private Krankenversicherung
PPV	Private Pflegepflichtversicherung
RSA	Risikostrukturausgleich (GKV)
RSAV	Risikostruktur-Ausgleichsverordnung
SGB	Sozialgesetzbuch
SPV	Soziale Pflegeversicherung

StBA	Statistisches Bundesamt
SVR	Sachverständigenrat zur Begutachtung der Entwicklung im Gesundheitswesen (bis 2002: Sachverständigenrat für die Konzertierte Aktion im Gesundheitswesen)
SVRKAiG	Sachverständigenrat für die Konzertierte Aktion im Gesundheitswesen
VAG	Gesetz über die Beaufsichtigung der Versicherungsunternehmen (Versicherungsaufsichtsgesetz)
VdAK	Verband der Angestellten-Krankenkassen e. V.
VFA	Verband Forschender Arzneimittelhersteller
VVG	Gesetz über den Versicherungsvertrag (Versicherungsvertragsgesetz)
WBVG	Wohn- und Betreuungsvertragsgesetz
WHO	World Health Organization

Weitere Erläuterungen zu relevanten Abkürzungen für Institutionen, Rechtsvorschriften etc. im Gesundheitswesen sind auf der Internetseite des Gemeinsamen Bundesausschusses unter «Glossar» zu finden (http://www.g-ba.de) oder in verschiedenen Online-Lexika der Krankenkassen oder des BMGS (vgl. u. a. http //www.aok-bv.de/lexikon).

Sachregister

Anzeigen

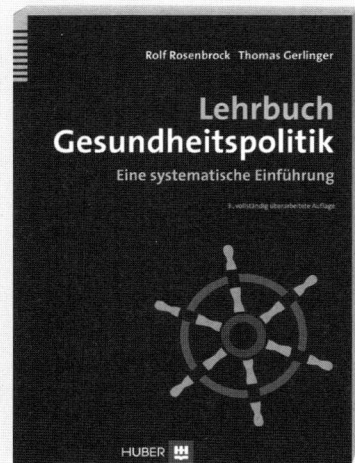

Gesundheit ist politisch gestaltbar

Gesundheitspolitik ist mehr als die Steuerung und Finanzierung der Krankenversorgung. Gesundheitspolitik hat vielmehr das Ziel der Verbesserung des Gesundheitszustandes und der Versorgungsqualität für die gesamte Bevölkerung. Dieses Buch analysiert Institutionen, Normen, Akteure und Ressourceneinsatz im Hinblick auf ihren tatsächlichen und möglichen Beitrag zur Gesundheitspolitik.

Rolf Rosenbrock / Thomas Gerlinger
Lehrbuch Gesundheitspolitik
Eine systematische Einführung
3., vollst. überarb. Aufl. 2013. Etwa 400 S., Kt
etwa € 29.95 / CHF 39.90
ISBN 978-3-456-84991-1

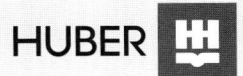

www.verlag-hanshuber.com

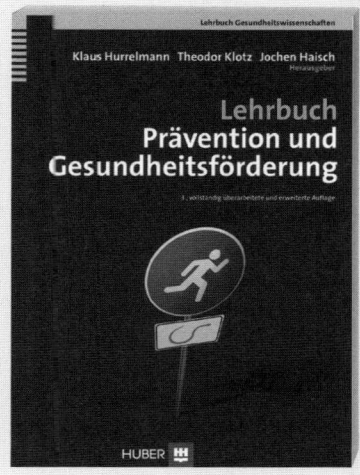

Prävention –
die entscheidende
Ressource

Das Lehrbuch gibt in den ersten beiden Teilen einen Überblick über die
Grundlagen der modernen Prävention und Gesundheitsförderung und
die Entwicklung lebenslaufbezogener Konzepte. Der anschließende Teil
behandelt die spezifische Prävention bei den wichtigsten somatischen
Störungen und Krankheiten.

Klaus Hurrelmann / Theodor Klotz / Jochen Haisch (Hrsg.)
Lehrbuch Prävention und Gesundheitsförderung
3., vollst. überarb. u. erw. Aufl. 2010.
453 S., 47 Abb., 51 Tab., Kt
€ 34.95 / CHF 52.00
ISBN 978-3-456-84866-2
E-Book € 30.99 / 43.99

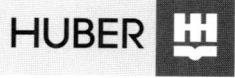

www.verlag-hanshuber.com